· 注射疗法临床应用丛书 ·

骨伤科疾病注射疗法

GUSHANGKE JIBING ZHUSHE LIAOFA

主编单位　浙江省江山市幸来特色医学研究所

主　编　周幸来
副主编　周举　周绩
编　者　（以姓氏笔画为序）

王　超	王新建	刘笑蓝	许水莲
孙加水	孙向港	孙岩岩	汪衍光
汪澜骐	张太平	张汉彬	陈建明
陈润成	陈新华	陈新宝	邵珍美
周仁杰	周幸冬	周幸图	周幸秋
周幸娜	周幸强	周林娟	周闽娟
郑安庆	施雄辉	姜子成	姜水芳
姜衰芳	姜娟萍	夏大顺	熊　凡

河南科学技术出版社
· 郑州 ·

内容提要

本书为《注射疗法临床应用丛书》之一。全书共 9 章。第 1－3 章为注射疗法简介，分别介绍了穴位、封闭、局部、全息、枝川 5 种注射疗法的概念、操作方法及注意事项，详细介绍了穴位注射疗法的临证取穴方法及配穴技巧。第 4－9 章为骨伤病的注射治疗，具体介绍了全身各部位骨与关节的 70 余种伤病，如颈椎病、落枕、肋骨骨折、肩关节周围炎、腰椎间盘突出症、急性腰扭伤、慢性腰肌劳损，以及创伤性关节炎、化脓性关节炎、骨与关节单纯性滑膜结核等疾病的注射疗法。书末附有国家标准经络穴位图、全息头针刺激区图，可供读者应用注射疗法取穴时参考。本书图文并茂，内容丰富，治疗病种多，实用性强，适于各级医院骨伤、疼痛科医师，以及基层社区医生和乡村医生阅读参考。

图书在版编目（CIP）数据

骨伤科疾病注射疗法/周幸来主编. －郑州：河南科学技术出版社，2018.3
（2022.5 重印）
　ISBN 978-7-5349-8958-2

　Ⅰ.①骨… Ⅱ.①周… Ⅲ.①骨损伤－注射　Ⅳ.①R683.05

中国版本图书馆 CIP 数据核字（2017）第 309106 号

出版发行：河南科学技术出版社
　　　　　　北京名医世纪文化传媒有限公司
　　　　　　地址：北京市丰台区万丰路 316 号万开基地 B 座 1-114　邮编：100161
　　　　　　电话：010-63863186　010-63863168
策划编辑：杨德胜　欣 逸
文字编辑：韩 志　马 祥
责任审读：周晓洲
责任校对：龚利霞
封面设计：中通世奥
版式设计：崔刚工作室
责任印制：程晋荣
印　　刷：河南省环发印务有限公司
经　　销：全国新华书店、医学书店、网店
开　　本：720 mm×1020 mm　1/16　　　**印张**：24.75　　**字数**：474 千字
版　　次：2018 年 3 月第 1 版　　　　　2022 年 5 月第 3 次印刷
定　　价：118.00 元

如发现印、装质量问题，影响阅读，请与出版社联系并调换

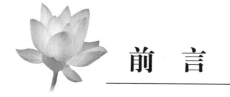

前　言

　　自从人们发明了针头,创造了注射技术,用注射方式治疗疾病就逐渐成为医学上的一种重要治疗手段。过去,人们一直将其作为全身性给药的常用途径。后来,人们将其延伸,用来治疗某些手术或其他疗法效果不甚理想的疾病,并收到了意想不到的疗效,帮助众多患者解除了痛苦,恢复了健康。百余年来,随着医疗技术的不断发展,注射疗法的治疗范围、注射药物、具体操作方法和技巧也不断地发展并完善。

　　早在1869年,英国的Morgan就用硫酸亚铁溶液局部注射治疗内痔,使内痔坏死并脱落。1871年,美国的Mitchii用50%石炭酸橄榄油局部注射治疗内痔出血和早期内痔患者数千例,取得了颇佳的疗效。1915年,英国肛肠病学会主席Adward报道,用局部注射的方式治疗痔疾患者数千例,疗效良好。1912年,Harris率先成功地进行了非开颅手术的半月神经节侧位注射法。1914年,Hartel又成功地进行了前侧位注射治疗数千例患者,其治愈率和安全率都大大超过了同时期内所开展的多种开颅手术。

　　20世纪50年代初,我国科学技术迎来了百花齐放的春天,学术交流活动空前活跃。我国医学工作者受苏联巴甫洛夫"神经反射学说"的影响,运用"巴氏学说"在针灸临床进行了诸多有益的探索,将神经封闭疗法进行了必要的改良,引用用于中医经络穴位注射,取得了可喜的收获。1957年11月4日,浙江日报刊登了庞毅明的《神奇的金针——记蔡铖仿吸收苏联经验创造经穴封闭疗法》的文章,详细介绍了我国临床医学工作者在这一领域所从事的开创性工作。从1959年至今,我国编著或翻译出版了《神经注射疗法》《穴位注射疗法》《注射外科学》《枝川注射疗法——体壁内脏相关论的临床应用》《穴位药物注射疗法》等十余部著作。2001年11月,由笔者编著的近200万字的《中西医临床注射疗法》在人民卫生出版社出版发行,该书全面收集和整理了注射疗法的有关资料,详细介绍了5种注射疗法的定义、理论依据、治疗原理、起源与发展、现状与未来、各种治疗穴位(部位)、注射药物及用具与方法、意外事故的防治,并按西医临床分科详细介绍了470多种病症的治疗方法、注射药物、具体操作、主治与疗效等内容,是介绍注射疗法资料全、病种广的一部大型专著。

　　注射疗法发端于西医学,经不断地改良、完善,已日益成熟,尤其是通过中医学吸收、融合,已发展成为广大医生及患者乐于接受的治疗方法。注射疗法具备"简、便、廉、验"的鲜明特色,有很好的实用推广价值。这是中西医结合的成功典范,以其独特的治疗方式,在我国广大乡村、社区临床医疗实践工作中被广泛使用。

为了更好地推广应用注射疗法,我们从临床疗效出发,收集整理了自 2001 年以后发表的医学文献、临床治疗经验,重新规划编著了这套《注射疗法临床应用丛书》。该丛书以现代疾病分类,分册出版发行,旨在与广大同道一起,认真学习、熟练掌握注射疗法技术,以造福于广大民众。

本书为《注射疗法临床应用丛书》之骨伤科分册,1—3 章为注射疗法简介,4—9 章为骨伤病的注射治疗,按颈肩部疾病、胸部疾病、上肢疾病、腰骶部疾病、下肢疾病、骨关节其他疾病分章编写,介绍了骨伤科临床 75 种常见疾病的各种注射疗法,详细讲解了注射穴位(部位)、选用药物、操作方法、注意事项以及治疗结果的数据统计情况等,最后有"按评"对每个病证(症)的注射疗法治疗或医理予以阐述,或对该疗法作出客观评价,或对其机制作一些探讨,或对疗效进行比较分析,或对疾病的预后判定以及如何进一步深入研究提出新的见解等。这是其他同类专著所没有的。

该书适用于各级医院的特色专科医师,特别适用于骨伤科的特色专科医师,社区、乡村医师,进修医师,实习生、在校生,以及广大特色疗法爱好者浏览、学习、参考或应用。

"春风大雅能容物,秋水文章不染尘",在整个编撰过程中,我们参阅了大量的文献,并治疗观察了十几万例患者。书中的研究成果,实为集体智慧的结晶。因涉及面较广,又因篇幅所限,书中未能将众多的原作(著)者和被访者姓名——列出,在此既表示歉意,同时也向各位致以衷心的感谢!

古人曰:"授人以鱼,只供一饭所需;教人以渔,则终生受用无穷。"正基于此,我们编撰出版这套丛书,旨在与更多同仁共享、为广大病人服务。然"百步之内,必有芳草""三人行,必有我师焉",由于我们水平所限,复加时间仓促,书中如有遗漏或不当之处,恳请同仁高贤和广大读者不吝赐教,以使该丛书渐臻完善,是为幸事!

浙江省江山市幸来特色医学研究所所长　　**周幸来**

2017 年春　于凤林杏春书斋

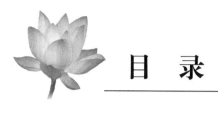

目 录

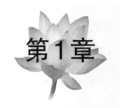

第1章

穴位注射疗法

用合适的药物注射于穴位内以防治疾病的方法,称为穴位注射疗法。由于应用的药物剂量比常规肌内注射小,故又称为"小剂量药物穴位注射疗法",又因供注射的药物中绝大多数为水溶液,故亦称该疗法为"水针疗法"。如果采用或掺入麻醉类药物(如2％盐酸普鲁卡因注射液等)进行神经阻断性注射治疗,则称为"穴位封闭疗法"。

第一节 取穴原则及配伍技巧

一、取穴原则及方法

(一)基本原则

穴位注射疗法的取穴原则与一般针灸疗法的取穴原则基本相同,但更应突出"精、验"二字。"精"是指穴位注射时,所取穴位要少而精,抓住主要矛盾,解决主要问题。每次穴位注射时,可取1～2个穴位,尽量做到取穴对症,疗效显著。"验"是指经穴位注射治疗后,效果灵验。穴位注射疗法取穴和用药一定要对该病症有确切的治疗效果。一经注射治疗,即可收到"立竿见影"的疗效,如采用盐酸消旋山莨菪碱(654-2)注射液注射足三里穴治疗腹痛,丹参或香丹(复方丹参)注射液穴位注射内关穴,以治疗心绞痛,维生素 B_1 注射液穴位注射足三里穴,以治疗消化不良、胃肠神经官能症等。

(二)取穴方法

人体的穴位很多,分布又广。在做穴位注射治疗疾病时,穴位的定位是否正确,直接关系到疾病的治疗效果。《标幽赋》曰"取五穴用一穴而必端,取三经用一经而可正",充分说明正确取穴的重要性。所以,临床医生对各个穴位的位置和各种取穴方法必须熟记和掌握。为了便于开展临床工作,一般常用的取穴方法有如下两种。

1. 自然标志取穴法　这种取穴法是根据人体体表的自然标志来取穴的:背部以脊椎做标志,第7颈椎下取大椎穴,第1胸椎下取陶道穴;两乳头正中间取膻中穴;人直立、垂手,手中指端抵达大腿外侧处,取风市穴;两眉正中间取印堂穴;两手拇指交叉相握,示(食)指尖端凹陷处即列缺穴等。

2. 同身寸取穴法

(1)中指同身寸法:嘱患者将中指与拇指弯曲成一个圆圈,以中指中节侧面两横纹尖之间的距离作为1寸,这叫做中指同身寸,多用于度量穴位的纵、横距离,常用于四肢纵向和背部横向度量尺寸的标准。

(2)一夫法:也称横指寸法。将患者的示指、中指、环指、小指共四指相并,其四横指之宽度,称为一夫,相当于3寸。常用于小腿、下腹部穴位度量的标准,如犊鼻穴下一夫(4横指,3寸)取足三里穴。

(3)拇指同身寸法:以患者的拇指指间关节的宽度作为1寸。

(4)骨度分寸折量法:这种方法简称骨度法,是根据人体各部位的不同长短定出一定的分寸,并以此作为取穴的标准。例如,肘横纹至腕横纹定为12寸,不论男女、老少、高矮、胖瘦,全都按这一标准分成12等份,以1份为1寸,再按寸数取穴。这种取穴方法正确、客观,是临床上最常用的方法。具体参见表1-1。

表 1-1　人身分寸折量表

部位	起止点	折作尺寸
头部	前发际正中至后发际正中	12寸
	两眉间印堂穴至前发际正中	3寸
	第7颈椎棘突(大椎穴)至后发际正中	3寸
	两乳突最高点之间	9寸
胸腹部	两乳头之间	8寸
	侧胸部,由腋窝顶点至十一肋游离端	12寸
	上腹部,由胸骨体下缘至脐中	8寸
	下腹部,由脐中至耻骨联合上缘	5寸
背部	两手抱肘,由脊柱正中线至肩胛骨内缘	3寸
上肢	由腋窝横纹头至肘横纹	9寸
	由肘横纹至腕横纹	12寸
下肢	大腿内侧,与耻骨联合平齐处至股骨内上髁上缘	18寸
	大腿外侧,股骨大转子至腘横纹平齐处	19寸
	小腿内侧,胫骨内侧髁下方至内踝尖	13寸
	小腿外侧,腘横纹平齐处至外踝尖	16寸

二、临证取穴与配穴技巧

(一)循经络取穴

人体内有一个完整的经络系统,通过它沟通表里内外,联系左右上下,网络周身前后,将五脏六腑、四肢百骸、五官九窍、肌肤筋脉组成一个统一的有机整体。

经络又是气血运行的通路。经指的是主干,络指的是分支。循经络取穴是依据经络循行的有关生理、病理理论而建立起来的。人体是靠经络系统将各个组织器官有机地联系起来,使其在生理上相互调节、相互制约、相互络属、相互依赖,在病理上又相互影响、相互累及。

当人体有病时,经络可成为传变疾病的途径。风湿性心脏病,邪毒首先侵犯扁桃体,引起发热、咽痛等症状,如未及时治疗,邪毒可循经络侵入心,就引起风湿性心脏病。外感风寒,外邪首先侵袭人体皮毛肌表,引起发热、肌肉酸痛等症状,邪毒循经络进而侵入肺,引起高热、胸痛、咳嗽、咯铁锈色痰或黄脓痰等肺炎表现。同理,内脏的疾病也可以通过经络传导反映到体表上来,如肾病可见浮肿、腰痛,肝病可见黄疸、胁肋痛等。

循经络取穴是在经络理论的指导下建立起来的。所谓循经络取穴,就是沿着经络的循行线路,在经络所经过部位的气血流注点——穴位上取穴。

1. **就近取穴** 就近取穴就是在患病的局部、周围或其邻近部位进行取穴,以治疗疾病的方法,如腰痛取肾俞,牙痛取下关,胃脘痛取中脘,腓肠肌痉挛取承山,近视取球后,肩周炎取肩髃、肩髎等。就近取穴有"直捣病所",治疗及时、迅速奏效的特点。

一般来讲,就近取穴是在局部的经络所要经过的部位上,但也可以在相邻近的部位和相关的穴位上取穴。就近取穴应遵循循经取穴的基本原则,以本经穴位为主穴,以相邻近部位的经络上的穴位为配穴,配穴辅助主穴治疗疾病。

2. **远隔取穴** 远隔取穴就是取离患病部位较远的穴位来治疗疾病,也是循经络取穴的方法之一。有些脏腑的病变,因某些原因造成不便取局部和相邻部位的穴位来进行穴位注射,而要取四肢或相邻病变部位较远的本经穴位来进行穴位注射治疗。胃脘痛,病变部位责之于胃,取远离病变部位的下肢部胃经的足三里,做穴位注射治疗;咳嗽、吐痰、气喘责之于肺,取远离病变部位的上肢部肺经的尺泽穴,做穴位注射治疗;胸闷、胸痛、心悸、手足厥冷、脉微欲绝责之于心,取远离病变部位的心经神门穴,做穴位注射治疗。另外,某些局部疼痛也可以采取远端的穴位做穴位注射治疗。冠心病、心绞痛,可取内关穴做穴位注射治疗;牙痛可取合谷穴做穴位注射治疗;颈项强痛可取列缺穴做穴位注射治疗;腰背痛可取殷门、委中穴做穴位注射治疗;肺部病变可取鱼际、少商穴做穴位注射治疗。

3. **本经取穴** 本经取穴就是所取的穴位均在病变本经循行的路线上。也是循经络取穴的方法之一。手太阴肺经所主的气管、喉、肺、胸廓等部位的有关病症，可取中府、尺泽、列缺、经渠、太渊、鱼际、少商等手太阴肺经上的穴位来进行穴位注射治疗；手少阴心经所主的和所经过的部位心、胸、神经系统等部位上的有关病症，可取少海、灵道、通里、神门、少府、少冲等穴位来进行穴位注射治疗；手厥阴心包经所主和所经过的心、胸、胃、神经系统等部位的有关病症，可取郄门、间使、内关、大陵、劳宫、中冲等穴位来进行穴位注射治疗；手阳明大肠经所主和所经过的部位头、面、眼、鼻、口腔、咽、喉、上肢等部位的有关病症，可取二间、合谷、阳溪、偏历、温溜、手三里、曲池、臂臑、肩髃、迎香等穴位来进行穴位注射治疗；手太阳小肠经所主和所经过的部位的后头、颈项、耳、眼、肩臂等有关病症，可取后溪、腕骨、阳谷、肩贞、曲垣、肩外俞、颧髎、听宫等穴位来进行穴位注射治疗；手少阳三焦经所主和所经过的部位的头颞、胁肋、眼、喉、耳、肩臂等部位的有关病症，可取中渚、阳池、外关、支沟、肩髎、翳风、耳门、丝竹空等穴位来进行穴位注射治疗；足阳明胃经所主和所经过部位的胃、肠、头部、口腔、牙龈、咽喉、下肢、神经系统等部位的有关病症，可取四白、巨髎、地仓、人迎、颊车、下关、头维、梁门、天枢、归来、伏兔、犊鼻、足三里、上巨虚、条口、下巨虚、丰隆、解溪、陷谷、内庭等穴位来进行穴位注射治疗；足太阳膀胱经所主和所经过的部位的胃、肠、胸、腰背、头项、五官、下肢、肛门、泌尿系统等有关病症，可取睛明、攒竹、玉枕、天柱、大杼、风门、肺俞、厥阴俞、心俞、膈俞、肝俞、胆俞、脾俞、胃俞、三焦俞、肾俞、气海俞、大肠俞、关元俞、小肠俞、膀胱俞、白环俞、次髎、膏肓、胃仓、志室、秩边、承扶、殷门、委阳、委中、承筋、承山、昆仑、申脉等穴位来进行穴位注射治疗；足少阳胆经所主和所经过的部位的肝、胆、胁肋、腰腿、头颞、耳、眼等的有关病症，可取听会、上关、率谷、阳白、风池、肩井、京门、带脉、环跳、风市、膝阳关、阳陵泉、光明、悬钟、丘墟、足临泣等穴位来进行穴位注射治疗；足太阴脾经所主和所经过部位的消化、泌尿、生殖等系统的有关病症，可取大都、太白、公孙、商丘、三阴交、阴陵泉、血海、冲门、府舍等穴位来进行穴位注射治疗；足少阴肾经所主和所经过的部位的泌尿、生殖、消化系统、咽喉等的有关病症，可取涌泉、然谷、照海、太溪、复溜、筑宾、阴谷、横骨等穴位来进行穴位注射治疗；足厥阴肝经所主和所经过的部位的胃肠、胁肋、肝、眼、外阴、生殖系统等有关病症，可取行间、太冲、中封、蠡沟、中都、膝关、曲泉、急脉、章门、期门等穴位进行穴位注射治疗；任脉所主所经过的部位的前阴、少腹、胃肠、胸部、口腔、咽喉、泌尿、生殖系统等有关病症，可取承浆、廉泉、天突、膻中、上脘、中脘、下脘、水分、气海、关元、中极、曲骨等穴位进行穴位注射治疗；督脉所主所经过的部位的头部、颈项、胸背、腰骶等有关病症，可取水沟、百会、风府、哑门、大椎、陶道、身柱、神道、至阳、中枢、命门、腰阳关、腰俞、长强等穴位进行穴位注射治疗。

4. 异经取穴　当采用本经的穴位治疗本经的疾病疗效不够满意时，可兼取与之互相表里的经络穴位或相邻的穴位以加强治疗效果，如胃病，当单纯采取足阳明胃经的穴位注射治疗效果不佳时,可同时配用足太阴脾经的穴位来增强其疗效,也可采用手阳明大肠经的穴位配合做穴位注射治疗。

5. 偶经取穴　偶经取穴就是不采取本经的穴位来治疗本经的疾病,而是采取与之互相表里的经脉来治疗该疾病。外感风寒,是属于足太阴肺经的疾病,但不采取肺经的穴位来治疗,而采取与之相表里的手阳明大肠经的合谷穴来治疗该病;胃痛时,不采取足阳明胃经的穴位来治疗,而是采取与之相表里的足太阴脾经的公孙穴来治疗该病。

6. 多经取穴　有些疾病,由于病情错纵复杂,累及多个脏腑、多条经脉的病症,单用一条经脉治疗效果往往不很理想,必须采取多经取穴的方法,才能加强治疗作用,满足临床治疗需要。脑血管意外后遗症——偏瘫,治宜调和气血、补中益气、疏经活络,可取手阳明大肠经和足阳明胃经的穴位为主穴,以手太阳小肠经、足太阳膀胱经、手少阳三焦经、足少阳胆经的穴位为辅穴,做穴位注射治疗。

7. 上病下取,下病上取　人体上部的疾病,在人体下部取穴做注射治疗;同理,在下部的疾病,则取上部穴位注射治疗。直肠脱垂,可取上部的百会穴注射;原发性高血压,病在头(上)部,可取下部的太冲穴注射治疗。

8. 左病取右,右病取左　人体左侧患的疾病,可取右边的穴位注射治疗;在右侧患的疾病,可取左边的穴位注射治疗。这是根据经络的相互交叉、交会的基本原理确立的。左边牙痛,取右边的合谷穴注射治疗;右边牙痛,取左边的合谷穴注射治疗;左部耳鸣取右边的中冲穴注射治疗,右部耳鸣取左边的中冲穴注射治疗。

9. 相配取穴　根据经络学说结合临床实践经验,由医生根据患者的具体实际情况灵活掌握配方治病的方法,临床上最为常用。

(1)表里相配取穴法:治疗消化系统疾病,既取足阳明胃经的足三里穴,又取与其相互表里的足太阴脾经的三阴交穴配合做注射治疗。

(2)前后相配取穴法:治疗风寒感冒、鼻塞不通,既取面部(前面)的迎香穴,又取项部(后面)的风池穴。

(3)上下相配取穴法:治疗失眠症,既取上肢的内关穴,又取下肢的三阴交穴配合。

(4)左右相配取穴法:治疗癔症同时取两侧的内关穴,治疗神经衰弱取两侧的三阴交穴配合。

(5)远近相配取穴法:治疗胃溃疡,既取胃部附近的中脘穴,又取离胃部较远的下肢穴位足三里穴配合。

(6)俞募相配取穴法:胃痛,既取胃经俞穴胃俞穴,又取胃经募穴中脘穴;膀胱炎,当尿频、尿急、尿痛、血尿时,既取膀胱经俞穴膀胱俞,又取膀胱经募穴中极穴配合。

(7)阴阳相配取穴法:胃痛、呕吐,既取阴经的内关穴,又取阳经的足三里穴;心

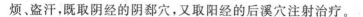

烦、盗汗,既取阴经的阴郄穴,又取阳经的后溪穴注射治疗。

(8)经络原络相配取穴法:咳嗽,既取手太阴肺经的原穴太渊穴,又取手阳明大肠经络穴偏历穴配合。

综上所述,穴位注射的取穴配方是根据"经络学说"的理论,在"经络学说"的指导下,依据经络的特点,经络的循行方向,经络的所主部位,气血流注的顺序,所患疾病的特性来决定的。

(二)神经取穴

神经系统是一个完整的反射调节系统。神经系统和经络系统虽然关系密切相关,但在某些方面却有所不同。

上海第一医科大学报道,经对 324 个经穴进行了有关尸体解剖观察、分析,结果发现与神经系统有关的穴位达 323 个(占 99.6%),这其中与浅层皮神经有关者有 304 穴(占 93.8%),与深部神经有关者有 170 穴(占 52.8%),并且还发现同一穴位与浅层皮神经和深部神经均有关的穴位有 149 穴(占 45.9%)。这一解剖实验充分证明,神经和经络的解剖关系相当密切。

另外,针感的产生有赖于神经反射的调节产生。由于许多穴位的位置处于神经干的通路上,有些穴位的位置就在神经干附近,和神经干非常接近。所以当针刺穴位时,势必要刺激到神经干,从而引起神经反射活动。因此,在临床上用通过刺激某些特殊神经刺激点的方法来治疗一些疾病,乃是提高临床疗效的方法之一。

穴位注射疗法,目前采用的主要是普通的针头,比起针刺的毫针来讲,明显要粗得多。因此,与毫针相比,对组织损伤要大得多。取穴时,要尽量避开大的血管和神经干,以免造成损伤。但是,当某些与脊髓、神经有关的病变,需要取循神经走向的穴位做穴位注射治疗时,可以根据有关神经的走向,直接取相应的穴位来进行治疗。坐骨神经痛、小儿脊髓灰质炎后遗症等疾病,可循神经的走向取环跳穴、委中穴用维生素 B_{12}、维生素 B_1、野木瓜等注射液做穴位注射治疗。当腋神经麻痹时,可沿神经走行的方向,取肩贞、肩髃、臂臑、曲池、肩内陵、肩外陵穴,每次选用 2 穴,轮流交替进行,用维生素 B_1、维生素 B_{12}、氢溴酸加兰他敏等注射液混匀后做穴位注射。

(三)经验取穴

所谓经验取穴,就是根据大量的临床实践,发现了许多有特定治疗作用的穴位。在这些特定治疗作用的穴位做穴位注射,可收到理想的治疗效果。少量 1%～2%盐酸普鲁卡因注射液(过敏试验阴性者)合谷穴注射可治疗牙痛、头痛,足三里穴注射可治疗腹痛,委中穴注射可治疗腰背痛。曲池、大椎穴注射少量的柴胡注射液或复方安替比林(安痛定)注射液可用于退热的治疗。

(四)辨证取穴

辨证取穴与中医学中的辨证论治原理基本相同。所谓辨证,就是辨别证候的方法。证候就是"证"，它既不是指"疾病"，也不是指"症状"，而是对病变性质进行综合概括的特殊术语，也是确定治疗原则的主要依据。

辨证取穴必须"四诊合参"，也就是把望、闻、问、切四诊所收集到的有关疾病的各种症状和体征，做到"去粗取精、去伪存真、由此及彼、由表及里"的整理、概括，进行综合分析，判断其证候是属于那种性质，并以脏腑为病位，结合病因、病机，明确各种疾病的临床证型，在上述基础上制订相应的腧穴处方。例如，风寒犯表，肺失宣降，宜取手太阴肺经的穴位为主穴，兼取具有宣肺解表的风池、风门、列缺、曲池、合谷等穴位进行治疗；又如肝郁气滞证，宜取肝俞、章门、行间、支沟、阳陵泉等穴位，以疏肝、解郁、理气等。

综上所述，辨证取穴是在辨明疾病证型的基础上，根据不同穴位的特性、主治范围处方取穴。

人体脏腑的生理功能各具特点、各不相同。因此，其病理表现也不尽相同。不同脏腑的各种疾病、证型及用药情况，我们将在各个分册分别介绍。

1. 心病的证治

(1)心气虚、心阳虚证：心气和心阳共同推动心脏的搏动，温运全身血脉使精神兴奋。疲劳过度或长期精神刺激，久病体虚，脏气耗伤等因素，易致心阳不足。临床表现为面色不华，虚浮，眩晕，心悸不宁，怔忡恐惧，气短动则更甚，心胸憋闷，咯血，吐血，喘咳，甚则咳喘气急不得平卧，易自汗出，甚则口唇、指甲青紫，舌质淡、微胖或夹瘀点、瘀斑，脉细微或结代等症。治以补益心气，温通心阳，安神养心。宜取心经、肺经穴为主穴。穴位注射药物可用：生脉、黄芪、参芪、20%（人）胎盘、维生素B_1、维生素B_{12}等注射液。

(2)心血虚、心阴虚证：心阴与心血在生理上有濡养心脏、充盈血脉及宁心安神等作用。若邪热伤阴或思虑太过及某些出血病证，或受精神刺激等不利因素影响，耗伤心阴及心血，易致心阴及心血不足。血虚不能养心，则心神不藏；阴虚不能制阳，则心火偏亢，扰乱心神。临床表现为面色淡白无华，心悸而惕，情绪不宁，虚烦不安，爪甲不荣，健忘，失眠，掌心发热，盗汗，五心烦热，升火，舌尖淡红，舌质偏红或干红少苔，脉细数等症。治以滋阴补血，养心安神，清心降火。宜取心经、心包经、小肠经穴为主穴。穴位注射药物可用：参麦、生脉、丹参、川芎、红花、5%当归注射液。

(3)心火上炎（心火亢盛）证：因精神刺激、气机不舒、郁而化火；或因喜食肥甘、嗜烟贪酒，久而化热生火；或因素体阴虚，内热火旺，以致火热内积，扰动心神，使神不安宁。临床表现为口舌糜烂、生疮，木舌，重舌，口苦，口渴，咽干，咽痛，胸中闷热，心烦，小便短赤、淋涩刺痛或尿血，急躁易怒，舌质红、苔黄、脉弦数等症。治以清心降火。宜取心经、心包经、小肠经穴位为主穴，兼取大肠经穴位和其他阿是穴及经外奇穴为辅穴。穴位注射药物可用：参麦、金银花、香丹（复方丹参）、清开灵等注射液。

(4)痰火扰心证:因精神刺激或久郁不畅,气郁化火,炼津成痰;或因外感邪热,炼津成痰,痰火上扰于心。轻者,神志不宁;重者,心神躁动,神志错乱。因火为阳邪,阳性主动,故表现为烦热不宁及躁狂症状。轻者临床表现为心烦,心悸,失眠,多梦,易惊,口苦,神情不安等症;重者临床表现为胡言乱语,惊狂,不寐,壮热,面赤,或怒目而视,毁物,打人,骂人,舌苔黄腻,舌质红绛,脉滑数或洪数等症。治以清化痰火,宁心安神。宜取心经、心包经穴位为主穴,兼取大肠经、胃经、督脉及十二经穴位为辅穴。穴位注射药物可用:1%～2%盐酸普鲁卡因(过敏试验阴性者)、氨酪酸、糜蛋白酶、参麦、丹参、清开灵Ⅰ号、清开灵Ⅱ号等注射液。

(5)心血瘀阻证:因精神刺激,气机郁滞,血行不畅;或因寒邪侵入,寒则凝滞,脉管挛缩;或因久病劳损,心气不足,血行无力等导致气滞或气衰或脉管狭窄,血流不畅,瘀阻于心,发为胸痹,心痛。临床表现为心胸憋闷,气短,心悸不安或心痛如绞如刺,阵阵发作,涉及肩臂、胸背,伴有面、唇、指甲青紫,舌质暗红或有紫斑,脉细涩或有结代等症。宜取心经、心包经穴位为主穴,兼取经外奇穴为辅穴。穴位注射药物可用:香丹(复方丹参)、丹参、当归、复方当归等注射液。

(6)痰迷心窍(痰蒙神明)证:因阳虚之体,遭受精神刺激,气机不舒,影响津液的输布气化,停滞凝结而成痰浊。痰浊上蒙心窍,迷阻神明而致精神错乱,神志痴呆。因痰为阴邪,阳虚阴盛则静,故表现为抑郁沉静状态。亦有气虚痰盛之体,猝发中风,风痰上涌,闭阻神明而致突然昏迷不醒,不省人事。痰浊可以郁而化火,转为痰火,即由抑郁症状而转化为躁狂症状,由"阴闭"证转化为"阳闭"证者,则应以痰火论治。本证症见表现在精神失常者,可见精神抑郁,表情呆板,神思迷惘,言语错乱,目瞪不瞬或避人独住,舌苔白腻,脉细滑或弦滑等症。表现在中风闭证者,可见意识蒙眬,甚则不省人事,喉中痰声辘辘,苔白腻,脉滑等症。宜取心经、心包经为主穴,兼取胃经、大肠经等为辅穴。穴位注射药物可用:清开灵Ⅰ号、清开灵Ⅱ号、生脉、地西泮、乙酰谷酰胺、丹参等注射液。

2. 肺病的证治

(1)风寒犯肺证:由风寒袭肺,肺失宣降所致。临床表现为发热,恶寒,怕冷,头痛,身痛,鼻塞流清涕,咳嗽,痰液白色清稀,口不渴,舌苔薄白,脉浮紧等症。宜取肺经、大肠经为主穴。穴位注射宜用辛温解表、清热解毒之剂。穴位注射药物可用:麻黄碱,金银花,鱼腥草,青、链霉素(过敏试验阴性者),柴胡等注射液。

(2)邪热蕴肺证:多由邪热犯肺,蕴遏不解,以致肺气失于宣通,清肃,呼吸不利所致。临床表现为咳嗽,咳吐黄稠痰或痰色如铁锈,胸痛,胸闷喘促,身热口渴,鼻燥流黄涕、流鼻血,唇焦,甚则鼻翼煽动,躁扰不宁,咽喉肿痛,舌干而红,苔黄腻,脉弦数或滑数等症。宜取手太阴肺经,手阳明大肠经为主穴。穴位注射药物可用:鱼腥草,青、链霉素(均过敏试验阴性者),金银花,银黄等注射液。

(3)痰浊阻肺证:由痰浊内阻,影响肺气清肃所致。临床表现为咳嗽气喘,喉中痰鸣,痰稠量多,胸胁闷满,倚息不得平卧,舌淡、苔白腻,脉滑等症。宜取肺经、胃经为主穴,选用止咳、化痰、解痉的药物做穴位注射,如糜蛋白酶、麻黄碱、苯海拉明、盐酸消旋山莨菪碱(654-2)等注射液。

(4)肺寒咳喘证:多由素体阳虚,复感外寒,以致寒痰阻肺,肺气失于宣通,发为咳嗽喘息;或年老久咳,肺气大伤,阳气不足,寒饮内伏,遇冷则发咳喘。症见形寒肢冷,咳嗽痰多清稀,胸闷气短,动则气急,易于感冒,每多见风寒表证,苔白而滑,脉沉而紧(过敏试验阴性者)。宜取肺经、脾经为主穴。穴位注射药物可用:核酪、卡介苗核糖核酸(卡提素)、丙酸睾酮等注射液。

3. 脾病的证治

(1)脾虚证:主要表现为气虚与阳虚。气虚,主要是指脾的功能减退,气血化源不足,也称为脾虚弱;脾气虚,升举无力称为中气下陷;脾气虚,不能统血,称为脾不统血。气虚日久可致阳虚,阳虚则生寒,表现为脾虚寒证;阳气虚,不能布散津液,停聚而成水湿,可表现为脾虚生湿证。脾虚可致运化无力,使水谷精微难于输布全身。本证多由长期饮食失调或思虑劳伤太过,或因其他慢性疾病的消耗而致脾胃功能减退,脾气不足则运化无力。脾虚,气血生化之源不足则气虚血少。临床表现为面色萎黄,倦怠无力,中气不足,腹满便溏,嗳气吐酸,四肢欠温,下肢浮肿,舌质淡、苔白,脉多濡弱等症。宜取脾经募穴及脾经、胃经穴位。穴位注射药物可用:维生素 B_1、维生素 B_6、1%～2%盐酸普鲁卡因(过敏试验阴性者)、黄芪等注射液。

(2)脾寒证:本证因脾阳不足,升运失司,水湿不化,致水湿停留,阴寒偏盛所致;也可因过食生冷,寒饮停滞,脾阳不振所致。临床表现为腹痛隐隐,精神不振,疲倦乏力,饮食减少,腹胀,泄泻,形寒肢冷,舌淡苔白,脉细沉迟等症。宜取脾经俞穴、募穴和其他穴与胃经穴位为主穴。穴位注射药物可用:维生素 B_1、维生素 B_6、维生素 B_{12}、20%(人)胎盘、生姜、姜附等注射液。

(3)脾不统血证:本证因脾虚,运化失司,气血生化之源不足,气虚不能摄血以致血不循经而溢出脉外。本证具有脾气虚兼见出血证候,如临床表现为气短懒言,面色无华,肢倦乏力,食欲减少,腹胀等症,或见月经量多,或见大便下血,或见尿血,或见皮下出血等症。宜取脾经穴为主穴。穴位注射药物可用:三合激素、丙酸睾酮、酚磺乙胺、卡巴克络、珍珠母等注射液。

4. 胃病的证治

(1)胃实证:胃实证分为胃火内蕴型和饮食停滞型两种。胃火内蕴型多由平素多食辛辣肥腻食物,日久积累,化热生火,或因肝气不舒,郁结化火,侵犯胃府,以致胃火炽盛,耗伤津液,或胃火上熏,牙龈腐烂。临床表现为胃中灼热阵痛,口渴,喜冷饮,呕吐,嘈杂,吞酸,口臭,心烦,牙龈肿痛,腐烂出血,大便干燥,多食易饥,舌质红,苔黄燥,脉滑数等症。饮食停滞型者,多由饮食不节,暴饮、暴食,以致饮食停滞于胃,消化不能,甚则阻塞胃脘,致使胃气失于和降。临床表现为胃脘胀痛,甚则疼痛拒按,畏食,嗳腐吞酸,或呕吐食物,大便或溏或秘结,舌苔厚腻,脉滑等症。本证宜取胃经经穴及胃经募穴为主穴。穴位注射药物可用:爱茂尔、注射用水,硫酸庆大霉素、硫酸阿米卡星、硫酸小诺米星、维生素 B_1、维生素 B_6、维生素 B_{12} 等注射液。

(2)胃虚证:本证是由胃病日久,胃气不足,虚弱和降失职所致。临床表现为胃脘隐痛、喜按,得食痛减,食后痞满,嗳气不止,体虚乏力,面色无华,唇舌淡红,脉缓濡弱等症。宜取胃经俞穴、募穴为主穴。穴位注射药物可用:维生素 B_1、维生素 B_6、鹿茸精、20%(人)胎盘、5%当归等注射液。

(3)胃热证:本证主要是由于胃阴不足,热邪偏盛所致。其临床表现较胃实证中的胃火内蕴型稍轻。临床表现为胃脘嘈杂易饥,口干喜饮,食入即吐。若虚火上逆,可呃逆不止。若胃火下移,消炼津液,可致大便秘结,舌质红,苔少或苔黄,脉细数或弦数等症。宜取胃经、大肠经穴位为主穴。穴位注射药物可用:1‰~2‰盐酸普鲁卡因(过敏试验阴性者)、5%~10%葡萄糖、20%(人)胎盘、爱茂尔、参麦等注射液。

(4)胃寒证:本证多因感寒或过食生冷,胃阳受遏,寒邪偏盛,寒邪停滞胃中,胃气失于和降所致。临床表现为胃脘闷痛,受寒加重,得暖较舒,或胃脘绞痛,震之有辘辘水鸣音,时时泛吐清水痰涎,且量多,喜热饮,四肢不温,厥冷,或伴呕吐,呃逆,舌苔白滑,脉沉迟或弦紧等症。宜取胃经、大肠经经穴为主穴。穴位注射药物可用:硫酸阿托品、盐酸消旋山莨菪碱(654-2)、生姜、1‰~2‰盐酸普鲁卡因(过敏试验阴性者)、维生素 B_1、维生素 B_6、维生素 C 等注射液。

5. 大肠病的证治

(1)实证:多由食滞、虫积、瘀阻等因素,阻滞大肠气机,壅塞不通所致。临床表现为腹部胀满,攻撑疼痛、拒按,呕吐,大便秘结或下痢不爽,舌苔厚腻,脉沉实有力等症。宜取大肠经、胃经穴位为主穴,亦可取耳穴小肠点,穴位注射药物可用:维生素 B_1、维生素 B_6、硫酸甲基新斯的明等注射液。

(2)热证:本证多由饮食不节,生活不拘,冷暖失调或急暴奔走,导致胃肠功能失调,湿热邪气蕴结于大肠,致成便泻黄糜,臭秽异常,腹痛拘急,甚则里急后重,下痢赤白,身热烦渴。如气血与湿热互结则气血瘀阻,化腐为脓,结成肠痈。临床表现为脘闷,腹胀,右小腹疼痛、拒按,右下肢不能屈曲伸展,抬腿则疼痛加重,苔黄或腻,脉弦滑数等症。宜取大肠募穴、下合穴和大肠、胃经穴为主穴。亦可选用经外奇穴如阑尾穴、耳穴阑尾点等穴位为主穴。穴位注射药物可用:青霉素(过敏试验阴性者)、硫酸庆大霉素、硫酸阿米卡星、硫酸小诺米星、双黄连、5%~10%葡萄糖等注射液。

(3)虚证:本证多因久泄不止,或下痢久延之后,中气下陷不能升举,大肠无力所致。临床表现为大便失禁,或便后脱肛,或伴有全身虚弱症状,或伴有中、下焦虚寒之证,舌淡苔白,脉细而弱。宜取脾经、胃经、任脉的经穴为主穴。穴位注射药物可用:盐酸消旋山莨菪碱(654-2)、黄芪、鹿茸精等注射液。

(4)寒证:本证多因生活不拘,饮食不节,恣食生冷以致内伤,造成大肠传导失常。临床表现为腹中冷痛,肠鸣,泄泻,四肢不温,舌苔白滑,脉沉迟等症。宜取大肠募穴及下合穴为主穴。穴位注射药物宜用:硫酸阿托品、盐酸消旋山莨菪碱(654-2)、生姜等注射液。

6. 小肠病的证治

(1)寒证:本证多由命门火衰,肾阳不足,或饮食不节,恣食生冷以致损伤中阳,中焦虚寒,水谷不化,泌别失职而致。临床表现为少腹冷痛,腹痛喜按,肠鸣,泄泻,小便失禁,苔白,脉迟。宜取小肠经穴为主穴,胃经、肾经穴位为辅穴。穴位注射药物宜用:20%(人)胎盘、地塞米松磷酸钠、灭菌注射用水、盐酸肾上腺素、盐酸消旋山莨菪碱(654-2)等注射液。

(2)热证:心与小肠相表里,上炎心火可下移小肠。临床表现为小便淋赤刺痛,烦渴欲饮,尿中带血,舌红苔黄,脉沉数等症。若小肠热邪侵犯,临床表现为口舌生疮,溃疡,口苦,口臭等症。宜取心经、小肠经穴位为主穴。穴位注射药物宜用:维生素 B_2、复合维生素 B、硫酸庆大霉素、青霉素(过敏试验阴性者)、硫酸链霉素(过敏试验阴性者)、银黄、双黄连、穿心莲、板蓝根等注射液。

7. 肝病的证治

(1)肝气郁结证:本证多由情志不舒,郁怒伤肝,肝气失于疏泄条达,经脉之气阻滞所致。临床表现为精神郁闷不悦,情绪易于激动,性情急躁,胸闷不舒,喜于叹息,气逆干呕或呕吐酸水,或泄泻,胸胁窜痛或胀痛,苔白,脉弦等症。穴取肝经俞穴为主穴。穴位注射药物宜用:青皮、丹参、5%当归、红花等注射液。

(2)肝阳上亢证:本证可因肝气郁结,气郁化火,火随气窜,以致肝阳升动太过;或因肝肾阴虚,水不涵木阴不制阳,以致肝阳升动太过,亢而为害所致。临床表现为眩晕,头目胀痛或巅顶痛,精神高度兴奋,性情急躁易怒,面红,目赤肿痛,耳鸣,耳聋,心悸,失眠,多梦,五心烦热或腰酸腿软,舌红,苔黄,脉多弦数或细弦数等症。宜取肝经穴为主穴,胆经、胃经俞穴为辅穴。穴位注射药物宜用:金银花、0.9%氯化钠(生理盐水)、5%当归、地西泮等注射液。

(3)肝阴不足证:本证因久病耗伤阴液,肾精亏损,不能滋养肝体;或因湿热久蕴,或因气郁化火,以致肝阴不足。临床表现为头晕,目眩,心烦,耳鸣,少寐,多梦,口干,口苦,两目干涩或夜盲,肢体麻木或震颤,两颧微红,时有烘热,盗汗,舌红少津,脉弦细或弦数等症。宜取肝经、肾经为主穴。穴位注射药物宜用:参麦、5%当归、20%(人)胎盘、红花等注射液。

(4)肝风内动证:本证系由肝的阳气升动太过所致。临床表现为头项抽引掣痛,头晕目眩,肢体麻木或震颤,舌体抖动,甚则猝然昏倒,舌强,语言不利,四肢抽搐,角弓反张,口眼㖞斜,半身不遂,舌红苔腻,脉弦等症。宜取肝经、督脉、十二经井穴为主穴。穴位注射药物宜用:灯盏花素、参麦、香丹(复方丹参)、盐酸川芎嗪、红花、5%当归、夏天无、清开灵等注射液。

(5)肝血不足证:本证多因失血之后或气血生化之源不足或慢性疾病消耗营血,致肝血虚少,失于濡养而致。临床表现为头晕目眩,面色无华,皮肤苍白干燥无血色,妇女月经量少,色淡,或闭经,或两目干涩,视物模糊或夜盲;或筋脉拘挛,肢体麻木或指甲变形,舌淡无苔,脉细弱等症。宜取肝经、脾经穴为主穴。穴位注射药物宜用:维生素 B_1、维生素 B_{12}、20%(人)胎盘、5%当归等注射液。

(6)寒滞肝脉证:本证多因外感寒邪,侵袭肝脉;足厥阴之肝经,绕阴器,抵少腹;寒邪入经,寒性收引,经脉挛缩,气血阻滞而致。临床表现为少腹冷痛,牵引睾丸坠胀剧痛,受寒则甚,得温较缓。舌苔白滑,脉沉弦或沉迟。宜取肝经、膀胱经为主穴。穴位注射药物宜用:青霉素(过敏试验阴性者)、硫酸链霉素(过敏试验阴性者)、硫酸庆大霉素、硫酸阿米卡星、硫酸小诺米星、5%当归、红花等注射液。

8. 胆病的证治

(1)湿热困胆证:本证多因感受湿热之邪,郁于脾胃;或因情志不舒,肝气郁结;或因多食肥腻,湿郁化热,湿热之邪蕴结中焦,侵扰肝胆,而致肝气失于疏泄,胆汁排泄失常所致。临床表现为黄疸,巩膜、皮肤发黄,色泽鲜明,常伴有右胁胀痛,口干、口苦,恶心,呕吐,食欲不振,小便短赤等症;或妇女带下黄绿色、质黏、有臭味,舌苔黄腻,脉象弦数等症。宜取胆经、肝经穴位为主穴。穴位注射药物宜用:穿心莲、板蓝根、田基黄、青霉素(过敏试验阴性者)、硫酸庆大霉素、阿米卡星、小诺米星、肝炎灵等注射液。

(2)胆火亢盛证:本证多由肝气郁结,郁而化热;或湿蕴脾胃,郁而化热,连及肝胆所致。临床表现为头痛剧烈,面红目赤,口干、口苦,耳鸣、耳聋,胸肋胀痛,呕吐苦水,急躁易怒,小便短赤或涩痛,大便干燥,或咯血、吐血、衄血或月经过多,舌质红、苔多黄糙、起芒刺,脉弦数等症。宜取胆经、肝经穴位为主穴。穴位注射药物宜用:硫酸阿托品、5%~10%葡萄糖、盐酸川芎嗪、红花、5%当归、青皮等注射液。

9. 肾病的证治

(1)肾阳不足证:本证多因劳伤日久,或久病累及肾,或房事过度,或年老元气虚衰而致肾阳不足,命门火衰。肾阳虚衰,温煦无能则生内寒;肾亏、相火不足则致生殖功能减退。临床表现为面色㿠白或晦暗,精神委顿,疲惫,头昏,耳鸣,小便清长,尿失禁,形寒肢冷,腰膝酸软,阳痿,早泄,或滑精,或男子精冷无子,或女人闭经、不孕,舌质淡胖,脉沉细,尺脉尤弱等症。宜取任、督二脉及肾经穴位为主穴。穴位注射药宜用:20%(人)胎盘、梅花鹿茸精、当归、5%~10%葡萄糖、维生素 B_1、维生素 B_{12} 等注射液。

(2)肾虚水泛证:本证可因水湿久困,损伤阳气,或因劳倦伤肾,下元亏损,以致肾阳不振,命门火衰,水液气化功能障碍所致。临床表现为周身浮肿,下肢尤甚,按之凹陷不起,大便溏泄,尿量减少,腰酸痛,重则腹胀满,阴囊肿胀,或可见心悸,气促,喘咳痰鸣,舌体胖或边有齿痕、苔白滑润,脉沉细无力等症。宜取任脉、督脉、肾经、脾经俞穴为主穴。穴位注射药物宜用:促肾上腺皮质激素、20％胎盘等注射液。

(3)肾不纳气证:肾虚表现为气短喘息者称肾不纳气(肺肾气虚)。临床表现为气短,气喘,动则喘甚,自汗,懒言,畏寒,四肢厥冷,头晕,面色暗滞,舌淡无苔,脉弱或浮而无力等症。宜取任脉、督脉、肺经、肾经的穴位为主穴。穴位注射药物宜用:止喘灵、喘定、20％(人)胎盘、盐酸苯海拉明、维生素 B_1 等注射液。

(4)肾阴虚证:本证多因劳伤太过,或久病真阴耗损,精血不足,阴虚火旺所致。临床表现为形瘦体弱,头晕,耳鸣,不寐,健忘,多梦,阳痿,遗精;或颧红、唇赤、口干,手足心热,盗汗,咽燥,或时发潮热,腰腿酸痛,困软无力;或咳嗽,痰中带血;或多饮,多尿,尿腻而味甜;或小便浑浊状如油脂;或小便赤热,间有尿血,舌质红、苔少或无,脉细数或带弦等症。宜取肾经穴为主穴,肺经、肝经为辅穴。穴位注射药物宜用:参麦、5％当归、20％(人)胎盘、青霉素(过敏试验阴性者)、硫酸链霉素(过敏试验阴性者)、维生素 B_1 等注射液。

10. **膀胱病的证治**

(1)虚寒证:膀胱与肾相表里,肾阳不足,肾的气化功能减退,肾气不化,进而影响膀胱气化,以致引起膀胱虚寒。临床表现为小便频数,淋漓不禁,或遗尿,舌质淡、苔白润,脉沉细等症。宜取肾经、督脉俞穴。穴位注射药物宜用:20％(人)胎盘、5％当归、维生素 B_1、维生素 B_{12}、5％～10％葡萄糖等注射液。

(2)实热证:本证可由本腑湿热蕴结而成,也可由他脏移热所致。临床表现为小便短赤不利,或黄赤浑浊不清,尿时茎中热痛,甚则淋沥不畅,少腹胀急,或见尿血、脓血,或兼夹砂石,舌质红、苔黄,脉数等症。宜取膀胱经俞穴及任脉穴为主穴,兼取肾经、肝经、脾经穴为辅穴。穴位注射药物宜用:金银花、银黄、双黄连、硫酸庆大霉素、硫酸阿米卡星、硫酸小诺米星、亚硫酸氢钠甲萘醌(维生素 K_3)、盐酸消旋山莨菪碱(654-2)、黄体酮等注射液。

11. **心包病的证治**　心包为心之外卫,故病邪内传首先侵犯心包,为心包所受。心主神明,心包又为神明出入之窍,故邪入心包主要集中表现为神志方面的改变。临床表现为心烦,心悸,易惊,神情不安,重者可见胡言乱语,哭笑无常,狂躁妄动,或怒目而视,打人骂人,毁物,伤人等症。宜取心经、督脉、任脉穴为主穴。穴位注射药物宜用:金银花、地西泮、维生素 B_{12}、维生素 B_1 等注射液。

12. **三焦病的证治**

(1)实证:本证多因实热蕴结,三焦气化失常,水湿停滞所致。临床表现为身热,气逆,肌肤肿胀,小便不利,舌质红、苔黄,脉沉数等症。宜取三焦经俞穴为主穴。穴位注射药物宜用：金银花、银黄、维生素 B_1、维生素 B_{12} 等注射液。

（2）虚证：本证多因肾气虚衰，脾失健运，肺失输布，三焦气化失常，水湿停聚所致。临床表现为腹中胀满，气逆身寒，肌肤肿胀，尿频，尿急，小便失禁，舌白苔滑，脉沉细或沉弱等症。宜取三焦经俞穴为主穴。穴位注射宜用：维生素 B_1、20%（人）胎盘、5% 当归、香丹（复方丹参）等注射液。

第二节　注射用具及操作方法

一、注射用具

穴位注射疗法的用具是使用供临床上注射药物的一次性使用注射器及其针头，可根据穴位注射剂量的大小及针刺部位的深浅选用大小不同的一次性使用注射器和长短不同的针头。较为常用的一次性使用注射器分别有 1ml、2ml、5ml、10ml、20ml 等不同规格。头部、面部、耳部、眼区的穴位常选用 1ml 或 2ml 的一次性使用注射器；胸部、背部、四肢的一般部位穴位常选用 2ml 或 5ml 的一次性使用注射器；四肢肌肉较丰厚部位的穴位常选用 5ml 的一次性使用注射器；全身肌肉最为丰厚部位的穴位，如环跳、秩边、承扶等深度长的穴位，常选用 10ml 的一次性使用注射器做穴位注射。穴位注射一般药物时，常用针头为 5～7 号普通针头；治疗牙科疾病时，用 5 号长针头；穴位封闭注射时，则用特长针头；穴位注射血液时，则用 6～7 号普通针头。同时必须根据每次穴位注射所取穴位的多少及注射药液的剂量及机体的不同部位，以确定所用注射器及针头的不同大小规格。

二、操作方法

（一）操作程序

1. 认真核查所取的药品与处方是否有误，仔细察看药品是否有变质、混浊、沉淀、超期现象。一切正常后，方可供临床使用。

2. 根据所选穴位的多少及药物剂量的多少，选择相应的一次性使用注射器与针头，抽取药液，排出注射器内空气后备用。

3. 嘱患者选择好舒适体位，并且该体位有利于穴位注射的施行。

4. 将所选穴位的部位充分暴露，取穴时，应避开瘢痕、大血管、重要神经干，找准穴位后，做好标记，以利于正确注射，防止意外。

5. 注射前，保持表面皮肤清洁、干净。特别是足底，要用肥皂彻底清洗干净。

6. 注射时，局部皮肤严格常规消毒，用无痛快速注射法将针头迅速刺入皮下，然后将针头缓慢推进或进行上下提插，以寻找针感，待出现酸、麻、胀、沉或触电样感觉，并且针头像被"吸"住样感觉时，是"得气"的表现，此时，针管回抽一下，如无回血,即可将药液推入。一般疾病可用均匀、中等速度推入药液;少年儿童、慢性病、体弱者用轻刺激手法,缓慢地将药液推入;身体壮实、急性病患者可用强刺激手法,快速将药液推入。如因治疗需要,一次注入较多药液时,可将针头由穴位深处,边注药,边退针,逐渐退至浅层。也可将针头更换几个不同方向注入药液,直至药液注完。

7. 注射结束后,将针头逐渐退至皮下,用无痛快速注射法迅速将针头拔出。尔后,用消毒干棉球压迫针孔片刻(最好采用消毒止血贴贴敷),以防出血或溢液及术后感染的发生。

8. 一切处理结束后,让患者稍事休息,以观察有无不良反应发生。正常后,方可离开。

(二)药物剂量及浓度

穴位注射疗法的用药总量一般应少于常规用药的剂量。具体使用时,应根据疾病的性质、病情的轻、重、缓、急,患者的年龄、体质,注射的部位,药液的理化特性、剂量、浓度、治疗效果等各方面具体情况,决定用药剂量及浓度。

一般情况下,头部、面部、耳部等处的用药量较少,头、面部每穴一次用药量为 0.3～0.5ml,耳穴每穴一次用药量为 0.1～0.2ml。手及足部每穴一次用药量为 0.3～1.0ml。四肢及腰背部肌肉丰厚处用药量则较大,每穴一次用药量为 2～15ml。对组织刺激相对较小的药物,比如 0.9％氯化钠(生理盐水)、5％葡萄糖注射液等,用药量可较大。如治疗软组织损伤时,局部注射 5％葡萄糖注射液可用至 20ml 或 20ml 以上。而对组织刺激相对较大的药物,比如乙醇、高渗尿素溶液、高渗葡萄糖注射液等,以及特异性药物如盐酸消旋山莨菪碱(654-2)注射液、硫酸阿托品注射液、抗生素等用量则要小,每次用量为常规剂量的 1/6～1/2。用中药制成的注射液的一般常用量为 1～5ml。具体来讲,对急重病患者、青年人、体强力壮者用药量一般要大些,而对久病、慢性病、老年人、体弱力衰者,其用药量则一般要小些。另外,由于穴位注射的部位有其特殊性,不同于常规注射部位。所以,所用药物的浓度必须小于常规浓度,注射前,可用 0.9％氯化钠(生理盐水)或灭菌注射用水或其他溶剂稀释。

(三)注射时的深度和角度

由于注射穴位的部位、疾病的性质、病情的需要、病变的组织有所不同,因此,其注射的深度和角度也就有所不同。如臀部、大腿部因其肌肉丰厚,为寻求针感,就必须深刺、直刺;如耳穴、头面部因肌肉浅薄,就必须斜刺或平刺,在皮下或皮内注射药液;如三叉神经痛患者,因其病变的组织不同,必须在其耳、面部"扳机点"处皮内注射药液,使其成为一"皮丘"。

(四)疗程

一般情况下,每日或隔日注射治疗 1 次,如注射后患者反应强烈,也可间隔 2～

3 日注射治疗 1 次。急重症患者可每日注射治疗 1～2 次,对于慢性病、年老体弱患者可隔日注射 1 次。也可将穴位分成几组,轮流进行注射治疗。左右穴位也可交替使用。一般每 7～10 日为 1 个疗程,中间休息 3～5 日后,再进行下一疗程的注射治疗。

第三节 注意事项及事故预防

一、注意事项

穴位注射疗法大都较为安全,但在临床应用时也应注意以下几个方面的问题。

(一)一般事项

1. 穴位注射疗法和针刺疗法一样,患者在过于疲劳、饥饿、饱食、精神过于紧张等情况时,不宜立即做穴位注射。对气血亏虚,体质衰弱或年老病弱的患者,在初次穴位注射治疗时,最好取卧位姿势,注射穴位不宜过多,刺激不宜过于强烈,注射药液不宜过浓或过多,宜尽量稀释或酌减。以免发生严重反应或晕针。

2. 严格执行无菌操作规程,防止感染发生。万一如因消毒不严,局部出现红、肿、热、痛现象,应及时做抗感染处理,防止炎症扩散。

3. 正确区分正常反应和不良反应的界限。在做穴位注射治疗时,应对患者耐心说明本疗法的治疗特点和注射后的正常反应。穴位注射后,局部可有轻度不适、酸麻胀感,但正常反应一般不会超过 24 小时。如做穴位注射后,不适感随时间延长而加剧,则应视为不良反应,即应根据具体病情,采取适当的治疗、补救措施。

4. 尽量避免直接将药物注射于主要神经干及其周围组织。如上肢内关穴置于前臂正中神经的上面,下肢环跳穴则位于坐骨神经经过处,阳陵泉穴附近则有腓总神经通过等。在这些穴位注射时,千万要小心谨慎,不要使用刺激强烈的药物,也不要刺中神经干(刺中神经干时,患者会有触电样感觉,非常难受),更不可刺中神经干时,就直接推药(万一刺中神经干时,可向后稍退针后再注药)并且用药量不宜过大,以免造成神经干损伤,而导致肢体无力、麻木、麻痹等后遗症。

5. 穴位注射治疗尽可能选择对组织无刺激性或较小刺激性的药物。万一要用对组织刺激性较大的药物,如氯霉素、氯丙嗪、异丙嗪、氨茶碱、磺胺类药物注射时,可用 0.9%氯化钠(生理盐水)或注射用水稀释或加 0.5%～1%盐酸普鲁卡因混合后使用。使用过程中,要注意间隔时间,以免造成因药物刺激而致组织发生无菌性坏死现象。

6. 尽量避免在手部进行穴位注射。因手部肌腱、神经构造复杂,功能多而重要。局部注入刺激性较强的药物,极易导致肌腱、神经、肌肉挛缩。特别是手部合谷穴的注射,可致局部肌肉无菌性坏死,继而发生瘢痕挛缩,酿成手畸形与致残,严重影响患者的工作、学习与生活。

7. 婴、幼儿做穴位注射,宜采取谨慎态度。因婴、幼儿组织娇嫩,神经系统尚未发育完善,适应能力弱,对药物较为敏感。而且药物在婴、幼儿体内代谢、排泄均较慢。因此,在做穴位注射时,要权衡利弊得失,谨慎采取。

8. 必须注意做胸部穴位注射不宜直刺过深,以免引起气胸。躯干部穴位注射不宜刺入过深,防止刺伤内脏。背部和脊柱两侧穴位注射时,针尖可向脊柱方向斜刺,避免直刺过深,伤及肺脏,造成气胸。

9. 孕妇的下腹部、腰骶部及孕妇禁忌的穴位,如合谷、三阴交、至阴等穴位,一般不做穴位注射治疗,以免导致流产的发生。

10. 熟悉药物的性能、特点、药理作用、用量(包括常规用量及穴位注射用量、不良反应、配伍禁忌、过敏反应及药物的效期,并注意检查所用药物有无沉淀、变质现象。凡过期变质的药品一律弃之不用。凡不良反应较严重的药品,根据疾病的需要,慎用或不用。凡能引起过敏反应的药品,如各种青霉素、链霉素、盐酸普鲁卡因等,在做穴位注射前,必须先做皮试,皮试阴性者,方可使用。皮试阳性者,绝对禁止使用。

11. 做穴位注射时,药液不能注入血管内。开始注药时,必须回抽针管,确认无回血,才可注入药液。如回抽针管有回血,必须采取针尖稍往后退一点,或针尖稍往后退一点后,再向旁侧刺入一点的方法,避开血管,再注入药液。另外,一般的药液不宜注入关节腔和脊髓腔内。如不小心误注入关节腔内,则可引起关节腔内红、肿、热、痛等反应。如误注入脊髓腔内,则有可能会损伤脊髓神经,造成截瘫等严重反应,切须引起高度注意。

12. 罹患严重心脏病、严重出血性疾病及过分敏感的患者,恶性肿瘤的局部,皮肤有瘢痕、溃烂的局部都禁止做穴位注射。

(二)特别注意

1. 对胃溃疡、肠粘连、肠梗阻患者的腹部和尿潴留患者的耻骨联合区,必须注意刺入的深度和角度,如刺入不当,很可能刺伤胃肠和膀胱等内脏器官,引起不良后果。

2. 两胁及肾区的腧穴,做穴位注射时,禁止直刺、深刺,以免刺伤肝、脾、肾脏,尤其是肝脾大的患者,更应注意这一点。

3. 背部第11胸椎两侧、侧胸(腋中线)第8肋间、前胸(锁骨中线)第6肋间以上的腧穴,做穴位注射时,禁止直刺、深刺,以免刺伤心、肺,尤其对肺气肿患者,更需谨慎小心,防止发生气胸。

4. 穴位注射眼区的腧穴,要掌握一定的角度和深度,也不宜大幅度提插捻转以寻找针感,以防止刺伤眼球或引起出血。

5. 穴位注射项部和背部正中线第1腰椎以上的腧穴时,如刺入的角度、深度不适当,可以误伤延脑和脊髓,引起严重的后果。注射这些穴位时,到一定深度,如患者出现触电样感觉向四肢或全身放射,即应立即退针,也不可做运针手法。

二、意外事故的防治

从总体来说,穴位注射疗法是较为安全的。但如业务生疏,思想上麻痹大意或操作不慎、施术不当,在临床实际工作中,也会出现一些意想不到的异常情况发生,现将几种常见的异常情况介绍如下,以"防患于未然"。

(一)晕针

1. 晕针时的症状　晕针是指在穴位注射过程中,突然发生的晕厥现象。晕针的具体表现为:当穴位注射进针后或推药时,患者出现头晕,心慌,胸部发紧,面色苍白,全身出冷汗,恶心欲吐,血压下降,脉沉细,甚至突然晕倒,唇甲青紫,大小便失禁,大汗不止;严重时可致虚脱,抽搐,脉微细欲绝。

2. 发生晕针的主要原因　是由于患者年老体弱或身体过于衰弱,或过于劳累,或精神过于紧张,或在饥饿之时,或患者体位不当,或施术时刺激量过大、注药时速度过快、药液浓度过高、药量过大,或在饱食、酒后,或过于敏感的患者,以及对本疗法有恐惧心理的患者等。

3. 晕针的处理　当患者有晕针表现时,应立即停止注射,迅速拔出注射器和针头,让患者躺下,头部放低,安慰患者精神不要过分紧张,注意保暖。病情轻者,可饮些温茶水或温糖水,休息片刻后,即可恢复正常;病情较重者,可配合掐按人中、足三里、内关穴,或针灸百会、关元、气海等穴;病情严重者,可在采取上述措施的基础上,配合肌注尼可刹米、安钠咖等中枢兴奋药及其他急救方法处理。

4. 晕针的预防　患者一般在精神紧张、体质虚弱、饥饿、劳累、体位不当等情况下,容易发生晕针。因此,对初次接受穴位注射治疗,或过分敏感的患者,以及对穴位注射疗法有恐惧紧张的患者,应在做好解释,消除其顾虑后,选择舒适的体位,再进行治疗。对初次接受治疗或体质虚弱者,一般应取卧位,取穴不宜过多,注射药量宜少,对组织刺激不大的药物。寻找针感时,动作要轻、要柔和。对过饥、过劳、大汗、饱食、酒后者,应在进食、饮水后或待休息到正常情况时方可进行。另外,在治疗过程中,医生要随时注意患者的神态变化,一经发现有先兆征象,当及时处理。

(二)折针

折针又称断针,是指针体断留在人的体内而言。临床上较为少见。

1. 引起折针的原因　是由于针头的质量不好,或使用过久,有裂痕锈损;但更主要的原因是操作时刺激过强或过于剧痛,造成肌肉猛烈收缩或体位突然改变所致。

2. 折针的处理　临床上遇到折针,切不可紧张慌乱,应镇静、沉着、果断处理,立即用左手将针刺穴位周围的皮肤肌肉捏紧,不使针体游移、滑动。同时嘱患者不要变动原来体位,以防止断针陷入肌内。若针体残端显露体外的,可设法用手指或镊子取出;若针体外露不明显或与皮肤相持平的,可用手指轻压断针周围皮肤,以使断针外露,再用镊子夹取;若断针完全陷入皮下或肌肉深层组织的,则应在 X 线定位下,用手术的方法取出。

3. 折针的预防　首先,操作前,仔细检查针头,若有裂痕锈损,根部松动,质量不好的针头,应弃之不用;操作时,采用快速无痛注射法,不用可引起疼痛剧烈的药物,尽量减轻患者的痛苦,以避免患者肌肉强烈收缩;注射时,嘱患者精神不要过于紧张或突然改变体位,推注药液时不可过快或突然加速。其次,为了防止折针后难于取出,进针时不要把针体全部都刺入体内。

(三)弯针

弯针是指在做穴位注射过程中,针身在人体内发生弯曲现象而言。

1. 造成弯针的原因　是由于医生操作鲁莽,引起患者剧痛;或由于患者体位变动,或针感过于强烈,造成患者肌肉猛烈收缩所致。

2. 弯针的处理　临床上遇到弯针,应立即停止穴位注射,但切勿用力起针和捻转。如弯曲轻微,可稍用力,缓慢将针头拔出;若弯曲过大,应让患者慢慢恢复原来体位,使局部肌肉尽量放松,然后顺着针弯的方向,慢慢将针拔出。

3. 弯针的预防　注射时,不要过快,不要加速推药,避免使用可引起剧烈疼痛的药物,并嘱患者精神不要过于紧张或改变体位。为防止患者肌肉发生收缩现象,要采用快速无痛注射法,动作要熟练,轻巧。

(四)滞针

滞针是指针刺入后,无法捻转或拔不出来。这种情形在穴位注射时遇到极少。

1. 造成滞针的原因　大多是由于患者精神过于紧张,针感过于强烈,体位突然改变等原因,致使穴位附近肌肉痉挛、收缩所致。

2. 滞针的处理　发现滞针后,应立即停止捻转或注射药液,不可硬拔,可稍等片刻后,或做小幅度捻转,或轻轻揉按穴位周围皮肤,或在滞针的周围扎一根毫针,然后将针头拔出。

(五)出血

针刺入后,因损伤较大血管可致注射部位出血或血液流至皮下而引起血肿。这种现象临床较为多见。

1. 引起出血的原因　大多是由于业务生疏,解剖部位不熟悉,针头有毛钩,使皮肉损伤严重或刺伤血管所致。

2. 出血的处理　小量皮下出血,局部呈小块青紫现象,一般不必处理,可自行消退。小量体表的出血,用消毒干棉球局部压迫,出血即可停止。若出血较多,血肿较大,局部肿胀疼痛较剧,青紫面积较大而影响功能活动时,可先冷敷止血,出血停止后,再做热敷或局部轻轻按摩,以促进瘀血消散、吸收。若是内脏出血,应视病情轻重,做紧急处置,必要时送有条件医院抢救。

3. 出血的预防 注射前,需仔细检查针头,有毛钩者,要弃之不用。详细了解穴位的解剖部位,避开血管进针,操作不要粗猛,出针不要过快,出针后,应立即用消毒干棉球按压针孔片刻。

（六）继发感染

1. 引起继发性感染的原因 继发感染是指穴位注射部位因消毒不严格,细菌侵入注射部位,引起细菌继发性感染所致。继发感染后,注射部位出现红、肿、热、痛或化脓现象。

2. 继发感染的处理 如仅表现为轻度的发红、发肿,可在患部做热敷及抗菌、消炎处理,一般在短期内即可消失。如症状未得到有效控制或炎症本身范围较大,红、肿、热、痛较重,则在上述处理的同时,可口服或注射敏感抗生素配合治疗。若细菌随针头侵入后,化脓部位较深,则应做外科手术,切开排脓。

（七）神经损伤

神经损伤是指在进针或注射过程中,损伤了神经干,而出现了临床症状的一种较为严重的医源性疾病。若业务熟悉,操作正确、小心,是完全可以避免的。

1. 造成神经损伤的原因 主要是业务生疏,对局部解剖不熟悉,进针时鲁莽、草率,过快、过猛,进针或注药时未避开神经干;在神经干周围注入浓度过高、刺激性过大、剂量过大的药物或推注药液时速度过快。

2. 神经损伤的症状 出现神经损伤后,患者疼痛剧烈,并有触电样、火灼样疼痛。若处理不及时或损伤较严重,日后可在神经所支配的部位出现肌肉萎缩、麻木不仁、活动无力的现象。

3. 神经损伤的处理 患者一旦发现神经受到损伤,应立即停止进针或注药,将针拔出。并采取相应的治疗措施,如针灸、按摩、理疗及中西药物治疗一般的轻度损伤或损伤了较小的神经分支,一般经治疗处理后,在短期内可以得到恢复;若损伤了较大的神经干或损伤程度较为严重,则应采取积极的综合方法,及时治疗,否则后患无穷。

4. 神经损伤的预防 熟悉局部解剖知识,精通本职业务,正确操作。治疗时避开神经干,若神经干位置较深,则可采用稍微浅刺的方法,以避开神经干,注入药液;若神经干位置较浅,则可采用超越神经干深度的方法,以避开神经干,注入药液。进针时,不可一次刺入过深,以免直接损伤神经干。应先浅刺透过皮肤,然后缓慢进针,进针过程中,如出现触电样感觉,则表示针尖已刺及神经干,这时,应将针头稍往后退一点,再改变角度刺入。进针时,针尖的斜切面应与神经干的走行方向保持一致。另外,在神经干及神经干附近做穴位注射时,注射剂量不宜过大,注射的药物刺激性宜小,推注时的速度也不宜过快。

(八)创伤性气胸

创伤性气胸是指由于操作不当、进针过深损伤了胸膜及肺部使空气进入胸膜腔内,压迫了肺部而言。在内脏器官的损伤中,以创伤性气胸最为常见,严重时可引起血气胸或脓胸,甚至造成患者死亡。因此,应高度引起注意。

1. 造成创伤性气胸的原因 主要是在胸部、背部、锁骨附近及肩井穴等处做穴位注射时,进针过深,伤及肺脏,使气体进入胸膜腔所致。

2. 创伤性气胸的症状 气胸发生后,轻的患者可无症状,一般的患者可突然发生或在短期内出现逐渐加重的胸闷、胸痛、心慌、呼吸不畅、面色苍白或发绀,严重者呼吸困难、心跳加快、血压下降、脉搏增快、出冷汗、虚脱、休克等症状。症状的轻重与漏入胸膜腔的气体多少和气胸的性质有关。进入的气体越多,症状就越严重。若为张力性气胸,气体可随呼吸进入胸膜腔,症状很快越来越严重,有时可很快造成患者死亡。也有患者,在治疗当时没有任何症状,经数小时后才逐渐出现胸痛、呼吸困难等症状,应加以注意。

查体时,患侧胸部叩诊呈过度反响,听诊肺泡呼吸音明显降低或消失,严重时气管向健侧移位。作X线透视检查,可观察到漏出气体的多少和肺组织被压缩的情况。

3. 创伤性气胸的处理 若进入胸膜腔的气体不多,症状又较轻,且创口已闭合者,一般气体可待其自行吸收。患者应取半卧位安静休息,避免深呼吸和咳嗽,并给予止咳、镇静、消炎等对症处理。若进入胸膜腔的气体较多,症状也较为严重时,可做胸腔穿刺抽气减压,作为临时紧急抢救措施。一般可在第2~3肋间隙处(或在腋中线、腋后线处亦可),用18号穿刺针做胸穿抽气。若病情相当严重,除进行抽气减压外,还必须给予吸氧及抗休克治疗等一系列抢救措施。如病情许可,最好送有条件医院抢救。

4. 创伤性气胸的预防 古人云:"人命至重,贵于千金",本着对人民健康高度负责的精神,在做穴位注射时,应集中精力,根据患者的体形胖瘦的不同,灵活掌握刺入的深度,尤其是胸肋部、上背部、锁骨附近的穴位及肩井穴等穴位,应严格按照各个穴位的刺入深度、角度和方向等要求进行操作。切不可粗心大意。

(九)脑脊髓损伤

1. 脑脊髓损伤的症状 在颈项部做穴位注射,若刺入过深,损伤脑脊髓,可造成严重的后果,甚至死亡。据有关报道,由于刺入过深或刺入的方向、角度不当均有误伤延髓引起出血或肢体瘫痪等严重事故者。另外,在背中线第1腰椎以上棘突间刺入过深,可刺中脊髓神经,出现触电样感觉并向肢端方向放射,刺激过重,会发生后遗症,引起短暂的肢体瘫痪。延髓受到损伤后,轻者出现倦怠、嗜睡;严重者出现剧烈头痛、恶心呕吐、脑膜刺激征、神志昏迷等一系列临床症状。

2. 脑脊髓损伤的处理 损伤较轻者,经安静休息后,常可逐渐恢复。但应密切观察,因有些出血性损伤的病情是逐渐加重的,临床要提高警惕,一有出血的苗头,就应积极治疗。若症状逐渐加重时,应及时采取抢救措施,病情严重时,需及时送条件较好的医院救治。

3. 脑脊髓损伤的预防　穴位注射颈项部穴位时,应严格掌握针头的方向、角度和深度。如注射风府、哑门等穴位时,针尖应向下颌骨方向,也不可刺入太深,一般情况下,不应超过1寸,以免刺入枕骨大孔而伤及延髓。注射背部正中线穴位时,如出现触电样感觉向肢端方向放射时,应立即将针头退出,更不可再做提插、捻转的手法,以免刺激量太重,造成损伤。

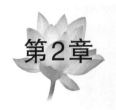

第2章

封闭注射疗法

用局部麻醉类药物(临床上最常用的是 1%～2%盐酸普鲁卡因注射液),注射于人体的一定部位,以阻断病变部位的不正常刺激向大脑皮质的传导;同时也产生微弱的良性刺激,以兴奋、营养神经组织,从而促进病变部位的新陈代谢,以加速疾病的痊愈,这种治疗方法,称为"封闭注射疗法"。

第一节 各种封闭注射疗法简介

为便于临床正确使用和记述时表达确切,现将临床常用的各种封闭注射疗法做简要介绍如下。

一、局部封闭注射疗法

局部封闭注射疗法,又称为"病灶周围封闭",简称为"局封"。

(一)适应证

各种早期炎症性疾病、创伤和溃疡等。

(二)注射方法

1. 先用 2%碘酊严格消毒注射部位周围皮肤,后用 75%乙醇脱碘。

2. 做盐酸普鲁卡因过敏试验,阴性者,用 0.25%～0.5%盐酸普鲁卡因注射液,在病变四周做皮内及皮下浸润注射,每 1～2 日注射 1 次,每次注射 20～100ml(具体用量应根据病变范围的大小而定)。当急性感染时,可加入青霉素 10 万～20万 U(应先做皮试,待皮试结果显示阴性后,方可使用)或其他敏感抗生素。一般每日或隔日注射 1 次,5～10 次为 1 个疗程。

3. 当炎症发生的早期,除做皮内、皮下浸润注射外,并可在炎性肿块的基底深部进行注射。

(三)注意事项

操作时,必须注意该法与局部注射疗法不同,局部注射疗法是将药物注入局部病灶内,而局部封闭注射疗法是将药物注射在病灶的周围,决不是在病灶内。故不可刺入炎性肿块中心,以免造成炎症扩散。

二、套式封闭注射疗法

套式封闭注射疗法,又称为"骨膜周围封闭"或"近端肌膜腔封闭",简称为"套封"。

(一)适应证

四肢远端的炎症、冻伤、烧伤、骨折、掽伤后肿胀和疼痛、溃疡、坏疽、骨膜炎、血栓性静脉炎、肌炎、神经炎、风湿性关节炎等。

(二)注射方法

(1)注射部位:上肢位于上臂中 1/3 处,下肢位于大腿中 1/3 处。

(2)注射前,先用 2％碘酊严格消毒注射局部皮肤,后用 75％乙醇脱碘。

(3)上臂封闭时在前侧和后侧各穿刺一点,大腿则可加一外侧穿刺点。

(4)做盐酸普鲁卡因过敏试验,阴性者,在上述穿刺点上,先做皮内注射麻醉。

(5)用长针头由各穿刺点垂直刺直达骨干。当针头向深层前进时,即可逐步注射 0.25％盐酸普鲁卡因注射液,但在整个注射过程中,应经常回抽针管,以免药液注入血管之中。当针头触及骨干层时,可将针头退后 1mm 左右,此时,经抽吸证实针头未刺在血管内后,即可大量地将药液注入。

(6)上臂一次共注入 0.5％盐酸普鲁卡因注射液 60ml 左右;大腿一次共注入上述药液 120～160ml。每 1～2 日注射 1 次,3～6 次为 1 个疗程。如需行多疗程注射治疗时,每疗程之间应相隔 3～5 日。

三、肾周围脂肪囊封闭注射疗法

肾周围脂肪囊封闭注射疗法,简称为"肾囊封"或"腰封"。

(一)适应证

(1)外科疾病:下肢创伤,毒蛇咬伤,早期炎症,溃疡,冻伤,烧、烫伤,术后肠胀气,输尿管结石、绞痛,急性尿潴留;阑尾和疝手术的辅助麻醉。

(2)内科疾病:各种胃炎,胃痉挛,胃无力症,胃、十二指肠溃疡,麻痹性肠梗阻,支气管哮喘,风湿症等。

(3)皮肤科疾病:神经性皮炎、银屑病、各种癣症等。

(二)注射方法

(1)患者取侧卧位,注射侧在上,腰部垫一软小枕,将下面的腿伸直,上面的腿屈曲,两手置于头颈部。

(2)穿刺点定在肋脊角处,即第 12 肋下缘与骶棘肌外缘的交界处,或在第 1 腰椎棘突外侧 5cm 处。具体操作时,用手指扪此处时可感到上有肋骨,内侧有粗大的肌肉,外方比较空虚。

(3)穿刺点及周围皮肤先用 2%碘酊常规严格消毒,后用 75%乙醇脱碘。医者洗刷双手,戴手套,铺洞巾。并做盐酸普鲁卡因过敏试验,阴性后,用 0.25%普鲁卡因注射液(过敏试验阴性者)在穿刺点上做皮内麻醉。

(4)用腰椎穿刺长针头或 8～12cm 长的普通针头,接上装有 0.25%～0.5%的盐酸普鲁卡因注射液(过敏试验阴性者)20～30ml 的一次性使用注射器,针头和皮肤表面呈垂直方向自穿刺点缓慢刺入,当针尖穿破腰背筋膜进入肾周围脂肪囊时,即有抵抗力突然消失的感觉,有如进入空腔的感觉,这时可注入 0.25%～0.5%盐酸普鲁卡因注射液 10ml,而不感觉有任何阻力。取下注射器,此时应见针头能随呼吸上下摆动,也未见有药液从针尖处回流出来,即表示针尖已刺入肾脂肪囊内,位置正确无误。皮肤至肾脂肪囊的距离,随患者的胖瘦不同而异,一般距离是 5～8cm。

(5)当确认针头是在肾脂肪囊时,切勿随便改变位置,接上装有 0.25%盐酸普鲁卡因注射液的一次性使用注射器,经抽吸无回血后,即可将药液注入。如果经抽吸后,见有回血或注药时有阻力感时,则说明进针太深或者太浅,应做适当调整后,再注入上述药液。注射完毕,患者宜卧床休息 15～30 分钟。

(6)注射药量,单侧腰封为 60～100ml,如为单侧病灶,应选同侧肾脂肪囊。否则的话,也可两侧肾脂肪囊轮换进行。必要时,也可一次注射双侧,每侧注射上述药液 50～60ml。

(7)一般患者,隔日或 5～7 日封闭注射 1 次,3～5 次为 1 个疗程。如为解除急性症状,只须封闭注射 1 次即可。

(三)注意事项

(1)注射时,患者切不可咳嗽,最好暂时屏住呼吸或者不做深呼吸运动,以免针尖划破肾脏,造成出血或继发感染。

(2)万一因操作不慎,而刺伤肾脏发生出血现象时,最好不要再在该侧做封闭注射治疗。

(3)严格执行无菌操作规程,以免继发肾周围感染。另外,如若穿刺点过高,可误穿入胸膜腔中,必须予以充分注意。

(4)经封闭注射后,患者如有腰痛或血尿发生,很有可能是由于刺伤了肾脏所致。要嘱患者立即卧床休息,并给予碱性利尿药和抗菌消炎类药。经 3～6 日的休息和治疗后,一般即可使之恢复。

四、颈交感神经节封闭注射疗法

颈交感神经节封闭注射疗法,又称为"星状神经节封闭",简称为"颈封"。

(一)适应证

(1)内科疾病:支气管哮喘,呃逆,胃、十二指肠溃疡等。

(2)外科疾病:烧伤、烫伤、上肢各种神经痛、各种炎症、预防和治疗胸部创伤或手术时引起的休克等。

(二)注射方法

(1)患者取仰卧位,肩后垫一软小枕,头稍后仰并转向对侧,手置于体侧旁。

(2)先用2％碘酊常规消毒颈部注射部位皮肤,后用75％乙醇脱碘,戴无菌手套,铺洞巾。

(3)穿刺点:一处穿刺点为胸锁乳突肌内缘与胸锁关节上3.0～3.5cm交界处,大约相当于第6颈椎横突的水平处。做皮内、皮下组织局部浸润麻醉后,医者左手示、中两指在穿刺点上触及颈动脉,将此动脉连同胸锁乳突肌向外轻轻拉开,两手指同时压在穿刺点的上下方位置,右手持穿刺针做穿刺,垂直并斜向内刺入。另一处穿刺点定于胸锁乳突肌外缘与颈外静脉交叉处。待局部麻醉后,用左手示指将注射侧颈部器官拉向内侧,右手持注射器使针头向内后慢慢穿入。

(4)当针尖刺及椎体后,稍退回0.5cm,经回抽无血、无脑脊液或空气时,即可注入0.25％盐酸普鲁卡因注射液(过敏试验阴性者)25～30ml。

(5)如果注射部位正确,经5～15分钟后,同侧可出现瞳孔缩小、眼睑略下垂、球结膜充血、同侧面部皮温增高、发热等霍纳综合征表现。

(三)注意事项

(1)当操作不正确时,可能发生血肿现象。

(2)严格执行无菌操作,以免造成颈部深层炎症和脓肿发生。

(3)并发症:喉返神经麻痹,气胸;操作失误,可将药液误注入蛛网膜下腔,引起严重的并发症而危及生命。

五、骶前封闭注射疗法

骶前封闭注射疗法,又称为"骶骨前封闭"。

(一)适应证

非特异性膀胱炎、前列腺炎、尿道炎、睾丸炎、附睾炎、亚急性或慢性盆腔炎、夜尿、膀胱括约肌痉挛、坐骨神经痛、嵌顿性痔、肛裂及便秘等。

(二)注射方法

(1)患者取膀胱截石位或膝肘位,或侧卧位。

(2)注射点位于肛门及尾骨之间。用肥皂水和清水洗净肛门周围皮肤后,再用2％碘酊常规消毒注射部位皮肤,后用75％乙醇脱碘。

(3)在肛门与尾骨之间做皮内麻醉后,用腰椎穿刺针或普通长针头经皮肤,呈20°角向后上方,沿着骶骨的深面刺入,深达6～9cm后,即可触及骶骨,经抽吸无回血后,就可注入0.5％盐酸普鲁卡因注射液。

(4)在整个操作过程中,应以戴橡皮手套的左手手指伸入肛门做探查,以指引针尖刺入的方向,以免使针尖穿入直肠,如误刺入直肠,应迅速将针头拔出,停止操作,并给予足量抗生素类药物,以防止感染。一周后,如无炎症表现,则可继续进行封闭注射。

(5)每次用药剂量为 0.5%盐酸普鲁卡因注射液 50～100ml(过敏试验阴性者),或 0.25%盐酸普鲁卡因注射液 100～150ml,每周封闭注射 1 次,3～5 次为 1个疗程。

六、腰椎旁封闭注射疗法

腰椎旁封闭注射疗法,简称"椎旁封闭"。

(一)适应证

腰椎间盘突出症、腰骶神经根炎等。

(二)注射方法

(1)患者一般取俯卧位,也可取侧卧位,使被封闭的一侧向上。

(2)注射点选在病变相应的腰椎棘突旁 8cm 处。局部皮肤先用 2%碘酊常规消毒,后用 75%乙醇脱碘,医者戴无菌手套,铺洞巾。

(3)用腰椎穿刺长针头呈 60°～70°角斜向内刺入。待触及横突后,再稍向上或向下滑行前进 1～2cm,致患者有酸麻胀或触电样感觉,并向下肢方向放射时,经抽吸无回血和脑脊液时,即可将药液推入。

(4)用药剂量为 0.5%～1.0%盐酸普鲁卡因注射液(过敏试验阴性者)10ml,隔日封闭注射 1 次,一般不超过 6 次。

(三)注意事项

穿刺时掌握好深度,切勿刺入过深,以免损伤腹膜进入腹腔引起感染,或损伤胸膜造成创伤性气胸。

七、腰交感神经节封闭注射疗法

腰交感神经节封闭注射疗法,简称为"腰封"。

(一)适应证

下肢血栓闭塞性脉管炎、血栓性静脉炎、灼性神经痛、下肢冻伤、下肢溃疡、烧伤、创伤、盆腔、骨科及泌尿系统癌性疼痛等。

(二)注射方法

(1)患者取俯卧位,腹部垫一小枕。或取侧卧位,封闭侧在上。局部常规消毒,戴无菌手套,铺洞巾。

(2)注射点选在第 2～4 腰椎棘突旁 5～7cm 处。用 10cm 长腰椎穿刺针头垂直刺入,当触及横突时,再将针尖稍向后退,向上或向下避开横突,并以 45°角向正中方向前进,到达椎体外侧后,再向前进入 1cm 左右,经抽吸无回血及脑脊液时,

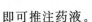

即可推注药液。

(3)用药剂量为 0.25％盐酸普鲁卡因注射液(过敏试验阴性者)100～150ml,每周注射 1 次,共注射 3～5 次。

(三)注意事项

(1)注射后下肢有温热、无汗、自觉发热等不良反应。

(2)不可刺入过深,否则可伤及血管,如误刺入或药液注入蛛网膜下腔,则有可能造成严重的并发症。临床上必须予以充分注意。

八、胸交感神经节封闭注射疗法

胸交感神经节封闭注射疗法,简称为"胸封"。

(一)适应证

上肢疼痛及创伤等。

(二)注射方法

(1)患者取侧卧位,局部先用 2％碘酊常规消毒,后用 75％乙醇脱碘,戴无菌手套,铺洞巾。

(2)注射点选在第 1 或第 2 胸椎棘突旁 4cm 处。用腰椎穿刺长针头垂直刺入,当触及横突时,再使针尖稍微退后向上刺入,以 25°角向正中方向前进约 3cm,经抽吸无回血、脑脊液或空气时,即可注入药液。

(3)每次用 0.25％盐酸普鲁卡因注射液(过敏试验阴性者)50～100ml,每周注射 1 次,共注射 3～5 次。

九、腱鞘管内封闭注射疗法

腱鞘管内封闭注射疗法,简称为"腱鞘管封"。

(一)适应证

各种腱鞘炎。

(二)注射方法

(1)桡骨茎突狭窄性腱鞘炎,在桡骨茎突远端约 0.5cm,拇长展肌腱与拇短伸肌腱之间刺入,针尖与皮肤呈 30°角,斜向近端达腱鞘内,即可注入药液。

(2)指(拇)屈肌狭窄性腱鞘炎,在手掌各相应掌指关节的近侧,斜向远端刺入腱鞘内,注入药液。

(3)肱二头肌腱鞘炎,在肱骨结节间压痛最明显的下方斜向上刺入,通过三角肌直达结节间、骨纤维管内,当确认针尖位于腱鞘内时,即可注入药液。

(4)每次用 1％盐酸普鲁卡因注射液(过敏试验阴性者)2ml,加入醋酸氢化可的松混悬液 20mg 或醋酸氢化泼尼松混悬液 5～10mg(0.5～1.0ml),每 4～7 日注射 1 次,一般不超过 5 次。

(三)注意事项

(1)注射部位注意严格消毒,防止发生继发感染。

(2)注射时,偶见药液沿腱鞘扩散时,有一种不适的感觉。注射后,局部有疼痛加剧感,一般在 24 小时内即可消失。

十、压痛点封闭注射疗法

压痛点封闭注射疗法,简称为"痛点封"。

(一)适应证

单纯性软组织急、慢性损伤,肌肉附着点痛及筋膜痛。

(二)注射方法

(1)根据痛点部位采取相应的适当体位。

(2)用拇指尖或棉签柄或其他硬棒按压,仔细寻找最痛点,做好标记。局部常规严格消毒。

(3)根据疼痛部位的深浅,选用长度合适的针头,将配好的药液抽到注射器内直接刺至痛点深层或骨膜上,局部可有酸胀沉重感,有时并有放射感,经回抽无血后,即可注入药液。如压痛范围较大,单用点上注射无法达到治疗目的时,则应做多点或扇形注射。如若需改变注射的方向,则应将针尖退至皮下后,再行刺入。

(4)每次用药剂量为 0.25%～0.5%盐酸普鲁卡因注射液(过敏试验阴性者)5～10ml,也可加入醋酸氢化可的松混悬液或醋酸氢化泼尼松混悬液 0.5～1.0ml(5～10mg),每 3 日注射 1 次,必要时,也可每日注射 1 次,若加入肾上腺糖皮质类激素的,则应每周注射 1 次,一般不超过 5 次。

十一、乳腺下封闭注射疗法

(一)适应证

急性乳腺炎。

(二)注射方法

(1)在乳腺周围选择 2～4 个穿刺点,将药液注射到乳腺与胸肌之间,经回抽无血时,即可将药液注入。

(2)每次用药剂量 0.25%～0.5%盐酸普鲁卡因注射液(过敏试验阴性者)10～100ml 内,加入青霉素 10 万～20 万 U(过敏试验阴性者)或其他敏感抗生素。每日或隔日注射 1 次,3～5 次为 1 个疗程。

(三)注意事项

(1)注意针尖切勿刺入胸腔内,以免引起气胸和造成炎症扩散。

(2)本法与局部注射疗法不同,药液只可注射在病灶周围(乳腺与胸肌之间),故切不可将针尖直接刺入病灶内注射药液,以免造成炎症扩散。

十二、坐骨神经封闭注射疗法

坐骨神经封闭注射疗法,简称为"坐骨封"。

(一)适应证

坐骨神经痛。

(二)注射方法

(1)患者取侧卧位,患肢在上,屈髋 45°,屈膝 90°,健肢位于下方并伸直。局部皮肤先用 2‰碘酊常规消毒,后用 75%乙醇脱碘。

(2)注射点选在股骨大粗隆与坐骨结节连线的中心偏内 0.5~1.0cm 处。用腰椎穿刺长针头垂直缓慢刺入,深达 5~8cm,直至下肢出现酸、麻、胀或触电样感觉时,经抽吸无回血后,即可注入 0.5%~1%盐酸普鲁卡因注射液(过敏试验阴性者)20~40ml。

具体操作及有关注意事项,请参阅正文中的相关内容。

十三、肋间神经封闭注射疗法

肋间神经封闭注射疗法,简称为"肋间封"。

(一)适应证

肋间神经痛(可由癌性细胞浸润引起,也可发生于肋骨骨折或外科手术后,或带状疱疹后遗神经痛等)。

(二)注射方法

(1)患者取舒适体位,局部皮肤先用 2‰碘酊常规消毒,后用 75%乙醇脱碘。

(2)注射部位选在椎骨旁 3~5cm 处的肋间进行,并须同时包括上、下各一根肋间神经。

(3)进针后,当针尖抵达肋骨下缘时,稍将针尖后退少许,再将针头转向下方,呈 30°角刺入,如刺及神经时,即有触电样感觉,稍作退针后,经回抽无血,即可注入 1%~2%盐酸普鲁卡因注射液(过敏试验阴性者)4~6ml 或 19%酚甘油 1ml 左右。

(三)注意事项

肋间神经位于肋骨下缘与内、外肋间肌之间。针刺时,切不可刺入过深,以免发生气胸,造成危险。

十四、臂丛神经封闭注射疗法

臂丛神经封闭注射疗法,简称为"臂丛封"。

(一)适应证

各种原因引起的上肢剧烈疼痛。

(二)注射方法

臂丛神经封闭注射,其方法有三种,即腋路臂丛封闭注射疗法、锁骨上封闭注射疗法、肌间沟封闭注射疗法。目前临床上,最为常用的是腋路臂丛封闭注射疗法。

(1)腋路臂丛封闭注射疗法,简称"腋路封闭法"。具体操作如下:①患者取仰卧位,头偏向对侧,被封闭的上肢外展90°,肘屈曲,前臂外旋,手背贴床且靠近头部,呈行军礼姿势。②局部皮肤先用2%碘酊常规消毒,后用75%乙醇脱碘。医者戴无菌手套,铺洞巾。③在腋窝处触摸及肱动脉搏动最高点后。取4~5cm长的短斜面针头连接注射器,在其动脉搏动最高点处做穿刺。④针头应与动脉呈10°~20°夹角刺进皮肤,然后缓慢进针,直至出现刺破鞘膜后的落空样感觉时,即可松开持针手指,若见针头随动脉搏动而出现摆动时,便可认为针尖已进入腋鞘内。接上注射器经回抽无血后,即可注入局麻药液(过敏试验阴性者)30~35ml。⑤注射末,注射器内应保持局麻药液2~3ml,待针尖退至皮下时,将剩留在注射器内的2~3ml局麻药液注入。以此达到封闭肋间臂神经的目的。

腋路封闭法简单、易行,合并症较少,不致产生气胸及麻痹膈神经而影响呼吸功能。但由于上臂外展90°时,腋鞘被肱骨头压迫,局麻药液不易上行扩散,以致肌皮神经常因此而得不到阻滞。上肢不能外展或腋窝部位有感染或肿瘤的患者,不宜应用本法治疗。

(2)锁骨上封闭注射疗法,简称"锁骨上封闭"。具体操作如下:①患者取仰卧位,肩胛之间垫一小垫,使颈部过度后仰,肩部呈向下向后方向,头则转向对侧方向。②局部皮肤先用2%碘酊常规消毒,后用75%乙醇脱碘,医者戴无菌手套,铺洞巾。③再在锁骨中点上方1cm,颈外浅静脉外侧处做一皮丘,用6号4cm长的针头向后、向内、略向尾部刺入,直至第1肋骨之上,寻找异感,异感如发生在前臂或手上的,则封闭注射其效果大多较为满意。④除肥胖者外,大多数患者当刺至2~3cm深时,即可触及第1肋骨,若3cm以上仍未触及骨质的,则应调整进针方向,以免损伤胸膜和肺部组织。⑤当明确出现异感后,即可注入药液。如反复探找均不见异感时,也可将局麻药分成三点呈扇形分布,注射在第1肋骨上,亦可收到良好的疗效。注药时,应反复回抽针管,以免将药液误注入血管内。⑥其药物种类及浓度与腋路法相同,其用量可比腋路法减少1/4左右。

锁骨上法成功率和优良率均比腋路法为高。其缺点是并发症较多,如气胸、喉返神经、膈神经麻痹等并发症。

(3)肌间沟封闭注射疗法,又称"斜角肌间沟封闭注射疗法"。具体操作如下:①患者取仰卧位,双肩胛下置一横枕,头向后伸,并转向对侧方向。②局部皮肤先用2%碘酊常规消毒,后用75%乙醇脱碘,医者戴无菌手套,铺洞巾。③先找出胸锁乳突肌锁骨头的外侧缘,再通过环状软骨划一横直线,两者相交点即为进针点,用4cm长的6号封闭用针头与皮肤呈垂直方向刺入,稍微向背侧、向足的方向缓慢进针,直至引出异感后,即可将药液注入。④若触及骨质仍无异感时,可将针头部分退出,稍多地朝向背侧方向重新进针,太靠前侧常是不能引出异感的原因之一。⑤其用药种类、浓度与腋路法相同。但注射剂量,则一般用 20～25ml 即可。

本法操作简便,封闭麻醉范围较大,亦无引起气胸之顾虑。但因封闭麻醉范围较大,极易发生膈神经阻滞、星状神经节阻滞等不良反应,亦有可能引起全脊髓麻醉反应。另外,手腕和手的尺侧阻滞不全反应也较为常见。

十五、腹腔神经丛封闭注射疗法

腹腔神经丛封闭注射疗法,简称为"腹腔封"。

(一)适应证

急、慢性胰腺炎,急性胆囊炎所致的腹痛,输尿管绞痛,腹部各种癌性疼痛。

(二)注射方法

(1)患者取俯卧位,颈、胸前置一小枕,上肢趴在小枕上。局部皮肤先用 2%碘酊常规消毒,后用 75%乙醇脱碘,医者戴无菌手套,铺洞巾。

(2)腹腔神经丛位于腰椎旁间隙的组织之中。在第 1 腰椎棘突外侧四横指处,局麻后,用 15～20cm 长的 20 号针头与背部平面呈 60°角,略向头部方向进针,直至第 1 腰椎的侧面。若进针位置正确,则注入药液时,全无抵抗样感觉。

(3)一次注射剂量为 0.25%～0.5%盐酸普鲁卡因注射液(过敏试验阴性者)10～30ml。

(三)注意事项

穿刺过深可损伤血管及误注入腹腔内。

十六、硬膜外腔封闭注射疗法

腹腔神经丛封闭注射疗法,又称为"硬膜外给药镇痛疗法"或"硬脊膜外腔给药镇痛注射疗法"。

(一)适应证

(1)用常规镇痛方法,仍不能有效控制疼痛的晚期癌症患者。

(2)血栓闭塞性脉管炎晚期,疼痛剧烈,无法忍受的患者。

(3)具有明确诊断的各种类型腹痛,如急性胰腺炎,肝、胆、肾结石,主动脉瘤等病引起的剧痛患者。

(4)坐骨神经痛及各种下腰背痛、腰腿痛,经卧床休息及服药治疗 3～4 个月,仍未见效者,可考虑采用本法治疗。

(二)注射方法

(1)患者取侧卧位或坐位,但临床常多采用侧卧位。具体操作:患者取侧卧位,双腿屈曲,膝关节也尽量屈曲接近上腹部,两手抱膝,尽量屈颈,下颏尽力贴近胸壁;整个脊柱弯成弓形,两肩对齐,在同一垂直线上。护理人员应协助扶持好患者,以保持好姿势,且不得随便改变。

(2)进针点应选在椎间隙的正中央,充分浸润局部椎间隙。这点对于临床经验不足者来说甚为重要。

(3)当穿刺针进入棘间韧带后,取出针芯,在针尾孔挂一滴水珠或接上带水的玻璃接头,徐缓进针,待出现突破感并将针尾水滴吸入时,说明针尖可能已进入硬膜外腔,再用空针注入2~5ml空气,以观察有无阻力感,并做气泡搏动试验。上述情况若均说明针尖确在硬膜外腔位置时,即可将试验性的剂量注入。注入后,若表明药液确在硬膜外腔位置时,再将全部药液徐缓注入。

(4)还有另外一种方法,是待针尖进入棘间韧带后,针尾接5ml一次性使用注射器,内含2~3ml的空气,边进针边试推注射器,若出现突破感,且同时感阻力消失时,则说明针尖已进入硬膜外腔内。

(5)若采用短时性封闭镇痛的,则可不必保留导管,用后即可拔出。若须保留镇痛时间较久的,则一次置入后可保留1周左右时间,在1周内可反复向导管内注入药液。在注药的同时,必须保持导管无菌状态,以免引起硬脊膜外腔感染。

(三)注入的药液

(1)神经破坏药:用以解除晚期癌症的顽固性疼痛,以达到永久性镇痛的目的。主要用于高胸段或颈段脊神经支配的恶性肿瘤,如喉癌、甲状腺癌、肺癌、乳癌及食管癌等。常用的药物有:无水乙醇,每次注入5ml;7%~10%石炭酸甘油,每节段神经节注入2ml,每次封闭注射不应超过3个神经节段。注药后,应让患者保持穿刺体位至少半小时,以防药液扩散,造成封闭范围过于广泛。

(2)局部麻醉药:多用于手术或创伤后镇痛,也可用于治疗神经炎,神经痛及上下肢血液循环障碍等疾病,多采用连续硬膜外封闭法。常用的注射液,主要有:0.5%~1%利多卡因注射液,一般单次极量为0.4g;亦可用0.1%~0.15%丁卡因注射液;或0.2%~0.25%丁吡卡因注射液,每次5~10ml。

(3)吗啡类药物:多用于晚期癌性疼痛。吗啡注射液1~2mg,或哌替啶注射液10~50mg,用0.9%氯化钠(生理盐水)5~10ml稀释后注入。

(4)糖皮质类激素:用于治疗脊神经根粘连后引起的腰腿痛或坐骨神经痛。常用醋酸氢化可的松注射液50~100mg,加适量1%利多卡因注射液混合均匀后注入。

(四)不良反应的预防和治疗

行硬膜外封闭注射疗法,约有1/3的患者出现不良反应,尤以吗啡注入为甚。大多在注药后30分钟左右出现呼吸抑制,还可在4~12小时后出现迟发性呼吸抑制。吗啡的使用剂量越大,所出现的迟发性呼吸抑制的危险性就越大,还可出现排尿困难、恶心、呕吐、头昏等不良反应。对于发生呼吸抑制者,立即予以给氧及人工通气,并予以肌内注射或静脉注射盐酸纳洛酮注射液,成人量1次注射0.4~

0.8mg(1～2支),儿童酌减。以后根据病情可重复给药。该药疗效迅速而可靠,但心功能障碍和高血压症的患者应慎用本品治疗。乙醇或石炭酸等药物,做硬膜外封闭注射后,可出现暂时性下肢轻瘫表现,一般的患者可于 4～5 日后,自行恢复正常。

十七、鞘内封闭注射疗法

鞘内封闭注射疗法,简称为"鞘内封"。

(一)适应证

(1)不宜用手术治疗的癌症患者,而引起的持续性疼痛,且应用其他止痛方法仍无效者。

(2)非恶性肿瘤引起,但伴有节段性持续性疼痛的患者,如脊椎骨骨折而引起的神经根性疼痛。

(3)肌肉痉挛性疾病,如屈肌痉挛而引起的疼痛。

(二)注射方法

(1)患者卧向患侧,注药前,先将患者的体位改变成向其背后倾斜 45°的角度,即倒向操作一侧,造成药液因比重增加,致使药液下沉,更好地集中在一侧感觉神经,避免运动神经遭受阻滞。

(2)腰椎穿刺部位选择准备注射给药的范围的上下两个节段中间处。局部皮肤常规消毒,医者戴无菌手套,铺洞巾。

(3)常用的注射药物为 5%～7%石炭酸甘油。常用量一般为 0.2～0.3ml。颈、胸部位注入药液一般不超过1ml,腰部一般不超过 0.5～0.75ml。注药后,患者体位保持不变 20 分钟左右时间。

(4)也可注射纯乙醇,但因纯乙醇比重较轻。因此,患者所采取的体位与注射石炭酸甘油不同。应采取前倾 45°的角度。注入纯乙醇 0.5ml。

(5)在注射上述两种药物以前,应向患者说明,以取得患者的合作,特别是乙醇注入时,常可出现局部短暂剧痛,此时切勿让患者随便改变体位,无论如何也要保持原来的体位 30 分钟。

(6)注射后,应注意观察疼痛的缓解程度,感觉和运动功能是否有一定的改变。

(7)另外,还可注入氯甲酚及高渗氯化钠溶液等。

(三)疗效

有 60%～65%的患者可获得最佳疗效,10%左右的患者可暂时改善症状。无效者可在 2 周后,再做重复注射。

(四)并发症

除注射部位疼痛外,还可出现尿潴留、头痛、感觉异常、麻木等不良反应,少数患者可引起肌肉软弱无力,大小便失禁。严重者可引起脊髓损伤、脊髓动脉闭塞等并发症。

第二节 药物的应用及注意事项

一、常用的注射药物

封闭注射疗法最常被采用的药物是局部麻醉药(临床应用最多的是1%～2%盐酸普鲁卡因注射液,若盐酸普鲁卡因过敏者,可采用1%～2%利多卡因注射液)。临床具体应用时,亦可根据所患疾病的需要,加入某些药物,以增强疗效。例如,当急性感染时,可加入青霉素(无过敏史及过敏试验阴性者)或其他抗生素。又如,当毒蛇咬伤时,在局麻药中加入胰蛋白酶等药物,可加速分解蛇毒的毒性;再如,治疗骨膜炎时,为了加强消炎作用,常在局麻药中加入糖皮质类激素(如醋酸泼尼松龙、醋酸曲安奈德等混悬液)等。

封闭注射疗法的疗程,应根据具体病情而定。一般待疼痛消失,症状缓解后,即可停药。亦可根据上述各种不同封闭注射疗法而定,具体内容请参见前文,在此不再赘述。

二、注意事项

1. 术前向患者说明治疗的目的,消除患者的疑虑与恐惧心理,以取得患者的积极配合。并在使用前,做好盐酸普鲁卡因的过敏试验,待试验结果显示阴性后,方可进行注射治疗。

2. 有盐酸普鲁卡因不良反应史者,或在使用磺胺类药物治疗期间,其封闭液就不宜用盐酸普鲁卡因注射液,而宜改用利多卡因注射液。

3. 有严重肝脏疾病、严重败血症及脓毒血症、大血管坏死或晚期炎症(如四肢深部、盆腔、纵隔等处静脉炎)及肺坏疽等疾病的患者,忌采用封闭注射疗法治疗;肿瘤及结核病的患者,禁止在病灶局部做封闭注射;年老体弱的患者慎用封闭注射疗法。

4. 严格执行无菌操作,以防引起继发感染。注射点先做皮丘麻醉,注射后,如遇针眼出血,可用无菌干棉球或无菌纱布压迫止血。

5. 注入药液前,一定要回抽针管,如遇回血,应立即改变注射部位或方向,防止将药液注入血管内。注入药液时,应缓慢进行,万一遇有反应情况,即应停止注射。

6. 做封闭注射疗法时,有时一次注入的局麻类药液较多。此时,应严格掌握好一次注入局麻类药物的总量,以防中毒反应的发生。

7. 注射完毕,局部针眼处可用止血贴贴敷或用无菌敷料覆盖,并让患者稍事

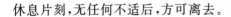

休息片刻,无任何不适后,方可离去。

三、不良反应的处理

1. **轻微不良反应** 主要表现为头晕、心悸等轻度不适。一经发现上述情况,应立即停止注射,让患者躺下平卧,喝点温茶水或糖水,经稍事休息数分钟后,一般即可自行缓解,无需特殊处理。

2. **严重不良反应** 主要表现为恶心、呕吐、胸闷、痉挛、呼吸困难、昏迷、惊厥等。临床若遇见此类严重不良反应,应立即投入抢救,患者取平卧位,皮下注射0.1%肾上腺素注射液0.3~1.0ml,必要时可重复注射。有呼吸衰竭表现时,做人工呼吸和氧气吸入,有惊厥表现时,用硫喷妥钠0.5g,以注射用水稀释成2.5%的溶液,缓慢静脉注射,儿童酌减;亦可用10%苯巴比妥钠溶液0.1~0.2g(儿童酌减),肌内注射。如若必要,4~6小时后,可重复注射1次。一日极量为0.5g(成人剂量)。

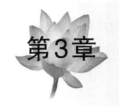

第3章

其他注射疗法简介

第一节　局部注射疗法

　　用一定的药物注射于机体的病灶(亦即局部组织)内,以治疗疾病的方法,称为局部注射疗法。局部注射疗法与穴位注射疗法有所不同,穴位注射疗法是将药物注射于穴位,局部注射疗法是将药物注射于某些特定的局部组织(病灶)内,以治疗疾病。

一、选用药物与剂量

　　1. 局部注射疗法所用的药物种类与穴位注射疗法所用的药物种类,就范围来说,要较为广泛得多。临床上较为常用的是:各类抗生素、维生素,各种中草药针剂、硬化剂,各种肾上腺糖皮质激素、局部麻醉药,0.9%氯化钠(生理盐水),5%～10%葡萄糖注射液等。

　　2. 根据所患疾病的性质、部位不同,病灶大小,结合药物的理化特性、最佳效能,选择最合适的药物进行注射。有时为了提高疗效,缩短疗程,将2～3种(或更多种)药物,同时混合在一起使用,以达到治愈疾病的目的。但必须严格注意其配伍禁忌,以保证用药绝对安全。

　　3. 局部注射的用药剂量,应根据所患疾病的性质和病灶的大小而定。例如治疗腕管综合征,为避免增加腕管内的压力,应尽量减少用药剂量,故采用醋酸泼尼松龙注射时,可不加盐酸普鲁卡因混合注射。又如治疗毛细血管瘤,则应视其病灶的大小而决定用药剂量,小的毛细血管瘤,每次只能注入0.2～0.3ml,若注射太多,反而更加不好,可造成正常组织硬化、坏死等并发症。再如做胸腔内注射治疗,剂量甚可用至50～100ml,甚至更多,以此达到治疗的目的,从而将疾病治愈。

二、疗程与注意事项

　　1. 治疗时间　局部注射疗法的疗程,应视各种疾病的不同和所用药物的种类而定。具体内容详见本书下篇中的各有关章节。

2. **注意事项** 局部注射疗法的各项注意事项与穴位注射疗法基本相同，为节省篇幅，在此不再赘述。

第二节　全息注射疗法

根据疾病或病情的需要，选取一定的全息穴位，并将适宜的药物注入，以治疗疾病的方法，称为全息注射疗法。

一、取穴特点

全息注射疗法治疗疾病，是在生物全息理论（即机体的某一个完整局部，都包涵着整个机体的全部信息）的指导下，根据机体所患病症在其完整的局部，都存在着相应脏器的对应点（亦即全息穴位点），在其对应点上准确取穴，并将事先选定的药物注入。以此进行全息穴位注射治疗。故全息注射疗法治疗疾病，在其穴位的选取上与穴位注射疗法有着明显的区别，穴位注射疗法所选的穴位，是中医针灸疗法中的腧穴，而全息注射疗法选取的是全息穴位。全息穴位的选取，是建立在全息医学理论的基础之上的，亦即机体的完整局部都存在着疾病的相应脏器的对应点。此对应点，亦即全息注射疗法中的全息穴位点。目前，已被发现的全息部位有：头部、面部、鼻部、眼部、人中部、口唇部、舌部、耳部、颈部、胸部、腹部、背部、脊柱部、手部、第2掌骨侧、臂部、腕踝部、足部等。这些完整的局部就像人体的一个缩影，都存在着相应的对应点。一旦脏器有病，就可从对应点上反映出来。例如，三叉神经痛，就可在第2掌骨侧的头穴有压痛现象；又如，急性阑尾炎，就可在耳部的阑尾上有压痛、发红等征象。

一个人存在着的完整局部很多，故全息部位亦必然很多，其全息穴位亦就更多。但每个完整部位的全息穴位是相同的。例如，耳部有胃区、第2掌骨侧有胃穴，鼻部有胃穴，但它们的功能、主治却都是相同的、一致的。故选取全息穴位做注射治疗时，只须选取其中的一穴就可。这就是全息注射疗法的取穴特点。真正达到了取穴"少而精"的原则。

二、适用药物及注射剂量

全息注射疗法适用的药物较为广泛，几乎所有可供穴位注射疗法的药物都可供全息注射疗法使用。但由于全息注射疗法取穴极少，部位表浅、特殊，故一般宜采用刺激性小、不良反应少或无、对因性强的药物来进行使用。

由于全息注射疗法其大部分穴位的部位都较为表浅，故所用剂量一般要比穴位注射疗法小些，一般每穴只需注入 0.2～0.3ml 即可。

三、不良反应与注意事项

1. **不良反应**　全息注射疗法临床只要应用恰当,一般不良反应极少。万一发生,可参照穴位注射疗法的不良反应处理,为节省篇幅,在此不再赘述。

2. **注意事项**

(1)由于解剖上的原因,做全息注射疗法治疗疾病时,一般都不宜做提插、捻转手法;或因疾病或病情的特别需要,要求做提插、捻转手法时,亦只宜做轻度的提插、捻转手法。

(2)严格执行操作常规,严防继发性感染的发生。

(3)刺激性强,浓度高的药物,禁止用于全息穴位注射。

(4)其他有关注意事项,可参阅本书各有关章节,在此不再重复赘述。

第三节　枝川注射疗法

一、概念及特点

(一)概念

枝川注射疗法是用地塞米松稀释液(在0.9%氯化钠注射液100ml中,加入地塞米松磷酸钠注射液3mg混匀),在其体壁的前支或后支支配肌的一处或几处上注射,以治疗疾病的一种方法。因为它是由日本的医学博士枝川直義首先创造发明的,故称为枝川注射疗法。

(二)特点

枝川注射疗法的最明显特点,就是所有病症都是采用一种稀释药液在其相关的体壁支配肌内做注射治疗。组成这种稀释药液的两种药物(地塞米松磷酸钠注射液和0.9%氯化钠注射液)其来源非常广泛,价格也十分低廉。且由于注入的地塞米松剂量较小(0.6~0.8mg),低于或接近其生理分泌量,故对人体不致产生任何影响。曾先后在日本、中国及世界各国推广应用,取得了较好的疗效,普遍受到医生和患者的欢迎。

枝川注射疗法的另一显著特点,就是对目前常规疗法尚难以治疗的病症,经用枝川注射疗法治疗后,竟能在较短的时间内(某些患者只经注射1~2次)就能被治愈或能使其症状得到很快的消失。

二、所用药物、配制方法及剂量

枝川注射疗法所用的药物,并不像其他注射疗法一样,多而繁杂,其所采用的基本上就是一种较为固定的药液,即地塞米松磷酸钠稀释液。这种现象,在用药史上也是较为罕见的。

枝川注射疗法所用药物浓度的配制方法：一般是在 0.9％氯化钠注射液中，加入地塞米松磷酸钠注射液 0.3mg。如果大量配制时，也可在 500ml 的 0.9％氯化钠注射液的瓶内，注入地塞米松磷酸钠注射液 15mg。临床具体应用时，如其地塞米松磷酸钠注射液的用量超过其日用量（成人日用量为 0.6～0.8mg）时，则应使用低浓度的溶液（0.1mg/10ml），原则上是每周注射 1 次。但刚开始注射时，亦可根据病情需要，每周注射 2 次。

三、不良反应及注意事项

枝川注射疗法的不良反应极少，其不良反应及注意事项等有关内容，请参阅本书各有关章节，在此不再赘述。

必须说明：为了让读者能全面、正确、迅速地应用本书所介绍的各种治疗方法，在介绍每种治疗方法的时候，我们都尽量简明、扼要地将每个操作步骤写出，这样做虽然显得有些繁复、累赘。但对读者来说，却能为每种治疗方法提供一个比较完整的操作过程，以免具体操作时，致使某个步骤缺失，而造成不良后果或达不到理想疗效或收效甚微。

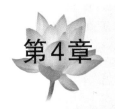

第4章

颈肩部疾病

第一节　颈部伤病

一、落　枕

因夜间睡眠姿势不良,颈部肌肉受到牵拉,或外感风寒侵袭,引起斜方肌、胸锁乳突肌或肌腱的病变。早晨起床后,发现颈部酸痛,活动不利等症状的,称为"落枕",又称为"失枕"。

西医学又称本病为"肌筋膜纤维质炎"。多由于躺卧姿势不良等因素,使一侧肌群在较长时间内处于高度伸展状态,以致发生痉挛(主要是胸锁乳突肌、斜方肌及肩胛提肌痉挛);也有因睡眠时,颈肩部当风,感受风寒而发生拘急疼痛;少数患者因颈部突然扭转或肩扛重物,使部分肌肉扭伤或发生痉挛。

本病在中医学属"痹证""失枕"等病证范畴。认为本病由于枕肌长时间牵拉或扭伤而痉挛发病,或风寒侵袭经脉,气血阻滞,经气不通而致。

【病因病机】　颈部急性扭闪或睡觉时姿势不良,枕头过高或过低或过硬;头部过度偏转,使颈部肌肉长时间受到牵拉,处于紧张状态而发生静力性损伤。表现为肌痉挛或某些纤维束的撕裂,或者引起分布于胸锁乳突肌、斜方肌的副神经的牵拉伤;牵拉或肌痉挛有时又会引起颈椎关节突关节的轻度错位。平素缺乏肌肉锻炼,身体虚弱者,气血不足,循行不畅,复遭风寒侵袭,寒凝气滞,经络不通而出现颈痛、屈伸不利。常见受累的神经、肌肉如下述。

1. 副神经　该神经的外支起于颈$_1$～颈$_5$神经根,走行于胸锁乳突肌深面,支配胸锁乳突肌和斜方肌,副神经受刺激,可出现上述两肌痉挛。反之,上述两肌痉挛也可压迫副神经,出现症状,两者可以相互影响,互为因果。

2. 胸锁乳突肌　颈部前侧强大的扁平状肌肉,头部过伸或颈部扭曲,易造成此肌损伤。

3. 斜方肌　位于颈背部最浅层,是三角形大片肌。头颈过度屈曲,易发生此肌过度牵张或劳损,头颈过度后伸,易造成此肌肉过度收缩和压迫。

4. 前斜角肌　受伤后可出现该肌痉挛和肥大,造成神经根、锁骨下动脉和臂丛神经受刺激或压迫,表现为颈、肩、臂痛和血管受压症状。

【诊断要点】

1. 晨起后发现颈部酸痛,活动不利,活动时患侧疼痛加剧,致使头颈活动时连同身躯一起活动。严重时,头部常强直于异常位置,使头部歪向患侧一边。

2. 在颈肌处常有肌紧张和明显压痛,以出现胸锁乳突肌、菱形肌和斜方肌的紧张和压痛最为常见。在肌肉紧张处可触及肿块及条索状改变。

3. X线检查多无异常发现,少数颈项强痛剧烈者,颈椎生理曲度可变直。

4. 本病须与炎症波及而引起的颈部肌肉痉挛、颈椎病、斜颈、颈椎后关节紊乱症等疾病相鉴别。

【中医证型】

1. 颈筋受挫型　睡觉姿势不良,或过度疲劳者,睡醒后出现颈部刺痛,活动不利,颈部有压痛点。舌质黯或有瘀斑、苔薄白,脉弦紧。

2. 风寒外侵型　颈项疼痛重者,疼痛多向一侧放射,伴肩背麻痛,或伴恶寒发热、头痛,身体重着疼痛。舌质淡、苔薄白,脉浮紧。

3. 肝肾亏虚型　颈部疼痛反复发作,久治未愈,颈肌麻木不仁,伴腰膝酸软乏力,五心烦热,身体重着疼痛。舌质淡、苔白,脉细弱。

【治疗方法】

(一)穴位注射疗法

1. 笔者经验

[临证取穴]　落枕穴[位于项部,入后发际中点 0.5 寸(同身寸),旁开 1.3 寸(同身寸)处与下颌角后方,胸锁乳突肌前缘连线之间,当膀胱经天柱穴与小肠经天容穴之间处]。

[选用药物]　维生素 B_{12} 注射液 0.5mg(1ml)、地塞米松磷酸钠注射液 2mg(1ml)混合均匀。

[具体操作]　取健侧穴位。按穴位注射操作常规进行,穴位皮肤常规消毒,采用 2ml 一次性使用注射器连接 6 或 6.5 号注射针头,抽取上述混合药液后,快速进针刺入皮下,稍做提插待有酸、麻、胀等针感得气时,经回抽无血后,将上述混合药液缓慢注入。每日注射 1 次,中病即止。

[主治与疗效]　主治落枕。笔者临床应用该法共治疗落枕患者 79 例,其中有 15 例患者曾用针灸、推拿等方法治疗未愈。经 1~3 次的注射治疗,所治患者全部获愈。

2. 临床采菁

方法1

[临证取穴]　天柱、足三里(患侧)。

[选用药物]　5％当归注射液 2ml、复方安基比林(盐酸安痛定、盐酸阿尼利定)注射液 2ml、维生素 B$_{12}$ 注射液 0.5mg(1ml)混合均匀。

[具体操作]　按穴位注射操作常规进行,穴位皮肤常规消毒,采用 5ml 一次性使用注射器连接 6 或 6.5 号注射针头,抽取上述混合药液后,快速进针先刺入天柱穴(深约 0.5cm,不可深刺),稍做提插待有酸、麻、胀或触电样等明显针感得气时,经回抽无血后,将上述药液徐缓推入 1～2ml,再将剩余药液注入同侧足三里穴。紧接着,医者用右手拇指与示指呈钳状,卡住患者双侧风池穴,用力掐和弹拨局部条索状组织 10～20 次,即可起到止痛的作用。

[主治与疗效]　主治落枕。据聂树良报道,临床应用该法共治疗落枕患者106 例,多数患者经 1 次注射治疗后即获痊愈。

方法2

[临证取穴]　阿是穴。

[选用药物]　地塞米松磷酸钠注射液 5mg(1ml)、维生素 B$_{12}$ 注射液 0.5mg(1ml)、盐酸消旋山莨菪碱(654-2)注射液 5mg(1ml),加盐酸利多卡因注射液 4mg(2ml)混合均匀。

[具体操作]　先在患侧风池、新设、肩井、肩外俞穴施以电针疗法,每次通电治疗 20～30 分钟。然后取阿是穴,按穴位注射操作常规进行,穴位皮肤常规消毒,采用 5ml 一次性使用注射器连接 6 或 6.5 号注射针头,抽取上述混合药液后,快速进针刺入穴位皮下,稍做提插待有酸、麻、胀、痛或触电样等明显针感得气时,经回抽无血后,将上述混合药液徐缓推入。每日治疗 1 次,3～5 次为 1 个疗程。

[主治与疗效]　主治落枕。据黄光报道,临床应用该法共治疗落枕患者 106 例,痊愈 98 例,好转 8 例。痊愈率达 92.45％,所治患者全部获效。

方法3

[临证取穴]　阿是穴。

[选用药物]　0.5％盐酸普鲁卡因注射液(过敏试验阴性者)10ml。

[具体操作]　在行推拿手法、针刺疗法治疗后,按穴位注射操作常规进行,穴位皮肤常规消毒,采用 10ml 一次性使用注射器连接 6 或 6.5 号注射针头,抽取上述混合药液后,快速进针刺入皮下,稍做提插待有酸、麻、胀等针感得气时,经回抽无血后,将上述混合药液徐缓推入。每日治疗 1 次,3 次为 1 个疗程。

[主治与疗效]　主治落枕。据罗和古等介绍,临床应用该法共治疗落枕患者208 例,经 1～3 次治疗后,治愈 206 例,好转 2 例。治愈率达 99.04％,所治患者全部获效。

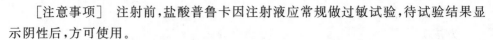

[注意事项]　注射前,盐酸普鲁卡因注射液应常规做过敏试验,待试验结果显示阴性后,方可使用。

方法 4

[临证取穴]　天宗(双)。

[选用药物]　地塞米松磷酸钠注射液 2mg(1ml)、5％当归注射液 2ml,加 2％苯甲醇注射液 2ml 混合均匀。

[具体操作]　每次均取两侧穴位。按穴位注射操作常规进行,穴位皮肤常规消毒,采用 5ml 一次性使用注射器连接 6 或 6.5 号注射针头,抽取上述混合药液后,快速进针刺入皮下,稍做提插待有酸、麻、胀等针感得气时,经回抽无血后,将上述混合药液徐缓推入。每次每穴注射 2.5ml,每日注射 1 次,3 次为 1 个疗程。并结合外贴"麝香壮骨膏",每日换贴 1 次。

[主治与疗效]　主治落枕。据罗和古等介绍,临床应用该法共治疗落枕患者 22 例,经 1～3 次治疗后,所治患者全部获愈。

方法 5

[临证取穴]　天牖(位于乳突后下方、胸锁乳突肌后缘,在天容穴与天柱穴连线之中点处)。

[选用药物]　盐酸消旋山莨菪碱(654-2)注射液 5mg(1ml)、5％～10％当归注射液 2ml、2％盐酸利多卡因注射液 1ml 混合均匀。

[具体操作]　每次均取两侧穴位。按穴位注射操作常规进行,穴位皮肤常规消毒,采用 5ml 一次性使用注射器连接 6 或 6.5 号注射针头,抽取上述混合药液后,快速进针刺入皮下,稍做提插待有酸、麻、胀等针感得气时,经回抽无血后,将上述混合药液徐缓推入。每次每穴注射 2ml,每日注射 1 次,3 次为 1 个疗程。并配合会宗穴行针刺疗法,施以强刺激泻法,每日 1 次。

[主治与疗效]　主治落枕。据罗和古等介绍,临床应用该法共治疗落枕患者 160 例,经 1 次治疗后,次日颈部疼痛消失,活动自如 148 例(占 92.5％);颈部略痛,基本恢复正常 12 例(占 7.5％)。

方法 6

[临证取穴]　足三里、阿是穴(位于天柱穴下 0.5cm 处)。

[选用药物]　5％～10％当归注射液 2ml,盐酸阿尼利定(复方安替比林、盐酸安痛定)注射液 2ml,加维生素 B$_{12}$注射液 0.5mg(1ml)混合均匀。

[具体操作]　每次均取患侧穴位。按穴位注射操作常规进行,穴位皮肤常规消毒,采用 5ml 一次性使用注射器连接 6.5 或 7 号注射针头,抽取上述混合药液后,先于阿是穴注射上述混合药液 1～2ml,再将剩余药液注入同侧足三里穴。注射后,辅以推拿手法施治。

[主治与疗效]　主治落枕。据罗和古等介绍,临床应用该法共治疗落枕患者

106例,多数患者经1次注射治愈。

3. 验方荟萃

方法1

[临证取穴] 主穴取患侧后溪、健侧阳陵泉;配穴取大椎、天柱或风池、肩外俞。

[选用药物] 地塞米松磷酸钠注射液5mg(1ml)、维生素B_{12}注射液0.5mg(1ml),加盐酸利多卡因注射液4mg(2ml)混合均匀。

[具体操作] 主穴每次必取,配穴选2穴。按穴位注射操作常规进行,穴位皮肤常规消毒,采用5ml一次性使用注射器连接6或6.5号注射针头,抽取上述混合药液后,快速进针刺入皮下,稍做提插待有酸、麻、胀、痛等针感得气时,经回抽无血后,将上述混合药液缓慢注入。每次每穴注射1ml,每日注射1次,中病即止。

[主治与疗效] 主治落枕。

方法2

[临证取穴] 落枕[位于颈部,入后发际中点0.5寸(同身寸)旁开1.3寸(同身寸)与下颌角后方,胸锁乳突肌前缘连线之间取穴。左右计2穴]、阿是穴、阳陵泉。

[选用药物] 5%当归注射液2ml、维生素B_1注射液50mg(1ml),加盐酸利多卡因注射液4mg(2ml)混合均匀。

[具体操作] 每次均取患侧穴位。按穴位注射操作常规进行,穴位皮肤常规消毒,采用5ml一次性使用注射器连接6或6.5号注射针头,抽取上述混合药液后,快速进针刺入皮下,稍做提插待有酸、麻、胀、痛等针感得气时,经回抽无血后,将上述混合药液缓慢注入。每次每穴注射1.5ml,每日注射1次,3~5次为1个疗程。

[主治与疗效] 主治落枕。

方法3

[临证取穴] 患侧养老、天柱。

[选用药物] 地塞米松磷酸钠注射液5mg(1ml)、维生素B_1注射液50mg(1ml),加盐酸利多卡因注射液4mg(2ml)混合均匀。

[具体操作] 每次均取患侧穴位。按穴位注射操作常规进行,穴位皮肤常规消毒,采用5ml一次性使用注射器连接6或6.5号注射针头,抽取上述混合药液后,快速进针刺入皮下,稍做提插待有酸、麻、胀、痛等针感得气时,经回抽无血后,将上述混合药液缓慢注入。每次每穴注射2.5ml,每日注射1次,3~5次为1个疗程。

[主治与疗效] 主治落枕。

方法4

[临证取穴] 患侧风池、阿是穴。

[选用药物]　复方当归注射液 2ml、维生素 B₁ 注射液 50mg(1ml),加盐酸利多卡因注射液 4mg(2ml)混合均匀。

[具体操作]　每次均取患侧穴位。按穴位注射操作常规进行,穴位皮肤常规消毒,采用 5ml 一次性使用注射器连接 6 或 6.5 号注射针头,抽取上述混合药液后,快速进针刺入皮下,稍做提插待有酸、麻、胀、痛等针感得气时,经回抽无血后,将上述混合药液缓慢注入。每次每穴注射 2.5ml,每日注射 1 次,3～5 次为 1 个疗程。

方法 5

[临证取穴]　天柱、足三里。

[选用药物]　5％当归注射液 2ml、盐酸阿尼利定(复方安替比林、盐酸安痛定)注射液 2ml,加维生素 B₁₂ 注射液 0.5mg(1ml)混合均匀。

[具体操作]　每次均取患侧穴位。按穴位注射操作常规进行,穴位皮肤常规消毒,采用 5ml 一次性使用注射器连接 6.5 或 7 号注射针头,抽取上述混合药液后,快速进针刺入皮下,稍做提插待有酸、麻、胀或触电样等明显针感得气时,经回抽无血后,将上述混合药液缓慢注入。每次每穴注射 1～2ml,每日注射 1 次,3～5 次为 1 个疗程。

[主治与疗效]　主治落枕。

(二)全息注射疗法

[临证取穴]　第 2 掌骨侧全息穴腰、头区。

[选用药物]　当归寄生注射液 1ml。

[具体操作]　在相应部位寻找出压痛点,做好标记。按全息注射操作常规进行,穴位皮肤常规消毒,运用细木棒(或火柴棍)在第 2 掌骨侧部穴的腰、头区穴上仔细寻找按压,找准穴位,采用 1ml 一次性使用注射器连接 5 号皮试用注射针头,抽取上述药液后,快速进针刺入皮下,待有针感得气时,将上述药液分别注入第 2 掌骨侧的腰、头穴区,在注射药液的同时,嘱患者不断活动颈部。

[主治与疗效]　主治落枕。据杜连生报道,临床应用该法共治疗落枕患者 29 例,大多数患者经 2～3 次注射治愈。

(三)局部注射疗法

方法 1

[治疗部位]　压痛点及痉挛的肌肉处。

[选用药物]　25％硫酸镁注射液 5ml,加 2％盐酸普鲁卡因注射液(过敏试验阴性者)1ml 混合均匀。

[具体操作]　按局部注射操作常规进行,局部皮肤常规消毒,采用 10ml 一次性使用注射器连接 6～7 号注射针头,抽取上述混合药液后,快速进针刺入皮下,并深达压痛点及痉挛的肌肉处,经回抽无血后,将上述混合药液徐缓注入。每日注射

1次,中病即止。

[注意事项] 注射前,应常规做盐酸普鲁卡因注射液过敏试验,待试验结果显示阴性后,方可使用。

方法 2

[治疗部位] 肩胛后方周围处。

[选用药物] "史氏配制药液"[0.25%盐酸普鲁卡因(过敏试验阴性者)或低浓度盐酸利多卡因注射液 15～20ml,加入醋酸曲安奈德混悬液 10～15mg(1.0～1.5ml);必要时,再加入盐酸消旋山莨菪碱(654-2)注射液 8～10mg(0.8～1.0ml)及维生素 B_{12} 注射液 0.1mg(1ml)混合均匀]。

[具体操作] 嘱患者取俯卧位,患侧在上,上臂前伸。当肩胛骨内上角定位后,检查是否有压痛现象,两侧肩胛比较,即可得知何侧为病侧或两肩胛均患病。由于在两臂或患臂前伸的体位下,肩胛骨更易突出于皮下,故易定位。按局部注射操作常规进行,局部皮肤常规消毒,采用 20ml 一次性使用注射器连接 6～7 号注射针头,抽取上述"史氏配制药液"后,即将针头刺入,当针尖触及骨质及骨缘边部时,即可进行上述配制药液的注射,注入药液 6～8ml 后,再将针尖方向改为向头侧斜刺,亦即对准肩胛提肌包膜刺入,进行包膜内注射 5～8ml,药液可顺肌纤维浸润而向头颈侧蔓延,患者可立即感到颈项部有传导样感觉,并诉称此时有"十分舒适"样感觉。注射完毕,患者常诉说头颈、肩部都觉得较前轻松,并觉眼睛"发亮"、视力清晰。若同时患有前胸部、臂部及背部疼痛者,也可霍然消失。每次注射上述"史氏配制药液"10～16ml。

[注意事项] ①注射前,应常规做盐酸普鲁卡因注射液过敏试验,试验结果显示阴性者,方可使用。②肥胖者或体位不正确时,操作时常不易将针尖触及骨质,不要为了找寻骨质点,而将针尖误刺入太深而进入胸腔,造成气胸和呼吸困难,严重者可发生休克或死亡。注射前,应回抽注射器,不要将针尖误刺入血管内。

【按评】 落枕虽为小疾,但若处理未及时或不得当,则可迁延日久,患者甚为痛苦,给工作、生活造成诸多不便。因此,正确选择快速、有效的治疗方法非常重要。注射疗法治疗落枕,疗程短、疗效高,大部分患者经 1 次治疗即愈,疗效非常理想。且具有操作简便、药源广泛、费用低廉等的诸多优点,故可作为治疗本病的首选疗法,十分值得临床上进一步推广应用,上述方法可供临床应用时参考。

嘱患者睡眠时枕头的高低软硬要适当,避免吹风受寒,以防止复发。若患者在一段时间内反复落枕,在排除高枕等诱发因素外,宜做详细检查,并拍摄 X 线片,以排除早期颈椎病。

二、颈椎病

颈椎病是由于颈椎及其周围软组织,如椎间盘、后纵韧带、黄韧带、脊髓鞘膜等发生病理性改变,使颈神经根、脊髓、椎动脉及交感神经受到压迫或刺激所引起的相关症状的统称。由于出现的症状和体征多种多样,故又称本病为"颈椎综合征""颈肩综合征"等。临床常表现为颈、肩臂、肩胛上背及胸前区疼痛,臂手麻木,肌肉萎缩,甚则四肢瘫痪,也有表现为头晕、猝倒等症状的。起病缓慢,根据其病变部位、临床症状及体征可分为神经根型、脊髓型、椎动脉型、颈型(局部型)、交感神经型、混合型等类型。

本病多发生于 40 岁以上的中老年人,并随年龄增长而增多,患病率较高,男性发病高于女性,男女之比为 3∶1。颈椎病是一个综合征,以退行性改变为主,但又与多种因素相关,起源于颈椎间盘退变,颈椎间盘退变本身可出现多种症状和体征,加上合并椎管狭窄,有可能出现早期症状,也可能暂时无症状,但遇到诱因即出现症状。临床上并未将颈椎退变和颈椎病简单地划等号,有些人颈椎骨性退变明显,但并无症状,就不能诊为颈椎病。因此,颈椎病的诊断除有病理基础外,还需包括一系列由此而引起的临床表现,以有别于其他相似的疾病。颈椎病不包括颈椎骨折、脱位,不包括颈椎肿瘤、结核等引起的类似颈椎病病证的疾病,也不包括颈椎后项韧带钙化、颈椎间盘突出症、颈椎管狭窄等已作为单独命名的疾病。

中医学对本病缺乏专门的认识,只散见于"痹证""痿证""头痛""眩晕""项强""项筋急""项肩痛""臂厥"等病证之中。中医学认为,本病可因风寒湿邪入侵引起,《素问·痹论》即曰:"风、寒、湿三气杂至合而为痹也。"由于外邪入侵,侵犯太阳经,引起太阳经腧不利;也可因损伤引起气滞血瘀,气血运行不畅,不通则痛;或因素来脾虚,水谷不运,结而成疾,疾瘀互结颈部经脉而致;或由长期劳损;或病久体衰,肝肾不足,颈部筋骨失养,从而引发本病。

【病因病机】

(一)病因

颈椎病的发生与颈椎的解剖特点和生理功能有直接关系,颈椎位于缺少活动的胸椎和重量较大的头颅之间,活动度大,又要维持头部的平衡,所以颈椎和腰椎一样易发生劳损,尤以下段颈椎如颈$_{5\sim6}$、颈$_{6\sim7}$更为明显,颈椎后方小关节面趋于水平方向,使颈椎的活动度增加,但另一方面也使颈椎易于遭受各种静力和动力因素的急、慢性损害,颈椎这些结构特点是颈椎病发病的解剖学基础。

1. 外来因素

(1)急性损伤:约有一半的脊髓型颈椎病与头颈部外伤有关。垂直压缩暴力常致颈椎压缩性骨折,导致颈椎生理前屈减小或消失,受损节段椎间盘受力加大,加速颈椎退变;急性暴力还可导致纤维环破裂,髓核突出,韧带撕裂,颈椎失稳,退变加快。颈部挥鞭伤可出现一过性颈椎脱位,虽暴力消失后,脱位椎节可回复到原来位置,但由于软组织损伤,关节失稳,若处理不当,日后颈椎不稳加重,退变椎间盘突出与骨质增生刺激周围组织出现症状。

(2)慢性劳损:因长期低头工作,颈的负荷过度,床上看书,高枕睡眠等均可引起慢性劳损,损伤后纵韧带,关节囊修复不良,可导致椎间关节活动度失去控制而发生错位;另外肌肉、肌腱损伤后形成粘连、瘢痕组织等可造成颈椎两侧肌力失衡,破坏动力平衡,造成颈椎系统生物力学功能紊乱,加速椎间盘退变。

(3)急、慢性感染:有人统计颈椎病患者中有咽喉部急、慢性感染者占90.2%,咽喉部感染成为颈椎病的一大致病因素。此外牙周炎、中耳炎等颈椎附近炎症,也会沿淋巴、血管通道扩散到颈部肌肉与关节囊,导致充血、水肿、肌肉痉挛、韧带松弛,打破颈椎内外平衡,加速椎间盘退变的发生、发展。

(4)感受风寒湿邪:感受风寒湿邪可使小血管收缩,淋巴管回流减慢,软组织血循环障碍,产生无菌性炎症,刺激神经根、血管等出现症状;受寒使肌肉痉挛,可致椎间隙变窄,椎间盘纤维环松弛膨出,神经根管相对变窄,也会刺激脊髓、神经根、椎动脉等产生一系列症状。

2. 内在因素

(1)年龄:颈椎病以退行性改变为病理基础,因此绝大多数患者发病年龄都在40－60岁。人体的椎间盘无血管供应,靠椎体通过软骨板的渗透作用向椎间盘交换组织液而获得营养,软骨板于20－30岁时开始退变,纤维环于20岁后停止发育,髓核于30岁后开始变性,50岁以后则更为明显,随着年龄而增加,如加上颈椎外伤、劳损等,会加速椎间盘的退变,使椎间隙变窄,周围组织(前纵、后纵、棘上、棘间、黄韧带、横突间及后关节囊)均相对松弛,造成椎间失稳,椎间失稳后,其上下椎体出现异常活动,瞬时旋转中心改变,椎体所受应力加大,椎体发生代偿性肥大,椎体前后缘骨赘形成。

(2)体质强弱:年老体弱或久病后身体虚弱,一方面易感受风寒湿邪,另一方面颈椎关节韧带松弛,肌力减弱,不能维持颈椎生物力学系统平衡,一旦再受轻微不协调外力可致病。

(3)解剖弱点:颈椎结构发育不良、椎体融合等,使两个椎体间的椎间关节活动转移到相邻的椎间关节上,椎间盘压力集中使退变加剧,甚至出现创伤性关节炎。临床上见到颈椎手术融合后相邻椎间盘运动增加,退变加剧,出现颈椎病症状和体征。

(二)病机

椎间盘是无血供的组织,随着年龄增加,软骨板营养代谢发生变化,致使髓核、纤维环缺少营养供应发生退变,一方面可出现慢性椎间盘突出,压迫脊髓、神经根、血管等组织;另一方面髓核的脱水使椎间隙高度降低,椎体间松动,刺激椎体后缘骨赘形成,钩椎关节、后方小关节突增生及黄韧带肥厚等刺激周围组织出现症状。因此,颈椎病的发生和发展当具备两个条件:一是颈椎间盘为主的退行性改变;二是退变增生组织对颈部脊髓、神经根、血管等的压迫和刺激,出现临床症状。此外,外伤、劳损、炎症等因素可加重退变并可诱发症状。

【诊断要点】

1. **神经根型**　本型临床最为常见。临床表现为颈部僵硬、疼痛,疼痛可放射至前臂、手掌及指头。指尖常有麻木感,夜间睡觉时,常因双侧或单侧手臂麻木、疼痛而醒起。活动上、下肢和手指及改变体位后可获恢复,劳累或受到外伤可引起急性发作。临床体征是颈活动受限,后伸和向侧方法旋转受限。早期表现为肌痉挛,后期肌张力降低,肌肉松弛,严重者肌肉发生萎缩。叩顶试验阳性,椎间孔试验阳性,臂丛神经牵拉试验阳性。X线检查:侧位片示生理前凸减少、消失,椎间隙狭窄;斜位片示钩椎关节增生,椎间孔变小。

2. **脊髓型**　本型多见于50岁以上的男性。尤其是以往有颈椎间盘突出史者,或有上或下段颈椎病,或有椎动脉缺血征象,或有交感神经功能紊乱者。可逐渐出现下肢远端软弱无力、麻木,迈步困难,但很少有疼痛发生,并向上发展,最终累及上肢,而下肢症状则始终重于上肢。常伴有大、小便功能障碍,最后发展成各种类型的瘫痪。体检下肢肌肉痉挛,反射亢进。X线检查:椎体后缘有骨质增生,椎骨矢径减少。

3. **椎动脉型**　有多年的颈椎病病史。主要临床表现是椎体性眩晕和头痛。眩晕发生时,无先兆症状,常于仰头或头部突然转向一侧时猝倒。猝倒后,因体位发生改变,血液供应得到改善,故又可迅速恢复意识状态。并能立即站起,继续原来的活动或工作。头痛常为单侧性,常限于枕部或顶部,可与眩晕交替发作或同时存在。此外,也常见阵发性耳鸣、耳聋、视觉障碍等脑缺血表现和一系列自主神经功能失调的表现,如心动过缓或过速,汗多或无,恶心、呕吐、呼吸节律不匀等。

4. **颈型(局部型)**　头颈肩背疼痛,颈项强直是其临床特征性症状。一般情况无神经功能障碍的具体表现。X线检查:轻度或中度颈椎改变。

5. **交感神经型**　本型有慢性颈椎病病史。有一系列交感神经障碍的表现,如有颈、枕、偏头痛发生,头的旋转和俯仰却无法将其引起。并可伴有恶心,但无呕吐症状。视物模糊,眼肌无力,瞳孔扩大,眼球胀痛,流泪,耳鸣、耳聋,咽喉不适等。心动过缓或过速,或交替出现,大多可发生心前区疼痛,可误认为是心绞痛,但心电图检查却见正常。周围血管有痉挛者,肢体发冷或发麻;血管扩张者,肢体发红、发热、肿胀、疼痛,并可有多汗或少汗,怕冷或怕热,或见排尿困难,胃肠功能紊乱等表现。如需明确诊断,可行盐酸普鲁卡因注射液(过敏试验阴性者)颈部硬膜外或星状神经节封闭注射,若见症状立即缓解或消失者,可考虑为本型患者。X线检查:颈椎或上胸椎有退行性改变。

6. **混合型**　上述各型表现都有,故称混合型。

【中医证型】

1. 风寒痹阻　头颈项肩背疼痛,痛有定处,喜热恶寒,颈僵强硬活动转侧不利,后颈可触及条索状物,有压痛,四肢酸痛麻木,尤以上肢为重,或见肌肉萎缩,手指屈伸不利,指端麻木,不知痛痒,尚可见头重胸闷,食滞纳呆等症,舌质淡或暗,舌体胖或有齿痕,苔薄白,脉浮缓或浮紧或沉迟或弦滑。

2. 痰瘀阻络　头颈项肩背疼痛,并以头晕目眩,头颈转动时症状进一步加重,甚至神昏、猝倒为临床特点,常伴有身重乏力,头沉如裹,胸脘满闷,恶心呕吐,咽部梗塞不利,咳喘痰多,食滞纳呆,便溏或黏滞不爽,舌质淡,苔白或腻,脉弦滑。

3. 气滞血瘀　头颈项肩背及四肢疼痛麻木,其痛多为刺痛,痛有定处,固定不移,拒按,尤以夜间为甚,指端麻木,发绀,指甲凹陷、无光泽,皮肤枯燥,或伴四肢拘急、无力、抽痛,尚见烦躁口干,头晕目眩,不寐健忘,胸闷胸痛,烦躁不安,肌肤甲错,面白无华等,舌质紫暗或有瘀斑、瘀点,脉弦涩或细涩。

4. 肝肾阴亏　颈项肩背疼痛,肢体麻木无力,步履蹒跚,甚则瘫痪,腰膝酸软,头晕目眩,头脑胀痛或空痛,面部烘热,口苦咽干,牙痛,不寐多梦,急躁易怒,耳鸣耳聋,潮热盗汗,口苦咽干,或见畏寒肢冷,溲清便溏,或二便失控,性功能障碍,舌质红,舌体瘦,苔少,脉细或细数。

5. 太阳经输不利　头痛或头重,汗出或无汗,恶风或恶寒,颈项强硬,转侧不利或拘挛,并可见肩背、四肢疼痛,尤以上肢为重,双手无力,屈伸不利,全身发紧或肌肤麻木,舌质正常,苔薄白或白腻,脉浮紧或浮缓。

【治疗方法】

(一)穴位注射疗法

1. 笔者经验

[临证取穴]　阿是穴。

[选用药物]　骨肽(骨宁)注射液2ml、维生素B_{12}注射液0.5mg(1ml),加盐酸利多卡因注射液4mg(2ml)混合均匀。

[具体操作]　按穴位注射操作常规进行,穴位皮肤常规消毒,采用5ml一次性使用注射器连接6或6.5号注射针头,抽取上述混合药液后,快速进针刺入皮下,稍做提插待有酸、麻、胀、痛等针感得气时,经回抽无血后,将上述混合药液缓慢注入。每日注射1次,7~10次为1个疗程,疗程间相隔2~3日。

[主治与疗效]　主治颈椎病。笔者临床应用该法共治疗颈椎病患者278例,并辨证配伍相应中药煎汤口服,经2~3个疗程治疗后,治愈254例,有效16例,无效8例(未配合服用中药)。治愈率达91.37%,总有效率达97.12%。

2. 临床采菁

方法1

[临证取穴]　风池、阿是穴(双侧颈夹脊穴压痛点)。

［选用药物］　醋酸曲安奈德混悬液 5mg(0.5ml)、0.25％盐酸普鲁卡因注射液(过敏试验阴性者)2ml 混合均匀。

［具体操作］　风池穴每次取单侧,两侧穴位轮换交替使用。按穴位注射操作常规进行,穴位皮肤常规消毒,采用 2 或 5ml 一次性使用注射器连接 6 或 6.5 号注射针头,抽取上述混合药液后,快速进针刺入皮下,采用强刺激手法寻找针感,待有电刺激样麻木并有胀痛感时,经回抽无血后,将上述混合药液徐缓注入。每次每穴注射 0.5~1.0ml,每日注射 1 次,7~10 次为 1 个疗程,疗程间相隔 3~5 日。

［主治与疗效］　主治各型颈椎病。据徐明英报道,临床应用该法共治疗各型颈椎病患者 70 例,治愈 64 例,好转 6 例。治愈率达 90.14％,总有效率达 100％。

［注意事项］　注射前,盐酸普鲁卡因注射液应常规做过敏试验,待试验结果显示阴性后,方可使用。

方法 2

［临证取穴］　主穴取大杼、肩贞、曲池;配穴取风池、天柱、合谷、外关。

［选用药物］　维生素 B_{12} 注射液,与 5％当归注射液或骨肽(骨宁)注射液各等量混合均匀。

［具体操作］　每次选 3~4 穴。随症选准穴位后,按穴位注射操作常规进行,穴位皮肤常规消毒,采用 5ml 一次性使用注射器抽取上述混合药液后,快速进针刺入皮下,稍做提插待有酸、麻、胀或触电样等明显针感得气时,经回抽无回血后,将上述混合药液徐缓注入。每次每穴注射 0.5~1.0ml,隔日注射 1 次,10 次为 1 个疗程,疗程间相隔 3~5 日。

［主治与疗效］　主治颈椎病。据韩斌如报道,临床应用该法共治疗颈椎病患者 100 例,经 1~4 个疗程的治疗后,痊愈 45 例,显效与好转 53 例,未坚持治疗 2例。痊愈率达 45％,总有效率达 98％。

方法 3

［临证取穴］　颈夹脊穴。

［选用药物］　三花注射液(由西红花、金银花、白芷、独活、川芎、黄芪、防风等 15 味中药,经煎熬、蒸溜、加醇、沉淀、滤过、分装、高压消毒、检验等步骤,依法制成中药注射液制剂)。

［具体操作］　每次取单侧,左右两侧穴位轮流交替使用。按穴位注射操作常规进行,穴位皮肤常规消毒,采用 10ml 一次性使用注射器连接 6 或 6.5 号注射针头,抽取上述药液后,快速进针刺入皮下,稍做提插待有酸、麻、胀等针感得气时,经回抽无血后,将上述药液徐缓注入。每次单侧穴位共注射上述药液 10ml,每日注射 1 次,28 日为 1 个疗程。

［主治与疗效］　主治脊髓型颈椎病。据刘治报道,临床应用该法共治疗脊髓型颈椎病患者 16 例,优者 9 例(恢复正常工作及生活),良者 5 例(症状明显进步,

原需扶拐行走者能行走自如;原拄双拐或需搀扶而改为单拐或不扶拐,卧床不起者能离床活动;大、小便均能自行控制),尚可 2 例(症状、体征均有所减轻,但进步尚不满意)。优良率达 87.5%,总有效率达 100%。

方法 4

[临证取穴]　大杼(双)、颈椎相应夹脊穴。

[选用药物]　骨肽(骨宁)注射液 4ml。

[具体操作]　每次选 2 穴,其中大杼穴与颈椎相应夹脊穴各取单侧 1 穴。按穴位注射操作常规进行,穴位皮肤常规消毒,采用 5ml 一次性使用注射器连接 6 或 6.5 号注射针头,抽取上述药液后,快速进针刺入皮下,稍做提插得气时,经回抽无血后,将上述药液徐缓注入。每次每穴注射 2ml,每日注射 1 次,30 次为 1 个疗程,疗程间相隔 5 日。并辅以电针疗法配合治疗,每次通电治疗 15～30 分钟。

[主治与疗效]　主治各型颈椎病。据廖曼娜报道,临床应用该法共治疗各型颈椎病患者 95 例,经 2 个疗程治疗后,治愈 31 例,显效 42 例,进步 19 例,无效 3 例。治愈率达 32.63%,总有效率达 96.84%。

方法 5

[临证取穴]　以 X 线片显示唇样增生处或颈椎有压痛处的椎旁夹脊穴。

[选用药物]　骨肽(骨宁)注射液 2ml、地塞米松磷酸钠注射液 5mg(1ml)混合均匀。眩晕者,加入盐酸消旋山莨菪碱(654-2)注射液 10mg(1ml)混合均匀。

[具体操作]　嘱患者取俯卧位。按穴位注射操作常规进行,穴位皮肤常规消毒,采用 5ml 一次性使用注射器连接 6 或 6.5 号注射针头,抽取上述混合药液后,快速进针垂直刺入皮下,稍做提插待有触电感向头部、手臂或肩部放射时,即停止进针,并向后稍退一点,经回抽无血后,将上述混合药液徐缓注入。隔日注射 1 次,10 次为 1 个疗程。

[主治与疗效]　主治颈型、神经根型、椎动脉型颈椎病。据吴晋怀报道,临床应用该法共治疗上述各型颈椎病患者 40 例,痊愈 21 例,显效 15 例,好转 4 例。痊愈率达 52.5%,总有效率达 100%。

方法 6

[临证取穴]　双侧颈夹脊穴$_{5～6}$。

[选用药物]　复方当归注射液 2ml、骨肽(骨宁)注射液 2ml 混合均匀。

[具体操作]　按穴位注射操作常规进行,穴位皮肤常规消毒,采用 5ml 一次性使用注射器连接齿科 5 号注射针头,垂直或针尖与椎体呈 70°角快速进针刺入皮下,当刺至 1.2～1.5 寸(同身寸)左右时,稍做提插待酸、麻、胀或触电样等明显针感传导至枕、肩、肾、背、臂、肘、指等处时,经回抽无血后,再缓慢推入上述混合药液。隔日注射 1 次,10 次为 1 个疗程,疗程间相隔 1 周,一般治疗 1～3 个疗程。

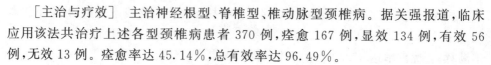

［主治与疗效］　主治神经根型、脊椎型、椎动脉型颈椎病。据关强报道，临床应用该法共治疗上述各型颈椎病患者 370 例，痊愈 167 例，显效 134 例，有效 56 例，无效 13 例。痊愈率达 45.14%，总有效率达 96.49%。

方法 7

［临证取穴］　风池、大椎、颈部夹脊之一穴。

［选用药物］　健颈注射液（由防风、羌活、独活、川芎、红花、当归、延胡索、枸杞子、何首乌、杜仲、丝瓜络等 21 味中药，依法制成中药注射液制剂）10ml。

［具体操作］　按穴位注射操作常规进行，穴位皮肤常规消毒，采用 10ml 一次性使用注射器连接 6～7 号注射针头，抽取上述药液后，快速进针刺入皮下，稍做提插待有酸、麻、胀或放射样等明显针感得气时，经回抽无血后，将上述药液徐缓注入。6 小时后，再配合用 6805 点送治疗机，治疗 3～5 分钟，每日各注射、治疗 1 次，30 次为 1 个疗程。

［主治与疗效］　主治颈椎病。据张密保报道，临床应用该法共治疗颈椎病患者 650 例，治愈 302 例，占 46.46%；有效 190 例，占 29.23%；好转 140 例，占 21.54%；无效 18 例，占 2.77%。总有效率达 97.23%。

方法 8

［临证取穴］　风池（双）。

［选用药物］　香丹（复方丹参）注射液（上海第一制药厂生产）2ml。

［具体操作］　按穴位注射操作常规进行，穴位皮肤常规消毒，采用 2ml 一次性使用注射器连接 5 号皮试注射针头，抽取上述药液后，快速刺入皮下，再缓慢推进 0.5～0.8 寸（同身寸），稍做提插待有酸、麻、胀或放射样等针感得气时，经回抽无血后，再将上述药液缓慢推入。每次每穴注射 1ml，隔日注射 1 次，10 次为 1 个疗程，疗程间相隔 1 周。治疗时间均在 2 个疗程以内。

［主治与疗效］　主治椎动脉型颈椎病。据陶淑华报道，临床应用该法共治疗椎动脉型颈椎病患者 212 例，治愈 176 例，显效 26 例，无效 10 例。治愈率达 83.02%，总有效率达 95.3%。

方法 9

［临证取穴］　主穴：夹脊穴、膈俞、阳陵泉。配穴：颈椎骨质增生者，配加百会、风池、附分、外关、手三里；胸椎骨质增生者，配加天宗、脾俞、阿是穴；腰椎骨质增生压迫坐骨神经疼痛者，配加肾俞、秩边、风市、环跳、承山、昆仑；伴双膝及下肢麻木、疼痛者，配加足三里、膝眼、血海。

［选用药物］　5% 当归注射液 2ml、维生素 B_{12} 注射液 0.25mg（1ml）、2% 盐酸普鲁卡因注射液（过敏试验阴性者）2ml 混合均匀。

［具体操作］　主穴每次必取，配穴据症选取。按穴位注射操作常规进行，穴位皮肤常规消毒，采用 5ml 一次性使用注射器连接 6 或 6.5 号注射针头，抽取上述混

合药液后,快速进针刺入皮下,稍做提插待有酸、麻、胀或放射样等明显针感得气时,经回抽无血后,将上述混合药液徐缓注入,每次每穴注射 0.5ml。然后,将骨刺治疗机极掌用骨刺专用液浸泡,正极置于病变局部,负极置于循经所取穴位或疼痛部位上,每次通电治疗 45～60 分钟。穴位注射与理疗均每日治疗 1 次。

[主治与疗效]　主治各类骨质增生病。据苏保华报道,临床应用该法共治疗各类骨质增生病患者 1263 例,痊愈 144 例,显效 861 例,好转 240 例,无效 18 例。痊愈率为 8.86%,总有效率达 98.57%。

[注意事项]　注射前,盐酸普鲁卡因注射液应常规做过敏试验,待试验结果显示阴性后,方可使用。

方法 10

[临证取穴]　风池(双)。

[选用药物]　盐酸川芎嗪注射液 20mg(2ml)、地塞米松磷酸钠注射液 5mg(1ml),加 2% 盐酸利多卡因注射液 1ml 混合均匀。

[具体操作]　每次均取两侧穴位。按穴位注射操作常规进行,穴位皮肤常规消毒,采用 5ml 一次性使用注射器连接 6 或 6.5 号注射针头,抽取上述混合药液后,快速进针刺入皮下,稍做提插、捻转手法,待出现酸、麻、胀等明显针感得气时,经回抽无血后,即可将上述混合药液徐缓注入。每次每穴注射 0.5～1.0ml,每日注射 2 次,7 次为 1 个疗程。

[主治与疗效]　主治椎动脉型颈椎病。据罗和古等介绍,临床应用该法共治疗椎动脉型颈椎病患者 55 例,痊愈 27 例,显效 19 例,有效 7 例,无效 2 例。痊愈率达 49.09%,总有效率达 96.36%。

3. 验方荟萃

方法 1

[临证取穴]　分型取穴。

(1)颈型取穴分 2 组,第 1 组取太阳、印堂、上星、百会、风府、昆仑、合谷、落枕;第 2 组取神庭、百会、大椎、陶道、风门、风池、外关、列缺、少商。

(2)神经型取穴分 3 组,第 1 组取合谷、风府、大椎、身柱、尺泽、曲泽、大陵、阳溪、足三里;第 2 组取后溪、支正、肩髎、天井、陶道、大椎、阳溪、阴郄、气海俞;第 3 组取昆仑、列缺、合谷、委中、外关、身柱。

(3)交感神经型取穴分 2 组,第 1 组取百会、灵台、内关、劳宫、阴郄、曲池、养老;第 2 组取内关、风府、足三里、三阴交。

(4)椎动脉型取穴分 2 组,第 1 组取肝俞、肾俞、气海、金门;第 2 组取至阴、至阳、太阳、风池。

(5)脊髓型取穴分 2 组,第 1 组取承浆、灵台、孔最、通里、悬钟、肾俞、条口;第 2 组取肾俞、髀关、承筋、夹脊、委中。

[选用药物]

(1)0.5%～1.0%盐酸普鲁卡因注射液(过敏试验阴性者)3ml,加醋酸泼尼松龙混悬液25mg(1ml)。

(2)维生素B_1注射液100mg(2ml)、维生素B_{12}注射液1mg(2ml)。

(3)50%～100%丹参注射液4ml。

(4)50%狗脊注射液4ml。

[具体操作]　按穴位注射操作常规进行,注射部位皮肤常规消毒后,根据病情的需要,选取上述药液注射于上述穴位或于压痛点局部注入。

[主治与疗效]　主治颈椎病。这其中,维生素B_1、维生素B_{12}注射液对麻木效果较好,丹参注射液对疼痛及自主神经功能紊乱(如头痛、头晕、失眠等)有较好的疗效。

[注意事项]　注射前,盐酸普鲁卡因注射液应常规做过敏试验,待试验结果显示阴性后,方可使用。

方法 2

[临证取穴]　大椎、风池、肩髃、夹脊、曲池、手三里、合谷。

[选用药物]　5%当归注射液2ml、10%盐酸川芎嗪注射液2ml,加2%盐酸普鲁卡因注射液(过敏试验阴性者)2ml混合均匀。

[具体操作]　按穴位注射操作常规进行,穴位皮肤常规消毒,采用10ml一次性使用注射器连接6或6.5号注射针头,抽取上述混合药液后,快速进针刺入皮下,稍做提插待有酸、麻、胀或放射样等明显针感得气时,经回抽无血后,将上述混合药液徐缓注入。

[主治与疗效]　主治颈椎病。

[注意事项]　注射前,盐酸普鲁卡因注射液应常规做过敏试验,待试验结果显示阴性后,方可使用。

方法 3

[临证取穴]　大杼、肩中俞、肩外俞、天宗。

[选用药物]　维生素B_1注射液100mg(2ml)、维生素B_{12}注射液0.5～1.0mg(1～2ml)、1%盐酸普鲁卡因注射液(过敏试验阴性者)2ml混合均匀。

[具体操作]　每次选2穴,各穴轮换交替使用。按穴位注射操作常规进行,穴位皮肤常规消毒,采用5ml一次性使用注射器连接6或6.5号注射针头,抽取上述混合药液后,快速进针刺入皮下,稍做提插待有酸、麻、胀等针感得气时,经回抽无血后,将上述混合药液徐缓注入。每次每穴注射0.5ml,或在压痛点注射0.1ml。

[主治与疗效]　主治颈椎病。

[注意事项]　注射前,盐酸普鲁卡因注射液应常规做过敏试验,待试验结果显示阴性后,方可使用。

方法4

[临证取穴] 颈夹脊穴。

[选用药物] 颈椎灵注射液（自行设计配方，由狗脊、葛根、丹参、川芎、桂枝、白芷、威灵仙、五加皮、白蒺藜等中药组成。采用水煮提醇沉淀法制成注射液，其成品经刺激性、热源、无菌、过敏、毒性、LD_{50}等试验，结果均达到中药制剂要求）。

[具体操作] 按穴位注射操作常规进行，穴位皮肤常规消毒，采用10ml一次性使用注射器连接6或6.5号注射针头，抽取上述药液后，快速进针刺入皮下，稍做提插待有酸、麻、胀等针感得气时，经回抽无血后，行颈部华佗夹脊穴双侧深部肌内加压注射。每次每穴注射0.5～1.0ml，隔日注射1次，10次为1个疗程，疗程间相隔7日，可连用2～3个疗程。应用该法治疗期间，一律停用其他方法治疗。

[主治与疗效] 主治各型颈椎病。据王金钟报道，临床应用该法共治疗各型颈椎病患者670例，治愈201例，显效281例，有效134例，无效36例，中止治疗18例。治愈率达30%，总有效率达94.63%。

方法5

[临证取穴] 主穴：阿是穴、大椎。配穴：如有肩背部症状者，配加肩井、天宗；有肩部症状者，配加肩髃；有臂部症状者，配加臂臑、曲池；有手部症状者，配加合谷、后溪。

[选用药物] 骨肽（骨宁）注射液2ml、香丹（复方丹参）注射液2ml，加盐酸利多卡因注射液4mg(2ml)混合均匀。

[具体操作] 主穴每次必取，配穴随症选取。按穴位注射操作常规进行，穴位皮肤常规消毒，采用10ml一次性使用注射器连接6或6.5号注射针头，抽取上述将上述混合药液后，快速进针刺入皮下，稍做提插待有酸、麻、胀、痛等针感得气时，经回抽无血后，将上述混合药液徐缓注入。每次每穴注射1.0～1.5ml，每日注射1次，10次为1个疗程，疗程间相隔2～3日。

[主治与疗效] 主治颈椎病。

方法6

[临证取穴] 阿是穴（颈$_{4\sim6}$棘突旁压痛点，或病变颈椎夹脊穴）。

[选用药物] ①药为地塞米松磷酸钠注射液5mg(1ml)，加盐酸1%利多卡因注射液3ml混合均匀；②药为香丹（复方丹参）注射液4ml。

[具体操作] 上述两种药液轮换交替注射。按穴位注射操作常规进行，穴位皮肤常规消毒，采用5ml一次性使用注射器连接6或6.5号注射针头，抽取上述两种药液中的一种药液后，快速进针刺入皮下，稍做提插待有酸、麻、胀、痛等针感得气时，经回抽无血后，将上述混合药液徐缓注入。每次每穴注射0.5～1.0ml，每日注射1次，10次为1个疗程。并配合牵引、梅花针、拔罐共同进行。

[主治与疗效] 主治神经根型颈椎病。

方法 7

〔临证取穴〕 阿是穴。

〔选用药物〕 丹参注射液 4ml。

〔具体操作〕 按穴位注射操作常规进行,穴位皮肤常规消毒,采用 5ml 一次性使用注射器连接 6 或 6.5 号注射针头,抽取上述药液后,快速进针刺入皮下,稍做提插待有酸、麻、胀、痛等针感得气时,经回抽无血后,将上述混合药液徐缓注入。每次每穴注射 1～2ml,每日注射 1 次,2 周为 1 个疗程。并配合运动疗法共同进行。

〔主治与疗效〕 主治颈椎病退行性骨关节炎。

方法 8

〔临证取穴〕 主穴取颈$_2$～颈$_7$夹脊穴;配穴取患侧肩井、天宗、肩髃、臂臑、曲池、手三里、外关、合谷、阿是穴。

〔选用药物〕 寻骨风注射液 5ml、维生素 B$_{12}$注射液 0.5mg(1ml)混合均匀。

〔具体操作〕 主穴每次取 2 对相间颈夹脊穴,交替使用;配穴依病情选 2～3穴,主、配穴每次共取 6～7 穴。按穴位注射操作常规进行,穴位皮肤常规消毒,采用 10ml 一次性使用注射器连接 6 或 6.5 号注射针头,抽取上述混合药液后,快速进针刺入皮下,稍做提插、捻转手法,待出现酸、麻、胀等明显针感得气时,经回抽无血后,即可将上述药液徐缓注入。每次每穴注射 0.8～1.0ml,每日注射 1 次,10 次为 1 个疗程。并配合艾条灸夹脊穴 30 分钟,每日 1 次。

〔主治与疗效〕 主治神经根型颈椎病。

(二)局部注射疗法

1. 笔者经验

〔治疗部位〕 局部痛点。

〔选用药物〕 骨肽(骨宁)注射液 2ml、维生素 B$_{12}$注射液 1mg(2ml)、地塞米松磷酸钠注射液 2mg(1ml)混合均匀。

〔具体操作〕 按局部注射操作常规进行,局部皮肤常规消毒,采用 5ml 一次性使用注射器连接 6 或 6.5 号注射针头,抽取上述混合药液后,垂直快速进针刺入局部痛点处,待有酸、麻、胀等针感时,经回抽无血后,即将上述混合药液徐缓注入。每日注射 1 次,7～10 次为 1 个疗程。

〔临床疗效〕 笔者临床应用该法共治疗各型颈椎病患者 95 例,治愈 80 例,有效 10 例,无效 5 例。治愈率达 84.21%,总有效率达 94.74%。

2. 临床采菁

方法 1

〔治疗部位〕 颈$_7$～胸$_1$棘突间,或选腰$_1$～腰$_2$或腰$_3$～腰$_4$棘突间。

〔选用药物〕 醋酸泼尼松龙混悬液 125mg(5ml),加 2%盐酸利多卡因注射液

5ml混合均匀。

[具体操作] 术前检查患者项背部有无皮损,周身无化脓性感染病灶。嘱患者取右侧卧屈颈位,头部垫一方枕,两侧肩胛对称,以防颈椎扭曲。按局部注射操作常规进行,局部皮肤常规消毒,先做局部麻醉,再采用10ml一次性使用注射器连接6或6.5号注射针头,抽取上述混合药液后,由棘突间垂直刺入皮下,达棘上韧带后,将针尾向健侧倾斜15°~30°,以使勺型针口偏向患侧。通过黄韧带后,拔出针芯,经回吸无脑脊液,注气无阻力,将导管送入硬膜外腔3~4cm,当上肢有异感时则停止,退针留管。经导管注入上述混合药液2ml。观察5分钟,无脊髓麻醉现象时改为患侧卧位,再注射药液5~7ml。观察5分钟,若患侧阻滞充分,疼痛完全消失,上肢痉挛缓解,则认为操作达满意程度。术后患者观察1~2小时,无不良反应后,方可离去。

[临床疗效] 据王福麟等报道,临床应用该法共治疗各型颈椎病患者100例,疗效优者(症状、体征完全消失,工作恢复)60例,占60%;良者(症状、体征大部分消失,工作恢复)32例,占32%;改善者(症状、体征部分消失,改做轻微工作)8例,占8%。优良率达92%,总有效率达100%。除脊髓型外,疗效均较令人满意。总复发率占11%,其中以脊髓型者复发率较多,有9例[王彤,等.哈尔滨医科大学学报,1985(2):33]。据宋氏报道,临床应用该法共治疗颈椎病患者258例,疗效优者173例,占67.05%;良者68例,占26.36%。优良率达93.41%。半年后随访93例,优良率达74.19%,总有效率达91.04%。

方法2

[治疗部位] 颈$_6$~颈$_7$或颈$_7$~胸$_1$棘突间。

[选用药物] 醋酸泼尼松龙混悬液75~125mg(3~5ml)、2%盐酸普鲁卡因注射液(过敏试验阴性者)4~5ml混合均匀。

[具体操作] 嘱患者取侧卧位。按局部注射操作常规进行,局部皮肤常规消毒,采用10ml一次性使用注射器连接6或6.5号注射针头,抽取上述混合药液后,快速进针刺入皮下,在深达上述棘突间,经回抽无血液后,将上述混合药液徐缓注入上述部位。每隔7日注射1次,1~3次为1个疗程。

[临床疗效] 据薛玉阳报道,临床应用该法共治疗神经根型、颈型、椎动脉型、脊髓型、混合型颈椎病患者40例,优者23例,良者12例,可者4例,差者1例,优良率达87.5%。

[注意事项] ①注射前,盐酸普鲁卡因注射液应常规做过敏试验,结果显示阴性者,方可使用;②为防止感染及其他意外发生,注射应在手术室内进行,并应严格执行无菌操作,硬膜外穿刺力求准确无误。注射30分钟后,如无不适,方可离去。

3. 验方荟萃

[治疗部位] 局部痛点(肌肉起始点)。

[选用药物] 醋酸泼尼松龙混悬液 12.5mg(0.5ml),加 0.5%盐酸普鲁卡因注射液(过敏试验阴性者)5~10ml 混合均匀。

[具体操作] 按局部注射操作常规进行,局部皮肤常规消毒,采用 5 或 10ml 一次性使用注射器连接 6 或 6.5 号注射针头,抽取上述混合药液后,快速进针刺入皮下,在深达肌内,在肌肉的起始点两端将上述混合药液行局部痛点注射,每周注射 1 次,3 次为 1 个疗程。

[注意事项] 注射前,盐酸普鲁卡因注射液应常规做过敏试验,待试验结果显示阴性后,方可使用。

(三)封闭注射疗法

方法 1

[治疗部位] 星状神经节。

[选用药物] 0.5%~1.0%盐酸普鲁卡因注射液(过敏试验阴性者)10~20ml。

[具体操作] 按封闭注射操作常规进行,局部皮肤常规消毒,采用 10ml 或 20ml 一次性使用注射器连接 6 或 6.5 号注射针头,抽取上述药液后,快速进针深达星状神经节,再行封闭注射治疗,将上述药液注入。每日注射 1 次,5~7 次为 1 个疗程。

[临床疗效] 对交感型颈椎病,疗效颇佳。

[注意事项] 注射前,盐酸普鲁卡因注射液应常规做过敏试验,待试验结果显示阴性后,方可使用。

方法 2

[治疗部位] 患侧神经根处。

[选用药物] 醋酸泼尼松龙混悬液 6.25mg(0.25ml),加 2%盐酸普鲁卡因注射液(过敏试验阴性者)2~4ml 混合均匀。

[具体操作] 对颈椎病急性发作,疼痛较重的患者。按封闭注射操作常规进行,局部皮肤常规消毒,采用 2 或 5ml 一次性使用注射器连接 6~7 号穿刺用针头,抽取上述混合药液后,快速进针刺入皮下,在深达患侧神经根处,经回抽无血后,将上述混合药液做封闭注射。每日注射 1 次,3 次为 1 个疗程。

[注意事项] 注射前,盐酸普鲁卡因注射液应常规做过敏试验,待试验结果显示阴性后,方可使用。

方法 3

[治疗部位] 局部痛点。

[选用药物] 醋酸曲安奈德(康宁克通-A)注射液(进口药品)1ml,加 1%盐酸普鲁卡因注射液(过敏试验阴性者)2ml 混合均匀。

[具体操作] 按封闭注射操作常规进行,局部皮肤常规消毒,采用 5ml 一次性

使用注射器连接 6 或 6.5 号注射针头,抽取上述混合药液后,快速进针刺入皮下,在深达局部痛点,行局部痛点封闭注射。每日注射 1 次,3 次为 1 个疗程。

[临床疗效] 对局部型颈椎病,在药物、理疗或推拿手法等治疗,疗效不甚理想,而局部痛点局限且明显者,可采用上述混合药液做局部痛点封闭注射,常可收到"立竿见影"的疗效。

[注意事项] 注射前,盐酸普鲁卡因注射液应常规做过敏试验,待试验结果显示阴性后,方可使用。

【按评】 颈椎病是临床常见疾病,多见于 40 岁以上的中、老年人。近些年来有向年轻化发展的趋势。由于本病一旦发生,会给患者造成较大痛苦,常规疗法效果又不尽人意,手术治疗风险较大,且有诸多禁忌证及后遗症。因此,寻找一种既安全又有效的治疗方法在临床上显得格外重要。注射疗法治疗本病,充分发挥了其优势之处,属非手术疗法中的一种。目前,注射疗法治疗本病有穴位注射疗法、局部注射疗法、封闭注射疗法等多种。实践证明,穴位注射疗法可起到针刺与药物的双重作用,可迅速改善血液循环,促进新陈代谢,消除局部无菌性炎症,解除局部肌肉痉挛,从而达到消除疼痛的目的。局部注射疗法由于药物直达病所,药物浓度在局部病变组织保持较高的缘故,故疗效较好。封闭注射疗法,一则由于切断了病变组织由神经传导向外扩散,二则由于药物在局部病变范围内直接产生作用,故可迅速消除无菌性炎症,从而消除疼痛。由于注射疗法治疗本病具有疗效确切、操作简便、疗程较短、费用低廉等的诸多优点,故值得临床进一步推广应用,上述各种方法可供临床应用时根据具体病情和医生的熟练程度选用。

由于药物的扩展作用,颈部注入药液后,一般都有后遗酸胀感,有的反应较强,甚至影响颈部的转侧活动,但一般经 2～3 小时药液吸收后,就会自然好转;反应时,可适当加用局部湿热敷或艾条灸,艾灸后稍加按揉。下次治疗时可酌减注射剂量,或延长治疗间歇时间,如每日 1 次改为隔日 1 次,或诸穴分组交替进行,以免累积出现硬结或不适感。

眩晕是颈椎病常见症状之一,多因颈椎发生生理性变化,发生进行性椎间盘退变,造成椎-基底动脉供血不足而出现前庭神经症状,应用穴位注射方法治疗也有较好的疗效。如采用香丹(复方丹参)注射液 0.5ml 注入列缺穴。又如选主穴风池、大椎穴,上肢活动受限者,配加肩井穴;肩臂粘连者,配加肩髃、肩髎、肩贞、曲池、合谷穴,注入香丹(复方丹参)注射液 4ml、维生素 B_{12} 注射液 0.5mg(1ml),加 2%利多卡因 5ml 混合均匀后,每穴注射 2ml,取得了良好疗效。

颈部注射药液时,一定要避免误伤血管、神经及脊髓,当针刺入后出现疼痛的患者,要防止刺中血管;出现放电样感者,要防止刺伤神经;出现颤抖者,要防止刺中脊髓,以免发生意外。

本病易复发,故在治疗的同时,嘱患者避免长期低头工作,睡眠时枕头的高低要合适。平时进行适当的功能锻炼,注意避免风寒、寒湿之邪的侵袭。

第二节 肩部伤病

一、肩关节周围炎

肩关节周围炎,简称"肩周炎",是由肩关节周围软组织、关节囊及周围韧带、肌腱和滑囊的退行性变和慢性非特异性炎症所引起的,以肩部疼痛及活动功能受限的一种病症。因本病多发于 50 岁以上的老年人,故有"五十肩""老年肩"之称,是临床常见的一种慢性疾病。发病率女性略高于男性,有自愈倾向。

引起本病的病因较多,但一般与慢性、重复性劳损和老年性退化纤维性变化有关。有肩部病因和肩外病因之分。肩部病因常见于肱二头肌长头或短头肌腱炎、冈上肌腱炎、冈上肌腱或肩袖撕裂、肩峰及三角肌下滑囊炎等。肩部脱位或骨折后,为治疗需要,而将肩关节固定时间较久后,也容易发生本病;肩外病因多见于颈椎病或颈椎间盘突出症,因颈背神经根被刺激或压迫所致。

本病在中医学,属"肩凝""漏肩风""肩臂痛""痹证"等病证范畴。中医学认为,本病的起因主要是在正气不足、气血亏虚的情况下,睡卧露肩,汗出当风,感受风寒湿而导致经络不畅、气血痹阻而发病。

【病因病机】

(一)病因

本病的确切致病因素尚未十分清楚,但一般认为与下列因素有关。

1.年老体衰气血不充 年过五旬,气血渐虚,局部组织退变,常常是本病的发病基础。

2.外伤 肩部外伤,导致关节周围软组织受损,是诱发本病的常见因素。

3.外感风寒 年事渐高,卫阳不足,易感受风寒之邪,邪客局部而发本病。

4.长期制动 肩关节经过一段时间的固定,有的甚至只是活动量减少,而未受到任何外部伤害,也同样能继发本病。

5.肩关节以外的疾病 如冠心病、胆囊炎、肺炎等疾病都可能成为本病的诱因。

(二)病机

中医学认为,人的一生是一个阴阳从幼稚经历旺盛再到衰败的过程。年近五十,则体内脏器开始虚衰。正如《素问·上古天真论》中所曰:"女子……七七,经脉虚,太冲脉衰少,天癸竭,……丈夫……七八,肝气衰,筋不能动,天癸竭,……"脏腑阴阳的虚衰影响着机体各部之濡养,进而产生组织的老化。在此基础上,肩关节遭受外伤可损伤其脉络,感受风寒易致邪气壅塞,劳累常伤及筋脉,长期固定则气血凝滞,所有这些最终都可造成肩部的经脉不畅,筋腱粘连,进而产生肩部疼痛,活动受限等症状。

西医学认为,随着人的年龄由中年步入老年,体内许多组织都不同程度地产生退行性改变。在肩关节易出现冈上肌腱钙化,肱二头肌长头腱磨损,结节间沟骨质增生、肩峰及三角肌下滑囊炎等情况。由于这些病理变化,使得肩关节周围软组织的弹性降低、质脆,甚至继发局部无菌性炎症反应,肌腱或韧带挛缩、粘连、钙化等情况。尤其是肩关节囊,它与邻近软组织的粘连是造成肩关节活动障碍的主要原因。病程长者还可引起胸大肌和背阔肌肌腱,甚至肌腹挛缩、变硬,使腋窝前后壁伸缩受限,进一步加重肩关节的活动障碍。Depalma(1983)将肩关节周围炎的病理过程分为三期。早期为凝结期,此期病变主要位于肩关节囊,肩关节造影显示关节囊紧缩,关节囊下皱襞互相粘连而消失,肱二头肌长头腱与腱鞘间有薄的粘连。随着病变程度加剧,进入冻结期,此期除关节囊严重挛缩外,关节周围软组织均受累,退行性变加剧,滑膜充血、增厚,组织缺乏弹性,喙肱韧带挛缩限制了肱骨头外旋,冈上肌、冈下肌、肩胛下肌挛缩,肱二头肌长头腱鞘炎,使肩关节活动明显受限。经7~12个月炎症逐渐消退,疼痛消失,肩关节活动功能逐渐恢复,称解冻期。

【诊断要点】

1. 一般情况　多发于50岁以上的女性,以右肩多见。大多有慢性劳损病史或肩部受伤史。起病缓慢,病程较长。

2. 症状　根据其临床演变过程可分为以下3期。

(1)初期(冻结进行期):本病多数患者无明确诱因而发病,也可因轻微外伤或肩部受寒而诱发。初起时,肩部持续性疼痛,也可呈胀痛或烧灼样痛,活动时疼痛加剧,不能外展或外旋,亦不能前屈,活动功能受限明显。梳头、洗脸极为困难。夜间痛甚,常影响睡眠。此期1~2个月。

(2)中期(冻结期):肩部疼痛减轻,肩关节活动范围进一步减少,最后肩关节的功能可基本丧失,病程长者可有患侧上肢不同程度的肌肉萎缩。此期1~2年。

(3)末期(解冻期):肩痛症状明显缓解,肩关节可有不同程度恢复。一部分患者可恢复正常,大部分患者留有不同程度的肩关节功能障碍。

3. 检查　三角肌多有不同程度的萎缩,肩关节自动性及被动性活动皆明显受限。表现典型的患者,可有下列一些压痛点:①二头肌长头腱出肩关节囊处;②二头肌短头和喙肱肌腱在喙突止端的下方处;③冈上肌在肱骨结节之止端处;④冈下肌处;⑤三角肌之肱骨止端处;⑥斜方肌处;⑦肩峰处等。

4. X线检查　本病早期X线检查可无任何阳性征象,后期可见肱骨头上移及骨质疏松表现。肩关节造影可显示关节挛缩征象。并可排除肩关节结核、肿瘤、骨折等疾病。

【中医证型】

1. 风寒湿痹阻　肩部拘急疼痛,向颈部及前臂放射,日轻夜重,患部畏寒,遇寒痛剧,得热痛减,舌质胖而淡红,苔薄白或白腻,脉弦紧。

2. 寒凝血瘀　患肩刺痛,痛有定处,固定不移,痛处拒按,动则痛剧,昼轻夜重,经久不愈,上肢活动受限,重者不能梳头、穿衣,舌质淡红有瘀斑,苔薄白,脉沉涩。

3. 气血虚损　面白无华,神疲乏力,患肩酸痛,时轻时重,缠绵不愈,气短气浅,食少纳呆,患侧上肢肌肉萎缩无力,舌质淡红,苔薄白,脉沉细。

4. 痰湿黏滞　患肩酸痛,重滞不利,并见形寒肢冷,舌质淡,苔薄白,脉弦或弦细。

5. 筋脉失养　肩痛日久,患肩活动受限,酸痛乏力,患部畏寒,得温痛减,受凉则剧,肌肉萎缩,舌质淡红或有瘀点,苔薄白,脉细无力。

【治疗方法】

(一)穴位注射疗法

1. 笔者经验

[临证取穴]　肩髃、肩贞、天宗、肩髎。

[选用药物]　红茴香注射液2ml、5％当归注射液2ml混合均匀。

[具体操作]　按穴位注射操作常规进行,穴位皮肤常规消毒,采用5ml一次性使用注射器连接6～7号注射针头,抽取上述混合药液后,快速进针刺入皮下,稍做提插待有酸、麻、胀等针感得气时,经回抽无血后,将上述混合药液徐缓注入。每次每穴注射1ml,每日注射1次,5～7日为1个疗程。

[主治与疗效]　主治肩周炎。笔者临床应用该法共治疗肩周炎患者389例,经5～7次治疗后,所治患者均获痊愈。

2. 临床采菁

方法1

[临证取穴]　患侧肩髃、肩井、曲池。

[选用药物]　1％～2％盐酸普鲁卡因注射液(过敏试验阴性者)15～20ml。

[具体操作]　按穴位注射操作常规进行,穴位皮肤常规消毒,采用20ml一次性使用注射器连接6或6.5号注射针头,抽取上述药液后,快速进针刺入皮下,稍做提插待有酸、麻、胀等针感得气时,经回抽无血后,将上述药液徐缓注入上述3穴,每隔7日注射1次,5次为1个疗程。

[主治与疗效]　主治肩周炎。据詹炳炎报道,临床应用该法共治疗肩周炎患者10例,痊愈3例,显效3例,有效3例,无效1例。痊愈率为30％,总有效率达90％。

[注意事项]　注射盐酸普鲁卡因注射液前应常规做过敏试验,待试验结果阴性后,方可使用。

方法2

[临证取穴]　肩髃、天宗、曲池、肩井。

［选用药物］ 丁公藤注射液(上海中药一厂出品)。

［具体操作］ 每次选2穴,各穴轮流交替使用。按穴位注射操作常规进行,穴位皮肤常规消毒,采用5ml一次性使用注射器连接6或6.5号注射针头,抽取上述药液后,快速进针刺入皮下,稍做提插待有酸、麻、胀等针感得气时,经回抽无血后,将上述药液缓慢注入。每次每穴注射1ml,每周注射2次,6次为1个疗程。

［主治与疗效］ 主治风寒型、血瘀型肩周炎。据张林昌报道,临床应用该法共治疗风寒型、血瘀型肩周炎患者120例,痊愈89例,显效19例,有效9例,无效3例。痊愈率达74.17%,总有效率达97.5%。

方法3

［临证取穴］ 肩髃、肩贞、肩井。

［选用药物］ 三磷腺苷(三磷酸腺苷、ATP)注射液20mg(2ml)。

［具体操作］ 按穴位注射操作常规进行,穴位皮肤常规消毒后,采用普通2ml一次性使用注射器连接6或6.5号注射针头,抽取上述药液后,采用"三快法"进行注射。即选准穴位后,快速进针,稍做提插待出现酸、麻、胀等针感得气时,经回抽无血或气泡后,快速将上述药液推入。每次每穴注射0.5~1.0ml,注射完毕,快速出针。个别畏痛患者,可在上述药液中加入2%盐酸普鲁卡因注射液(过敏试验阴性者)少许(0.1~0.3ml),7次为1个疗程,一般治疗2~3个疗程。疗程间相隔7日。

［主治与疗效］ 主治各型肩周炎。据浦同乾报道,临床应用该法共治疗各型肩周炎患者19例,治愈8例,显效6例,进步3例,无效2例。治愈率达42.11%,总有效率达89.47%。

方法4

［临证取穴］ 病灶周围经穴或阿是穴。

［选用药物］ 地塞米松磷酸钠注射液1~2mg(0.5~1.0ml),加1%盐酸普鲁卡因注射液(过敏试验阴性者)0.5~1.0ml混合均匀。

［具体操作］ 先选定穴位。按穴位注射操作常规进行,穴位皮肤常规消毒,根据病灶的不同采用2ml一次性使用注射器连接6或6.5号注射针头,抽取上述混合药液后,针尖对准痛点,快速进针刺入皮下,在深刺到达骨膜与肌腱或韧带之间,再将上述混合药液缓缓注入。每日注射1次,5~7次为1个疗程。

［主治与疗效］ 主治各型肩周炎。据郑宗昌报道,临床应用该法共治疗各型肩周炎患者42例,基本治愈25例,明显进步12例,进步5例。基本治愈率达59.52%,总有效率达100%。

［注意事项］ ①凡胃、十二指肠溃疡活动期、肺结核活动期、糖尿病、妊娠期妇女、精神病患者、高血压及心脏病患者,皆禁用或慎用该法治疗。②注射盐酸普鲁卡因注射液前应常规做过敏试验,待试验结果阴性后,方可使用。

方法 5

[临证取穴] 天宗。

[选用药物] 地塞米松磷酸钠注射液 5mg(1ml)、维生素 B_{12} 注射液 0.5mg(1ml)混合均匀。

[具体操作] 嘱患者取坐位或侧卧位。按穴位注射操作常规进行,穴位皮肤常规消毒后,施术者用手指按压天宗穴,当有酸胀感时,再采用 2ml 一次性使用注射器连接 5 号皮试注射针头,抽取上述混合药液后,快速进针刺入皮下,稍做提插待有酸胀感向肩部放射时,经回抽无血后,即将上述混合药液缓慢注入。每日注射 1 次,5~7 次为 1 个疗程。

[主治与疗效] 主治各型肩周炎。据吴映书报道,临床应用该法共治疗各型肩周炎患者 30 例,痊愈 25 例,好转 4 例,无效 1 例。痊愈率达 83.33%,总有效率达 97%。

方法 6

[临证取穴] 肩部相关穴位、阿是穴。

[选用药物] 醋酸泼尼松龙混悬液 25mg(1ml),加 0.5% 盐酸普鲁卡因注射液(过敏试验阴性者)至 20ml 混合均匀。

[具体操作] 盐酸普鲁卡因先做过敏试验,阴性后,嘱患者取端坐位,选好压痛敏感处、痛点及肩部相关穴位。按穴位注射操作常规进行,穴位皮肤常规消毒,采用 20ml 一次性使用注射器连接 6 或 6.5 号注射针头,抽取上述混合药液后,快速进针刺入皮下,稍做提插待有酸胀等针感得气时,经回抽无血后,即可将上述混合药液推入。每隔 3~5 日注射 1 次,3 次为 1 个疗程。并辅以推拿手法、中药内服治疗。

[主治与疗效] 主治肩周炎。据王玉忠报道,临床应用该法共治疗肩周炎患者 100 例,治愈 82 例,显效 18 例。治愈率达 82%,总显效率达 100%。

[注意事项] 注射盐酸普鲁卡因注射液前应常规做过敏试验,待试验结果阴性后,方可使用。

方法 7

[临证取穴] 中平穴[经外奇穴,位于小腿腓侧,腓骨小头与外踝高点之连线上,从髌骨中线下 5 寸(同身寸)处,或髌骨中线与外踝上连线之中上 1/3 处]。

[选用药物] 丹参注射液 4ml。

[具体操作] 单肩患者一般取健侧,双肩患者双侧穴位交替取穴。按穴位注射操作常规进行,穴位皮肤常规消毒,采用 5ml 一次性使用注射器连接 6 或 6.5 号注射针头,抽取上述药液后,使针尖稍向内斜,快速进针刺入皮下,稍做提插待有酸、麻、胀等针感得气时,经回抽无血后,快速将上述药液全部推入。退针后,采用消毒干棉球压迫片刻,以免针孔溢液或出血。每 2 日注射 1 次,5 次为 1 个疗程。

[主治与疗效]　主治各型肩周炎。据张和平报道,临床应用该法共治疗各型肩周炎患者84例,其中67例患者治愈,17例患者好转。治愈率达89.73%,总有效率达100%。

方法8

[临证取穴]　肩贞、肩髃、天宗、臂臑。

[选用药物]　5%当归注射液。

[具体操作]　取患侧穴位施术。按穴位注射操作常规进行,穴位皮肤常规消毒,采用5ml一次性使用注射器连接6~7号注射针头,抽取上述药液后,快速进针刺入皮下,稍做提插待有酸、麻、胀等针感得气时,经回抽无血后,将上述药液徐缓注入,每次每穴注射1ml,隔日注射1次。同时配合内服中药汤剂,处方:桂枝30g,当归30g,丹参20g,乳香10g,没药10g,全蝎10g。上药水煎分2次服用,每日1剂。

[主治与疗效]　主治肩周炎。据朱年奇报道,临床应用该法共治疗肩周炎患者60例,痊愈50例,好转10例。痊愈率达83.33%,总有效率达100.00%。

方法9

[临证取穴]　肩髃、肩髎或肩前、肩贞、肩井。

[选用药物]　野木瓜注射液、丹参注射液各等份混合均匀。

[具体操作]　根据疼痛部位的不同,选取2穴。按穴位注射操作常规进行,穴位皮肤常规消毒,采用5ml一次性使用注射器连接6~7号注射针头,抽取上述混合药液后,快速进针刺入皮下,稍做提插待有酸、麻、胀等针感得气时,经回抽无血后,将上述混合药液徐徐注入。每次每穴注射2ml,隔日注射1次,5次为1个疗程。

[主治与疗效]　主治肩周炎。据姚正刚报道,临床应用该法共治疗肩周炎患者188例,显效103例,有效81例,无效4例。显效率达54.79%,总有效率达98%。

方法10

[临证取穴]　肩髃、肩贞、肩前、肩髎、天宗、臂臑、曲池。

[选用药物]　黄瑞香注射液4ml,加维生素B_1注射液100mg(2ml)混合均匀。

[具体操作]　每次选3~4穴。按穴位注射操作常规进行,穴位皮肤常规消毒,采用10ml一次性使用注射器连接6或6.5号注射针头,抽取上述混合药液后,快速进针刺入皮下,稍做提插待有酸、麻、胀等针感得气时,经回抽无血后,将上述混合药液徐缓注入。每次每穴注射1.5~2.0ml,每日注射1次,7次为1个疗程。

[主治与疗效]　主治肩关节周围炎。据罗和古等介绍,临床应用该法共治疗肩关节周围炎患者126例,痊愈63例,显效51例,好转12例。痊愈率达50%,所治患者全部获效。

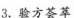

3. 验方荟萃

方法 1

[临证取穴]　体穴取患侧肩髃、外关；耳穴取肩、肩关节、枕、神门、肾上腺。

[选用药物]　维生素 B_1 注射液 100mg(2ml)。

[具体操作]　体穴每次必取，耳穴选 2～3 穴。按穴位注射操作常规进行，穴位皮肤常规消毒，采用 2ml 一次性使用注射器连接 5～7 号注射针头，抽取上述药液后，快速进针刺入皮下，注射体穴时，稍做提插待有酸、麻、胀或放射样等明显针感得气时，经回抽无血后，将上述药液徐缓注入。耳穴每穴注射 0.1ml，余药分别注入患侧体穴，每日注射 1 次，10 次为 1 个疗程。

[主治与疗效]　主治肩周炎。

方法 2

[临证取穴]　颈$_5$夹脊穴、肩痛点、巨骨、肩内陵、云门、秉风、风池、阿是穴。

[选用药物]　5% 当归注射液 2ml、夏天无注射液 2ml，维生素 B_{12} 注射液 0.1mg(1ml)混合均匀。

[具体操作]　每次取 2～5 穴。按穴位注射操作常规进行，穴位皮肤常规消毒，采用 5ml 一次性使用注射器连接 6～7 号注射针头，抽取上述混合药液后，快速进针刺入皮下，稍做提插待有酸、麻、胀等针感得气时，经回抽无血后，将上述混合药液徐缓注入。隔日注射 1 次，7 次为 1 个疗程。

[主治与疗效]　主治肩周炎。

方法 3

[临证取穴]　取穴分 2 组，第 1 组取肩髃、肩髎（均双）；第 2 组取肩髃、肩贞（均双）。

[选用药物]　①5% 当归注射液 2ml；②10% 红花注射液 2ml。

[具体操作]　每次均取双侧穴位（4 穴）。按穴位注射操作常规进行，穴位皮肤常规消毒，采用 2ml 一次性使用注射器连接 6～7 号注射针头，抽取上述药液后，快速进针刺入皮下，稍做提插待有酸、麻、胀等针感得气时，经回抽无血后，取①药注入第 1 组穴位，②药注入第 2 组穴位。每次每穴注射 0.5ml，每日注射 2 次，7 日为 1 个疗程，直至痊愈为止。

[主治与疗效]　主治肩周炎。

(二)局部注射疗法

1. 笔者经验

[治疗部位]　局部最痛点。

[选用药物]　1% 盐酸普鲁卡因注射液（过敏试验阴性者）5～10ml、醋酸泼尼松龙混悬液 25mg(1ml)混合均匀。

[具体操作]　每次取局部最痛点。按局部注射操作常规进行，局部皮肤常规

消毒,采用 5 或 10ml 一次性使用注射器连接 6～7 号注射针头,抽取上述混合药液后,快速进针刺入皮下,在深达筋膜或骨膜后,将上述混合药液缓慢注入。每隔5～7 日注射 1 次,3 次为 1 个疗程。

[临床疗效] 笔者临床应用该法共治疗肩周炎患者 79 例,经 2～3 个疗程的治疗,所治患者均获治愈。

[注意事项] 注射盐酸普鲁卡因注射液前,应常规做过敏试验,待试验结果显示阴性后,方可使用。

2. 临床采菁

方法 1

[治疗部位] 患肩压痛点。

[选用药物] 醋酸曲安奈德混悬液 20mg(2ml)。

[具体操作] 按局部注射操作常规进行,局部皮肤常规消毒,采用 2ml 一次性使用注射器连接 6～7 号注射针头,抽取上述药液后,做患肩压痛点注射。然后施以点穴按摩(手法略)。局部注射 5～7 日 1 次,手法治疗每日或隔日 1 次,每次20～30 分钟,10 次为 1 个疗程,疗程间相隔 1 周。一般 2～3 个疗程获效。

[临床疗效] 据邹声刚报道,临床应用该法共治疗粘连性肩关节周围炎 48例,经 1～3 次局部注射及 1～2 个疗程的手法治疗,全部获效。其中临床治愈28 例,占 58.34%;显效 13 例,占 27.08%;有效 7 例,占 14.5%,总有效率达100%。

方法 2

[治疗部位] 肩关节内。

[选用药物] 0.25% 盐酸普鲁卡因注射液(过敏试验阴性者)40～50ml 或0.5% 盐酸利多卡因注射液 40ml,加醋酸泼尼松龙混悬液 5ml(125mg)混合均匀。

[具体操作] 按局部注射操作常规进行,局部皮肤常规消毒,采用 50ml 一次性使用注射器连接 6～7 号注射针头,抽取上述混合药液后,从肩关节后外侧进针,将上述混合药液注入肩关节内。一般间隔 5～7 日注射 1 次,3～4 次为 1 个疗程。治疗期间及治疗后,应注意加强肩关节功能锻炼。

[临床疗效] 据张居仁等报道,临床应用该法治疗肩关节周围炎冻结期患者,多数患者在首次关节内注药后,肩部疼痛明显减轻,但运动功能改善甚微。经过 3次治疗,配合主动功能锻炼,基本上能恢复原来工作,日常生活能够自理。经 1～2年随访观察,仅有 2 例复发,又经再次治疗后,症状得到进一步的减轻。

[注意事项] 注射盐酸普鲁卡因注射液前应常规做过敏试验,待试验结果阴性后,方可使用。

方法 3

[治疗部位] 肩关节周围肌束内。

[选用药物]　氧气。

[具体操作]　在肩关节周围处,以手指沿肌束长轴垂直方向滑动按摩,触到僵硬挛缩的肌束后,以手指固定好。按局部注射操作常规进行,局部皮肤常规消毒,采用20ml一次性使用注射器连接6~7号注射针头,抽取上述氧气后,快速进针刺入皮下,然后进针速度变慢,以体会进入僵硬挛缩肌束的阻力。针尖进入肌束后,经回抽无血,方可将氧气注入。每处肌束内注入氧气20ml,一般每隔2日注射1次。

[临床疗效]　据韩庸报道,临床应用该法共治疗肩关节周围炎患者230例,痊愈160例(占69.6%,平均治疗5.2次),好转52例(占22.6%,平均治疗2.9次),无效18例(占7.8%,平均治疗3.8次),总有效率达92.17%。

[不良反应及其防治]　注氧后,少数患者可出现局部及全身发热0.5~1.0日,可有轻度口干及出汗,次日有轻度乏力,第3日后好转。注氧治疗后,可服用维生素C片、维生素E片,以减少注氧后的不良反应。

方法4

[治疗部位]　肩周压痛局部肌层间。

[选用药物]　滤过的空气。

[具体操作]　按局部注射操作常规进行,局部皮肤常规消毒,采用10~50ml一次性使用注射器连接6~7号注射针头,抽取上述空气后,快速进针刺入皮下,在深达肩周压痛局部肌层间,经回抽无血,将上述滤过空气注入。每点注射10ml,每次可将压痛点全部注射完毕,每隔3~5日注射1次,一般注射3次即可。

[临床疗效]　据张合县等报道,临床应用该法共治疗肩关节周围炎患者60例,痊愈35例,占58%,有效18例,占30%,无效7例,占12%,总有效率达88%。

方法5

[治疗部位]　局部压痛点明显处。

[选用药物]　5%~10%当归注射液5~10ml。

[具体操作]　嘱患者取端坐位,按局部注射操作常规进行,局部皮肤常规消毒,采用5或10ml一次性使用注射器连接牙科麻醉5号细长针头,抽取上述药液后,于肩关节周围肌肉压痛点明显处注射,每次注射2~6个压痛点。每日或隔日注射1次,6次为1个疗程。一般治疗3~6个疗程即可收效。

[临床疗效]　据王兰英报道,临床应用该法共治疗各型肩周炎患者120例,治愈44例,占36.7%;显效42例,占35%;好转32例,占26.7%;无效2例,占1.6%,总有效率达98.4%。

方法6

[治疗部位]　明显压痛点处。

[选用药物]　5%当归注射液1ml、地塞米松磷酸钠注射液4mg(2ml)混合均匀。

［具体操作］　按局部注射操作常规进行,局部皮肤常规消毒,采用 5ml 一次性使用注射器连接 6～7 号注射针头,抽取上述混合药液后,于明显压痛点处注入。每隔 3 日注射 1 次,5 次为 1 个疗程。

［临床疗效］　据安世罴报道,临床应用该法共治疗各型肩周炎患者 40 例,痊愈 12 例,明显好转 23 例,好转 3 例,无效 2 例。痊愈率达 30％,总有效率达 95％。

3. 验方荟萃

方法 1

［治疗部位］　痛点局部。

［选用药物］　醋酸泼尼松龙混悬液 12.5mg(0.5ml),加 1％盐酸利多卡因注射液 5ml 混合均匀。

［具体操作］　按局部注射操作常规进行,局部皮肤常规消毒,采用 5ml 一次性使用注射器连接 6～7 号注射针头,抽取上述混合药液后,快速进针刺入皮下,并直达痛点处,将上述混合药液缓慢注入。每隔 7 日注射 1 次,3 次为 1 个疗程。

［临床疗效］　对肩关节周围炎疼痛较为局限者,疗效较好。

方法 2

［治疗部位］　肩关节囊内。

［选用药物］　①1％盐酸利多卡因注射液 6ml;②0.9％氯化钠(生理盐水)注射液 40ml(冷藏)。

［具体操作］　按局部注射操作常规进行,局部皮肤常规消毒,采用 10ml 一次性使用注射器连接 5.5 或 6 号注射针头,先取①药 3ml 做局部麻醉,然后快速进针刺入皮下,并直达肩关节囊内,将剩余的①药 3ml 注入,同时采用 50ml 一次性使用注射器抽取上述②药后注入以扩张关节囊。注射后,做肩关节功能锻炼,每日 4 次。2 周后,做第 2 次液压扩张,继续功能锻炼。

［临床疗效］　具有明显的止痛和恢复肩关节功能的作用。

方法 3

［治疗部位］　肩关节周围局部痛点。

［选用药物］　10％葡萄糖注射液 20ml。

［具体操作］　按局部注射操作常规进行,局部皮肤常规消毒,采用 20ml 一次性使用注射器连接 6～7 号注射针头,抽取上述药液后,快速进针刺入皮下,在深达局部痛点,然后将上述药液缓慢注入,隔日注射 1 次,5 次为 1 个疗程。

方法 4

［治疗部位］　前斜角肌处。

［选用药物］　0.25％～0.50％盐酸普鲁卡因注射液(过敏试验阴性者)5～8ml。

［具体操作］　嘱患者取仰卧位,头略转向健侧。局部皮肤常规消毒,采用 5 或

10ml 一次性使用注射器连接 5 号皮试注射针头,抽取上述药液后,在选定的穿刺点进针,可直接刺入肌内进行注射,但其深度不要超过 1cm。若针头刺入前、中斜肌沟内时,只要针尖向内下方穿破肌筋膜即可,即可达臂丛神经区内。经抽吸无回血、脑脊液或空气时,即注入上述药液,待 5～7 日后,可重复注射 1 次。注射后,患者并无明显的感觉、运动障碍,而能使肌肉松弛。采用低浓度的盐酸普鲁卡因或利多卡因药液,十分有利于门诊患者的治疗。

[注意事项] ①针头刺入不宜过深,尤其要避免针尖向下方深刺,以避免产生气胸的危险。若针尖刺向前、中斜角肌沟,穿过筋膜,有突破感时,再进针少许即达穿刺部位,此时注射药液,其疗效甚为满意。否则,易伤及肺尖或血管。②注射盐酸普鲁卡因注射液前应常规做过敏试验,待试验结果阴性后,方可使用。

方法 5

[治疗部位] 肩胛冈上肩切迹及冈上肌处。

[选用药物] "史氏配制药液"[0.25％盐酸普鲁卡因注射液(过敏试验阴性者)或低浓度盐酸利多卡因注射液 15～20ml,加入醋酸曲安奈德混悬液 10～15mg(1.0～1.5 ml),必要时再加盐酸消旋山莨菪碱(654-2)注射液 8～10mg(0.8～1.0ml)及维生素 B_{12} 注射液 0.1mg(1ml)混合均匀]。

[具体操作] 嘱患者取俯卧位,两上肢置于头侧;或取侧卧位,患侧在上。采用 20ml 一次性使用注射器连接 6～7 号注射针头,抽取上述"史氏配制药液"后,先测量肩胛冈全长及确定其中外 1/3 交界点,在该点上方 3cm 处,肩胛冈前方的凹陷处,将针头呈 45°角刺入,在凹陷处即可找到肩胛切迹。另外一法也可测得肩切迹的具体位置,即沿肩胛冈走向做一直线划出,再将肩胛下角平分,平分线向上延长,与上述肩胛冈线交叉,交叉所成之外上角再平分,在此平分线上距交叉点 1.5～2.0cm 处,可进行穿刺,并摸索出肩胛切迹即可,经抽吸无回血或气体时,即可进行局部注射。然后再将针尖向肱骨头方向刺入,并可进行冈上肌注射。每次注射上述"史氏配制药液"20ml 左右。

[注意事项] ①该法较为安全,只有在穿刺肩胛上切迹时,要避免刺入血管或胸腔。②注射盐酸普鲁卡因注射液前应常规做过敏试验,待试验结果阴性后,方可使用。

方法 6

[治疗部位] 肩胛胸廓机构处。

[选用药物] "史氏配制药液"配制方法同"方法 5"。

[具体操作] 嘱患者取俯卧位;或取侧卧位,患侧在上。在两臂前伸,肘屈曲的位置下,肩胛骨表面标记显现明显。采用 20ml 一次性使用注射器连接 6～7 号注射针头,抽取上述"史氏配制药液"后,先于肩胛骨内上角稍下方处进针,待针尖触及脊柱缘上端边缘部时,即可做少量上述药液注射,然后将针尖滑刺向肩胛前

缘,贴紧肩胛骨胸廓侧骨面,继续进针数厘米,对准肩胛骨中心部注射。必须注意,不管是在进针及退针时,均应用边行针边注射的方法进行,然后拔出针头;接着,再做腋窝缘上端边缘穿刺,滑向肩胛骨前方骨面,用同法行边进针边注射的方法,以充分浸润肩胛骨外侧面为主;最后针尖滑向肩胛骨的中下部,然后进行注射操作。针头拔出后,嘱患者做被动肩胛胸廓间活动,并进行自我推拿、自动活动锻炼。每次注射上述"史氏配制药液"40ml左右。

[注意事项] ①注射时,针头一定要首先找到肩胛边缘,然后再滑行,贴紧肩胛骨前骨面进针,以防止进入胸腔或损伤肋间血管、神经。②边进针边注射时,一定要常规行注射前抽吸一下注射器。③注射盐酸普鲁卡因注射液前应常规做过敏试验,待试验结果阴性后,方可使用。

(三)封闭注射疗法

1. 临床采菁

方法1

[治疗部位] 痛点局部。

[选用药物] 1%盐酸普鲁卡因注射液(过敏试验阴性者)适量,加维生素C注射液25.0mg混合均匀。

[具体操作] 注射前,仔细寻找压痛点以确定封闭的部位。压痛点基本上都在肩肌与骨骼的附着部处,其中以肱骨小结节、肩胛冈下窝与肩胛喙突为最常见。在寻找压痛点时,一定要确切地找出压痛最显著的一点,作为封闭时的注射点。采用5ml一次性使用注射器连接6~7号注射针头,抽取上述混合药液后,快速进针刺入皮下,并直达骨质,经回抽无血后,即缓慢注入上述混合药液2~3ml。一般每周封闭注射1次,每3~5次为1个疗程。注射后,应积极配合功能锻炼,以促进功能恢复。

[临床疗效] 主治肩周炎。据张冠超报道,临床应用该法共治疗肩关节周围炎患者97例(102例肩),优者55例肩,占53.92%;良者39例肩,占38.24%;有效者7例肩,占6.86%;无效者1例肩,优良率92.16%。

[注意事项] 注射盐酸普鲁卡因注射液前应常规做过敏试验,待试验结果阴性后,方可使用。

方法2

[治疗部位] 肌间沟臂丛神经。

[选用药物] 1%盐酸普鲁卡因注射液(过敏试验阴性者)20ml,加地塞米松磷酸钠注射液2~3mg混合均匀;合并上肢麻痹或肌肉萎缩者,加三磷腺苷(三磷酸腺苷、ATP)注射液、维生素B_1注射液、维生素B_{12}注射液;剧痛者,酌加2%盐酸利多卡因注射液或0.25%盐酸布比卡因注射液。

[具体操作] 嘱患者取仰卧位,双肩胛下置一横枕,头后伸并转向对侧。先找

出胸锁乳突肌锁骨头的外侧缘,再通过环状软骨划一横线,两者相交点即为进针点。采用50ml一次性使用注射器连接4cm长的小注射针头(5.5号),抽取上述混合药液后进行穿刺,不先做局麻皮丘,径自穿刺点垂直进针(边注入麻药),缓慢突破肩胛舌骨肌膜,经回抽无血及脊髓后,即可将上述混合药液注入。穿刺后针头固定,部分患者可见针头随动脉搏动。注射后静卧5~10分钟。一般3~5日注射1次,3~5次为1个疗程。

[临床疗效]　注射药液后3~5分钟开始痛减,6~10分钟患肢变重,乏力、疼痛缓解,肩臂痹软持续时间随用药而异,大多数患者30分钟阻滞现象消失。据陈卓雄报道,临床应用该法共治疗肩关节周围炎患者101例,其中注射阻滞治疗2次,痛苦明显减轻33例,3~4次39例,5次21例,8例至第2个疗程(注射阻滞治疗6~9次,疗程间距7~10日)才获显著疗效。在临床应用该法治疗的同时,并辅助口服中药汤剂三痹汤,处方:人参、炙黄芪、白术、当归、川芎、白芍、茯苓、炙甘草、桂心、防己、炮乌头、细辛、生姜、大枣(《张氏医通·卷十四》)。小剂量西药(吡罗昔康片20mg,地塞米松磷酸钠片0.75mg),颈椎骨质增生者加用牵引疗法,内服骨仙片等,可起协同作用,以加强疗效,缩短疗程。

[注意事项]　①注药后,常有短暂头晕感,数例女性患者伴恶心、呕吐、面青、出汗等症状。饮热开水或搽药油后可获得缓解。在注药过程中,因局部静脉分布变异,需注意不要刺中血管。②注射盐酸普鲁卡因注射液前应常规做过敏试验,待试验结果阴性后,方可使用。

2. 验方荟萃

[治疗部位]　痛点局部。

[选用药物]　①5%当归注射液0.5~1.0ml;②0.5%盐酸普鲁卡因注射液(过敏试验阴性者)5ml,加醋酸泼尼松龙混悬液25mg(1ml)。

[具体操作]　按封闭注射操作常规进行,局部皮肤常规消毒,采用10ml一次性使用注射器连接6~7号注射针头,抽取其中1种药液后,做局部痛点封闭注射。每周注射1次,连续治疗2~3次为1个疗程。

[注意事项]　注射盐酸普鲁卡因注射液前应常规做过敏试验,待试验结果阴性后,方可使用。

【按评】　肩关节周围炎是肩关节囊和关节周围软组织的慢性无菌性炎症反应,使肩关节周围组织广泛粘连所致。其疼痛是标,粘连是本。注射疗法治疗本病,临床报道甚多,治疗方法也有多种,有穴位注射疗法、局部注射疗法、封闭注射疗法等。它们都具有方法简便、快捷、高效、安全、经济等优点。据上述临床资料表明,其有效率皆在90%以上。目前,注射疗法治疗本病,治疗经验报道较多,而实验研究方面尚有不足。因此,有待于今后在临床应用的同时,应大力加强对本病的实验研究,阐明其治疗机制,形成一套完整的治疗方案。同时必须强调指出,在采用注射疗法治疗的同时,应嘱患者积极开展体育锻炼活动,使粘连的组织得到解除,才能使本病得到彻底治愈。

肩关节周围炎是临床骨伤科常见病、多发病,在病变早期,给予针刺、理疗、推拿、拔罐等,皆有一定地疗效,但病至中、晚期,则疗效大减,此时如若使用穴位注射疗法,不失为提高疗效,缩短疗程的一种好方法。穴位注射所选穴位,一般都是局部及邻近俞穴为主,所选药物,一般有几大类:一是糖皮质激素类,如醋酸泼尼松龙、醋酸曲安奈德、地塞米松等;二是中药活血止痛类,如当归注射液、丹参注射液等;三是维生素类,如维生素 B_{12}、维生素 B_1 等,皆有较好的疗效。

穴位注射的同时,也可配合运用其他治疗方法,主要是功能锻炼和推拿疗法,目的是解除肩关节的粘连,其次是针刺疗法,目的是通络止痛,其他诸如中药离子透入,中药贴敷,TDP 照射、电针疗法、拔罐疗法、艾灸法等,均是较好的配合治疗方法,临床上可选择使用。

附:肩关节撞击综合征

【治疗方法】

[治疗部位]　肩峰下间隙处。

[选用药物]　醋酸曲安奈德混悬液 10mg(1ml)、1%盐酸利多卡因注射液 5ml 混合均匀。

[具体操作]　嘱患者取端坐位,以推拿手法点按肩井、肩髃、肩贞、肩髎等穴位,并轻柔提拿、按揉肩峰周围、斜方肌、肱二头肌长头腱、三角肌、肱三头肌等组织。在肩外展 90°位时,以手法搓、揉肩周围的肌肉及韧带。同时取上述混合药液,从肩峰或肩峰外侧处进针,注入肩峰下间隙内。每周注射 1 次,10 日为 1 个疗程,其间施行推拿手法治疗 6～7 次,局部注射 1 次,2 个疗程间相隔 2～3 日。

[临床疗效]　据刘尚平报道,临床应用该法共治疗肩关节撞击综合征患者 56 例,经 1～2 个疗程治疗后,痊愈 23 例,显效 27 例,好转 2 例,无效 4 例。痊愈率达 41.07%,总有效率达 92.86%。其中 40 例患者经 3 个月以上随访观察,其疗效巩固,未见复发。

二、冈上肌肌腱炎

因外伤,急、慢性劳损或风寒湿邪入侵而致冈上肌肌腱产生无菌性炎症,当肩关节活动在一定范围内产生疼痛者,就称为"冈上肌肌腱炎",又称为"外展综合征"。本病的临床特点是肩关节在外展活动时疼痛加剧而受限制。但被动性的外展时不痛,也不受限制。

引起本病的主要原因是由于人至中年以后,气血渐衰而使冈上肌失去濡养而易于劳损,再加上肩关节活动频繁或因感受风寒湿邪或因直接遭受外力暴伤,使冈上肌肌腱损伤,当肩关节经常在 90°左右范围活动时,冈上肌因无肩峰下滑囊保护而与肩峰摩擦以致更易造成损伤,继而产生水肿、非特异性炎症,甚者产生纤维化、钙化征象。

本病在中医学,属"肩凝风""筋痹"等病证范畴。

【病因病机】

(一)病因

1. **外伤** 在肩部扭、挫、抻、闪等多种损伤的过程中,冈上肌腱是最容易被累及者之一。伤后治疗不当或不及时,都可继发冈上肌肌腱炎。

2. **劳损** 长期从事依靠上肢来完成的工作,单一、反复地劳累冈上肌腱,诱发该肌腱的慢性炎症。

3. **退变** 相当一部分患者发病前没有明显的急、慢性损伤病史。只是随着年龄的增大,冈上肌腱发生退行性变,进而出现慢性的炎症反应。

(二)病机

按中医学理论,导致冈上肌肌腱炎的病机大致有 3 条:①男子年过 50 岁,女子年过 45 岁,肝肾渐虚,肝藏血、主筋;肾藏精,精血互生,肝肾亏虚则气血精津不足,经脉不充,筋腱失其濡养,产生退化,筋失荣养则运动不利,隐隐作痛,不耐劳累,易疲劳。②当肩关节做某些不适当的动作时,可以使得冈上肌腱受到过度牵拉,造成筋腱损伤,经脉破裂,血溢脉外形成瘀滞则局部红肿,刺痛拒按。③长期反复的肩部活动,使冈上肌腱久劳受损,筋膜变性则易疲劳,不堪用力,用力稍多即发疼痛。

从西医学的角度来看,人过 40 岁,机体内许多组织已开始退行性改变。冈上肌腱在全身肌组织中属于退变好发部位之一。随着退变的发生与发展,冈上肌腱内逐渐出现肿胀、肌纤维断裂等变化。由于机体的自身修复能力,瘢痕组织又陆续充填到破损的组织中,使得该肌腱变得粗糙,弹性降低,强度减弱,脆性增加,易发断裂。伴随修复过程,钙盐也可沉积于肌腱之中,成为钙化性冈上肌腱炎。

另外,在肩关节外展 90°以上时,肩峰下滑囊完全缩进肩峰下,此时冈上肌腱的抵止部可与肩峰直接接触。在此基础上进一步做肩关节的上举动作,即可使前二者相互摩擦。长期频繁的肩关节外展、上举动作,可使冈上肌腱因过度的摩擦而出现慢性损伤及炎性改变,致肌腱变性并与周围组织粘连。累及日久,肩峰的前下方也会因摩擦、撞击而形成不规则的增生骨赘,致使活动疼痛和受限的范围发生于肩关节外展 60°~120°。

【诊断要点】

1. **一般情况** 多见于 50—60 岁的中老年人,体力劳动者多于脑力劳动者。多有急、慢劳损或外伤或感受风寒湿邪病史。

2. **症状** ①急性发作时肩外侧剧痛,疼痛多为持续性,运动时加重,有时向颈或肘关节放射。严重时影响患者食欲、休息。局部肌肉痉挛,运动障碍。肱骨结节处压痛最为明显,疼痛经数周后逐渐减轻。②疼痛特点:肩关节各方面活动除外展活动外,其余多不受限制。当患肢外展 40°时,开始发生肩部疼痛,继续抬高外展时,疼痛进一步加重,但当抬高至 130°后疼痛则反而减轻,即形成所谓的疼痛弧。因而对 60°~120°这一范围内的疼痛称为疼痛弧,这是本病的主要特点。③局部检查时有下列 3 个压痛点存在:冈上肌肌腱在肱骨大结节的止端处;肩峰下滑囊区;三角肌的止端。

3. X 线摄片检查　肩关节无骨质改变,如形成冈上肌钙化灶时,肩关节正位片可见大结节上方的冈上肌腱内有较小的、密度不一致的、不规则的钙化影。另外,大结节尚有不同程度的骨质疏松征象。

4. 鉴别诊断　本病须与肱二头肌长头肌腱炎、冈上肌肌腱断裂、肩关节周围炎、肩部滑囊炎等相鉴别。

【中医证型】

1. 瘀滞型　本型多见于急性发作期。发病较急,肩部疼痛较剧,以夜间为甚,局部肿胀,压痛明显,动作较快时,肩部肌筋“咿轧”作响,舌质淡红或有瘀斑,苔薄白或薄黄,脉弦或细涩。

2. 虚寒型　本型多见于疾病的后期。肩部酸胀,劳累后剧增,遇寒痛剧,得温痛减,舌质淡,苔薄白,脉沉细或沉迟。

3. 虚损型　发病年龄偏大,起病缓慢,肩部隐隐作痛,昼轻夜重,活动不利,劳累加重,休息减轻,喜热怕冷,舌质淡或黯红,少苔乏津,脉细弱无力。

4. 钙化型　病程长,疼痛重,肩部僵硬,肩后上部肌组织痉挛,舌质淡、苔白,脉弦紧。X 线检查可见肌腱内有点状钙化影。

【治疗方法】

(一)穴位注射疗法

1. 笔者经验

[临证取穴]　肩髃、肩贞、肩井、臂臑、曲池、合谷、阿是穴。

[选用药物]　醋酸泼尼松龙混悬液 25mg(1ml)、复方当归注射液 2ml,加盐酸利多卡因注射液 4mg(2ml)混合均匀。

[具体操作]　每次选患侧 2~3 穴。按穴位注射操作常规进行,穴位皮肤常规消毒,采用 5ml 一次性使用注射器连接 6 或 6.5 号注射针头,抽取上述混合药液后,快速进针刺入皮下,稍做提插待有酸、麻、胀等针感得气时,经回抽无血后,将上述混合药液徐缓注入。每次每穴注射 1ml,每隔 7 日注射 1 次,3 次为 1 个疗程。

[主治与疗效]　主治冈上肌肌腱炎。笔者临床应用该法共治疗冈上肌肌腱炎患者 309 例,治愈 278 例,显效 22 例,有效 6 例,无效 3 例。治愈率达 89.97%,总有效率达 99.03%。

2. 验方荟萃

方法 1

[临证取穴]　主穴取阿是穴;配穴取肩髃、臑俞、骨髎、臂臑、肩内陵、天宗、巨骨、后溪、养老。

[选用药物]　复方当归注射液 2ml、维生素 B_{12} 注射液 0.5mg(1ml),加盐酸利多卡因注射液 4mg(2ml)混合均匀。

[具体操作]　主穴每次必取,配穴选 2～3 穴。按穴位注射操作常规进行,穴位皮肤常规消毒,采用 5ml 一次性使用注射器连接 6 或 6.5 号注射针头,抽取上述混合药液后,快速进针刺入皮下,稍做提插待有酸、麻、胀等针感得气时,经回抽无血后,将上述混合药液徐缓注入。每次每穴注射 1ml,每日注射 1 次,5～7 次为 1 个疗程。

[主治与疗效]　主治冈上肌肌腱炎。

方法 2

[临证取穴]　主穴取阿是穴;配穴取尺泽、曲池、曲泽、肩贞、肩髃、秉风。

[选用药物]　香丹(复方丹参)注射液 4ml。

[具体操作]　主穴每次必取,配穴选 2 穴。按穴位注射操作常规进行,穴位皮肤常规消毒,采用 5ml 一次性使用注射器连接 6 或 6.5 号注射针头,抽取上述混合药液后,快速进针刺入皮下,稍做提插待有酸、麻、胀等针感得气时,经回抽无血后,将上述混合药液徐缓注入。每次每穴注射 1ml,每日注射 1 次,5～7 次为 1 个疗程。

[主治与疗效]　主治冈上肌肌腱炎。

方法 3

[临证取穴]　阿是穴(患侧压痛点)、养老、巨骨、曲垣。

[选用药物]　5%当归注射液 4ml。

[具体操作]　每次选患侧 4 穴。按穴位注射操作常规进行,穴位皮肤常规消毒,采用 5ml 一次性使用注射器连接 6 或 6.5 号注射针头,抽取上述混合药液后,快速进针刺入皮下,稍做提插待有酸、麻、胀等针感得气时,经回抽无血后,将上述混合药液徐缓注入。每次每穴注射 1ml,每日注射 1 次,5～7 次为 1 个疗程。

[主治与疗效]　主治冈上肌肌腱炎。

方法 4

[临证取穴]　患侧巨骨、曲垣、肩髃、肩髎、肩贞、曲池、外关。

[选用药物]　复方当归注射液 4ml。

[具体操作]　每次选患侧 4 穴。按穴位注射操作常规进行,穴位皮肤常规消毒,采用 5ml 一次性使用注射器连接 6 或 6.5 号注射针头,抽取上述混合药液后,快速进针刺入皮下,稍做提插待有酸、麻、胀等针感得气时,经回抽无血后,将上述混合药液徐缓注入。每次每穴注射 1ml,每日注射 1 次,5～7 次为 1 个疗程。

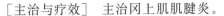

［主治与疗效］ 主治冈上肌肌腱炎。

方法5

［临证取穴］ 阿是穴(压痛点)。

［选用药物］ 醋酸泼尼松龙混悬液 25mg(1ml),加盐酸普鲁卡因注射液(过敏试验阴性者)3ml 混合均匀。

［具体操作］ 在肱骨大结下附近选准阿是穴(压痛点)。按穴位注射操作常规进行,穴位皮肤常规消毒,采用 5ml 一次性使用注射器连接 6 或 6.5 号注射针头,抽取上述混合药液后,快速进针刺入皮下,稍做提插待有酸、麻、胀等针感得气时,经回抽无血后,将上述混合药液徐缓注入。每次每穴注射 1～2ml,每周注射 1 次,3 次为 1 个疗程。如压痛点较为广泛,可选 2～3 处压痛最明显处注射。

［主治与疗效］ 主治冈上肌肌腱炎。

方法6

［临证取穴］ 天宗、肩髃、肩髎、曲池。

［选用药物］ 5％当归注射液。

［具体操作］ 每次选 2～3 穴,各穴轮换交替使用。按穴位注射操作常规进行,穴位皮肤常规消毒,采用 2ml 一次性使用注射器连接 6～7 号注射针头,抽取上述药液后,快速进针刺入皮下,稍做提插待有酸、麻、胀等针感得气时,经回抽无血后,将上述药液徐缓注入。每次每穴注射 0.5ml,每日注射 1 次,连续治疗 3～5 次为 1 个疗程。

［主治与疗效］ 主治冈上肌肌腱炎。

(二)局部注射疗法

1. 笔者经验

［治疗部位］ 压痛最明显处。

［选用药物］ 醋酸曲安奈德混悬液 10mg(1ml),加盐酸利多卡因注射液 4mg(2ml)混合均匀。

［具体操作］ 按局部注射操作常规进行,局部皮肤常规消毒,采用 5ml 一次性使用注射器连接 6 或 6.5 号注射针头,抽取上述混合药液后,快速进针刺入皮下,并深达痛点,经回抽无血后,于痛点徐缓注入上述药液。每隔 7 日注射 1 次,3 次为 1 个疗程。

［临床疗效］ 笔者临床应用该法共治疗冈上肌肌腱炎 345 例,治愈 322 例,有效 15 例,无效 8 例。治愈率达 93.33％,总有效率达 97.68％。

2. 临床采菁

方法

［治疗部位］ 局部痛点。

［选用药物］ 地塞米松磷酸钠注射液 5mg(1ml)。

[具体操作]　按局部注射操作常规进行,局部皮肤常规消毒,采用 5ml 一次性使用注射器连接 6～7 号注射针头,抽取上述药液后,快速进针刺入皮下,并深达痛点,经回抽无血后,于痛点徐缓注入上述药液。每日或隔日注射 1 次,3～5 次为 1 个疗程。

[临床疗效]　适用于本病急性发作期时的治疗。据刘付尧报道,临床应用该法共治疗冈上肌肌腱炎患者 121 例,治愈(患部疼痛消失,外展、上举不受限制)66 例,好转(患部疼痛减轻,外展活动得到改善)44 例,无效 6 例,另有 5 例因故中断治疗。治愈率达 56.9%,总有效率达 94.82%。

3. 验方荟萃

方法 1

[治疗部位]　患侧肩峰下诸点处。

[选用药物]　"史氏配制药液"[0.25%盐酸普鲁卡因注射液(过敏试验阴性者)或低浓度盐酸利多卡因注射液 15～20ml,加入醋酸曲安奈德混悬液 10～15mg(1～2ml),必要时再加盐酸消旋山莨菪碱(654-2)注射液 8～10mg(0.8～1.0ml)及维生素 B_{12} 注射液 0.1mg(1ml)混合均匀]。

[具体操作]　嘱患者取仰卧位,患肩略微垫高。在肩峰下与肱骨大结节之间,可触及肩峰下外侧凹陷,其凹陷底层处,即为肱骨头外侧及其附着的肩胛袖。按局部注射操作常规进行,局部皮肤常规消毒,采用 20ml 一次性使用注射器连接 6～7 号注射针头,抽取上述混合药液后,针尖即可在此凹陷处刺入,首先寻找肩胛袖,刺入时有坚韧的感觉,其下即为硬性骨组织(肱骨头),在此可做上述混合药液的注射。并在同一平面上,改变针尖方向再做扇形注射,尽量使肩胛袖诸附着点都能得到药液的浸润。然后,再改变针头的方向,向肩峰下的外前方,喙突肩峰韧带处进行注射。在注射的同时,将肩峰下滑囊也进行注射。每次注射上述"史氏配制药液"10～15ml。

[注意事项]　①每次注射时,应尽量按解剖分布进行,不要遗漏,则疗效会取得较好。②注射盐酸普鲁卡因注射液前应常规做过敏试验,待试验结果阴性后,方可使用。

方法 2

[治疗部位]　痛点。

[选用药物]　丹参注射液、灭菌注射用水、1%～2%盐酸普鲁卡因注射液(过敏试验阴性者)各 1ml 混合均匀。

[具体操作]　按局部注射操作常规进行,局部皮肤常规消毒,采用 5ml 一次性使用注射器连接 6～7 号注射针头,抽取上述混合药液后,快速进针刺入皮下,并深达痛点,经回抽无血后,于痛点徐缓注入。隔日注射 1 次,3～5 次为 1 个疗程。

[临床疗效]　该法对损伤后未及时治疗,形成轻度的血瘀作痛的冈上肌肌腱

炎,疗效颇佳,一般治疗1个疗程即见疗效。

[注意事项] 注射盐酸普鲁卡因注射液前应常规做过敏试验,待试验结果阴性后,方可使用。

方法3

[治疗部位] 局部痛点。

[选用药物] 0.25%～1%盐酸普鲁卡因注射液(过敏试验阴性者)10～30ml。

[具体操作] 于肩峰垂线上,肩峰下1.5cm处为一点,通过此点做一横线,向后1cm处为注射点。按局部注射操作常规进行,局部皮肤常规消毒,采用10～50ml一次性使用注射器连接6～7号注射针头,抽取上述药液后,于局部痛点进针3.0～3.5cm,经回抽无血后,缓慢将上述药液推入。每周注射1次,5次为1个疗程。

[临床疗效] 主要用于冈上肌肌腱炎急性发作期时的治疗,常能迅速止痛。

[注意事项] 注射盐酸普鲁卡因注射液前应常规做过敏试验,待试验结果阴性后,方可使用。

(三)封闭注射疗法

[治疗部位] 肩胛上神经。

[选用药物] 2%盐酸普鲁卡因注射液(过敏试验阴性者)5～10ml。

[具体操作] 按封闭注射操作常规进行,局部皮肤常规消毒,采用5或10ml一次性使用注射器抽取上述药液后,接上6～7号5cm长注射针头,垂直刺入肩胛切迹(该切迹位于肩胛骨内侧缘与肩胛冈肩峰尖端连线的中点处)上方约1cm处,用针尖寻找该切迹,找到该切迹后,针尖向深处刺入0.3～0.4cm,经回抽无血后,将上述药液徐缓注入,待5分钟后,开始自主与被动活动肩关节。

[临床疗效] 注射后,大多数患者可减轻症状,少数患者可获得彻底痊愈。

[注意事项] 注射盐酸普鲁卡因注射液前应常规做过敏试验,待试验结果阴性后,方可使用。

【按评】 冈上肌肌腱炎是临床骨伤科常见疾病,它常与肩关节周围炎、肩部滑囊炎、肱二头肌长头肌腱炎、冈上肌肌腱断裂等疾病相混淆,治疗前须认真鉴别。西医学对本病的常规治疗,只能使用镇痛药对症处理。中医学对本病的常规治疗,常采用推拿疗法及内服汤剂来进行,但疗程较长,较为麻烦,且医药费用较高,患者往往难于接受。注射疗法治疗本病,有多种疗法可供选用,其疗效皆较好、疗程较短、费用低廉、患者乐于接受,故值得临床上进一步推广应用,并可作为治疗本病的首选疗法,上述各种治疗方法可供临床应用时引用或参考。

附:臂丛神经损伤

因神经根、神经索和神经干的原发性或继发性病变所引起的臂丛及其周围神经损伤,称为臂丛神经损伤。

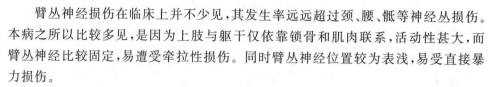

臂丛神经损伤在临床上并不少见,其发生率远远超过颈、腰、骶等神经丛损伤。本病之所以比较多见,是因为上肢与躯干仅依靠锁骨和肌肉联系,活动性甚大,而臂丛神经比较固定,易遭受牵拉性损伤。同时臂丛神经位置较为表浅,易受直接暴力损伤。

中医学将其归属于"伤筋""痿证"等病证范畴。

【病因病机】 臂丛神经系由颈$_{5\sim8}$与胸$_1$所组成。造成其损伤的常见病因为臂丛神经炎、臂丛神经受压迫、外伤、骨折或脱位、肿瘤及铅中毒、酒精中毒等,使臂丛及周围神经损伤而出现感觉减退、肌力减退、痿弱、腱反射降低及自主神经障碍。

中医学认为,本病可由金疮跌仆,引起内外出血,造成伤血耗气,以致经脉空虚;或瘀血不敷,气血运行不畅,引起经脉阻滞;或由外感风寒湿热之邪留滞经络,使气血壅郁,络脉瘀阻,均可导致肢体筋经失养而痿废不用,麻木不仁。

1. 牵拉性损伤 大部分系由生产伤所致,工伤、交通事故和手术时体位不正亦可造成。当某种外力作用于患者的头部或肩部,使头向对侧偏斜,或使肩部向下坠,或二者同时发生,则臂丛神经上部紧张或断裂,其结果为上臂型损伤。当患肢强度外展,或被牵拉向上,则臂丛神经下部紧张或断裂,其结果为下臂型损伤。如外力过于强大时,全部臂丛神经都可能受到不同程度的损害,为全臂型损伤。

牵拉性损伤,根据受伤部位可分为椎孔内损伤(系指损伤发生在神经根与脊髓的结合部)与椎孔外损伤(系指损伤发生在神经根、干、支束等部位)。

2. 直接暴力损伤 多见于战伤如贯通枪伤、弹片炸伤等。损伤范围较广,断端多不规则,大部分的神经组织被挫伤或造成较大范围的神经缺损。

3. 局部挤压损伤 臂丛神经附近的肿瘤,无论原发的或转移的都可能压迫臂丛神经。此外,如凹陷性骨折、肩关节前脱位、肱骨外科颈骨折移位亦可压迫臂丛神经。

【诊断要点】

1. 臂丛及周围神经受损后,其所支配的肌肉立即瘫痪,继之逐渐萎缩,相应的肌腱反射消失,肢体可出现如爪手、猿手、垂腕等情况,其分布区各种感觉也完全丧失。

2. 电刺激检查可见电变性反应及强度时间曲线改变,肌电图检查可见纤维性颤动、正锐波、束颤现象及对随意活动的影向大大减少或消失。

【治疗方法】

1. 笔者经验

[临证取穴] 外关穴外上1寸(同身寸)处、手三里、曲池。

[选用药物] 盐酸呋喃硫胺注射液100mg(2ml)、维生素 B$_{12}$注射液各 0.5mg(1ml)混合均匀。

[具体操作] 每次均取患侧穴位。按穴位注射操作常规进行,穴位皮肤常规消毒,采用 5ml 一次性使用注射器连接 6 或 6.5 号注射针头,抽取上述药液后,快速进针刺入皮下,稍做提插、捻转手法,待有酸、麻、胀等针感得气时,经回抽无血后,将上述混合药液缓慢注入。每次每穴注射 1ml,每日注射 1 次,10 次为 1 个疗程,疗程间相隔 3～5 日。

[主治与疗效] 主治臂丛神经损伤。笔者临床应用该法共治疗臂丛神经损伤患者 25 例,经 1 个疗程治疗后,治愈(症状消失,肌力恢复,活动自如)14 例,6 例经 2 个疗程治疗获愈,显效 3 例,有效 2 例。治愈率达 80%,所治患者全部获效。

2. 临床采菁

[临证取穴] 颈$_6$～胸$_1$夹脊穴、肩前、肩髃、肩贞、极泉、合谷。

[选用药物] 香丹(复方丹参)注射液 4ml。

[具体操作] 每次取 4～5 穴,各穴轮换交替使用。按穴位注射操作常规进行,穴位皮肤常规消毒,采用 5ml 一次性使用注射器连接 6 或 6.5 号注射针头,抽取上述药液后,快速进针刺入皮下,稍做提插、捻转手法,待有酸、麻、胀等针感得气时,经回抽无血后,将上述混合药液缓慢注入。每次每穴注射 0.5～1.0ml,隔日注射 1 次,10 次为 1 个疗程。

[主治与疗效] 主治臂丛神经损伤。据潘玉印报道,临床应用该法共治疗臂丛神经损伤患者 37 例,治疗次数最少 3 次,最多 27 次。痊愈 32 例(占 86.49%),有效 4 例(占 10.81%),无效 1 例(占 2.70%)。

3. 验方荟萃

方法 1

[临证取穴] 取穴分 3 组,第 1 组取手五里、偏历;第 2 组取四渎、阳池;第 3 组取曲池、合谷。

[选用药物] 氢溴酸加兰他敏注射液 1mg(1ml)、维生素 B$_1$注射液 100mg(2ml)混合均匀。

[具体操作] 每次按序取 1 组,3 组穴位轮换交替使用。按穴位注射操作常规进行,穴位皮肤常规消毒,采用 5ml 一次性使用注射器连接 6 或 6.5 号注射针头,抽取上述混合药液后,快速进针刺入皮下,稍做提插、捻转手法,待有酸、麻、胀等针感得气时,经回抽无血后,将上述混合药液缓慢注入。每次每穴注射 1.5ml,每日注射 1 次,10 次为 1 个疗程。

[主治与疗效] 主治臂丛神经损伤。

方法 2

[临证取穴] 臂臑、曲池、手三里。

[选用药物] ①药为维生素 B$_1$注射液 100mg(2ml)、维生素 B$_{12}$注射液 0.1mg(1ml)混合均匀;②药为氢溴酸加兰他敏注射液 1mg(1ml)、5%当归注射液 2ml 混

合均匀。

[具体操作] 每次均取患侧穴位。按穴位注射操作常规进行,穴位皮肤常规消毒,采用 5ml 一次性使用注射器连接 6 或 6.5 号注射针头,按序抽取上述两种混合药液中的一种药液后,快速进针刺入皮下,稍做提插、捻转手法,待有酸、麻、胀等针感得气时,经回抽无血后,将上述混合药液缓慢注入。每次每穴注射 0.5~1.0ml,每日或隔日注射 1 次,10 次为 1 个疗程。

[主治与疗效] 主治桡神经麻痹。

【按评】 臂丛神经损伤发病的早期应用穴位注射治疗,具有见效快,疗效佳的特点。久病患者如果耐心治疗亦能取得一定地疗效。

必须早期配合推拿疗法及康复锻炼,完全瘫痪时先做被动运动,待恢复后配合主动活动,以防关节、韧带僵化,有利于肢体功能的恢复。

局部给予热敷,但应防止因感觉迟钝而烫伤。

避免风寒,不居潮湿之处。

三、肩峰及三角肌下滑囊炎

肩峰及三角肌下滑囊位于肩峰与喙肩韧带的下方、三角肌上部的深面、旋转肩袖与肱骨大结节的上方,是人体内最大的滑囊。在儿童时期可以有薄膜将它分隔为肩峰下和三角肌下两部分。可分别称为肩峰下滑囊和三角肌下滑囊。成年以后,二者常相互联通,成为一个整体。到老年,在退变等因素的作用下该滑囊逐渐缩小并被分割,甚至完全闭塞。当肩部做外展动作时,滑囊的顶部相对固定,底部来回滑动,起到减少肩峰、喙肩韧带与旋转肩袖、肱骨大结节之间的摩擦与挤压的作用。生理状态下囊内含有很少量的滑液,囊的上、下壁之间贴在一起,近乎一个潜在的滑囊。在遭受外力、磨损、自身或周围组织退变等情况下,都可以引起该滑囊的一系列炎症反应,即为"肩峰及三角肌下滑囊炎"。

肩峰及三角肌下滑囊炎在中医学属"肩痹"等病证范畴,多因气滞血瘀、寒凝络阻所致;后期以气血虚弱,寒瘀凝滞,邪实正虚为主。

【病因病机】

(一)病因

直接或间接的外伤都可以引发肩峰及三角肌下滑囊炎,而更多情况下是由周围组织的病变所继发。

1. 自身因素

(1)退变:随着人的年龄由中年过渡到老年,肩峰及三角肌下滑囊也逐渐发生退变,产生滑囊的慢性病变。

(2)劳损:长期从事肩关节反复外展活动工作的人,肩峰及三角肌下滑囊受到其上、下壁骨结构的过度摩擦和挤压,可引发无菌性炎性改变。

(3)外伤:直接或间接的外伤作用于肩峰及三角肌下滑囊,造成其一定的伤害,并可发生滑囊炎。

(4)风寒湿邪:素体虚弱,卫阳不振,外感风寒湿邪而发病。

2. 继发因素 最多见继发于滑囊下壁冈上肌腱的损伤。如冈上肌腱炎、冈上肌腱钙化、冈上肌腱断裂等都容易继发肩峰及三角肌下滑囊炎。

(二)病机

中医学认为,年高体虚、劳倦损伤或感受风寒之邪,都可引起肩峰及三角肌下滑囊区域的筋膜变性、经脉受损、经络壅滞、气血运行不畅,脉络不通则疼痛,筋失濡养则筋脉拘挛,进而关节活动不利,发为本病。

从西医病理学角度来看,急性期滑囊充血、渗出、水肿、囊内积液。随着病程的延长,病情由急性期转为慢性期,反复的炎性反应使滑囊壁增厚,滑液变得黏稠,滑液量减少,上、下囊壁之间可以粘连。由于多数患者继发冈上肌腱的病变,所以最先产生炎性变的部位常常是与冈上肌腱相邻的滑囊底部。

【诊断要点】

1. 病侧肩关节常有外伤或慢性劳损病史。

2. 急性炎性变期时,肩峰下局部有持续性钝痛,活动时加重,尤当肩外展时更甚,肩外形较为圆隆,按压胀痛,或皮温可略增高,压痛明显,质软,或有波动感。

3. 慢性纤维化期时,疼痛减轻,局部有酸胀感,并可见肌弹性减低,肩部肌萎缩,外展功能明显受限等。

4. X线摄片检查,一般无异常改变,严重时可见肩峰下密度增高圆形阴影。

【中医证型】

1. 瘀滞型 多有一定的外伤史。局部肿胀,痛如针刺,拒按,夜间痛甚。局部可触及带波动感的肿块,舌质黯红、苔薄黄,脉涩。

2. 虚寒型 外伤轻微或不明显,局部酸胀疼痛,劳累后加重,休息减轻,畏寒喜温,神倦乏力,可触及质地较柔软的肿块,舌质淡、苔白,脉沉细。

【治疗方法】

(一)穴位注射疗法

1. 笔者经验

[临证取穴] 阿是穴(滑囊内)。

[选用药物] 复方当归注射液5~6ml。

[具体操作] 取准穴位。按穴位注射操作常规进行,穴位皮肤常规消毒,采用5或10ml一次性使用注射器连接8号注射针头,先抽尽囊液,再将上述药液注入。每隔3日注射1次,连续治疗3~5次为1个疗程。

[主治与疗效] 主治肩峰及三角肌下滑囊炎。笔者临床应用该法共治疗肩峰及三角肌下滑囊炎患者187例,治愈170例,好转10例,无效7例。治愈率达

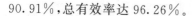

90.91％,总有效率达96.26％。

2. 验方荟萃

方法1

［临证取穴］　肩髃、曲池、巨骨、手三里、阿是穴。

［选用药物］　5％当归注射液4ml。

［具体操作］　每次选4穴。按穴位注射操作常规进行,穴位皮肤常规消毒,采用5ml一次性使用注射器连接6或6.5号注射针头,抽取上述药液后,快速进针刺入皮下,稍做提插待有酸、麻、胀等针感得气时,经回抽无血后,将上述药液徐缓注入。每次每穴注射1ml,每日注射1次,5～7次为1个疗程。

［主治与疗效］　主治肩峰及三角肌下滑囊炎。

方法2

［临证取穴］　肩井、肩髃、臂臑、曲池、合谷。

［选用药物］　复方当归注射液3～5ml。

［具体操作］　每次选2～3穴。按穴位注射操作常规进行,穴位皮肤常规消毒,采用5ml一次性使用注射器连接6或6.5号注射针头,抽取上述药液后,快速进针刺入皮下,稍做提插待有酸、麻、胀等针感得气时,经回抽无血后,将上述药液徐缓注入。每次每穴注射1.0～1.5ml,每日注射1次,5～7次为1个疗程。

［主治与疗效］　主治肩峰及三角肌下滑囊炎。

方法3

［临证取穴］　主穴取阿是穴;配穴取手三里、曲池、肩髃、臂臑、天府。

［选用药物］　地塞米松磷酸钠注射液5mg(1ml),加盐酸利多卡因注射液4mg(2ml)混合均匀。

［具体操作］　主穴每次必取,配穴选2～3穴。按穴位注射操作常规进行,穴位皮肤常规消毒,采用5ml一次性使用注射器连接6或6.5号注射针头,抽取上述混合药液后,快速进针刺入皮下,稍做提插待有酸、麻、胀等针感得气时,经回抽无血后,将上述药液徐缓注入。每次每穴注射0.5～1.0ml,每日注射1次,5～7次为1个疗程。

［主治与疗效］　主治肩峰及三角肌下滑囊炎。

方法4

［临证取穴］　主穴取阿是穴;配穴取肩髃、曲池、巨骨、手三里、臂臑。

［选用药物］　盐酸川芎嗪注射液80mg(4ml)。

［具体操作］　主穴每次必取,配穴选2～3穴。按穴位注射操作常规进行,穴位皮肤常规消毒,采用5ml一次性使用注射器连接6或6.5号注射针头,抽取上述混合药液后,快速进针刺入皮下,稍做提插待有酸、麻、胀等针感得气时,经回抽无血后,将上述药液徐缓注入。每次每穴注射1.0～1.5ml,每日注射1次,5～7次为

1个疗程。

　　[主治与疗效]　主治肩峰及三角肌下滑囊炎。

方法5

　　[临证取穴]　主穴取阿是穴;配穴取患侧肩髃、臂臑、曲池。

　　[选用药物]　5％当归注射液2～3ml。

　　[具体操作]　主穴每次必取,配穴选2～3穴。按穴位注射操作常规进行,穴位皮肤常规消毒,采用5ml一次性使用注射器连接6或6.5号注射针头,抽取上述混合药液后,快速进针刺入皮下,稍做提插待有酸、麻、胀等针感得气时,经回抽无血后,将上述药液徐缓注入。每次每穴注射1ml,每日注射1次,5～7次为1个疗程。

　　[主治与疗效]　主治肩峰及三角肌下滑囊炎。

方法6

　　[临证取穴]　阿是穴。

　　[选用药物]　醋酸曲安奈德混悬液20mg(2ml),加维生素B_{12}注射液1mg(2ml)混合均匀。

　　[具体操作]　按穴位注射操作常规进行,穴位皮肤常规消毒,采用5ml一次性使用注射器连接6或6.5号注射针头,抽取上述混合药液后,快速进针刺入皮下,稍做提插待有酸、麻、胀等针感得气时,经回抽无血后,将上述药液徐缓注入。每次每穴注射1～2ml,每隔7日注射1次,3次为1个疗程。

　　[主治与疗效]　主治肩峰及三角肌下滑囊炎。

(二)局部注射疗法

1. 笔者经验

　　[治疗部位]　肩峰下滑囊内。

　　[选用药物]　醋酸曲安奈德混悬液10mg(1ml),加盐酸利多卡因注射液4mg(2ml)混合均匀。

　　[具体操作]　按局部注射操作常规进行,局部皮肤常规消毒,采用5ml一次性使用注射器连接6～7号注射针头,抽取上述混合药液后备用。先将一次性使用穿刺针刺入囊内,尽量将肩峰下滑囊内的积液抽尽,再注入上述混合药液。每隔3～5日治疗1次,3次为1个疗程。

　　[临床疗效]　笔者临床应用该法共治疗肩峰及三角肌下滑囊炎患者78例,治愈75例,有效3例。治愈率达96.15％,总有效率达100％。

2. 验方荟萃

方法1

　　[治疗部位]　肩峰下滑囊内。

　　[选用药物]　醋酸泼尼松龙混悬液12.5mg(0.5ml),加1％盐酸普鲁卡因注

射液(过敏试验阴性者)2ml混合均匀。

[具体操作] 按局部注射操作常规进行,局部皮肤常规消毒,采用5ml一次性使用注射器连接6～7号注射针头,抽取上述混合药液后备用。先将一次性使用穿刺针刺入囊内,尽量将肩峰下滑囊内的积液抽尽,再注入上述混合药液。每隔3～5日注射1次,一般注射2～3次。

[注意事项] 盐酸普鲁卡因注射液注射前应常规做过敏试验,待试验结果阴性后,方可使用。

方法2

[治疗部位] 肩外侧肩峰下。

[选用药物] "史氏配制药液"[0.25%盐酸普鲁卡因注射液(过敏试验阴性者)或低浓度盐酸利多卡因注射液15～20ml,加入醋酸曲安奈德混悬液10～15mg(1.0～1.5ml),必要时再加盐酸消旋山莨菪碱(654-2)注射液8～10mg(0.8～1.0ml)及维生素B_{12}注射液0.1mg(1ml)混合均匀]。

[具体操作] 嘱患者取仰卧位,患侧肩部略微垫高。在肩峰下与肱骨大结节之间,可摸到肩峰下外侧凹陷,其凹陷处底层,即为肱骨头外侧及其附着的肩胛袖。采用20ml一次性使用注射器连接6～7号注射针头,抽取上述混合药液后,针头可在此凹陷处刺入,首先寻找肩胛袖,刺入时有坚韧的感觉,其下即为硬性骨组织(肱骨头),此时即可做上述混合药液注射,并在同一平面上,改变针尖的方向后再做扇形注射,其目的是尽量使肩胛袖诸附着点都能得到药液的浸润。然后再改变针尖的方向,向肩峰下的外前方喙突肩峰韧带处进行注射。在注射此处的同时,将肩峰下滑囊也同时进行注射。每次注射上述"史氏配制药液"10～15ml。

[注意事项] ①每次注射时,应尽量按解剖分布进行,不要遗漏,则能取得较好的疗效。②盐酸普鲁卡因注射液注射前应常规做过敏试验,待试验结果阴性后,方可使用。

【按评】 采用局部注射疗法治疗肩峰及三角肌下滑囊炎常可收到较好的疗效,且具有操作简便、药源广泛、费用低廉等的诸多优点。这是常规疗法所无法做到的。在应用注射疗法治疗的同时,若再结合使用推拿和内服中药的方法一起进行,则疗效会取得更好,疗程更可进一步得到缩短。

四、弹 响 肩

当肩关节做某些运动时,出现听得见的"卡嗒"声或弹响声者,称为"弹响肩"。弹响肩仅是一种临床症状,不是一种独立的疾病。

【病因病机】 出现弹响肩的原因主要有两种:一种是肩关节运动过程中,出现暂时的半脱位,继续运动时,又自行复位而出现弹响,以致成为习惯;另一种是关节内或周围出现异常的软组织索条,如肌肉、肌腱的异位,异常的肌肉等,在骨突上滑过时出现弹响声。

【诊断要点】

1. 当肩关节运动时,反复出现弹响声,且形成规律性、习惯性。

2. 弹响发生日久后,局部出现疼痛,但疼痛性质都不很严重。

【治疗方法】

[治疗部位]　患侧弹响肩内。

[选用药物]　醋酸泼尼松龙混悬液 25mg(1ml),加 2％盐酸普鲁卡因注射液(过敏试验阴性者)2～5ml 混合均匀。

[具体操作]　用手触摸患部时,嘱患者做肩关节活动,以找准注射部位。按局部注射操作常规进行,局部皮肤常规消毒,采用 5 或 10ml 一次性使用注射器抽取上述混合药液后,接上 6～7 号长注射针头,快速进针刺入皮下,再缓慢进针直至刺至患侧弹响肩内,经回抽无血后,将上述混合药液缓缓注入。每隔 5～7 日注射 1次,3～5 次为 1 个疗程。

[临床疗效]　笔者临床应用该法共治疗弹响肩患者 21 例,并结合药物及理疗的方法共同进行,所治患者全部获愈。

[注意事项]　注射前,盐酸普鲁卡因注射液应常规做过敏试验,待试验结果显示阴性后,方可使用。

【按评】　局部注射疗法对治疗轻症弹响肩具有较好的疗效,如若弹响肩症状较重时,则宜配合休息、理疗、药物等方法共同进行,以期获愈。万一未愈者,只要具备手术适应证的,可做手术治疗。

附:肩胛肋骨综合征

因急性或慢性外力使膏肓部位软组织发生损伤,致使肩胛、颈、臂、胁肋处疼痛者,称为"肩胛肋骨综合征",简称"肩肋综合征",中医学又将本病称为"膏肓损伤症"。

【诊断要点】

1. 有急、慢性损伤病史,多发生于中老年人。

2. 肩背部疼痛,严重时向头颈、手臂放射。

3. 检查肩背部膏肓穴部位有明显压痛,用手指压迫膏肓穴时,肩臂疼痛加重。

4. 作 X 线、心电图等检查,以排除心、肺等内脏器官病变。

【中医证型】　本病注射疗法治疗时,一般不予分证型。

【治疗方法】

1. 穴位注射疗法

[临证取穴]　阿是穴(最明显压痛点)。

[选用药物]　辅酶 A 针剂 100U,加 10％当归注射液 4ml 混合均匀。

[具体操作]　按穴位注射操作常规进行,穴位皮肤常规消毒,采用5ml一次性使用注射器连接6或6.5号注射针头,抽取上述混合药液后,快速进针刺入皮下,稍做提插待有酸、麻、胀等针感得气时,经回抽无血后,将上述混合药液做扇形注入。每周注射2次,3周为1个疗程。

[主治与疗效]　主治肩胛肋骨综合征。

2. 局部注射疗法

[治疗部位]　局部压痛最明显处(即膏肓穴处)。

[选用药物]　0.5%～1%盐酸普鲁卡因注射液(如对盐酸普鲁卡因过敏者,可改用盐酸利多卡因注射液)2～4ml,加醋酸泼尼松龙混悬液12.5～25.0mg(0.5～1.0ml)或地塞米松磷酸钠注射液2～5mg(1ml)混合均匀。

[具体操作]　按局部注射操作常规进行,局部皮肤常规消毒,采用5ml一次性使用注射器连接6或6.5号注射针头,抽取上述混合药液后,将针尖斜刺深达肋骨部,再深入0.2～0.3cm,当有阻力消失感时,经回抽无血、无空气后,即将上述混合药液徐缓注入,每隔5～7日注射1次,3～4次为1个疗程。若为急性损伤者,可在上述混合药液中再加入5%当归注射液或红茴香注射液或黄瑞香注射液1～2ml,其疗效则为更佳。

[临床疗效]　笔者临床应用该法共治疗肩胛肋骨综合征患者79例,所治患者全部获愈。

[注意事项]　注射盐酸普鲁卡因注射液前,应常规做过敏试验,待试验结果显示阴性后,方可使用。

【按评】　注射疗法治疗肩胛肋骨综合征,疗效尚佳,其疗效是常规疗法所无法比拟的。据笔者的临床实践证明,其疗效确实相当不错,部分患者经1次注射治疗即能获得痊愈,严重的患者也只需注射治疗3～5次,且因操作简便、药源广泛、费用低廉,故可作为治疗本病的首选疗法,十分值得临床上进一步推广应用。

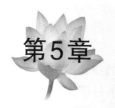

第5章

胸部疾病

第一节　胸部软组织伤病

一、胸廓出口综合征

胸廓出口综合征,又称为"胸廓上口综合征",是指臂丛神经和锁骨下动、静脉在胸廓出口(上口)处和胸小肌喙突附着部受压所引起的一组上肢综合症状。其症状可由神经受压、动脉受压、静脉受压,或三者的各种组合引起。临床主要表现为尺神经分布区域出现疼痛、麻木或感觉异常,上肢静脉扩张,肤色瘀紫,桡动脉搏动减弱或消失。以前称谓的"颈肋综合征""前斜角肌综合征""过度外展综合征""胸小肌综合征"等,现均包括在胸廓出口综合征中叙述。

胸廓出口亦称胸廓上口,是由第1肋骨、锁骨和胸骨与第1胸椎构成的向颈根部延伸的间隙,臂丛神经、锁骨下动脉、静脉和前中斜角肌等由此通过,锁骨下动脉和臂丛神经位于前中斜角肌之间,锁骨下静脉位于前斜角肌的前方与锁骨下肌之间,它们又均从第1肋骨与锁骨之间通过。正常情况下此间隙可以容纳这些神经、血管通过而不产生压迫症状,但当胸廓出口区的各种组织因解剖变异或损伤能引起这些间隙变窄时,可能压迫单个或多个神经血管而产生症状。

本病在中医学属"筋痹"等病证范畴。

【病因病机】

1. 颈肋　多见第7颈椎,长短不一,其末端多有一先天性纤维带与第1肋近端相连,紧靠位于神经血管束下面,故有颈肋变异者,常因肩带肌肉松弛而引起颈肋或纤维带和第1肋骨对神经血管束的挤压,故称为"颈肋综合征"。

2. 前中斜角肌间隙狭窄　臂丛、下干神经(主要由颈$_8$和胸$_1$脊神经组成)和位于其内侧的锁骨下动脉共同通过一个由前、中斜角肌和第1肋骨所形成的三角形间隙到达上肢。当前斜角肌在第1肋骨附着部有先天性肥大或前中斜角肌先天性

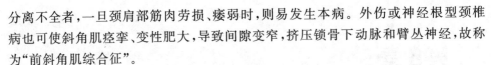

分离不全者,一旦颈肩部筋肉劳损、痿弱时,则易发生本病。外伤或神经根型颈椎病也可使斜角肌痉挛、变性肥大,导致间隙变窄,挤压锁骨下动脉和臂丛神经,故称为"前斜角肌综合征"。

3. 职业劳损　本病可因职业原因引起胸腔出口区组织的损伤而发病,如经常仰脸、举手过头姿势下工作,使颈部、肩带筋肉劳损;长期从事打字工作者、经常提拉重物者,使肩下垂,肋锁间隙缩小而牵拉或压迫臂丛神经和锁骨下动脉引起症状,故称为"肋锁综合征"。如乒乓球、仰泳运动员等,因长期过度做上臂外展活动而引起肩部筋肉劳损,致使血管神经束在喙突下通道受到胸小肌和喙突的挤压、摩擦而引起症状,故称之为"肩过度外展综合征"。

4. 其他　锁骨骨折畸形愈合或锁骨下肌肥大也可使肋锁间隙变窄,挤压血管、神经。中医学认为引起本病的内因是平素肝肾亏损,筋骨失养,致肩胛部肌肉痿软无力而松弛,使肩下垂、肋锁间隙变窄;外因是局部外伤或风寒湿邪侵入而引起该病。

【诊断要点】

1. 多见于 30 岁以上的青壮年女性。或有外伤史,但多数患者无明显损伤史。

2. 一般均有上肢疼痛,患侧颈肩臂痛向手的尺侧放射。感觉异常、麻木,多为单侧,很少双侧。

3. 神经受压时,症状最常出现于手及指的尺神经分布区,也可发生于其他部位,后期有感觉丧失,肌力减弱和萎缩。动脉受压时,症状出现于臂或手部,可引起肢体发凉、怕冷、肌力减弱、软弱无力、手上举时苍白,活动及受凉时症状加重。静脉受压时,则可产生患肢远端水肿、浅静脉怒张、发绀、手指僵硬。上肢血供不足时,可出现缺血性神经痛。严重者,偶可发生锁骨下静脉或动脉血栓。

4. 做斜角肌试验(艾德松征)、挺胸试验、过度外展试验等有助于本病的诊断。

5. X 线胸部正位片及颈椎正、侧位片有助于确定有无颈肋、颈七横突过长、锁骨或第 1 肋骨畸形及有无颈椎病等。

6. 肌电图检查有助于发现肌肉缺失神经支配、神经传导速度减慢等,明确神经受压情况。

7. 本病须与腕管综合征、颈椎病、脊髓空洞症、肌萎缩侧索硬化症、冈上肌腱疾病等相鉴别。

【中医证型】

1. 气血瘀滞型　肢体疼痛发绀,手指僵硬,动作不灵,肢冷无力。肢体远端浮肿,青筋显露。舌质紫黯、有瘀斑,脉紧涩。

2. 肝血亏虚型　肢体软弱无力,动则疲劳,肤色苍白无华,肉削萎缩,上肢疼痛,舌质淡,脉细弱。

3. 风邪侵筋型　上肢疼痛酸楚,游走不定,筋脉弛缓,麻木不仁,舌苔薄白,脉弦紧。

【治疗方法】

(一)穴位注射疗法

方法 1

[临证取穴]　阿是穴(压痛最明显处)。

[选用药物]　醋酸泼尼松龙(醋酸强的松龙)混悬液 25mg(1ml),加 1‰盐酸普鲁卡因注射液(过敏试验阴性者)5～10ml 混合均匀。

[具体操作]　按穴位注射操作常规进行,穴位皮肤常规消毒,采用 10ml 或 20ml 一次性使用注射器连接 6～7 号注射针头,抽取上述混合药液,快速进针刺入皮下,深达局部压痛最明显处,得气后,经回抽无血,将上述混合药液徐缓注入。每周注射 1 次,3 次为 1 个疗程。并配合应用乌头离子导入等理疗方法。

[注意事项]　注射前,盐酸普鲁卡因注射液应常规做过敏试验,待试验结果显示阴性后,方可使用。

方法 2

[临证取穴]　肩髃、肩中、曲池、外关、合谷。

[选用药物]　醋酸曲安奈德混悬液 10mg(1ml),加 1‰盐酸利多卡因注射液 5～10ml 混合均匀。

[具体操作]　每次选 2～3 穴。按穴位注射操作常规进行,穴位皮肤常规消毒,采用 10ml 或 20ml 一次性使用注射器连接 6～7 号注射针头,抽取上述混合药液,快速进针刺入皮下,稍做提插、捻转手法得气后,经回抽无血,将上述混合药液徐缓注入。每次每穴注射 3～4ml,每周注射 1 次,4 次为 1 个疗程。

方法 3

[临证取穴]　阿是穴。

[选用药物]　地塞米松磷酸钠注射液 5mg(1ml),加 1‰盐酸利多卡因注射液 5～10ml 混合均匀。

[具体操作]　按穴位注射操作常规进行,穴位皮肤常规消毒,采用 10ml 或 20ml 一次性使用注射器连接 6～7 号注射针头,抽取上述混合药液,快速进针刺入皮下,深达局部压痛最明显处,得气后,经回抽无血,将上述混合药液徐缓注入。每日注射 1 次,7 次为 1 个疗程。

(二)局部注射疗法

1. 笔者经验

[治疗部位]　局部压痛最明显处。

[选用药物]　醋酸曲安奈德混悬液 10mg(1ml),加 1‰～2‰盐酸利多卡因注射液 5～10ml 混合均匀。

[具体操作]　按局部注射操作常规进行,局部皮肤常规消毒,采用 10ml 一次

性使用注射器连接 6 或 6.5 号注射针头,抽取上述混合药液后,快速进针刺入皮下,并深达局部压痛最明显处,经回抽无血后,将上述混合药液缓慢注入。每隔7～10 日注射 1 次,3 次为 1 个疗程。

[临床疗效]　笔者临床应用该法共治疗胸廓出口综合征患者 39 例,治愈 32 例,有效 5 例,无效 2 例。治愈率达 82.05％,总有效率达 94.87％。

2. 验方荟萃

[治疗部位]　局部压痛明显处。

[选用药物]　1％盐酸普鲁卡因注射液(过敏试验阴性者)5～10ml,加醋酸泼尼松龙混悬液 25mg(1ml)混合均匀。

[具体操作]　盐酸普鲁卡因先常规做皮试,待试验结果显示阴性后。仔细寻找局部压痛最明显处,确定后,用甲紫溶液做好注射点标记。按局部注射操作常规进行,局部皮肤常规消毒,采用 10ml 一次性使用注射器连接 6 或 6.5 号注射针头,抽取上述混合药液后,快速进针刺入皮下,并深达局部压痛明显处,经回抽无血后,将上述混合药液徐缓注入。每周注射 1 次,3 次为 1 个疗程。

[注意事项]　注射前,盐酸普鲁卡因注射液应常规做过敏试验,待试验结果显示阴性后,方可使用。

【按评】　胸廓出口综合征,对其局部压痛明显者,可采用注射疗法进行治疗,且疗效较好。临床具体应用时,可结合针灸、艾灸、推拿等理疗方法及中药内服、外用等方法共同进行。对症状严重,应用上述各种方法仍无疗效的患者,则需采取手术治疗。

在治疗的同时,应嘱患者注意保暖,避免寒冷刺激,注意纠正不良的习惯姿势。待症状缓解后,应加强肩胛带上举肌群的锻炼活动,避免复发。

二、肌筋膜炎

人体白色纤维组织(如筋膜、腱鞘、肌膜、韧带、肌腱、骨膜和皮下组织等)的一种非特异性炎症变化,并由此产生疼痛等临床表现的,称为"肌筋膜炎"。又称为"肌纤维织炎"或"肌肉风湿病"。腰背部、骶髂部、髂嵴部、颈肩部为好发部位。

本病在中医学属"痹证"等病证范畴。中医学认为,本病多因汗出当风,感受寒湿;或湿热内蕴,使经脉阻滞,气血不通;或内挫跌打,损伤经脉,气滞血瘀;或久坐久立,劳伤筋骨,气血耗损;或年老体虚;或禀赋不足,肝肾亏虚,精血不足,筋骨失养所致。

【病因病机】　中医学认为,根据病因的不同,可分为原发性和继发性两种。原发性者病因未明,常于受风、寒、湿和病灶感染后引起;继发性者多与损伤、感染、风湿热、寄生虫感染等有关。现将其主要病因病机分述如下。

1. 风寒湿邪侵袭　素体气血不和,卫阳不固,劳累汗出后,腠理空虚,风寒湿之邪乘虚侵袭,阻闭经脉气血运行,肌肉失去濡养而发病。

2. 脾肾虚弱 饮食失节,脾气受损,或过度劳累,肾气虚衰。脾肾阳气互相资生,运化水谷,温煦肢体。故脾肾虚弱则运化失职,阴寒内盛,肌肉失养。

3. 肝郁气滞 肝主疏泄,情志不舒,肝郁不达,气血郁滞不畅,复感风邪,内外相引,发于肌表经络而为病。

西医学认为,本病多由于扭挫伤未能及时适当地治疗,或由于长期单一姿势弯腰负重的体力劳动者及长期低头工作的人员,使得肌肉及筋膜反复长期受外力的牵拉,而到慢性累积性损伤而形成本病。患病后可使肌肉及筋膜产生无菌性炎症、渗出、水肿,日久不愈而致粘连及纤维病变。如复感风、寒、湿邪,可使症状加重。

【诊断要点】

1. 起病可急可缓。主要表现为局部疼痛,皮肤麻木,肌肉痉挛和运动障碍。急性患者自觉局部疼痛严重,有时有撕裂痛感。慢性患者病变部位多有酸胀痛感。

2. 检查可见患部有局限性压痛,肌肉轻度萎缩。部分患者可扪及"纤维炎性"结节,重压时有酸痛感。

3. 臀部疼痛点可反射到坐骨神经,引起坐骨神经痛,采用盐酸普鲁卡因溶液做压痛点局部封闭后,臀部疼痛和腿痛均减轻或消失,表示臀部肌筋膜炎为原发病变。若臀部疼痛减轻或消失而腿痛无改变时,则为神经根病变所引起的放射痛,常为腰椎间盘突出症的症状之一。

4. X线检查多无异常发现。化验检查,抗"O"或"血沉"稍高,其他化验项目则大多在正常范围以内。

5. 本病须与腰椎间盘突出症、腰肌劳损、早期类风湿脊柱炎等相鉴别。

【中医证型】

1. 风寒湿淫 起病较为急剧,全身肢体肌肉疼痛,屈伸不利,局部皮色不红,触之不热,遇寒痛增,得热痛减,冬春寒冷阴雨天气易于发作。风盛者,疼痛游走不定;湿盛者,肌肤麻木不仁,身重如裹,舌质淡,苔白或腻,脉弦紧。

2. 脾肾虚弱 形寒肢冷,面白无华,食滞纳呆,下利清谷,遇风寒湿邪侵袭后尤甚,腰膝酸软,神疲体倦,四肢无力,舌体淡或有齿痕,苔白,脉沉细无力。

3. 肝郁气滞 肌肉麻木胀痛,或震颤抽搐,或肌肉萎缩,可因心情不畅或情志不舒时加重或发作,舌质淡红,边有瘀斑或瘀点,苔白,脉弦紧。

【治疗方法】

（一）穴位注射疗法

1. 笔者经验

[临证取穴] 阿是穴、患侧风门、养老。

[选用药物] 维生素 B_1 注射液 100mg(2ml)、维生素 B_{12} 注射液 0.5mg(1ml),加 1% 盐酸普鲁卡因注射液(过敏试验阴性者)至 10ml 混合均匀。

[具体操作] 按穴位注射操作常规进行,穴位皮肤常规消毒,采用 10ml 一次性使用注射器连接 5.5 或 6 号注射针头,抽取上述混合药液后,快速进针刺入皮下,稍做提插待出现酸、麻、胀等针感得气时,经回抽无血后,将上述混合药液缓慢推入。每次每穴注射 2～3ml,隔日注射 1 次,5 次为 1 个疗程。

[主治与疗效] 主治背肌筋膜炎。笔者临床应用该法共治疗背肌筋膜炎患者 387 例,治愈 301 例,有效 79 例,无效 7 例。治愈率达 77.78%,总有效率达 98.19%。

[注意事项] 注射盐酸普鲁卡因前,应常规做过敏试验,待试验结果阴性后,方可使用。

2. 临床采菁

方法 1

[临证取穴] 主穴取天池、天柱、肩井;配穴取中渚、足三里、太冲、膻中、阿是穴。

[选用药物] 5%当归注射液 4ml、10%葡萄糖注射液 4～6ml 混合均匀。

[具体操作] 每次取主穴 2～3 穴,配穴 1～2 穴。按穴位注射操作常规进行,穴位皮肤常规消毒后,采用 10ml 一次性使用注射器连接 6 或 6.5 号注射针头,抽取上述混合药液后,快速进针刺入皮下,稍做提插待有酸、麻、胀或触电样等明显针感得气后时,经回抽无血后,将上述混合药液缓缓注入。每日注射 1 次,10 次为 1 个疗程。疗程间相隔 2 日。

[主治与疗效] 主治各型颈肩肌筋膜炎。据朱中义报道,临床应用该法共治疗各型颈肩肌筋膜炎患者 46 例,治愈 33 例,好转 10 例,无效 3 例。治愈率达 71.74%,总有效率达 93.48%。

方法 2

[临证取穴] 双侧风池及肩井穴。

[选用药物] 2%盐酸普鲁卡因注射液(过敏试验阴性者)4ml、维生素 B_1 注射液 100mg(2ml)、维生素 B_{12} 注射液 1mg(2ml)、地塞米松磷酸钠注射液 5mg(1ml)、5%当归注射液 2ml 混合均匀。

[具体操作] 按穴位注射操作常规进行,穴位皮肤常规消毒,采用 10ml 一次性使用注射器连接 5.5 或 6 号注射针头,抽取上述混合药液后,快速进针刺入皮下,稍做提插待出现酸、麻、胀等针感得气时,经回抽无血后,将上述混合药液快速推入。其中风池穴各注射 2ml、肩井穴各注射 3ml,使局部产生较强烈的刺激感,每隔 3～4 日注射 1 次。

[主治与疗效] 主治颈肩肌筋膜炎。据韦礼贵报道,临床应用该法共治疗颈肩肌筋膜炎患者 66 例,优者 42 例,良者 21 例,差者 3 例。优良率达 95.45%。

[注意事项] 注射前,盐酸普鲁卡因注射液应常规做过敏试验,待试验结果显

示阴性后,方可使用。

方法3

〔临证取穴〕　阿是穴(压痛点)。

〔选用药物〕　香丹(复方丹参)注射液2ml、醋酸泼尼松龙混悬液125mg(5ml),加2%盐酸利多卡因注射液3ml混合均匀。

〔具体操作〕　注射前,仔细寻找压痛点,视其病变部位的大小,每次选3～5点(注射点)。按穴位注射操作常规进行,穴位皮肤常规消毒,采用10ml一次性使用注射器连接6或6.5号注射针头,抽取上述混合药液后,以痛点为中心,视其病变部位的大小,每次选取3～5点,做多向呈"星状"注射,要求针刺深达肌肉层及筋膜层,每点注射药液2ml左右。每隔5日注射1次。注射前,先在背部拔火罐,做走罐动作,3次为1个疗程。

〔主治与疗效〕　主治脊肌筋膜综合征。据钱文中报道,临床应用该法共治疗脊肌筋膜综合征患者25例,在第1个疗程内治愈14例,第2个疗程内治愈6例,第3个疗程后好转5例。治愈率达66.67%,所治患者全部获效。

方法4

〔临证取穴〕　阿是穴(敏感痛点)。

〔选用药物〕　0.2%盐酸利多卡因注射液10ml。

〔具体操作〕　先在患部找出敏感痛点1～3点。按穴位注射操作常规进行,穴位皮肤常规消毒,采用10ml一次性使用注射器连接6或6.5号注射针头抽取上述药液,快速进针刺入皮下,缓慢注射直达脂肪颗粒并渐达筋膜,稍许穿透直达肌层,患者多出现尖锐的痛感或胀感时,再将药液全部注入。每次每穴注射2ml,每周注射1次。并配合中药外洗。

〔主治与疗效〕　主治腰背肌筋膜炎。据沈红新报道,临床应用该法共治疗腰背肌筋膜炎患者62例,治愈58例(占93.55%),显效4例(6.45%)。总显效率达100%。

方法5

〔临证取穴〕　阿是穴(痛点)。

〔选用药物〕　醋酸曲安奈德(确炎舒松-A)混悬液(10mg/1ml)、香丹(复方丹参)注射液、盐酸利多卡因注射液(20mg/1ml)各等量混合均匀。

〔具体操作〕　先在患部找出痛点1～3点。按穴位注射操作常规进行,穴位皮肤常规消毒,采用5ml或10ml一次性使用注射器连接5.5～6.5号注射针头抽取上述混合药液,快速进针刺入皮下,稍做提插、捻转手法,待出现酸、麻、胀等针感得气时,经回抽无血后,将上述混合药液徐缓注入。每次每穴注射1～3ml,每隔2～5日注射1次。

〔主治与疗效〕　主治软组织损伤。据林凌报道,临床共治疗软组织损伤患者

380 例,治疗组与电针对照组各 190 例,两组分别治愈 172、149 例,显效 12、28 例,好转 5、10 例,无效 1、3 例。治愈率分别达 90.53%、78.42%,总有效率分别达 99.47%、98.42%。

方法 6

[临证取穴] 双侧风池、肩井。

[选用药物] 维生素 B_1 注射液 100mg(2ml)、维生素 B_{12} 注射液 1mg(2ml)、地塞米松磷酸钠注射液 5mg(1ml)、10% 当归注射液 2ml,加 2% 盐酸普鲁卡因注射液(过敏试验阴性者)4ml 混合均匀。

[具体操作] 每次均取两侧穴位。按穴位注射操作常规进行,穴位皮肤常规消毒,采用 10ml 一次性使用注射器连接 5.5 号注射针头抽取上述混合药液,快速进针刺入皮下,稍做提插、捻转手法,待出现酸、麻、胀等针感得气时,经回抽无血后,将上述混合药液快速注入。风池穴各注射 2ml,肩井穴各注射 3ml,每隔 3~4 日注射 1 次。

[主治与疗效] 主治颈肩肌筋膜炎。据韦礼贵报道,临床应用该法共治疗颈肩肌筋膜炎患者 74 例,治愈 42 例,显效 21 例,有效 8 例,无效 3 例。治愈率达 56.76%,总有效率达 95.95%。

[注意事项] 注射前,盐酸普鲁卡因注射液应常规做过敏试验,待试验结果显示阴性后,方可使用。

方法 7

[临证取穴] 阿是穴、夹脊穴、肩井、肩髃、肩贞、曲池、手三里。

[选用药物] ①维生素 B_1 注射液 50mg(1ml)、维生素 B_6 注射液 100mg(2ml)、维生素 B_{12} 注射液 1mg(2ml)混合均匀;②维生素 B_1 注射液 100mg(2ml)、维生素 B_6 注射液 100mg(2ml)混合均匀。

[具体操作] 每次选 4~5 穴。按穴位注射操作常规进行,穴位皮肤常规消毒,采用 5ml 一次性使用注射器连接 5.5 或 6 号注射针头,按序抽取上述 2 种混合药液中的 1 种后,快速垂直进针刺入皮下,稍做提插、捻转手法,待出现酸、麻、胀等针感得气时,经回抽无血后,即可将上述混合药液缓慢注入。每次每穴注射 0.2~0.3ml,隔日注射 1 次,7 次为 1 个疗程。

[主治与疗效] 主治颈肩肌筋膜炎。据罗和古等介绍,临床应用该法共治疗颈肩肌筋膜炎患者 36 例,治愈 29 例,好转 5 例,无效 2 例。治愈率达 80.56%,总有效率达 94.44%。

方法 8

[临证取穴] 阿是穴。

[选用药物] 醋酸曲安奈德混悬液、香丹(复方丹参)注射液、2% 盐酸利多卡因注射液各等量混合均匀。

［具体操作］ 按穴位注射操作常规进行,穴位皮肤常规消毒,采用 10ml 一次性使用注射器连接 6 或 6.5 号注射针头,按序抽取上述混合药液,快速进针刺入皮下,稍做提插、捻转手法,待出现酸、麻、胀等针感得气时,经回抽无血后,即可将上述混合药液缓慢注入。每次每穴注射 1～3ml,2～5 日注射 1 次,4 次为 1 个疗程。

［主治与疗效］ 主治颈背肌筋膜炎。据罗和古等介绍,临床应用该法共治疗颈背肌筋膜炎患者 190 例,痊愈 172 例,显效 12 例,好转 5 例,无效 1 例。痊愈率达 90.53%,总有效率达 99.47%。

方法 9

［临证取穴］ 华佗夹脊穴。

［选用药物］ 地塞米松磷酸钠注射液 5mg(1ml),加 2% 盐酸利多卡因注射液 2～3ml 混合均匀。

［具体操作］ 按穴位注射操作常规进行,穴位皮肤常规消毒,采用 5ml 一次性使用注射器连接 6 或 6.5 号注射针头,按序抽取上述混合药液,快速进针刺入皮下,稍做提插、捻转手法,待出现酸、麻、胀等针感得气时,经回抽无血后,即可将上述混合药液徐缓注入。每日注射 1 次,7 次为 1 个疗程。

［主治与疗效］ 主治颈背肌筋膜炎(肩背痛)。据罗和古等介绍,临床应用该法共治疗颈背肌筋膜炎(肩背痛)患者 39 例,所治患者全部获愈。

2. 验方荟萃

方法 1

［临证取穴］ 秉风、天宗、肩中俞、肩外俞、曲垣、阿是穴。

［选用药物］ ①醋酸泼尼松龙混悬液 12.5mg(0.5ml),加 1% 盐酸普鲁卡因注射液(过敏试验阴性者)2～5ml 混合均匀;②维生素 B_1 注射液 100mg(2ml);③维生素 B_{12} 注射液 0.1mg(1ml)。

［具体操作］ 每次选 2～3 穴,各穴轮换交替使用。按穴位注射操作常规进行,穴位皮肤常规消毒,采用 5ml 一次性使用注射器连接 6 或 6.5 号注射针头,抽取上述 3 种药液中的 1 种药液后,快速进针刺入皮下,稍做提插待有酸、麻、胀等明显针感得气时,将上述药液徐缓注入。每次每穴注射 0.5ml,每周注射 3 次,3 周为 1 个疗程。

［主治与疗效］ 主治颈肩肌筋膜炎。

［注意事项］ 注射前,盐酸普鲁卡因注射液应常规做过敏试验,待试验结果显示阴性后,方可使用。

方法 2

［临证取穴］ 阿是穴、肺俞、心俞、膏肓俞、风门、附分(位于第 2 胸椎棘突下旁开 3 寸,当肩胛骨脊柱缘处)。

［选用药物］ 醋酸泼尼松龙混悬液 25mg(1ml)、维生素 B_{12} 注射液 0.5mg

（1ml），加1％盐酸普鲁卡因注射液（过敏试验阴性者）6ml混合均匀。

[具体操作] 每次选3～4穴。按穴位注射操作常规进行，穴位皮肤常规消毒，采用10ml一次性使用注射器连接6或6.5号注射针头，抽取上述混合药液后，快速进针刺入皮下，稍做提插待有酸、麻、胀等明显针感得气时，将上述药液徐缓注入。每次每穴注射2ml，每隔5日注射1次，3次为1个疗程。

[主治与疗效] 主治背肌筋膜炎。

[注意事项] 注射前，盐酸普鲁卡因注射液应常规做过敏试验，待试验结果显示阴性后，方可使用。

方法3

[临证取穴] 背俞穴、阿是穴。

[选用药物] 醋酸曲安奈德混悬液10mg（1ml）、维生素B_1注射液100mg（2ml），加盐酸利多卡因注射液120mg（6ml）混合均匀。

[具体操作] 每次选3～4穴。按穴位注射操作常规进行，穴位皮肤常规消毒，采用10ml一次性使用注射器连接6或6.5号注射针头，抽取上述混合药液后，快速进针刺入皮下，稍做提插待有酸、麻、胀等明显针感得气时，将上述药液徐缓注入。每次每穴注射2～3ml，每隔7日注射1次，3次为1个疗程。

[主治与疗效] 主治背肌筋膜炎。

方法4

[临证取穴] 阿是穴、肺俞、心俞、风门、膏肓俞、膈俞。

[选用药物] 地塞米松磷酸钠注射液5mg（1ml）、5％当归注射液2ml，加盐酸利多卡因注射液80mg（4ml）混合均匀。

[具体操作] 每次选3～4穴。按穴位注射操作常规进行，穴位皮肤常规消毒，采用10ml一次性使用注射器连接6或6.5号注射针头，抽取上述混合药液后，快速进针刺入皮下，稍做提插待有酸、麻、胀等明显针感得气时，将上述药液徐缓注入。每次每穴注射2～3ml，每日注射1次，7次为1个疗程，疗程间相隔2～3日。

[主治与疗效] 主治背肌筋膜炎。

方法5

[临证取穴] 天宗。

[选用药物] 醋酸曲安奈德（确炎舒松）混悬液10mg（1ml）、弥可保注射液2ml，加2％利多卡因注射液2ml混合均匀。

[具体操作] 按穴位注射操作常规进行，穴位皮肤常规消毒，采用5ml一次性使用注射器连接6或6.5号注射针头，抽取上述混合药液后，快速进针刺入皮下，稍做提插待有酸、麻、胀等明显针感得气时，将上述药液徐缓注入2ml，再更换几个方向将上述混合药液注完。每隔5日注射1次，4次为1个疗程。

[主治与疗效] 主治四边孔综合征。

方法 6

［临证取穴］　阿是穴（最明显压痛点）。

［选用药物］　辅酶 A 注射剂 100U,加 5％当归注射液 4ml 混合均匀。

［具体操作］　在患部仔细按压,找准压痛最明显处作为注射点。按穴位注射操作常规进行,穴位皮肤常规消毒,采用 5ml 一次性使用注射器连接 6 或 6.5 号注射针头,抽取上述混合药液后,快速进针刺入皮下,再做扇形注射,每周注射 2 次。

［主治与疗效］　主治肩肋综合征。

方法 7

［临证取穴］　天宗、阿是穴（臑会穴与臑俞穴之连线中点处）。

［选用药物］　醋酸氢化可的松注射液 20mg(4ml),加 0.5％盐酸普鲁卡因注射液（过敏试验阴性者）至 20ml 混合均匀。

［具体操作］　按穴位注射操作常规进行,穴位皮肤常规消毒,采用 20ml 一次性使用注射器连接 6 或 6.5 号注射针头,抽取上述混合药液后,快速进针刺入皮下,再向中心部位及四周呈放射状注入。每次每穴注射 10ml,每隔 2 日注射 1 次,5 次为 1 个疗程。

［主治与疗效］　主治大圆肌劳损。

方法 8

［临证取穴］　主穴取风池、天柱、肩井、新设;配穴取中渚、足三里、太冲、悬钟、阿是穴。

［选用药物］　5％当归注射液 4ml,加 10％葡萄糖注射液 4～6ml 混合均匀。

［具体操作］　每次取主穴 2～3 穴,配穴 1～2 穴。按穴位注射操作常规进行,穴位皮肤常规消毒,采用 10ml 一次性使用注射器连接 6 或 6.5 号注射针头,抽取上述混合药液后,快速进针刺入皮下,稍做提插、捻转手法,待有酸、麻、胀等针感得气时,经回抽无血后,将上述混合药液缓慢注入。每次每穴注射 1.5～2.0ml,每日注射 1 次,10 次为 1 个疗程。

［主治与疗效］　主治颈肩背肌筋膜炎。

(二)局部注射疗法

1. 笔者经验

［治疗部位］　局部压痛点。

［选用药物］　黄瑞香注射液 2ml、5％当归注射液 2ml、地塞米松磷酸钠注射液 2mg(1ml)、1％～2％盐酸普鲁卡因注射液（过敏试验阴性者）5～10ml(视病变范围大小加入不同的药量)混合均匀。

［具体操作］　按局部注射操作常规进行,局部皮肤常规消毒,采用 10ml 或 20ml 一次性使用注射器连接 6 或 6.5 号注射针头,将上述混合药液抽入后,于局部压痛点快速刺入,并将上述混合药液注入肌肉内或肌肉硬结内。每隔 3～5 日注

射 1 次,直至治愈。一般患者注射 3～5 次。

[临床疗效] 笔者临床应用该法共治疗肌筋膜炎患者 87 例,治愈 72 例,有效 13 例,无效 2 例。治愈率达 82.76％,总有效率达 97.7％。

[注意事项] 注射前,盐酸普鲁卡因注射液应常规做过敏试验,待试验结果显示阴性后,方可使用。

2. 临床采菁

方法 1

[治疗部位] 局部压痛点肌肉间或肌肉硬结内。

[选用药物] 10％葡萄糖酸钙注射液 10ml,加 2％盐酸普鲁卡因注射液(过敏试验阴性者)10ml 混合均匀。

[具体操作] 按局部注射操作常规进行,局部皮肤常规消毒,先找准压痛点,再采用 20ml 一次性使用注射器连接 6～7 号注射针头,抽吸上述混合药液后,在压痛点行局部肌肉间注射,也可将药液直接注入肌肉硬结内。根据病变的大小,可分别注入 6ml、8ml、10ml、16ml、20ml 不等。如 1 次注射未愈者,待 3～5 日后,可再行注射 1 次。

[临床疗效] 据崔耀升报道,临床应用该法共治疗急、慢性肌纤维织炎患者 67 例,治愈 51 例(经 1～4 次治疗后,自觉症状和局部压痛全部消失,随访半年未见复发),显效 9 例(症状和局部压痛基本消失),有效 5 例(症状有好转),无效 2 例(治疗前后无变化)。治愈率达 76.12％,总有效率达 97.01％。

[注意事项] 注射前,盐酸普鲁卡因注射液应常规做过敏试验,待试验结果显示阴性后,方可使用。

方法 2

[治疗部位] 挛缩的肌束内。

[选用药物] 氧气。

[具体操作] 按局部注射操作常规进行,局部皮肤常规消毒,以手指沿肌束长轴垂直方向滑动按摸,触到较硬僵直挛缩的肌束后,以手指固定,当针尖快速刺入皮肤后,宜缓慢进针,以体会进入较硬挛缩肌束之阻力。接上氧气三通开关,每处肌束内注入氧气 20～40ml,每隔 2～3 日注射 1 次。

[临床疗效] 据韩庸报道,临床应用该法共治疗肌纤维织炎患者 4800 例,痊愈者占 64.8％,好转者占 20.9％,无效者占 14.2％。

[不良反应] 注氧后,少数患者可感到局部或全身发热,体温可升高至37.5～38.0℃,并有口干、出汗、乏力等不良反应,3 日后好转。

3. 验方荟萃

[治疗部位] 局部痛点。

[选用药物] ①5％当归注射液 2ml;②2％盐酸普鲁卡因注射液(过敏试验阴

性者)2～5ml,加醋酸泼尼松龙混悬液12.5～25.0mg(0.5～1.0ml)混合均匀。

[具体操作] 按局部注射操作常规进行,局部皮肤常规消毒,采用5ml一次性使用注射器连接6或6.5号注射针头,抽取上述2种药液中的1种药液后,快速进针刺入皮下,并深达痛点,经回抽无血后,将上述药液徐缓注入。每周注射1次,5次为1个疗程。

[注意事项] 注射前,盐酸普鲁卡因注射液应常规做过敏试验,待试验结果显示阴性后,方可使用。

【按评】 肌筋膜炎是临床骨伤科常见病、多发病。临床上对本病的治疗方法较多,有药物、针灸、推拿、拔罐、理疗等,但都治疗时间较长,且易复发,很难根治。注射疗法治疗本病具有自身的优势,可使劳损的肌肉组织得到休息和修复,血液循环得以改善使肌肉组织和神经得到营养,又可抑制致炎物质的合成并加快炎症的消散、吸收。故可提高疗效、缩短疗程、降低费用,具有愈后不易复发等的诸多优点,故值得临床上推广应用,上述介绍的各种治疗方法可供临床应用参考。

治疗期间,患者应减少伏案工作时间和改变高枕睡眠的习惯,并积极开展颈肩、腰背部的功能锻炼活动。

三、肋软骨炎

肋软骨与肋骨交界处,发生不明原因的疼痛,且产生非特异性炎性肿胀,压之疼痛加剧等临床症状的,称为"肋软骨炎"。本病又称为"胸软骨病""肋软骨隆起症""肋软骨增生症""非化脓性肋软骨炎"或"泰齐病"等名称。多数患者为青壮年,女性较男性略多见。

本病发病原因尚未十分明确,可能与病毒感染或由于风、寒、湿邪侵袭有关,也有可能与生活不节,纵欲过度、肾气内伤,或肝气不舒,负重气逆或用力过猛,以致气血运行不畅,气滞血凝积聚所致。肋软骨钙化可能是其诱发因素。

本病在中医学属"胸痹""胁痛"等病证范畴。乃由气血虚弱,风寒侵袭,或胸部内挫、气滞血瘀所致。

【病因病机】 西医学认为,肋软骨炎的病因至今尚不明确。有人观察本病好发于冬春和秋冬交接季节,且少数患者在1周内有上呼吸道感染病史,用抗病毒药物治疗有一定疗效。因此,认为可能与病毒感染有关,而不是化脓性球菌引起的炎症,所以称为"非化脓性肋软骨炎"。

有学者认为本病常发生在上肢经常搬取重物的20—40岁的女性,因这些人胸大肌、胸小肌不发达,上肢反复操作活动造成胸肋关节软骨长期摩擦而损伤,形成胸肋关节错位,错位后的胸肋关节充血、水肿、渗出、增生、纤维化等,最终导致局部隆起、疼痛。

中医学认为,本病的病因不外内因与外因两种。内因是因为气血虚弱,营卫表里不和,阴阳失调,筋骨失荣所致,或肝气不舒郁结而致肿痛。外因多为肋软骨直接受挫、挤压或在运动和劳动中扩胸、举臂过多使胸部筋肉牵拉过度致局部气滞血瘀,软骨失于气血濡养而作肿作痛,或胸部挫伤,风寒湿之邪乘虚而入,瘀滞筋骨,阻塞经络,不通则发生疼痛和肿胀。

【诊断要点】

1. 多见于青壮年女性。

2. 第1～7肋软骨与胸骨交界处发生肿胀、疼痛。以左侧胸部多见,尤以第2～3肋骨最为多见。可为单发,也可多发。

3. 局部隆起,有硬结,压痛明显,但永不化脓。局部皮肤不发红,但温度可升高。做深呼吸、咳嗽或挤压胸壁时疼痛加剧,举臂较为困难。

4. 病程经过较为缓慢,当疼痛消失后,肿块尚可存留较长的时间,待劳累或发生"上呼吸道感染"后,仍可复发。

5. X线检查时,早期无特殊发现;晚期肋软骨普遍钙化。红细胞沉降率(ESR,血沉)一般正常。

6. 本病须与肋骨结核、肋骨骨髓炎、肋间神经痛、肋骨肿瘤、心绞痛等疾病相鉴别。

【中医证型】

1. 热毒入侵　局部肿胀隆起,触摸局部疼痛热感,疼痛较剧,难于忍耐,咽喉肿痛、咳嗽、喷嚏等时加剧,大便秘结,小便黄赤,舌质红绛,少苔,脉弦滑有力。

2. 肝郁气滞　局部隆起,压痛,钝痛,胸胁胀痛或走窜不定,头痛目眩,腹胀纳差,舌质淡红,苔薄白,脉弦。

3. 血瘀阻滞　痛有定处,固定不移,病变局部略有隆起,隐隐作痛,夜间加重,手足心热,烦躁不寐,咽干口苦,舌质红绛,少苔或薄黄,脉沉细无力。

【治疗方法】

(一)穴位注射疗法

1. 笔者经验

方法1

[临证取穴]　阿是穴。

[选用药物]　地塞米松磷酸钠注射液5mg(1ml)、复方当归注射液2ml,加盐酸利多卡因注射液4mg(2ml)混合均匀。

[具体操作]　嘱患者取卧位,仔细按压找准阿是穴(压痛最明显处)后,按穴位注射操作常规进行,穴位皮肤常规消毒,采用5ml一次性使用注射器连接6或6.5号注射针头,抽取上述混合药液后,快速进针刺入皮下1.0～1.5cm,稍做提插待有酸、麻、胀、痛等针感得气时,经回抽无血后,将上述混合药液徐缓注入。每日注射1次,3～5次为1个疗程。

［主治与疗效］ 主治肋软骨炎。笔者临床应用该法共治疗肋软骨炎患者196例,治愈178例,好转13例,无效5例。治愈率达90.82％,总有效率达97.45％。

方法2

［临证取穴］ 阿是穴(局部压痛点)。

［选用药物］ 醋酸泼尼松龙混悬液0.5～1.0mg(12.5～25.0mg),加1％～2％盐酸普鲁卡因注射液(过敏试验阴性者)3～5ml混合均匀。

［具体操作］ 按穴位注射操作常规进行,穴位皮肤常规消毒,采用5ml一次性使用注射器连接6或6.5号注射针头,抽取上述混合药液后,快速进针刺入皮下,于肋软骨局部压痛最明显处将上述混合药液全部注入。每隔5～7日注射1次,3～4次为1个疗程。

［主治与疗效］ 主治肋软骨炎。笔者临床应用该法共治疗肋软骨炎患者97例,治愈89例,有效5例,无效3例。治愈率达91.75％,总有效率达96.91％。

2. 临床采菁

方法1

［临证取穴］ 阿是穴。

［选用药物］ 夏天无注射液2～3ml。

［具体操作］ 嘱患者取卧位,仔细按压找准阿是穴后,按穴位注射操作常规进行,穴位皮肤常规消毒,采用5ml一次性使用注射器连接6或6.5号注射针头,抽取上述药液后,快速进针刺入皮下1.0～1.5cm,稍做提插待有酸、麻、胀等针感得气时,经回抽无血后,将上述药液徐缓注入。每日注射1次,中病即止。

［疗效与主治］ 主治肋软骨炎。据王建军、刘成文报道,临床应用该法共治疗肋软骨炎患者50例,所治患者均获得满意疗效。

方法2

［临证取穴］ 阿是穴(肿胀处的骨膜下)。

［选用药物］ 25％乙醇(酒精)1ml,加2％盐酸普鲁卡因注射液(过敏试验阴性者)2～4ml混合均匀。

［具体操作］ 按穴位注射操作常规进行,穴位皮肤常规消毒,采用5ml一次性使用注射器连接6或6.5号注射针头,抽取上述混合药液后,快速进针刺入皮下,在深达肿胀处的骨膜下,经回抽无血后,缓慢推入上述混合药液。每周注射1次,3次为1个疗程。

［主治与疗效］ 主治肋软骨炎。据崔若恒报道,临床应用该法共治疗肋软骨炎患者20例,治愈19例,好转1例。治愈率达95％,总有效率达100％。

［注意事项］ ①注射前,盐酸普鲁卡因注射液应先做过敏试验,待试验结果显示阴性后,方可使用。②注意药液不能注入皮下组织,以免影响疗效。

方法 3

[临证取穴]　阿是穴。

[选用药物]　地塞米松磷酸钠注射液 2mg(1ml)或醋酸泼尼松龙混悬液 25mg(1ml),加 2%盐酸普鲁卡因注射液(过敏试验阴性者)2ml 混合均匀。

[具体操作]　按穴位注射操作常规进行,穴位皮肤常规消毒,采用 5ml 一次性使用注射器连接 6 或 6.5 号注射针头,抽取上述混合药液,在局部隆起或压痛最明显处中心直刺进针,深达肋软骨表面后,将上述混合药液缓慢注入。每周注射 1 或 2 次,3～5 次为 1 个疗程。

[主治与疗效]　主治肋软骨炎。据黄家智报道,临床应用该法共治疗肋软骨炎患者 138 例,获效优者 102 例,占 73.91%;获效良者 30 例,占 21.74%;获效差者 6 例,占 4.35%。

方法 4

[临证取穴]　阿是穴(痛点)。

[选用药物]　5%当归注射液 2ml。

[具体操作]　按穴位注射操作常规进行,穴位皮肤常规消毒,采用 2ml 或 5ml 一次性使用注射器连接 6 或 6.5 号注射针头,抽取上述药液,在局部隆起或压痛最明显处中心直刺进针,深达肋软骨表面后,将上述混合药液缓慢注入。每周注射 1 次,2 次为 1 个疗程。

[主治与疗效]　主治肋软骨炎。据罗和古等介绍,临床应用该法共治疗肋软骨炎患者 34 例。治愈 30 例,显效 2 例,有效 2 例。治愈率达 88.24%,所治患者全部获效。

方法 5

[临证取穴]　阿是穴(病变隆起部位的上、下、前 3 点处)。

[选用药物]　盐酸穿琥宁注射液 4ml,加 0.25%盐酸布比卡因注射液 5ml 混合均匀。

[具体操作]　按穴位注射操作常规进行,穴位皮肤常规消毒,采用 10ml 一次性使用注射器连接 6 或 6.5 号注射针头,抽取上述混合药液后,于病变隆起部位的上、下、前 3 点处,深达软骨表面后,分别注入上述混合药液 3ml。每周注射 1 或 2 次,3～5 次为 1 个疗程。

[主治与疗效]　主治肋软骨炎。据罗和古等介绍,临床应用该法共治疗患者 52 例,治愈(症状及体征完全消失)42 例,显效(明显减轻)6 例,无效 3 例。治愈率达 80.77%,总有效率达 96.15%。

3. 验方荟萃

方法 1

[临证取穴]　阿是穴。

[选用药物] 夏天无注射液 2ml、2％盐酸普鲁卡因注射液(过敏试验阴性者)2ml 混合均匀。

[具体操作] 嘱患者取卧位,仔细按压找寻阿是穴(即局部压痛点),并用甲紫溶液做好标记。按穴位注射操作常规进行,穴位皮肤常规消毒,采用 5ml 一次性使用注射器连接 6 或 6.5 号注射针头,抽取上述混合药液后,快速进针刺入皮下,其深度一般不超过 1.0～1.5cm,稍做提插待有酸、麻、胀等针感得气时,经回抽无血后,将上述混合药液徐缓注入。每次用药剂量可根据疼痛范围而定(每次 2～8ml 不等),每隔 4 日注射 1 次。若注射后 1～2 日,仍有疼痛感觉,可适当给予解热镇痛类药物配合治疗。

[疗效与主治] 主治血瘀阻滞型肋软骨炎。

[注意事项] 注射盐酸普鲁卡因注射液前,应常规做过敏试验,待试验结果显示阴性后,方可使用。

方法 2

[临证取穴] 主穴取阿是穴;配穴取内关、膻中、太冲、太溪、肺俞。

[选用药物] 地塞米松磷酸钠注射液 5mg(1ml)、5％当归注射液 2ml,加盐酸利多卡因注射液 4mg(2ml)混合均匀。

[具体操作] 主穴每次必取,配穴选 2～3 穴。按穴位注射操作常规进行,穴位皮肤常规消毒,采用 5ml 一次性使用注射器连接 6 或 6.5 号注射针头,抽取上述混合药液后,快速进针刺入皮下,其深度一般不超过 1.0～1.5cm,稍做提插待有酸、麻、胀等针感得气时,经回抽无血后,将上述混合药液徐缓注入。每次每穴注射 1.0～1.5ml,每日注射 1 次,3～5 次为 1 个疗程。

[主治与疗效] 主治肋软骨炎。

方法 3

[临证取穴] 主穴取阿是穴;配穴取膻中、内关、少府、阳陵泉。

[选用药物] 夏天无注射液 2ml、5％当归注射液 2ml,加盐酸利多卡因注射液 4mg(2ml)混合均匀。

[具体操作] 主穴每次必取,配穴选 2～3 穴。按穴位注射操作常规进行,穴位皮肤常规消毒,采用 10ml 一次性使用注射器连接 6 或 6.5 号注射针头,抽取上述混合药液后,快速进针刺入皮下,其深度一般不超过 1.0～1.5cm,稍做提插待有酸、麻、胀等针感得气时,经回抽无血后,将上述混合药液徐缓注入。每次每穴注射 1.5～2.0ml,隔日注射 1 次,3～5 次为 1 个疗程。

[主治与疗效] 主治肋软骨炎。

方法 4

[临证取穴] 阿是穴。

[选用药物] 醋酸曲安奈德混悬液 10mg(1ml)、维生素 B_{12} 注射液 0.5mg

(1ml),加盐酸利多卡因注射液 4mg(2ml)混合均匀。

[具体操作]　按穴位注射操作常规进行,穴位皮肤常规消毒,采用 5ml 一次性使用注射器连接 6 或 6.5 号注射针头,抽取上述混合药液后,快速进针刺入皮下(深度一般不超过 1.0～1.5cm),稍做提插待有酸、麻、胀、痛等针感得气时,经回抽无血后,将上述混合药液徐缓注入。每隔 7 日注射 1 次,3 次为 1 个疗程。

[主治与疗效]　主治肋软骨炎。

方法 5

[临证取穴]　阿是穴。

[选用药物]　醋酸泼尼松龙混悬液 25mg(1ml)、夏天无注射液 2ml,加盐酸利多卡因注射液 4mg(2ml)混合均匀。

[具体操作]　按穴位注射操作常规进行,穴位皮肤常规消毒,采用 5ml 一次性使用注射器连接 6 或 6.5 号注射针头,抽取上述混合药液后,快速进针刺入皮下(深度一般不超过 1.0～1.5cm),稍做提插待有酸、麻、胀、痛等针感得气时,经回抽无血后,将上述混合药液徐缓注入。每隔 5 日注射 1 次,3 次为 1 个疗程。

[主治与疗效]　主治肋软骨炎。

方法 6

[临证取穴]　阿是穴。

[选用药物]　夏天无注射液 2～3ml。

[具体操作]　按穴位注射操作常规进行,穴位皮肤常规消毒,采用 2ml 或 5ml 一次性使用注射器连接 6 或 6.5 号注射针头,抽取上述混合药液后,快速进针刺入皮下 1.0～1.5cm 深,稍做提插待有酸、麻、胀等针感得气时,经回抽无血后,将上述混合药液徐缓注入。隔日注射 1 次,3 次为 1 个疗程。

[主治与疗效]　主治肋软骨炎。

方法 7

[临证取穴]　阿是穴。

[选用药物]　①醋酸氢化可的松混悬液 25mg(1ml);②青霉素 G 钠针剂 40 万 U(过敏试验阴性者),加 0.25%盐酸普鲁卡因注射液(过敏试验阴性者)50ml 混合均匀。

[具体操作]　按穴位注射操作常规进行,穴位皮肤常规消毒,采用 2ml 或 5ml 一次性使用注射器连接 6 或 6.5 号注射针头,抽取其中 1 种药液后,快速进针刺入皮下 1.0～1.5cm 深,稍做提插待有酸、麻、胀等针感得气时,经回抽无血后,将上述药液徐缓注入。用①药时,于骨膜下注射 0.5ml;用②药时,注射于隆起物周围。隔日注射 1 次,3 次为 1 个疗程。

[主治与疗效]　主治肋软骨炎。

［注意事项］ 注射盐酸普鲁卡因注射液与青霉素前,应常规做过敏试验,待试验结果显示阴性后,方可使用。

方法 8

［临证取穴］ 阿是穴。

［选用药物］ 5%～10%当归注射液 2ml,加 2%盐酸普鲁卡因注射液(过敏试验阴性者)2ml 混合均匀。

［具体操作］ 按穴位注射操作常规进行,穴位皮肤常规消毒,采用 5ml 一次性使用注射器连接 6 或 6.5 号注射针头,抽取述混合药液,取平斜位进针做皮下注射,形成扇形。隔日注射 1 次,2～6 次可获痊愈。

［主治与疗效］ 主治肋软骨炎。

［注意事项］ 注射盐酸普鲁卡因注射液前,应常规做过敏试验,待试验结果显示阴性后,方可使用。

方法 9

［临证取穴］ 阿是穴(病变局部肿胀疼痛处)。

［选用药物］ 醋酸泼尼松龙混悬液 25mg(1ml),加 1%～2%盐酸普鲁卡因注射液(过敏试验阴性者)2ml 混合均匀。

［具体操作］ 按穴位注射操作常规进行,穴位皮肤常规消毒,采用 5ml 一次性使用注射器连接 6 或 6.5 号注射针头,抽取上述混合药液,在病变局部肿胀疼痛部位(阿是穴)肋软骨上缘处注入,每隔 7～10 日注射 1 次,3 次为 1 个疗程。

［主治与疗效］ 主治肋软骨炎。

［注意事项］ 注射盐酸普鲁卡因注射液前,应常规做过敏试验,待试验结果显示阴性后,方可使用。

方法 10

［临证取穴］ 阿是穴。

［选用药物］ ①5%当归注射液 2ml,加 2%盐酸普鲁卡因注射液(过敏试验阴性者)2ml 混合均匀;②5%当归注射液 2ml,加维生素 B_1 注射液 100mg(2ml)混合均匀;③药为醋酸泼尼松龙混悬液 12.5mg(0.5ml),加 2%盐酸普鲁卡因注射液(过敏试验阴性者)2ml 混合均匀。

［具体操作］ 嘱患者取卧位。按穴位注射操作常规进行,穴位皮肤常规消毒,采用 5ml 一次性使用注射器连接 6 或 6.5 号注射针头,抽取上述 3 种混合药液中的 1 种后,平斜位进针皮下注射,形成扇形。隔日注射 1 次,2～6 次为 1 个疗程。

［主治与疗效］ 主治肋软骨炎。

［注意事项］ 注射盐酸普鲁卡因注射液前,应常规做过敏试验,待试验结果显示阴性后,方可使用。

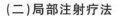

(二)局部注射疗法

1. 笔者经验

［治疗部位］ 局部压痛最明显处。

［选用药物］ 醋酸泼尼松龙混悬液 12.5～25.0mg(0.5～1.0ml)，加 1％～2％盐酸普鲁卡因注射液(过敏试验阴性者)3～5ml 混合均匀。

［具体操作］ 按局部注射操作常规进行，局部皮肤常规消毒，采用 5ml 一次性使用灭菌注射器连接 6 或 6.5 号注射针头，抽取上述混合药液后，于肋软骨局部压痛最明显处注入。每隔 5～7 日注射 1 次，3～4 次为 1 个疗程。

［临床疗效］ 主治肋软骨炎。笔者临床应用该法共治疗肋软骨炎患者 87 例，治愈 85 例，2 例治疗 1 次后，因故中断治疗，治愈率达 97.70％。

［注意事项］ 注射盐酸普鲁卡因注射液前，应常规做过敏试验，待试验结果显示阴性后，方可使用。

2. 临床采菁

［治疗部位］ 局部压痛最明显处。

［选用药物］ ①5％当归注射液 2ml、2％盐酸普鲁卡因注射液(过敏试验阴性者)2ml 混合均匀；②5％当归注射液 2ml、维生素 B_1 注射液 100mg 混合均匀；③醋酸泼尼松龙混悬液 12.5mg(0.5ml)、2％盐酸普鲁卡因注射液(过敏试验阴性者)2ml 混合均匀。

［具体操作］ 嘱患者取卧位。按局部注射操作常规进行，局部皮肤常规消毒，采用 5ml 一次性使用注射器连接 6 或 6.5 号注射针头，抽取其中 1 种药液后，用针头做平斜位快速进针刺入皮下，再继续进针深达局部疼痛最明显处，经回抽无血后，将上述混合药液成扇形做皮下注射，隔日注射 1 次，中病即止。

［临床疗效］ 据有关报道，临床应用该法共治疗肋软骨炎患者 289 例，一般患者经 2～6 次注射治疗，即可获愈。

［注意事项］ 注射盐酸普鲁卡因注射液前，应常规做过敏试验，待试验结果显示阴性后，方可使用。

3. 验方荟萃

方法 1

［治疗部位］ 局部最痛点。

［选用药物］ 红茴香注射液、1％～2％盐酸普鲁卡因注射液(过敏试验阴性者)各 1ml 混合均匀。

［具体操作］ 按局部注射操作常规进行，局部皮肤常规消毒，采用 2ml 一次性使用注射器连接 6 或 6.5 号注射针头，抽取上述混合药液后，其针头做平斜位快速进针刺入皮下，再继续进针深达局部疼痛最明显处，经回抽无血后，将上述混合药液于局部最痛点注入。隔日注射 1 次，中病即止。

[注意事项]　注射前,应常规做盐酸普鲁卡因注射液过敏试验,待试验结果显示阴性后,方可使用。

方法 2

[治疗部位]　肿胀处的骨膜下。

[选用药物]　75%乙醇(酒精)1ml,加 2%盐酸普鲁卡因注射液(过敏试验阴性者)2～4ml 混合均匀。

[具体操作]　按局部注射操作常规进行,局部皮肤先用 2%碘酊常规消毒,后用 75%乙醇脱碘,然后采用 5ml 一次性使用注射器连接 6 或 6.5 号注射针头,抽取上述混合药液后,其针头做平斜位快速进针刺入皮下,再继续进针深达肿胀处的骨膜下,经回抽无血后,缓慢将上述混合药液注入。每周注射 1 次,3 次为 1 个疗程。

[临床疗效]　主治肋软骨炎。据崔若恒报道,临床应用该法共治疗肋软骨炎患者 20 例,痊愈 19 例,减轻 1 例。痊愈率达 95%,总有效率达 100%。

[注意事项]　①注射盐酸普鲁卡因注射液前,应常规做过敏试验,待试验结果显示阴性后,方可使用;②切勿注入皮下组织,以免影响疗效。

(三)封闭注射疗法

1. 临床采菁

方法 1

[治疗部位]　局部隆起或压痛最明显处。

[选用药物]　①地塞米松磷酸钠注射液 2mg(1ml),加 2%盐酸普鲁卡因注射液(过敏试验阴性者)2ml 混合均匀;②醋酸泼尼松龙混悬液 25mg(1ml),加 2%盐酸普鲁卡因注射液(过敏试验阴性者)2ml 混合均匀。

[具体操作]　按封闭注射操作常规进行,局部皮肤常规消毒,采用 5ml 一次性使用注射器连接 6 或 6.5 号注射针头,抽取其中 1 种药液后,在局部隆起或压痛最明显处做封闭注射,将上述混合药液以封闭点为中心直刺进针,当深达骨软骨表面时开始推药。一般每周注射 1 或 2 次,3～5 次为 1 个疗程。

[临床疗效]　据黄家智报道,临床应用该法共治疗肋软骨炎患者 138 例,优者(症状及局部突起消失)102 例,占 73.9%;良者(症状消失,突起消退不明显)30例,占 21.7%;差者(症状无明显改善)6 例,占 4.3%。对疗效优良的 71 例,经 6～60 个月,平均 19 个月的随访观察,均未见复发。

[注意事项]　注射盐酸普鲁卡因注射液前,应常规做过敏试验,待试验结果显示阴性后,方可使用。

方法 2

[治疗部位]　局部压痛最明显处。

[选用药物]　醋酸氢化可的松注射液 25mg(1ml),加 0.5%盐酸普鲁卡因注射液(过敏试验阴性者)2ml 混合均匀。

[具体操作] 按封闭注射操作常规进行,局部皮肤常规消毒,采用5ml一次性使用注射器连接6或6.5号注射针头,抽取上述混合药液后,其针头做平斜位快速进针刺入皮下,再继续进针深达局部疼痛最明显处,经回抽无血后,将上述混合药液做局部最痛点封闭注射,每隔5日注射1次;用梅花针轻叩患部、背部及患侧支沟穴,以皮肤潮红为度;并口服四环素族药物及乳酸钙片。

[临床疗效] 据张仁等报道,临床应用该法共治疗肋软骨炎患者29例,总有效率达97%。

[注意事项] 注射盐酸普鲁卡因注射液前,应常规做过敏试验,待试验结果显示阴性后,方可使用。

2. 验方荟萃

[治疗部位] 局部压痛最明显处。

[选用药物] ①醋酸泼尼松龙混悬液25mg(1ml),加0.5%盐酸普鲁卡因注射液(过敏试验阴性者)2ml混合均匀;②复方当归、丹参、川芎嗪等注射液2ml,加1%盐酸普鲁卡因注射液(过敏试验阴性者)2ml混合均匀。

[具体操作] 按封闭注射操作常规进行,局部皮肤常规消毒,采用5ml一次性使用注射器连接6～7号注射针头,抽取其中1种混合药液后,其针头做平斜位快速进针刺入皮下,再继续进针深达局部疼痛最明显处,经回抽无血后,将上述混合药液做局部最痛点封闭注射。①药每隔7日注射1次,3次为1个疗程;②药每日或隔日注射1次,5～10次为1个疗程。

[注意事项] 注射盐酸普鲁卡因注射液前,应常规做过敏试验,待试验结果显示阴性后,方可使用。

【按评】 肋软骨炎为临床骨伤科常见病、多发病,尤多见于女性。目前西医学对其治疗只能投以消炎、止痛类及维生素类药物来进行对症治疗,但都只能治标,不能治本,且疗效无法得到巩固,治愈者极少。

《素问·调经论》曰:"病在骨,调之骨。"明确提出骨之病变应取病变部位,以使治疗直达病所。临床常用泼尼松龙等糖皮质类药物以消炎消肿,或当归、夏天无等以活血止痛,作用于"骨"之阿是穴,可通调局部经脉,活血祛瘀,起到了良好的疗效。

本病的发病部位多位于肋软骨点,第1肋软骨胸肋软骨结合处;第2肋软骨胸骨角两侧;第3～6肋分别在胸骨体旁各胸肋软骨结合处;第7肋软骨点在剑胸联合两侧的肋骨切迹处,第7～10肋软骨连接成肋弓。穴位注射时,应找准痛点及隆起处,可用5号牙科用注射针头斜刺进入皮肤,至肋软骨面,针尖触及3个软骨面后,应固定针身不动,防止滑入肋间隙,经回抽无气无血后,才可予以注药。针刺时切要注意固定好注射器,绝对防止误入肋间或穿过肋软骨面,以免造成气胸,注药前必须确认回抽无血无气。为防止刺入胸腔,肋弓处注射应注意斜向剑突方向进针。

注射疗法对本病的治疗,大部分患者都能使其获愈,且愈后不易复发,并具有方法简单、操作方便、费用低廉、疗效显著等的诸多优点,故可作为治疗本病的首选疗法,十分值得临床上进一步推广应用,上述各种方法可供临床应用时借鉴或参考。

治疗期间,注意患部保暖。

附:剑突综合征

剑突综合征是一种剑突非特异性无菌性炎症性表现,又称"剑突软骨炎"。其病理改变为剑突的透明软骨组织增生及其周围组织的反应性增生,导致局部疼痛及剑突增大。

【诊断要点】

1. 常无明显的外伤而突然起病。

2. 临床症状以剑突疼痛、增大为其特征。做深呼吸或劳动时,常使疼痛加剧。

3. 检查剑突部有明显压痛,并可触摸到增大的剑突。

【中医证型】 本病注射疗法治疗时,一般不予分证型。

【治疗方法】 局部注射疗法。

[治疗部位] 病变剑突压痛处。

[选用药物] 醋酸泼尼松龙混悬液 25mg(1ml),加 2%盐酸普鲁卡因注射液(过敏试验阴性者)2ml 混合均匀。

[具体操作] 按局部注射操作常规进行,局部皮肤常规消毒,采用 5ml 一次性使用注射器连接 6 或 6.5 号注射针头,抽取上述混合药液后,于剑突尖端向上 1ml 处以垂直方向进针,其深度以针尖达到软骨膜或纤维结缔组织之间时,其疗效最佳,经回抽无血后,将上述混合药液徐缓注入。注射完毕,局部稍加按揉片刻。每隔 7 日注射 1 次,3 次为 1 个疗程。

[注意事项] ①注射盐酸普鲁卡因注射液前,应常规做过敏试验,待试验结果显示阴性后,方可使用。②行注射治疗时,若进针过浅则不易达到治疗目的;若针尖刺入过深,则极易刺伤胸膜,导致血胸或气胸的产生,故应正确掌握其注射的深度。

【按评】 剑突综合征临床骨伤科常可经常遇到,常规疗法对本病的治疗只能给一些消炎、止痛类药物做对症处理,一时不易治愈,且易经常复发,疗效欠佳。采用糖皮质类激素局部注射治疗本病,见效迅速、快捷,且愈后不易复发。笔者临床应用该法共治疗剑突综合征患者 75 例,经 1～4 次的注射治疗,所治患者全部获愈。注射疗法治疗本病操作简便、疗效可靠,且费用低廉,故颇受患者的青睐与欢迎,十分值得临床上进一步推广应用,上述方法可供临床应用时借鉴或参考。

第二节 骨 折

肋骨骨折

肋骨是骨性胸廓的主要组成部分。对胸腔内的脏器起到了保护的作用。肋骨共有12对,前连软骨,后接关节。第1~3对肋骨短小,又被肩胛骨、锁骨及上臂保护,一般不易受伤。中老年人,因肋骨失去弹性,肋软骨也逐渐骨化。因此,肋骨骨折常见于成年人,并以第4~9肋最为常见。

【病因病机】

(一)病因

直接暴力和间接暴力皆可造成肋骨骨折。直接暴力,如车辆撞击、拳棒打击、重物压砸等,皆可引起肋骨骨折。间接暴力,如塌方、车辆碾压、肩部受到撞击等皆可造成肋骨骨折。老年人因严重咳嗽、喷嚏,肋间肌急骤收缩等,亦可致肋骨骨折。

(二)病机

1. 直接暴力　直接暴力打击前胸或后胸,在暴力打击处肋骨被迫向胸廓内陷而发生骨折,呈横断性或粉碎性,骨折端多向内移位,此类骨折易伤及胸膜和肺脏,造成气胸、血胸、肺挫伤等。第1、2肋骨骨折还可损伤臂丛神经、颈交感神经等。下位肋骨骨折易损伤肝、脾、肾脏等。

2. 间接暴力　当暴力作用于胸壁前部,或胸廓受到前、后方对挤的暴力,使胸腔的前后径缩短,左、右径增长,肋骨被迫向外弯曲凸出,在最突出处发生骨折,多发生在腋中线处。亦有因暴力打击前胸而致后肋骨折,或打击后胸而致前肋骨折。暴力打击肩前部,使肩部后伸的暴力可使肩胛骨外旋,薄而锐利的肩胛骨内侧缘抵住胸壁可将第2~7后肋切断,暴力继续作用还可造成锁骨、肩胛骨骨折。间接暴力造成的肋骨骨折多为斜形,骨折端向外凸出,偶尔刺破皮肤而造成穿破性骨折,而刺破胸膜的机会较少。但第2~7后肋骨折的骨折端则往往向内移位,可刺破胸膜或肺脏而造成气胸、血胸。

3. 混合暴力　强大的直接暴力使暴力打击处发生骨折,而其余力未尽,残余力量即成为传达暴力,造成该肋骨的其他处骨折(一骨多段骨折)。这种混合暴力多较强大,甚至可造成多根双处骨折。此类骨折合并肺挫伤等内脏损伤的机会较多。

4. 肌肉收缩　肌肉的急骤而强烈的收缩亦可造成肋骨骨折。老年人慢性呼吸道疾病患者急性发作严重咳嗽、打喷嚏时,骨质疏松的肋骨受到肋间肌、胸小肌、胸大肌或斜角肌的牵拉而发生骨折。

一根肋骨一处骨折者,称为"单骨折";肋骨两处骨折者,称为"双处骨折"。多根双处骨折时,可造成肋骨断段的游离,使该处胸廓失去支持,形成浮动胸壁即连枷胸,并往往伴有肺挫伤。肺挫伤后,肺实质内出血、水肿,肺顺应性大大降低,肺做功增加。如需维持 600ml 的潮气量,呼吸时胸膜腔内平均负压要求在 15cmH$_2$O 以上,此时胸壁区由于胸内压与大气压差增大,就可产生反常呼吸运动。吸气时,因胸膜腔内负压增加而向内凹陷;呼气时,因胸膜腔内负压减低而向外凸出,使肺的通气功能障碍,严重影响呼吸和循环功能,出现呼吸困难、低氧血症等,死亡率可高达 50% 左右。

若骨折断端刺破胸膜,空气从外界进入胸膜腔,则可并发气胸,流入的空气使患侧肺脏压缩,影响正常呼吸和循环功能。如胸膜穿破口已闭合,不再有空气继续进入胸膜腔,则称为"闭合性气胸";如胸膜穿破口未闭合,空气仍可自由沟通,则称为"开放性气胸"。若胸膜腔破口形成阀门,吸气时空气通过破裂口进入胸膜腔,呼气时则不能将空气排出,胸腔内压力不断增高,对同侧肺脏的压迫愈来愈大,并将纵隔推向对侧,除压迫对侧健肺外,可使纵隔内大血管扭曲,回心血量减少,则称为"张力性气胸"。

若骨折端刺破胸壁血管(如肋间动脉、乳内动脉等)和肺脏的血管,出血流入胸膜腔,则并发血胸。早期因胸部呼吸活动,胸膜腔内的瘀血不易凝固。血胸量多者影响呼吸,必须及时处理。血胸形成后,出血停止,称为"非进行性血胸";若破裂的血管继续出血,症状逐渐加重,称为"进行性血胸"。后期由于气血凝滞,形成"干血"或"老血",胸膜粘连,终为纤维组织填塞,成为机化血胸、纤维胸。

【诊断要点】

1. 胸背部外伤后,骨折部疼痛,深呼吸、咳嗽、喷嚏和身体转动时疼痛加剧。

2. 检查骨折处压痛明显,可摸到骨擦感,前后或左右挤压胸廓,可使骨折处剧痛。在固定性压痛点可扪及骨折断端。

3. X 线摄片检查可显示骨折部位、类型、数量及有无胸内并发症。

【中医证型】　本病注射疗法治疗时,一般不予分证型。

【治疗方法】

(一)局部注射疗法

[治疗部位]　骨折断端。

[选用药物]　①1%～2%盐酸普鲁卡因注射液(过敏试验阴性者)5～10ml;②0.5%～1.0%盐酸利多卡因注射液 4～6ml。

[具体操作]　按局部注射操作常规进行,局部皮肤常规消毒,采用 10ml 一次性使用注射器连接 6 或 6.5 号注射针头,抽取其中 1 种药液后,在压痛最明显的骨折处,将上述药液徐缓注入。注射时,针尖最好达到骨折断端处,经回抽无血后,即可将上述药液徐缓注入,每 1～2 日注射 1 次,若疼痛剧烈者可连续注射 3～5 次。

[注意事项]　①注射盐酸普鲁卡因注射液前,应常规做过敏试验,待试验结果

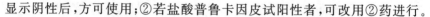

显示阴性后，方可使用；②若盐酸普鲁卡因皮试阳性者，可改用②药进行。

（二）封闭注射疗法

［治疗部位］　肋间神经处。

［选用药物］　1％～2％盐酸普鲁卡因注射液（过敏试验阴性者）4～6ml。

［具体操作］　按封闭注射操作常规进行，局部皮肤常规消毒，采用10ml一次性使用注射器连接6或6.5号注射针头，抽取上述药液后，行椎骨旁3～5cm处的肋间注射，注射范围须包括骨折处上、下各1根肋间神经。进针时，当针尖抵达肋骨下缘时，稍将针尖退出后，再将针头转向下30°刺入，如触及神经时即有触电样感觉，稍退针，经回抽无血后，即可将上述药液徐缓注入。注射次数应根据疼痛的轻重程度而定，一般经注射1～3次即可使疼痛获得缓解。

［临床疗效］　经该法治疗后，可使疼痛立即得到缓解。能让患者敢做深呼吸和咳嗽动作，以便能随时排出呼吸道分泌物。

［注意事项］　①注射盐酸普鲁卡因注射液前，应常规做过敏试验，待试验结果显示阴性后，方可使用；②注射时要严格掌握好进针的深度、角度等，以免穿透胸膜而导致气胸、血胸的产生；③对多根双处或多处肋骨骨折的患者，除进行封闭注射缓解疼痛外，还须消除反常呼吸，改善呼吸功能，防止继发感染，矫正胸壁凹陷等措施。

【按评】　肋骨骨折是临床骨伤科常见疾病，注射疗法可起到立即消除患者疼痛的疗效，这样可使患者敢于做深呼吸和咳嗽等动作，以便及时排出呼吸道分泌物，对防止阻塞呼吸道有很大的好处。在应用注射疗法治疗的同时，更应注意纠正骨折端移位，当骨折复位后，应做好固定，以免造成骨不连接或骨折畸形愈合。

附：第11肋尖综合征

第11肋尖综合征，又称为"滑动肋综合征"。其发病机制尚未明确。可能是第11肋尖遭受外伤后引起的一种创伤性肋间神经炎，也有可能是第11肋或下肋或是其间关节异常活动而引起。

【诊断要点】

1. 多为单侧发病，临床症状为患侧季肋部或下胸部针刺样或烧灼样疼痛，转变体位时，深呼吸或摒气时疼痛加剧。

2. 检查发现附：第11肋尖有明显触痛。若用手指弯成钩形向前拉患侧肋缘，可使疼痛加剧。

【中医证型】　本病注射疗法治疗时，一般不予分证型。

【治疗方法】　局部注射疗法。

［治疗部位］　局部压痛点处。

［选用药物］　①醋酸泼尼松龙混悬液25mg（1ml），加2％盐酸普鲁卡因注射液（过敏试验阴性者）3～5ml混合均匀；②地塞米松磷酸钠注射液5mg（1ml），加

2%盐酸普鲁卡因注射液(过敏试验阴性者)3～5ml 混合均匀。

[具体操作] 注射前,先标出压痛最明显点。按局部注射操作常规进行,局部皮肤常规消毒,采用 5ml 或 10ml 一次性使用注射器连接 6 或 6.5 号注射针头,抽取其中 1 种药液后,用针尖直刺深达肋尖骨质部时,经回抽无血后,将上述混合药液徐缓注入。一般每周注射 1 次,至多注射 3 次。

[注意事项] 注射盐酸普鲁卡因注射液前,应常规做过敏试验,待试验结果显示阴性后,方可使用。

【按评】 局部注射疗法治疗第 11 肋尖综合征,疗效确实较好,可立即使疼痛症状得到缓解,且大部分患者经注射 1 或 2 次即可获得治愈。但对多次注射仍然无效者,则应考虑行患肋切除手术来进行治疗。

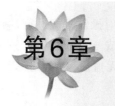

第6章

上肢疾病

一、肱二头肌长头肌腱炎

因慢性劳损或因感受风、寒、湿邪而导致肱二头肌长头肌腱产生无菌性炎症,从而引起局部疼痛与功能活动障碍者,称为"肱二头长头肌腱炎",以往曾称为"肱二头肌长头腱鞘炎""肱二头肌长头滑膜炎""肱二头肌肌长头狭窄性腱鞘炎"等。

肱二头肌长头肌腱起源于肩胛之上结节,经过肩关节与肱骨结节间沟,其肌腱及腱鞘受结节间沟狭窄粗糙面的机械刺激,加上慢性劳损或感受风、寒、湿邪等的刺激,使局部气血瘀滞,肌腱和腱鞘产生无菌性炎症而增粗,使纤维管腔变窄,肌腱在管腔内滑动发生困难,从而引起疼痛症状,严重时甚至产生粘连,影响了关节的功能活动。本病有时可并发肩关节周围炎。

本病在中医学,属"肩凝风""筋痹"等病证的范畴。中医学认为,本病多因汗出当风,或夜卧受寒,或久居湿地,风寒湿邪稽留于肩部经筋,使经络气血凝涩不通;或因劳力、闪挫,使肌肉经筋受伤、气滞血瘀、脉络痹阻,发为本病。

【病因病机】

（一）病因

引发肱二头肌长头肌腱炎的原因既有外部因素,也有内部因素,大致有以下几种。

1. 退变　随着年龄的增大,尤其是 40 岁以上的中、老年人,体内相当一部分组织皆开始退变,活动量大、易磨损的肱二头肌长头腱更是体内退变的好发组织之一。变性的肌腱很容易引起炎性反应。

2. 劳损　在日常生活和劳动中,肩关节的活动量是非常大的。而绝大多数肩关节运动都会引起肱二头肌长头腱在结节间沟内的移动。长期、反复的滑动可造成肌腱的损伤。

3. 外伤　肩关节做突然的、强力的、大角度的运动时,可直接引起肱二头肌长头腱的牵拉性损伤,或外伤先造成肩关节脱位或肱骨外科颈骨折,肱二头肌长头腱在错位骨端的作用下发生损伤。

4. 外感寒湿　卫阳不足,冒雨涉水或宿地寒冷潮湿,寒湿之邪乘虚侵入而为患。

5. 肩部炎症　任何肩关节的慢性炎症皆有可能累及肱二头肌长头腱而继发本病。

(二)病机

从中医学的角度来看,人过中年,脏腑功能逐渐减退。肝虚则筋失所养而退变,是构成本病大多数患者的发病基础。肾虚则骨失所充而粗糙,常为本病的继发因素。再加之外伤、劳损或寒湿之邪侵袭,或局部的毒邪感染,均可以造成经脉不畅,肱二头肌腱失其濡养、变性,表现为肩前部疼痛及活动不利。

现代病理学研究业已证实,退变、劳损、外伤等几种原因分别或综合作用,都可引发肱二头肌长头肌腱炎。具体的病理过程有以下几个方面。

1. 肌腱的炎性反应　肩关节的用力不当或受到较强大的外力作用,可造成肱二头肌长头腱的损伤。出现肌腱或腱鞘的充血、水肿等无菌性炎性反应。进一步在机体的修复过程中,如血肿吸收不好,可以逐渐纤维化,致使肌腱增粗,腱鞘狭窄,于是肌腱滑动不畅,表现为肩关节的活动障碍并伴有活动痛。

2. 肌腱的退行性改变　在年龄由中年向老年转变的阶段,随着机体的普遍退变,肱二头肌长头腱也容易变得弹性降低、质地脆弱,甚至可产生结节。在此基础上若活动过多或遭受轻度外伤即可引发肱二头肌长头肌腱炎。

3. 骨床粗糙　外伤、退变或先天性因素都可以造成肱骨结节间沟处的粗糙不平,或形成骨赘,或呈阶梯样改变。由于沟横韧带的限制,肱二头肌长头腱只能在这种粗糙的骨面上来回滑动,长期的摩擦继发肌腱的破损,反复地损伤与修复,即演变成慢性肌腱炎。

4. 继发性炎症　肱二头肌长头腱与肩关节腔紧密相连。很多肩关节的慢性炎症都可以波及该肌腱,引起肌腱及腱鞘的充血、水肿、细胞浸润,再进一步即可形成纤维化、腱鞘增厚及粘连。

【诊断要点】

1. 大多数患者呈慢性发病过程,常有慢性劳损或感受风、寒、湿邪刺激的病史。

2. 起初表现为肩部酸胀、麻痹、不适等感觉,以后症状逐渐加重,最终出现持续性疼痛症状,休息后减轻,活动时加重,有时疼痛向上臂三角肌处放射。

3. 上肢后伸、摸背和上举受限。

4. 肱骨结节沟处有明显压痛,有时可触及条索状物。

5. 注意和肩周炎及肩部其他软组织损伤疾病相鉴别。

6. 举臂和屈肘抗阻力试验阳性(局部疼痛加剧为阳性),肱二头肌收缩时可在痛点区摸到捻发感,合并肩周炎时,可见关节僵硬及肌肉萎缩。

7. X 线肩关节碘油造影时,可见该肌腱不完全闭锁。严重时可见骨质疏松,肌腱呈硬化阴影。

【中医证型】

1. 寒湿型　肩部胀痛,有重着感。遇寒加重,得温减轻,或兼有畏寒。舌质淡红,苔白或腻,脉弦滑。

2. 瘀滞型　多见于早期。有较明显的外伤史。肩部疼痛固定,拒按,夜间痛甚,活动痛较重,在结节间沟处可触及摩擦音或结节。舌质紫红或有瘀斑,脉弦涩。

3. 肝肾亏虚型　患者年龄往往偏大,起病缓慢,喜温畏寒,肩关节主、被动活动均不利。舌质黯红,少苔或无苔,脉细弱或弦细弱。

4. 气血不足型　多见于后期。肩部酸痛,劳累加重,休息减轻,或伴有头晕、心悸,肌肉萎缩。舌质淡、苔白,脉沉细无力。

【治疗方法】

(一)穴位注射疗法

1. 笔者经验

[临证取穴]　患侧阿是穴(最痛点)。

[选用药物]　醋酸曲安奈德混悬液 10mg(1ml),加盐酸利多卡因注射液 4mg(2ml)混合均匀。

[具体操作]　取准穴位,每次选患侧 1 或 2 穴(最痛点)。按穴位注射操作常规进行,穴位皮肤常规消毒,采用 5ml 一次性使用注射器连接 6 或 6.5 号注射针头,抽取上述混合药液后,快速进针刺入皮下,稍做提插待有酸、麻、胀等针感得气时,经回抽无血后,将上述药液徐缓注入。每次每穴注射 1.5～3.0ml,每隔 7 日注射 1 次,3 次为 1 个疗程。

[主治与疗效]　主治肱二头肌肌腱炎。笔者临床应用该法共治疗肱二头肌肌腱炎 127 例,经 1～2 个疗程治疗后,治愈 109 例,好转 15 例,无效 3 例。治愈率达85.83%,总有效率达 97.64%。

2. 临床采菁

方法 1

[临证取穴]　阿是穴。

[选用药物]　醋酸氢化可的松注射液 50mg(2ml)、维生素 B_1 注射液 100mg(2ml)、维生素 B_{12} 注射液 0.5mg(1ml),加 1% 盐酸利多卡因注射液 6ml 混合均匀。

[具体操作]　在喙突压痛部位摸寻,找出痛点(注射点)。按穴位注射操作常规进行,穴位皮肤常规消毒,采用 20ml 一次性使用注射器连接 6 或 6.5 号注射针

头,抽取上述混合药液后,快速进针刺入喙突骨质后稍作退针,注射上述混合药液全量的 1/2 剂量,将针头斜向外下方,再将剩余药液注入至肱二头肌短头肌腱内,此时可触及条索状隆起。针后一手拇指按于喙突处,向外下方分筋滑推、按压、理平肌腱纤维,同时被动回旋患肢。每日治疗 1 次,5～7 次为 1 个疗程。

[主治与疗效] 主治肱二头肌肌腱炎。据杜富果报道,临床应用该法共治疗肱二头肌肌腱炎患者 30 例,1 次治愈 13 例,2 次治愈 15 例,3 次治愈 2 例。经 3 次治疗后,所治患者全部获愈,随访半年未见复发。

方法 2

[临证取穴] 阿是穴。

[选用药物] 5％～10％当归注射液 2ml、黄瑞香注射液 2ml、维生素 B_1 注射液 100mg(2ml)、维生素 B_{12} 注射液 0.5mg(1ml)、地塞米松磷酸钠注射液 5mg(1ml),加 2％盐酸利多卡因注射液 2ml 混合均匀。

[具体操作] 按穴位注射操作常规进行,穴位皮肤常规消毒,采用 10ml 一次性使用注射器连接 6 号注射针头,抽取上述混合药液后,先在小结节水平、结节间沟的内侧壁处注射上述混合药液 4ml,然后以合谷刺法,在痛点周围各注射 2ml,进针时稍做上下提插手法至局部有酸胀感,经回抽无血后再注入上述混合药液。每隔 3 日注射 1 次,3 次为 1 个疗程。并同时配合局部推拿手法。

[主治与疗效] 主治肱二头肌肌腱炎。据王学德报道,临床应用该法共治疗肱二头肌肌腱炎患者 110 例,治愈 83 例,占 75.4％;显效 19 例,占 17.2％;好转 8 例,占 7.2％;总有效率达 100％。

3. 验方荟萃

方法 1

[临证取穴] 肩内陵、阿是穴、云门、臂臑、合谷。

[选用药物] 5％当归注射液。

[具体操作] 每次选患侧 3～4 穴,针云门穴时,针尖指向外上方。按穴位注射操作常规进行,穴位皮肤常规消毒,采用 5ml 一次性使用注射器连接 6 或 6.5 号注射针头,抽取上述药液后,快速进针刺入皮下,稍做提插待有酸、麻、胀等针感得气时,经回抽无血后,将上述药液徐缓注入。每次每穴注射 1ml,每日注射 1 次,5～7 次为 1 个疗程。

[主治与疗效] 主治肱二头肌肌腱炎。

方法 2

[临证取穴] 患侧极泉透云门、条口透承山。

[选用药物] 复方当归注射液 2ml、维生素 B_{12} 注射液 0.5mg(1ml)混合均匀。

[具体操作] 嘱患者仰卧举腋。按穴位注射操作常规进行,穴位皮肤常规消毒,采用 5ml 一次性使用注射器连接 6 或 6.5 号注射针头,抽取上述药液后,针尖

由极泉穴刺入,透向云门穴,深度为 2.5～3.5 寸(同身寸),使针感向喙突部放散。条口透承山穴时,从条口穴刺向承山穴,深度为 3.5～4.5 寸(同身寸),将上述混合药液徐缓注入。每次每穴注射 1.5ml。并嘱患者做抬肩活动 20～30 分钟。每日治疗 1 次,7 次为 1 个疗程。

[主治与疗效] 主治肱二头肌肌腱炎。

方法 3

[临证取穴] 患侧云门、臂臑、肩内陵、尺泽。

[选用药物] 地塞米松磷酸钠注射液 5mg(1ml),加盐酸利多卡因注射液 4mg(2ml)混合均匀。

[具体操作] 每次选患侧 2 穴,各穴轮换交替使用。按穴位注射操作常规进行,穴位皮肤常规消毒,采用 5ml 一次性使用注射器连接 6 或 6.5 号注射针头,抽取上述混合药液后,快速进针刺入皮下,稍做提插待有酸、麻、胀等针感得气时,经回抽无血后,将上述混合药液徐缓注入。每次每穴注射 1.5ml,每日注射 1 次,5～7 次为 1 个疗程。

[主治与疗效] 主治肱二头肌肌腱炎。

方法 4

[临证取穴] 患侧阿是穴、臂臑。

[选用药物] 醋酸曲安奈德混悬液 10mg(1ml),加 2% 盐酸普鲁卡因注射液(过敏试验阴性者)2ml 混合均匀。

[具体操作] 按穴位注射操作常规进行,穴位皮肤常规消毒,采用 5ml 一次性使用注射器连接 6 或 6.5 号注射针头,抽取上述混合药液后,快速进针刺入皮下,稍做提插待有酸、麻、胀等针感得气时,经回抽无血后,将上述混合药液徐缓注入。每次每穴注射 1.5ml,每隔 7 日注射 1 次,3 次为 1 个疗程。

[主治与疗效] 主治肱二头肌肌腱炎。

[注意事项] 注射盐酸普鲁卡因注射液前应常规做过敏试验,待试验结果阴性后,方可使用。

方法 5

[临证取穴] 患侧云门、侠白。

[选用药物] 5% 当归注射液 2ml、维生素 B_1 注射液 50mg(1ml),加盐酸利多卡因注射液 4mg(2ml)混合均匀。

[具体操作] 按穴位注射操作常规进行,穴位皮肤常规消毒,采用 5ml 一次性使用注射器连接 6 或 6.5 号注射针头,抽取上述混合药液后,快速进针刺入皮下,稍做提插待有酸、麻、胀等针感得气时,经回抽无血后,将上述混合药液徐缓注入。每次每穴注射 2.5ml,每日注射 1 次,5～7 次为 1 个疗程。

[主治与疗效] 主治肱二头肌肌腱炎。

方法6

[临证取穴] 阿是穴(痛点)。

[选用药物] 醋酸泼尼松龙混悬液 25～50mg(1～2ml),加 0.5％盐酸普鲁卡因注射液(过敏试验阴性者)4ml。

[具体操作] 找准痛点。按穴位注射操作常规进行,穴位皮肤常规消毒,采用 5ml 或 10ml 一次性使用注射器连接 6 或 6.5 号注射针头,抽取上述混合药液后,针尖由前下向后上穿入纤维鞘管后,多有一骨性抵触感,稍退针尖,即可将上述混合药液徐缓注入。每日注射 1 次,4～6 次为 1 个疗程。

[主治与疗效] 主治肱二头肌肌腱炎。

方法7

[临证取穴] 阿是穴、曲池、手三里。

[选用药物] 丹参注射液 2ml,加 10％葡萄糖注射液 5ml 混合均匀。

[具体操作] 每次均取患侧穴位。按穴位注射操作常规进行,穴位皮肤常规消毒,采用 10ml 一次性使用注射器连接 6 或 6.5 号注射针头,抽取上述混合药液后,快速进针刺入皮下,稍做提插待有酸、麻、胀等针感得气时,经回抽无血后,将上述混合药液徐缓注入。其中阿是穴注射药液 4ml,余穴各注射药液 1.5ml,每隔 3 日注射 1 次,3 次为 1 个疗程。

[主治与疗效] 主治肱二头肌肌腱炎。

(二)局部注射疗法

1. 笔者经验

[治疗部位] 肱二头肌长头肌腱内。

[选用药物] 地塞米松磷酸钠注射液 5mg(1ml),盐酸利多卡因注射液 4mg(2ml)混合均匀。

[具体操作] 按局部注射操作常规进行,局部皮肤常规消毒,采用 5ml 一次性使用注射器连接 6～7 号注射针头,抽取上述混合药液后,快速进针刺入皮下,并深达疼痛局部,以注入腱鞘内为佳。每日注射 1 次,5～7 次为 1 个疗程。

[临床疗效] 笔者临床应用该法共治疗肱二头肌长头肌腱炎患者 143 例,经 1～2 个疗程治疗后,治愈 133 例,好转 8 例,无效 2 例。治愈率达 93.01％,总有效率达 98.60％。

3. 验方荟萃

方法1

[治疗部位] 肱二头肌长头肌腱内。

[选用药物] 5％当归注射液 2ml 或醋酸泼尼松龙混悬液 12.5mg(0.5ml),加 1％盐酸普鲁卡因注射液(过敏试验阴性者)2ml 混合均匀。

[具体操作] 按局部注射操作常规进行,局部皮肤常规消毒,采用 5ml 一次性

使用注射器连接 6～7 号注射针头,抽取上述混合药液后,快速进针刺入皮下,并深达疼痛局部,以注入腱鞘内为佳。每隔 3～5 日注射 1 次,一般可注射 2～4 次。

[注意事项] 注射盐酸普鲁卡因注射液前应常规做过敏试验,待试验结果阴性后,方可使用。

方法 2

[治疗部位] 肱二头肌长头结节间沟处。

[选用药物] "史氏配制药液"[0.25%盐酸普鲁卡因注射液(过敏试验阴性者)或低浓度盐酸利多卡因注射液 15～20ml,加入醋酸曲安奈德混悬液 10～15mg(1.0～1.5ml),必要时再加盐酸消旋山莨菪碱(654-2)注射液 8～10mg(0.8～1.0ml)及维生素 B_{12} 注射液 0.1mg(1ml)混合均匀]。

[具体操作] 嘱患者取仰卧位,头转向对侧。在肩部前上方相当于三角肌上端内侧缘深处,喙突下外方,可触及肱骨大、小结节的结节间沟,避开头静脉。按局部注射操作常规进行,局部皮肤常规消毒,采用 20ml 一次性使用注射器连接 6～7 号注射针头,抽取上述混合药液后,将针头刺入结节间沟的头侧,沟内有肱二头肌长头,针尖可直接插入肌腱内,然后进行局部注射;同时再将针头稍微拔出,改变针尖方向,刺向喙突,再进行胸小肌、肱二头肌短头及喙突下注射,注射结束后;再将针尖刺向喙突与肱骨头之间的喙肱韧带处注射;最后将针尖刺入肩关节腔内,进行肩关节腔内注射(必要时用之)。每次注射上述"史氏配制药液"8～15ml(当关节腔内注射时,不得注入含有皮质激素类的药液)。

[注意事项] ①穿刺部位要准确无误,防止刺及肩关节内侧的大血管和神经,穿刺点不要超过喙突内侧缘。②在肱二头肌肌腱鞘注射完毕后,还可同时在两结节嵴处做补充注射,使止点在大结节肌肉处,如冈上肌、胸大肌;止点在小结节肌肉处,如肩胛下肌、背阔肌等,使之也受到广泛浸润,以提高临床疗效。③注射盐酸普鲁卡因注射液前应常规做过敏试验,待试验结果阴性后,方可使用。

方法 3

[治疗部位] 肩前关节囊、滑囊处。

[选用药物] "史氏配制药液"(配制方法同上)。

[具体操作] 嘱患者取仰卧位,肩下垫枕,使肩部略高起。按局部注射操作常规进行,局部皮肤常规消毒,采用 20ml 一次性使用注射器连接 6～7 号注射针头,抽取上述混合药液后,自喙突内下方、肱骨头前方刺入,在未刺入关节前,先在关节囊壁处做扇形注射,同时也可浸润至冈下肌止点的滑囊处。该法为肱二头肌长头结节间沟处注射方法的补充,经注射后,常可收到意想不到的疗效。每次注射上述"史氏配制药液"10～20ml。

[注意事项] ①穿刺时切勿太靠近肩内侧,以免伤及血管或神经组织。②注射盐酸普鲁卡因注射液前应常规做过敏试验,待试验结果阴性后,方可使用。

【按评】　肱二头肌长头肌腱炎若采用常规疗法治疗,则疗程较长,较为麻烦,费用较高,患者往往不易接受治疗。若采用注射疗法治疗本病则较为奏效,且药源广泛、费用低廉、患者易被接受,故值得临床上进一步推广应用,上述各种方法可供临床应用时借鉴或参考。

若能配合推拿按摩可起到舒筋活血,消肿止痛,防止粘连的作用,共用之可见奇效。

二、尺骨鹰嘴滑囊炎

在尺骨鹰嘴部有两个滑囊存在。一个较大,位于尺骨鹰嘴的后侧面与皮肤之间,为肘后部滑囊。另一个较小,位于尺骨鹰嘴后上侧面与肱三头肌腱之间,为肘后上部滑囊。临床中,绝大多数病变发生在肘后部滑囊。在生理状态下,滑囊内仅有极少量滑液,主要是有利于肘后皮肤在尺骨鹰嘴后侧面上的来回滑动。在积累性损伤或急性外伤的作用下,可以造成该滑囊的炎性改变,即为尺骨鹰嘴滑囊炎。本病好发于制革工人、雕刻工人、煤矿工人及部队战士。尤其在机械化程度较差、作业区低矮的煤矿,工人们常常以肘后部为支撑,在矿井中匍匐爬行,发生尺骨鹰嘴滑囊炎的人非常多,因此本病又有"矿工肘"之称。另外,根据该病的解剖部位主要在肘后部滑囊,很少涉及肘后上部滑囊,故还称"肘后滑囊炎"。根据受伤发病的机制,本病多为双侧对称性,治疗期间如不脱离原工作,则难以收到好的疗效。即便暂时缓解,也很容易复发。

【病因病机】

(一)病因

1. 劳损。长期用肘后部支撑用力的工作或运行,反复、过量地刺激尺骨鹰嘴后滑囊是本病的最常见原因。

2. 外伤直接外力作用于肘后部,可造成该处滑囊的损伤。

(二)病机

肘后部在经常、反复地触、撑、磨等动作的作用下,或受到直接外力的作用,使局部滑囊受到过度的刺激并形成损伤。经脉因之受损,气血发生瘀滞,津血外溢,积于囊内,形成囊肿。

从西医学角度来看,肘后部长期摩擦或挫撞,尺骨鹰嘴下滑囊受到反复刺激,内层滑膜的分泌反应性增加,而吸收量无明显增加,形成囊内滑液代谢的不平衡,则滑囊增大、隆起。病程长者,滑囊壁逐渐增厚并纤维化,滑囊变得硬韧,囊内液体逐渐变得黏稠,甚至可有钙盐沉积。

【诊断要点】

1. 有慢性肘后部劳损史或急性外伤史。

2. 主要临床表现为偶然发现鹰嘴部囊性肿物,直径一般在 2～4cm,触摸有囊性感,边缘清楚,表面光滑,有弹性,有轻度移动度。囊肿穿刺液呈淡黄色。

3. 一般情况下无疼痛及功能障碍。严重时可有轻度压痛,但功能无障碍。

4. 应与骨性关节炎、风湿性关节炎、痛风性关节炎等相鉴别。

【中医证型】

1. 气滞血瘀 可有一定的外伤史。肘关节后方有条索状肿胀、质软,按之有波动感。肘关节自由屈伸活动可有轻度受限,活动疼痛加重。舌质红、苔薄黄,脉弦数。

2. 气虚血瘀 多为从事常用肘后部支撑动作的工作或职业者。肘关节后方半球形肿胀,按之有韧感,轻度压痛,肘关节活动多不受限。舌质淡、苔白,脉沉弱无力。

【治疗方法】

(一)穴位注射疗法

[临证取穴] 阿是穴(滑囊内)。

[选用药物] 地塞米松磷酸钠注射液 5mg(1ml)、复方当归注射液 2ml,加盐酸利多卡因注射液 4mg(2ml)混合均匀。

[具体操作] 按穴位注射操作常规进行,穴位皮肤常规消毒,采用 5ml 一次性使用注射器连接 6 或 6.5 号注射针头,抽取上述混合药液后,快速进针刺入阿是穴(滑囊内),经回抽无血及异物后,将上述混合药液注入。每隔 2 日注射 1 次,5 次为1 个疗程。

[主治与疗效] 主治尺骨鹰嘴滑囊炎。笔者临床应用该法共治疗尺骨鹰嘴滑囊炎患者 198 例,治愈 175 例,显效 13 例,有效 6 例,无效 4 例。治愈率达88.38%,总有效率达 98.48%。

(二)局部注射疗法

1. 笔者经验

[治疗部位] 滑囊内。

[选用药物] 醋酸泼尼松龙混悬液。

[具体操作] 按局部注射操作常规进行,局部皮肤常规消毒,采用 5ml 一次性使用注射器连接 8 或 9 号注射针头,先行滑囊穿刺,穿刺成功后,尽量抽尽囊液,再将上述药液 1~3ml(视病变大小决定用药量)注入,每隔 5~7 日抽液注药 1 次,中病即止。

[临床疗效] 笔者临床应用该法共治疗尺骨鹰嘴滑囊炎患者 48 例,经 2~4次的抽液注药治疗后,所治患者全部获愈。

2. 验方荟萃

方法 1

[治疗部位] 局部滑囊内。

[选用药物] ①5%当归注射液;②20%丹参注射液;③10%红花注射液。

［具体操作］　按局部注射操作常规进行,局部皮肤常规消毒,采用 2ml 或 5ml 一次性使用注射器连接 6 或 6.5 号注射针头,抽取上述 3 种药液中的 1 种药液后,快速进针刺入皮下,再深入滑囊内,然后将上述药液徐缓注入。每次注射 2～4ml,每日或隔日注射 1 次,3～5 次为 1 个疗程。

方法 2

［治疗部位］　局部滑囊内。

［选用药物］　醋酸泼尼松龙混悬液 12.5mg(0.5ml),加 2%盐酸普鲁卡因注射液(过敏试验阴性者)2～4ml 混合均匀。

［具体操作］　按局部注射操作常规进行,局部皮肤常规消毒,采用 5ml 一次性使用注射器连接 6～7 号注射针头,抽取上述混合药液后,快速进针刺入皮下,再深入局部滑囊内,然后将上述混合药液徐缓注入。每周注射 1 次,3 次为 1 个疗程。

［注意事项］　盐酸普鲁卡因注射液注射前应常规做过敏试验,待试验结果阴性后,方可使用。

【按评】　采用注射疗法治疗尺骨鹰嘴滑囊炎,常能收到较好的疗效。对一般病情较轻的患者,可单独采用注射疗法来进行治疗。如为病情较为严重或发病时间较长者,则可在应用注射疗法治疗的同时,再运用内服药物、推拿疗法或某些外用药物外敷或涂擦的方法共同进行,以获奏效。

三、肱骨上髁炎

由于各种急、慢性损伤造成肱骨上髁周围软组织疼痛的,则称为"肱骨上髁炎"。本病大多是由于前臂旋转、腕关节主动背伸时造成急性损伤或慢性劳损而引起腕伸(屈)肌腱附着于肱骨上髁处的一些纤维的不全撕裂及骨膜的炎症反应。发生于外上髁的称"外上髁炎",因多见于网球运动员,故也称为"网球肘";发生于内上髁的,称为"内上髁炎",因多见于高尔夫球运动员,故也称为"高尔夫球肘"。但有时外、内上髁可同时发病,也有少数患者两侧同时发病的。

本病在中医学,属"伤筋""筋痹"等病证范畴。多因外伤劳损,寒湿痹阻,气血瘀滞,经络不通所致。

【病因病机】

1. 肱骨外上髁炎

(1)病因

①外因:肘关节在一些特殊活动中,前臂伸肌总腱受到过度牵拉造成其止点部的劳损是引发肱骨外上髁炎的主要原因。

②内因:主要是体质虚弱。一方面气血不足,筋脉失养,筋腱退变发病;另一方面阳气不振,运化失调,水湿内停,湿蕴化热,湿热积于局部为患。

(2)病机:年老或体虚,脏器虚弱,或精气血不足,筋脉失养,逐渐退变;或运化失调,水湿内停,蕴积化热,阻遏气机,气血运行不畅。在此基础上再加之长期劳累,劳伤筋腱,伤及经脉,气机不畅,不通则痛,筋腱受损则活动牵拉疼痛。

西医病理学认为,大量的前臂旋前与腕背伸动作使前臂伸肌总腱受到反复、过度牵拉与磨损,造成纤维束的撕裂,产生水肿、出血、血肿机化、纤维增生、瘢痕组织形成等变化,在显微镜下可见有炎细胞浸润,散在小的钙化灶,瘢痕组织内及边缘区有囊性变,有的可见纤维样退变。上述病理改变可以通过化学性和物理性两方面刺激局部的神经末梢,引起疼痛、牵拉痛。

另外,还有人认为本病不是整个伸肌总腱的病变,而单纯是桡侧伸腕短肌的病变。尚有少数人认为本病是因骨膜炎、滑膜炎、感染、缺血性坏死、桡神经分支或前臂外侧皮神经分支的神经炎使桡侧副韧带或环状韧带受刺激所致。

2. 肱骨内上髁炎

(1)病因

①内因:年老或体弱,脏器虚衰,筋腱失之濡养而渐发退行性变。

②外因

劳损:经常、反复地做握拳、提携重物的动作,使前臂屈肌总腱受到过度的牵拉,形成慢性积累性损伤。

外伤:在不慎跌倒时,腕关节处于背伸位,手掌触地,可以使前臂屈肌总腱受到强烈牵拉,造成损伤。

(2)病机

年龄增大或素体虚弱,脏器亏虚。肾藏精,肝藏血,筋为肝所主。肝肾亏虚则精血不足,筋脉失其充养,逐渐退变。变性的筋腱失去弹性,不耐疲劳,若再加之长期劳累或突然的外伤,更使筋腱损伤,脉络受损,气血运行不畅,不通则痛,且活动不利。

西医学认为,长期反复地做抓物、提物等动作,造成前臂屈肌总腱被过多牵拉,进而产生疲劳性损伤,引起纤维束部分断裂、血肿渗出等反应。若得不到及时的治疗,则纤维束的断裂进一步加重,创伤反应及修复反应并存,可逐渐形成局部组织的粘连、挛缩、纤维化等病变。

【诊断要点】

1. 有急、慢性损伤或感受风寒病史。

2. 肘外侧(或内侧)疼痛,前臂或腕部活动时加剧,不能端提重物,拧衣服时疼痛加剧,屈肘位时疼痛更加明显。

3. 检查时,肱骨外、内上髁处压痛明显或有轻度肿胀。

4. 前臂伸(屈)肌群抗阻试验阳性(做伸屈运动时引起肱骨上髁疼痛)。

【中医证型】

1. 肱骨外上髁炎

(1)气滞血瘀:患处刺痛或酸痛或胀痛,持续不断,屈伸不利,常有疲乏不适感,舌质黯红或有瘀点,苔薄白,脉涩或沉涩。

(2)寒凝血瘀:患处疼痛,持续不解,遇寒时加重,得温时则舒,伸屈不利,舌质黯红,苔薄白或白腻,脉沉缓或沉涩。

(3)风湿阻络:肘关节外侧酸痛、麻木、屈伸运动不利,遇寒加重,得温痛减。舌质淡,苔薄白或白滑,脉弦紧或浮紧。

(4)湿热内蕴:肘外侧部重着疼痛,有热感,局部压痛明显,晨起关节僵硬,活动后减轻,不欲饮。舌苔黄腻,脉濡数。

(5)气血亏虚:起病缓慢,肘外侧部酸痛,反复发作。提物无力,喜温喜按,肱骨外上髁部压痛,伴少气懒言,身倦乏力,面色苍白。舌质淡,苔白,脉沉细。

2. 肱骨内上髁炎

(1)劳损型:有经常性握拳、抓物、提物等动作史。肘内侧部疼痛,劳累加重,休息减轻,体倦乏力。舌质淡,苔白,脉沉弱。

(2)瘀滞型:有明显外伤史。肘内侧部刺痛,痛点固定、拒按,活动痛甚。舌质暗红或有瘀斑,苔薄黄,脉弦涩。

【治疗方法】

(一)穴位注射疗法

1. 笔者经验

[临证取穴] 阿是穴、少海、小海、肘髎、后溪。

[选用药物] 5%当归注射液 2ml、地塞米松磷酸钠注射液 5mg(1ml),加盐酸利多卡因注射液 4mg(2ml)混合均匀。

[具体操作] 每次选患侧 2～3 穴。按穴位注射操作常规进行,穴位皮肤常规消毒,采用 5ml 一次性使用注射器连接 6 或 6.5 号注射针头,抽取上述混合药液后,快速进针刺入皮下,稍做提插待有酸、麻、胀等明显针感得气时,经回抽无血后,将上述混合药液徐缓注入。每次每穴注射 1.0～1.5ml,每日注射 1 次,5～7 次为 1 个疗程。

[主治与疗效] 主治肱骨内上髁炎。笔者临床应用该法共治疗肱骨内上髁炎患者 189 例,治愈 178 例,好转 7 例,无效 4 例。治愈率达 94.18%,总有效率达 97.88%。

2. 临床采菁

方法 1

[临证取穴] 曲池。

[选用药物] 醋酸曲安奈德(康宁克通-A)混悬液(进口药品)40～80mg(2～4ml)。

[具体操作] 嘱患者做屈肘 90°位,置于诊疗桌上。施术者按国际针灸标准取穴法找准穴位,按穴位注射操作常规进行,穴位皮肤常规消毒,采用 5ml 一次性使

用注射器连接 6 或 6.5 号注射针头,抽取上述药液后,快速垂直进针刺入皮下,深达 0.5～1.0 寸(同身寸),稍做提插待有酸、麻、胀等明显针感得气时,经回抽无血后,将上述药液缓慢注入。1 次注射剂量 40～80mg,每周注射 1 次,一般注射 1～3 次。并嘱患者加强全身性功能锻炼,减少前臂端提重物活动,经常用热毛巾温敷患处。

[主治与疗效]　主治肱骨外上踝炎。据吴继勇报道,临床应用该法共治疗肱骨外上踝炎患者 1000 例,其中经注射 1 次治愈 201 例,占 20.1%;经注射 2 次治愈 325 例,占 32.5%;经注射 3 次治愈 474 例,占 47.4%,经 3 次注射治愈率达 100%。

方法 2

[临证取穴]　曲池。

[选用药物]　醋酸泼尼松龙混悬液 25mg(1ml),加 2%盐酸普鲁卡因注射液(过敏试验阴性者)2～4ml 混合均匀。

[具体操作]　按穴位注射操作常规进行,穴位皮肤常规消毒,采用 5ml 一次性使用注射器连接 6 或 6.5 号注射针头,抽取上述混合药液后,快速进针刺入皮下 0.7～1.5 寸(同身寸),针尖斜向肱骨外上踝处,采用提插捻针手法,此时患者觉酸胀感向前臂、肩部放射,经回抽无血后,将上述混合药液徐缓注入。出针后揉按针孔片刻,活动肘关节 2 分钟,每 6 日注射 1 次,3 次为 1 个疗程。

[主治与疗效]　主治各型肱骨外上踝炎。据马应乖报道,临床应用该法共治疗各型肱骨外上踝炎患者 126 例,痊愈 110 例,显效 9 例,有效 3 例,无效 4 例。痊愈率达 87.30%,总有效率达 96.82%。

[注意事项]　①注药前,应先做盐酸普鲁卡因过敏试验,结果显示阳性者,可改用 1%利多卡因 2ml 代替。②凡结核病、溃疡病及妇女经期、孕期者,皆禁用该法治疗。

方法 3

[临证取穴]　天井、曲池、手三里、阿是穴。

[选用药物]　①维生素 B_{12} 注射液 0.1mg(1ml);②10%～20%当归注射液 1ml。

[具体操作]　每次选 2 穴,各穴轮换交替使用。按穴位注射操作常规进行,穴位皮肤常规消毒,采用 1ml 或 2ml 一次性使用注射器连接 6 或 6.5 号注射针头,抽取上述药液后,快速进针刺入皮下,稍做提插待有酸、麻、胀等明显针感得气时,经回抽无血后,或将①药注入,每次每穴注射 0.5ml;或抽取②药,注入手三里及天井穴,每次每穴各注射 0.5ml。均隔日注射 1 次,7 次为 1 个疗程。

[主治与疗效]　主治肱骨外上踝炎。据罗和古等介绍,采用上述二药注射治疗肱骨外上踝炎患者各 32 例,其中①药治愈 10 例,显效 14 例,好转 7 例,无效 1

例,治愈率达 31.25%,总有效率达 96.88%;②药治愈 15 例,显效 4 例,1 例未坚持治疗,治愈率达 46.88%,总有效率达 96.88%。其中①药适用于慢性期的治疗;而②药适用于急性期的治疗。

方法 4

[临证取穴] 主穴取阿是穴;配穴取曲池、手三里。

[选用药物] 醋酸曲安奈德混悬液 5～20mg(0.5～2.0ml)。

[具体操作] 每次主穴必取,配穴随症取 1 穴。按穴位注射操作常规进行,穴位皮肤常规消毒后,采用 1ml 或 2ml 一次性使用注射器连接 5 或 5.5 号皮试注射针头,抽取上述药液后,直刺或斜刺至腱膜处,当出现酸痛感,经回抽无血后,即将上述药液缓缓注入。每次每穴注射 5～10mg,每次注射总剂量不超过 20mg,每 3日注射 1 次,5 次为 1 个疗程。

[主治与疗效] 主治各型肱骨外上髁炎。据王志岩报道,临床应用该法共治疗肱骨外上髁炎患者 87 例,痊愈 84 例,显效 2 例,有效 1 例。痊愈率达 96.55%,总有效率达 98.85%。

方法 5

[临证取穴] 手三里、天井、曲池外 1 寸(同身寸)处。

[选用药物] 野木瓜注射液 4ml(每 4ml 相当于原生药 10g)。

[具体操作] 每次均取皆侧。嘱患者取坐位,患肢屈肘后置于治疗桌上。按穴位注射操作常规进行,穴位皮肤常规消毒,采用 5ml 一次性使用注射器连接 6 或 6.5 号注射针头,抽取上述药液后,垂直快速进针刺入皮下 0.5～1.0 寸(同身寸),稍做提插待有酸、麻、胀等明显针感得气时,经回抽无血后,将上述药液缓慢注入上述各穴。每日注射 1 次,6 次为 1 个疗程,疗程间相隔 1 日。

[主治与疗效] 主治肱骨外上髁炎。据吴鞠卿报道,临床应用该法共治疗肱骨外上髁炎患者 98 例,治愈 73 例,好转 25 例,治愈率达 73.5%,总有效率达 100%。

方法 6

[临证取穴] 主穴取阿是穴;配穴取曲池。

[选用药物] 醋酸曲安奈德混悬液 10mg(1ml),加 1%盐酸普鲁卡因注射液(过敏试验阴性者)2ml 混合均匀。

[具体操作] 先行针刺疗法治疗,于肘部阿是穴处先直刺一针,再于该针旁约 0.5cm 处斜向痛点加刺一针,另取配穴曲池穴刺入。经行针得气后,施以捻转泻法,再施以温针灸法,并予留针 30 分钟。出针后,按穴位注射操作常规进行,穴位皮肤常规消毒,采用 5ml 一次性使用注射器连接 6～7 号注射针头,抽取上述混合药液后,在肱骨外上髁下 1cm 处,斜向刺入最痛点(阿是穴),当局部出现酸、麻、胀等针感得气时,经抽吸无回血后,即将上述混合药液缓慢注入。针刺治疗隔日 1

次,6 次为 1 个疗程;穴位注射每周 1 次,3 次为 1 个疗程。

[主治与疗效]　主治肱骨外上髁炎。据汪洪明报道,临床应用该法共治疗肱骨外上髁炎患者 173 例,治愈 135 例,显效 26 例,有效 12 例。治愈率达 78.03%,总有效率达 100%。

[注意事项]　盐酸普鲁卡因注射液注射前应常规做过敏试验,待试验结果阴性后,方可使用。

方法 7

[临证取穴]　阿是穴(即肱骨外上髁压痛处)。

[选用药物]　醋酸泼尼松龙混悬液 25mg(1ml),加 2% 盐酸普鲁卡因注射液(过敏试验阴性者)1ml 混合均匀。

[具体操作]　每次均取患侧穴位。按穴位注射操作常规进行,穴位皮肤常规消毒,采用 2ml 一次性使用注射器连接 6 或 6.5 号注射针头,抽取上述混合药液后,快速进针刺入皮下,并深达骨膜处,稍做提插待有酸、麻、胀等针感得气时,经回抽无血后,将上述混合药液注入。病程短急性患者,快速推药;病程长虚弱患者,缓慢推药;每隔 5 日注射 1 次。并用中药煎汤外洗,处方:当归尾、红花、苏木、姜黄、白芷、威灵仙、羌活、五加皮、海桐皮、花椒各 15g,乳香 9g,透骨草 30g。上药以水煎后,趁热先熏后洗患处,每次熏洗 30~60 分钟,每日 1 或 2 次。并辅以推拿前臂伸肌群,手法以擦、揉、提拿、弹拨、擦法为主,体壮证实者用重手法,体弱证虚者用轻手法,每日或隔日治疗 1 次,3~6 次为 1 个疗程。

[临床疗效]　主治肱骨外髁炎。据王道全报道,临床应用该法共治疗肱骨外髁炎患者 30 例,治愈 25 例,好转 5 例。治愈率达 83.33%,总有效率达 100%。

[注意事项]　盐酸普鲁卡因注射液注射前应常规做过敏试验,待试验结果阴性后,方可使用。

方法 8

[临证取穴]　①穴位注射:取阿是穴;②针刺疗法:主穴取合谷、曲池。配穴取肘痛牵引第 2、3 掌骨基底部者,配加三间络;肘痛牵引到桡骨茎突者,配加阳溪。

[选用药物]　醋酸泼尼松龙混悬液 25mg(1ml),加 1%~2% 盐酸普鲁卡因注射液(过敏试验阴性者)2ml 混合均匀。

[具体操作]　先施以针刺疗法治疗,穴位皮肤常规消毒后,取曲池穴刺络放血,余穴用平补平泻手法针刺,每日 1 次。针刺结束后,按穴位注射操作常规进行,穴位皮肤常规消毒,采用 5ml 一次性使用注射器连接 6 或 6.5 号注射针头,抽取上述混合药液后,快速进针刺入皮下并深达骨膜,稍做提插待有酸、麻、胀等针感得气时,经回抽无血后,将上述混合药液注入局部痛点的骨膜处(阿是穴)。每隔 5~7 日注射 1 次,3 次为 1 个疗程。

[主治与疗效]　主治肱骨外上髁炎。据贺春芳报道,临床应用该法共治疗肱

骨外上髁炎患者 103 例,治愈 43 例,显效 58 例,无效 2 例。治愈率达 41.75%,总有效率达 98.09%。

[注意事项]　盐酸普鲁卡因注射液注射前应常规做过敏试验,待试验结果阴性后,方可使用。

方法 9

[临证取穴]　主穴取阿是穴(肘部压痛点)、曲池。手臂无力或酸困时,配加手三里、外关。

[选用药物]　醋酸泼尼松龙混悬液 25mg(1ml),加 2% 盐酸普鲁卡因注射液(过敏试验阴性者)2ml 混合均匀。

[具体操作]　按穴位注射操作常规进行,穴位皮肤常规消毒,采用 5ml 一次性使用注射器连接 6 或 6.5 号注射针头,抽取上述混合药液后,先快速垂直刺入曲池穴皮下 1～2 寸(同身寸),稍做提插待有酸、麻、胀等针感得气时,经回抽无血后,缓慢推入上述混合药液 2ml;阿是穴(压痛点处)做皮下注射上述药液,一般使呈丘状隆起即可。然后点燃艾条,在压痛点及曲池穴处熏灸,以潮红为度。手臂无力或酸困时,可加用手三里、外关等穴施灸。穴位注射每隔 3 日注射 1 次,艾灸每日 2 次。穴位注射 3 次为 1 个疗程。

[主治与疗效]　主治网球肘。据廖红喜报道,临床应用该法共治疗网球肘患者 82 例,治愈 64 例,显效 10 例,好转 8 例。治愈率达 78.09%,总有效率达 100%。设对照组(针刺组)患者 50 例,治愈 15 例,显效 12 例,好转 11 例,无效 12 例。治愈率为 30%,总有效率为 86%。两组疗效有显著性差异。

[注意事项]　盐酸普鲁卡因注射液注射前应常规做过敏试验,待试验结果阴性后,方可使用。

3. 验方荟萃

方法 1

[临证取穴]　阿是穴、曲池、手三里、肘髎、天井。

[选用药物]　醋酸泼尼松龙混悬液 25mg(1ml),加 1% 盐酸普鲁卡因注射液(过敏试验阴性者)8ml 混合均匀。

[具体操作]　按穴位注射操作常规进行,穴位皮肤常规消毒,采用 10ml 一次性使用注射器连接 6 或 6.5 号注射针头,抽取上述混合药液后,快速进针刺入皮下,稍做提插待有酸、麻、胀等明显针感得气时,经回抽无血后,将上述混合药液徐缓注入。其中阿是穴注射 4～6ml,其他各穴注射各 0.5～2.0ml,每隔 3 日注射 1 次,3 次为 1 个疗程。

[主治与疗效]　主治肱骨外上髁炎。

[注意事项]　盐酸普鲁卡因注射液注射前应常规做过敏试验,待试验结果阴性后,方可使用。

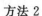

方法 2

[临证取穴]　阿是穴、曲池、肘髎、手三里、合谷。

[选用药物]　复方当归注射液 2ml、维生素 B_{12} 注射液 0.5mg(1ml)，加 1%～2%盐酸普鲁卡因注射液(过敏试验阴性者)2ml 混合均匀。

[具体操作]　每次选患侧 2～3 穴。按穴位注射操作常规进行，穴位皮肤常规消毒，采用 5ml 一次性使用注射器连接 6 或 6.5 号注射针头，抽取上述混合药液后，快速进针刺入皮下，稍做提插待有酸、麻、胀等明显针感得气时，经回抽无血后，将上述混合药液徐缓注入。每次每穴注射 1.0～1.5ml，每日注射 1 次，5～7 次为 1 个疗程。

[主治与疗效]　主治肱骨外上髁炎。

[注意事项]　盐酸普鲁卡因注射液注射前应常规做过敏试验，待试验结果阴性后，方可使用。

方法 3

[临证取穴]　阿是穴、肘髎、曲池、手三里。

[选用药物]　野木瓜注射液 2ml(每 2ml 相当于原生药 5g)、5%当归注射液 2ml 混合均匀。

[具体操作]　每次选患侧 2～4 穴。按穴位注射操作常规进行，穴位皮肤常规消毒，采用 5ml 一次性使用注射器连接 6 或 6.5 号注射针头，抽取上述混合药液后，快速进针刺入皮下，稍做提插待有酸、麻、胀等明显针感得气时，经回抽无血后，将上述混合药液徐缓注入。每次每穴注射 1～2ml，每日注射 1 次，5～7 次为 1 个疗程。

[主治与疗效]　主治肱骨外上髁炎。

方法 4

[临证取穴]　阿是穴、少海、小海、肘髎、后溪。

[选用药物]　复方当归注射液 2ml、维生素 B_{12} 注射液 0.5mg(1ml)，加 2%盐酸普鲁卡因注射液(过敏试验阴性者)2ml 混合均匀。

[具体操作]　每次选患侧 2～3 穴。按穴位注射操作常规进行，穴位皮肤常规消毒，采用 5ml 一次性使用注射器连接 6 或 6.5 号注射针头，抽取上述混合药液后，快速进针刺入皮下，稍做提插待有酸、麻、胀等明显针感得气时，经回抽无血后，将上述混合药液徐缓注入。每次每穴注射 1.0～1.5ml，每日注射 1 次，5～7 次为 1 个疗程。

[主治与疗效]　主治肱骨内上髁炎。

[注意事项]　盐酸普鲁卡因注射液注射前应常规做过敏试验，待试验结果阴性后，方可使用。

方法 5

[临证取穴]　阿是穴、少海、小海、肘髎、后溪。

[选用药物]　醋酸泼尼松龙混悬液 25mg(1ml),加 1% 盐酸普鲁卡因注射液(过敏试验阴性者)8ml 混合均匀。

[具体操作]　按穴位注射操作常规进行,穴位皮肤常规消毒,采用 10ml 一次性使用注射器连接 6 或 6.5 号注射针头,抽取上述混合药液后,快速进针刺入皮下,稍做提插待有酸、麻、胀等明显针感得气时,经回抽无血后,将上述混合药液徐缓注入。其中阿是穴注射 4～6ml,其他各穴注射各 0.5～2.0ml,每隔 3 日注射 1 次,3 次为 1 个疗程。

[主治与疗效]　主治肱骨内上髁炎。

[注意事项]　盐酸普鲁卡因注射液注射前应常规做过敏试验,待试验结果阴性后,方可使用。

方法 6

[临证取穴]　阿是穴、小海、少海。

[选用药物]　复方当归注射液 2ml 与维生素 B_{12} 注射液 0.5mg(1ml)混合均匀。

[具体操作]　按穴位注射操作常规进行,穴位皮肤常规消毒,采用 5ml 一次性使用注射器连接 6 或 6.5 号注射针头,抽取上述混合药液后,快速进针刺入皮下,稍做提插待有酸、麻、胀等明显针感得气时,经回抽无血后,将上述混合药液以中等速度注入。每次每穴注射 1ml,每日注射 1 次,10 次为 1 个疗程。

[主治与疗效]　主治肱骨内上髁炎。

(二)局部注射疗法

1. 笔者经验

[治疗部位]　局部最痛点。

[选用药物]　醋酸泼尼松龙混悬液 12.5～25.0mg (0.5～1.0ml)或醋酸曲安奈德混悬液 5～10mg (0.5～1.0ml),加 1%～2% 盐酸普鲁卡因注射液(过敏试验阴性者)2ml 混合均匀。

[具体操作]　注射前,先采用火柴棒或其他硬物在肱骨外、内上髁处仔细按压,寻找最痛点,并做好标记。按局部注射操作常规进行,局部皮肤常规消毒,采用 5ml 一次性使用注射器连接 5～6 号注射针头,抽取上述混合药液后,将针头从最痛点垂直刺入,并深达骨膜,经回抽无血后,将上述混合药液缓缓注入,当注射药液 0.5～1.0ml 后,将针尖稍向上提起,并稍向上、下端方向做浸润注射。疼痛严重、常反复发作的患者可在局部注射后,加艾灸治疗,以局部潮红为度。常能增强疗效,且不易复发。

[临床疗效]　笔者采用该法治肱骨上髁炎患者 400 多例,经 1～2 个疗程治疗后,95% 以上的患者获得治愈。

[不良反应]　局部注射后,部分患者有疼痛加剧、肿胀等不良反应,可服采用

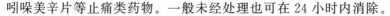
吲哚美辛片等止痛类药物。一般未经处理也可在 24 小时内消除。

2. 临床采菁

方法 1

[治疗部位]　最痛点。

[选用药物]　①1%～2%盐酸普鲁卡因注射液(过敏试验阴性者)1～2ml；②醋酸氢化可的松注射液 0.5～1.0ml(12.5～25.0mg)或醋酸泼尼松龙混悬液 25mg(1ml)加入 1%～2%盐酸普鲁卡因注射液(过敏试验阴性者)1～4ml 混合均匀；③5%当归注射液 2ml,加 2%盐酸普鲁卡因注射液(过敏试验阴性者)2ml 混合均匀。

[具体操作]　患者肘取半屈位。按局部注射操作常规进行,采用碘酊乙醇局部皮肤常规消毒,采用 5ml 一次性使用注射器连接 5～6 号细注射针头,抽取上述混合药液后,经皮肤刺至外或内上髁压痛点最明显处,再进针深达骨膜,即可注射上述混合药液,当推药 1～2ml 后,将针尖退至肌腱深浅层注射。拔针后,局部按摩,使药液扩散范围增大。采用①药时,每日或隔日注射 1 次,每次注射 1～2ml；采用②药时,每 5～7 日注射 1 次,3 次为 1 个疗程；采用③药时,每 3 日注射 1 次,连续 3 次为 1 个疗程。

[临床疗效]　据刘加升报道,采用①药治疗时,大多数患者,经注射后疼痛迅速消失。病情较轻的患者,大多临床应用该法共治疗,一般经 1～3 次治疗即可治愈,但较易复发,疗效维持时间较短。据魏永杰等报道,采用②药治疗肱骨外上髁炎患者 80 例,均获得满意的疗效,该法并适用于病期较长,局部症状较重的患者。据刘加升报道,采用③药治疗肱骨外上髁炎患者 72 例,经 1～3 次治疗痊愈 65 例,占 90.2%；好转 3 例,占 4.2%；无效 4 例,占 5.5%。该法显著优于对照组(每日采用维生素 B_1 注射液 100mg,做肌内注射,10 日为 1 个疗程,治愈率 56.9%,好转率 16.7%,无效率 26.4%)。

方法 2

[治疗部位]　局部压痛点。

[选用药物]　2%盐酸普鲁卡因注射液(过敏试验阴性者)0.5～1.0ml。

[具体操作]　注射外上髁时,前臂前旋,肘半屈；注射内上髁时,前臂后旋,肘也半屈位。先找准压痛点。按局部注射操作常规进行,局部皮肤用 2%碘酊常规消毒后,再以 75%乙醇去碘,然后采用 1ml 或 2ml 一次性使用注射器连接 5～6 号细注射针头,抽取上述药液后,经皮肤刺至压痛点处皮下的骨膜处,然后将上述药液注入,每日或隔日注射 1 次。

[临床疗效]　据冯兰馨等介绍,临床应用该法共治疗病情较轻的肱骨外上髁炎患者,一般经 1～3 次的注射治疗,可获得治愈,治愈率达 75%左右。

[注意事项]　治疗期间,患臂应适当休息,禁戒剧烈活动和重体力劳动。

方法 3

[治疗部位]　局部压痛点。

[选用药物]　醋酸氢化可的松混悬液 12.5～25.0mg（0.5～1.0ml），加等量的 1%～2%盐酸普鲁卡因注射液（过敏试验阴性者）混合均匀。

[具体操作]　注射外上髁时，前臂前旋，肘半屈；注射内上髁时，前臂后旋，肘也半屈位。先找准压痛点。按局部注射操作常规进行，局部皮肤采用 2%碘酊常规消毒后，再以 75%乙醇去碘，然后采用 1ml 或 2ml 一次性使用注射器连接 5 或 6 号细注射针头，抽取上述混合药液后，经皮肤刺至压痛点处的骨膜，经回抽无血后，将上述混合药液徐缓注入，每日或隔日注射 1 次。

[临床疗效]　据冯兰馨等介绍，该法适用于病期较久、病情较重患者的治疗。曾临床应用该法共治疗患者百余例，效果均较满意。一般 1 次治疗即可痊愈，1 次未愈者，1 周后可重复注射。

[注意事项]　治疗期间，患臂应适当休息，禁戒剧烈活动和重体力劳动。少数患者注射后当夜或第 2 日疼痛加重，可给予口服止痛片止痛，但疼痛可逐渐自行消失。

方法 4

[治疗部位]　局部压痛点。

[选用药物]　5%当归注射液 2ml、维生素 B_{12} 注射液 0.5mg（1ml），加 2%盐酸普鲁卡因注射液（过敏试验阴性者）4ml 混合均匀。

[具体操作]　按局部注射操作常规进行，局部皮肤常规消毒，采用 10ml 一次性使用注射器连接 5～6 号注射针头，抽取上述混合药液后，快速进针刺入皮下，并深达骨膜，经回抽无血后，将上述混合药液徐徐注入，每日注射 1 次，7 次为 1 个疗程。

方法 5

[治疗部位]　局部敏感压痛点。

[选用药物]　黄瑞香（6912）注射液 2ml。

[具体操作]　按局部注射操作常规进行，局部皮肤常规消毒，采用 2ml 一次性使用注射器连接 5～6 号细注射针头，抽取上述药液后，快速进针刺入局部敏感压痛点皮下，并深达骨膜，经回抽无血后，将上述药液缓慢注入。

[临床疗效]　据刘佩彬报道，临床应用该法共治疗各型肱骨外上髁炎患者 24 例，痊愈 8 例，显效 12 例，总有效率达 83.3%。

方法 6

[治疗部位]　明显压痛点。

[选用药物]　醋酸曲安奈德混悬液 1ml，加 2%盐酸普鲁卡因注射液（过敏试验阴性者）1ml 混合均匀。

［具体操作］　在肱骨外上髁处找准明显压痛点。按局部注射操作常规进行，局部皮肤常规消毒，采用 2ml 一次性使用注射器连接 6 或 6.5 注射针头，抽取上述混合药液后，使针尖呈斜刺或直刺方向刺入患处（外上髁或桡骨小头处采用斜刺，在关节间隙采用直刺），并缓缓注入上述混合药液 1～2ml，每 3 日注射 1 次，3 次为1 个疗程，疗程间相隔 30 日。

［临床疗效］　据逮绍国报道，临床应用该法共治疗肱骨外上髁炎患者 200 例，1 个疗程内治愈 179 例，2 个疗程内治愈 21 例，总有效率达 100％。

方法 7

［治疗部位］　局部敏感压痛点。

［选用药物］　醋酸氢化可的松混悬液或醋酸泼尼松龙混悬液 25mg（1ml），加2％盐酸普鲁卡因注射液（过敏试验阴性者）1ml 混合均匀。

［具体操作］　注射治疗前，选取压痛最敏感点 1 或 2 处。按局部注射操作常规进行，局部皮肤经严格消毒后，采用 2ml 或 5ml 一次性使用注射器连接 5.5 号皮试注射针头，抽取上述混合药液后，呈 90°角刺入，使针尖直达骨膜上缘，行雀啄术使之得气时，经回抽无血后，缓慢注入上述混合药液 1.0～1.5ml，出针后，采用消毒干棉球揉按针孔片刻，以防止药液溢出或出血。每隔 5～7 日注射 1 次，一般 2～3 次即可治愈。

［临床疗效］　据林凌报道，临床应用该法共治疗肱骨上髁炎患者 58 例，痊愈52 例，显效 3 例，进步 2 例，无效 1 例，总有效率达 98.28％。经随访，半年后约有30％的病例复发，但再采用该法仍然有效。

方法 8

［治疗部位］　局部敏感压痛点。

［选用药物］　醋酸泼尼松龙混悬液 12.5～25.0mg（0.5～1.0ml）加 2％盐酸普鲁卡因注射液（过敏试验阴性者）2ml 混合均匀。

［具体操作］　在肱骨外上髁与桡骨颈之间找出一局限而敏感的压痛点。按局部注射操作常规进行，局部皮肤常规消毒，采用 5ml 一次性使用注射器连接 5～6 号注射针头，抽取上述混合药液后，快速进针刺入局部敏感压痛点的皮下，并深达骨膜，经回抽无血后，将上述混合药液徐缓注入，每隔 5 日注射 1 次，2～3 次为 1 个疗程。

［临床疗效］　据陈兰芳报道，临床应用该法共治疗各型肱骨外上髁炎患者508 例，治愈 387 例，显效 121 例。治愈率达 76.18％，显效率达 100％。

3. 验方荟萃

方法 1

［治疗部位］　肱骨下端外上髁处。

［选用药物］　"史氏配制药液"［0.25％盐酸普鲁卡因注射液（过敏试验阴性者）或低浓度盐酸利多卡因注射液 15～20ml，加入醋酸曲安奈德混悬液 10～15mg

(1.0～1.5ml),必要时再加维生素 B_{12} 注射液 0.1mg(1ml)混合均匀]。

[具体操作]　按局部注射操作常规进行,局部皮肤常规消毒,采用 10ml 一次性使用注射器连接 6 或 6.5 号注射针头,抽取上述混合药液后,注射针头可自肱骨外上髁骨突稍下方刺入,直达骨膜,经抽吸无回血后,即可进行上述混合药液注射;然后再沿骨面向中线方向进针 1～2cm,可达肱骨下端外前方,再进行上述药液注射,并将其附着之肌肉群起点部也同时进行浸润注射。最后将针头稍微拔出,并改变方向,刺向肱桡关节面及环状韧带处,再做浸润注射。每次注射上述"史氏配制药液"8～10ml。

[注意事项]　①注射外上髁时,其部位要准确、全面,按照操作程序进行,以增进疗效。②注射完毕,腕关节最好用硬纸板制动 2～3 周,以避免患肢继续遭受劳损,其疗效则比单纯注射为好,尤其是初发病或病史较短者。③注射时最好不要直接刺伤神经,并要避开血管进行。④盐酸普鲁卡因注射液注射前应常规做过敏试验,待试验结果阴性后,方可使用。

方法 2

[治疗部位]　肱骨下端内上髁处。

[选用药物]　"史氏配制药液"(配制方法同上)。

[具体操作]　按局部注射操作常规进行,局部皮肤常规消毒,采用 10ml 一次性使用注射器连接 6 或 6.5 号注射针头,抽取上述混合药液后,以肱骨内上髁为中点,针尖刺及骨面后,根据压痛方向,将针尖滑向近侧及远侧肌筋膜及肌肉,贴近骨面,由深而浅的进行注射。内上髁处的前臂肌总起点也全部进行浸润注射。每次注射上述"史氏配制药液"6～10ml。

[注意事项]　①针尖应避开血管,尤其不要直接注入肘内侧尺神经沟及尺神经处。②治疗期间,注意局部部位的休息。必要时行腕关节制动。③盐酸普鲁卡因注射液注射前应常规做过敏试验,待试验结果阴性后,方可使用。

方法 3

[治疗部位]　肱桡关节处。

[选用药物]　0.25％盐酸普鲁卡因注射液(过敏试验阴性者)3～5ml。

[具体操作]　当前臂处于伸直位时,在肘后方可见一小凹陷,其凹陷下方即可用手指摸及桡骨小头及肱桡关节线,在外侧关节线(肌肉软组织较薄处)作为穿刺点。按局部注射操作常规进行,局部皮肤常规消毒,采用 5ml 一次性使用注射器连接 6 或 6.5 号注射针头,抽取上述药液后,先将上述药液浸润注射外侧关节囊,然后再寻找关节线间隙处刺入,当有轻微突破感时,即可进行上述药液的注射,并对外前、外后方关节囊及韧带也一起同时进行注射;然后,稍稍拔出针尖,沿该关节囊前,紧贴骨面向上尺桡关节前方进针,约于肱二头肌肌腱止点处停止刺进,经抽吸无回血时,即可进行上述药液的注射。如有必要,还可另在肘前方进行治疗,嘱患

者前臂用力旋后,这时桡骨止点处的肱二头肌肌腱明显隆起,突出于皮下,有利于穿刺到位,并做药液注射,将上述配制药液注入。每次注射上述配制药液 3～5ml。每日注射 1 次,3～5 次为 1 个疗程。

[注意事项] ①注射所用针头应选较细为宜(5 号牙科针头)。②肘关节前侧肌肉较厚,穿刺时避免刺入血管内。③同时也应防止关节软骨面刺伤及造成桡神经损伤。④盐酸普鲁卡因注射液注射前应常规做过敏试验,待试验结果阴性后,方可使用。

方法 4

[治疗部位] 局部压痛点。

[选用药物] 红茴香注射液 2ml、维生素 B_{12} 注射液 0.5mg(1ml),加 1%～2%盐酸普鲁卡因注射液(过敏试验阴性者)1ml 混合均匀。

[具体操作] 按局部注射操作常规进行,局部皮肤常规消毒,采用 5ml 一次性使用注射器连接 5～6 号注射针头,抽取上述混合药液后,快速进针刺入局部痛点的皮下,并深达骨膜,然后将上述混合药液做一次性注入,隔日注射 1 次,3 次为 1 个疗程。

[注意事项] 盐酸普鲁卡因注射液注射前应常规做过敏试验,待试验结果阴性后,方可使用。

方法 5

[治疗部位] 局部痛点。

[选用药物] 维生素 B_{12} 注射液 1 支(0.5mg/1ml),加醋酸泼尼松龙混悬液 25mg(1ml)混合均匀。

[具体操作] 注射前找准痛点。按局部注射操作常规进行,局部皮肤常规消毒,采用 2ml 一次性使用注射器连接 5～6 号注射针头,抽取上述混合药液后,快速进针刺入皮下,并深达骨膜,然后将上述混合药液做一次性注入,每隔 7 日注射 1 次,3 次为 1 个疗程。

方法 6

[治疗部位] 局部痛点。

[选用药物] ①5%当归注射液 2～4ml;②5%红花注射液 2～4ml;③丹参注射液 2～4ml。

[具体操作] 按局部注射操作常规进行,局部皮肤常规消毒,采用 5ml 一次性使用注射器连接 5～6 号注射针头,抽取其中 1 种药液后,快速进针刺入皮下,并深达骨膜,然后将上述药液缓慢注入。每次注射 2～4ml,每日注射 1 次,5～7 次为 1 个疗程。

方法 7

[治疗部位] 局部痛点。

[选用药物] 醋酸泼尼松龙混悬液 12.5mg(0.5ml),加 2%盐酸普鲁卡因注射液(过敏试验阴性者)4ml 混合均匀。

[具体操作] 按局部注射操作常规进行,局部皮肤常规消毒,采用 5ml 一次性使用注射器连接 5～6 号注射针头,抽取上述混合药液后,快速进针刺入皮下,并深达骨膜,然后将上述混合药液注入,每周注射 1 次,3 次为 1 个疗程。

(三)枝川注射疗法

[治疗部位] 局部压痛点。

[选用药物] "枝川配制药液"(每 100ml0.9%氯化钠注射液中,内含地塞米松磷酸钠注射液 4mg)。

[具体操作] 按局部注射操作常规进行,局部皮肤常规消毒,采用 5ml 一次性使用注射器连接 5～6 号注射针头,抽取上述"枝川配制药液"3ml,快速进针刺入皮下,并深达骨膜,经回抽无血后,将上述混合药液徐缓注入,每隔 2～3 日后注射 1次。

[临床疗效] 据蒋幼光报道,临床应用该法治疗肱骨外上髁炎患者 1 例,经注射 2 次后,局部压痛明显减轻,提物或前臂旋转时疼痛减轻,但局部仍有压痛。共注射 5 次后,局部疼痛与压痛均消失,提物或前臂旋转时亦无不适感。

【按评】 肱骨上髁炎是临床骨伤科常见病、多发病。特别是肱骨外上髁炎尤为多见。注射疗法对本病的治疗具有较好的疗效。据临床报道,其有效率都在95%～100%。在采用药物方面,应首选醋酸泼尼松龙或醋酸曲安奈德混悬液为佳。其原因是由于上述药物能有效抑制炎症反应,松解局部组织粘连,能迅速减轻或直接解除局部疼痛症状。在积极采用注射疗法治疗的同时,治疗期间应尽量减少肘部的活动,注意患处的保暖,避免受寒冷刺激。甚至待本病治愈后,仍需加强保护,避免再度损伤,这是取得疗效和巩固疗效的关键所在。

运用上述方法治疗的同时,还可配合其他疗法共同进行,以提高疗效。如治疗后伸屈及旋前、旋后肘关节数次以解决粘连问题,也可行局部施灸;也可配合邻近穴位做针刺疗法,以及中药熏洗疗法、小针刀疗法、火针疗法、手法弹拨等推拿疗法。同时局部应注意保暖,避免劳累,以防止复发。

四、桡骨茎突狭窄性腱鞘炎

桡骨茎突部位的腱鞘,因急、慢性劳损或感受风寒刺激,发生创伤性炎症改变,产生疼痛及功能障碍的,称为"桡骨茎突狭窄性腱鞘炎"。

腕背侧韧带在腕的背侧部及桡侧部向深层发出若干纤维束,形成了 6 个纤维性间隔,分别有伸腕及伸指肌腱通过。桡骨茎突狭窄性腱鞘炎是指桡侧的第一个间隔内肌腱及腱鞘在长期过度的磨损下而产生的无菌性炎症。在桡侧的第 1 个腱鞘中拇长展肌与拇短伸肌同时走行于其中,且 80%的人尚有分裂的拇长展肌副腱束也挤在该腱鞘中,形成了明显的狭窄。这是构成本病的主要病理基础。因此本病有"狭窄性腱鞘炎"之称。另外,从发病部位来看,发生在桡骨茎突的旁侧,从致病因素来看,桡骨茎突的突起部恰好顶在桡侧第一腱鞘的侧方,迫使鞘内肌腱在此产生曲折,这对诱发肌腱及腱鞘产生无菌性炎症也具有一定意义。因此,本病全称为"桡骨茎突狭窄性腱鞘炎",好发于手工劳动者,如打字员、家庭妇女、财会人员等,女性发病率高,男女比例约为 1:6。老年人组织自然退变,性能差,发病率明显高于其他年龄组。

本病在中医学属"痹证""筋结"等病证范畴,多因气血不足,失其濡养而易于磨损,或外伤累及筋腱,加之气机不畅,血脉瘀滞,失去温煦与濡养,久之肌腱变性、增粗,腱鞘狭窄而致成本病。

【病因病机】

(一)病因

1. 劳损　长期从事手工劳动,反复、过量的磨损引起肌腱及腱鞘的病变。

2. 外伤　腕、手部用力不当或被动强力尺侧屈,使腕桡背侧第一腱鞘中的拇长展肌和拇短伸肌因过度牵拉而损伤,并演变为慢性炎性变。

(二)病机

中医学认为,腕、手部活动过多,耗伤气血,津血不足,筋腱失其濡养而易于磨损,或外伤累及筋腱,并伤气血,筋腱本已受损,再加之气机不畅,血脉瘀滞,失去对筋腱的温煦与濡养,久之肌腱变性、增粗,腱鞘狭窄而为本病。

西医学认为,本病多发生于家庭妇女及经常持久用腕部工作的人,如瓦工、木工等。因长期劳累、再受寒冷的刺激而引起桡骨茎、突部位的疼痛。在桡骨下端茎突处有一腱鞘,拇长展肌腱和拇短伸肌腱,通过腱鞘而进入拇指背侧。腱沟浅而窄,底部凹凸不平,沟面覆盖腕背韧带。因此,两条肌腱就被约束在狭窄的较为坚硬的腱鞘内。腕部运动时,两条肌腱在狭窄的腱鞘内不断运动摩擦,造成腱鞘损伤性无菌性炎症。如遇寒冷刺激时,则无菌性炎症更加严重。腱鞘由于炎症而发生渗出、水肿,进而变性增厚。结果,使原本狭窄的腱鞘变得更加狭窄,致使肌腱发生葫芦状改变,甚至发生肌腱纤维的磨损与断裂。肌腱受压后,鞘内的张力增加,则可发生疼痛及功能障碍。

【诊断要点】

1. 病史　多见于手工劳动者,女性多见,常有慢性劳损史。

2. 症状　主要表现为桡骨茎突处局限性疼痛。起病较为缓慢,呈逐渐加重之势。握物无力,腕及拇指的活动或受寒冷刺激时疼痛加剧,伸拇受限。疼痛亦可放射至手、肘、肩等处。

3. 检查　桡骨茎突处有轻度肿胀,局部压痛。可摸到豌豆大小如软骨样硬度的结节。有时在拇指外展时,可触到摩擦音,少数有弹响音。握拳尺偏试验(当屈拇指并以其余四指将其按于掌心的同时,将腕向尺侧偏斜,桡骨茎突处剧痛)阳性,此为本病特有的体征。

【中医证型】

1. 瘀滞型 发病早期,有急性劳损史。腕桡侧部轻度肿胀,微红微热,桡骨茎突外侧部疼痛拒按,拇指屈伸及对掌活动受限。舌苔薄黄或薄白,脉弦或弦涩。

2. 虚寒型 多为后期,劳损日久,腕桡侧部酸痛无力,休息减轻,劳累加重,喜温喜揉按。舌质淡,苔薄白,脉沉细。

【治疗方法】

(一)穴位注射疗法

1. 笔者经验

[临证取穴] 阿是穴、列缺、经渠、阳溪、鱼际、曲池。

[选用药物] 复方当归注射液2ml、维生素B_{12}注射液0.5mg(1ml),加盐酸利多卡因注射液4mg(2ml)混合均匀。

[具体操作] 每次选3~5穴。按穴位注射操作常规进行,穴位皮肤常规消毒,采用5ml一次性使用注射器连接6或6.5号注射针头,抽取上述混合药液后,快速进针刺入皮下,稍做提插待有酸、麻、胀等明显针感得气时,经回抽无血后,将上述混合药液缓慢注入。每次每穴注射1.0~1.5ml,每日注射1次,7次为1个疗程。

[临床疗效] 主治桡骨茎突狭窄性腱鞘炎。笔者临床应用该法共治疗桡骨茎突狭窄性腱鞘炎桡骨茎突狭窄性腱鞘炎患者218例,治愈185例,显效15例,有效12例,无效6例。治愈率达84.86%,总有效率达97.25%。

2. 临床采菁

方法1

[临证取穴] 阳溪、阳池。

[选用药物] 醋酸泼尼松龙混悬液50mg(2ml),加1%盐酸普鲁卡因注射液(过敏试验阴性者)2ml混合均匀。

[具体操作] 每次均取患侧穴位。按穴位注射操作常规进行,穴位皮肤常规消毒,采用5ml一次性使用注射器连接6或6.5号注射针头,抽取上述混合药液后,快速进针刺入皮下,稍做提插待有酸、麻、胀等明显针感得气时,经回抽无血后,将上述混合药液缓慢注入。每次每穴注射2ml,每隔2日注射1次,3次为1个疗程。

[临床疗效] 主治桡骨茎突狭窄性腱鞘炎。据罗和古等介绍,临床应用该法共治疗桡骨茎突狭窄性腱鞘患者50例,80%以上的患者在1~3次注射后获愈,其他患者也有多少不等的好转。所治患者全部获效。又据罗和古等介绍,临床应用该法共治疗桡骨茎突狭窄性腱鞘患者102例,痊愈87例,好转12例,无效3例。

痊愈率达 85.29%,总有效率达 97.06%。

[注意事项]　注射前,盐酸普鲁卡因注射液应先做过敏试验,待试验结果显示阴性后,方可使用。

方法 2

[临证取穴]　阿是穴。

[选用药物]　地塞米松磷酸钠注射液 5mg(1ml)、维生素 B_1 注射液 50mg(1ml)、维生素 B_{12} 注射液 0.25mg(0.5ml),加 2%盐酸利多卡因注射液 2ml 混合均匀。

[具体操作]　先找准穴位,并做好注射点标记。按穴位注射操作常规进行,穴位皮肤常规消毒,采用 5ml 一次性使用注射器连接 6 或 6.5 号注射针头,将针尖顺腱鞘方向从疼痛的近心端或远心端刺入,亦可垂直刺入。针尖经皮肤、皮下组织腕横韧带而达并刺入肥厚的腱鞘组织,此时可将上述混合药液的 1/4 注入肥厚之腱鞘组织内。以后再略加深刺,到达腱鞘与肌腱之间,并将剩余的 3/4 药液注射到腱鞘与肌腱之间。每隔 2～3 日注射 1 次,4 次为 1 个疗程。并配合温针疗法施治。

[临床疗效]　主治桡骨茎突狭窄性腱鞘炎。据罗和古等介绍,临床应用该法共治疗桡骨茎突狭窄性腱鞘患者 50 例,痊愈 43 例,好转 7 例。痊愈率达 86%,所治患者全部获效。

方法 3

[临证取穴]　阿是穴(痛点)。

[选用药物]　醋酸氢化可的松混悬液 25mg(1ml)、丹参注射液 1ml,加 2%盐酸普鲁卡因注射液(过敏试验阴性者)0.5ml 混合均匀。

[具体操作]　先找准穴位,并做好注射点标记。按穴位注射操作常规进行,穴位皮肤常规消毒,采用 5ml 一次性使用注射器连接 6 或 6.5 号注射针头,抽取上述混合药液后,将针尖由痛点直刺腱鞘筋膜内,经回抽无血后,注入上述混合药液 0.7～1.0ml,每隔 5 日注射 1 次,3 次为 1 个疗程。

[临床疗效]　主治桡骨茎突狭窄性腱鞘炎。据罗和古等介绍,临床应用该法共治疗桡骨茎突狭窄性腱鞘患者 65 例,痊愈 62 例,一般注射 2 次可获痊愈。

[注意事项]　注射前,盐酸普鲁卡因注射液应先做过敏试验,待试验结果显示阴性后,方可使用。

方法 4

[临证取穴]　阿是穴(痛点)。

[选用药物]　醋酸氢化可的松混悬液 25mg(1ml),加 0.9%氧化钠(生理盐水)或灭菌注射用水(蒸馏水)1ml 混合均匀。

[具体操作]　按穴位注射操作常规进行,穴位皮肤常规消毒,采用 2ml 一次性使用注射器连接 6 或 6.5 号注射针头,抽取上述混合药液后,用一手指按在结节或压痛点上,针尖从其近侧或远侧沿腱鞘的长轴刺入。刺入的深度和针尖所到之处,

凭术者扪指的感觉可做适当的控制。理想的注射点是在近结节的腱鞘内。每次注射剂量 1ml(12.5mg),每周注射 1 次,3 次为 1 个疗程。

[临床疗效] 主治桡骨茎突狭窄性腱鞘炎。据罗和古等介绍,临床应用该法共治疗桡骨茎突狭窄性腱鞘患者 25 例,治愈 20 例(占 80%),显效 3 例(占 12%)有效、无效各 1 例(各占 4%),总有效率达 96%。

[注意事项] 局部有感染者,绝对禁止使用该法。

3. 验方荟萃

方法 1

[临证取穴] 阿是穴、列缺、经渠、阳溪、鱼际。

[选用药物] 地塞米松磷酸钠注射液 5mg(1ml)、维生素 B_{12} 注射液 0.5mg(1ml),加盐酸利多卡因注射液 4mg(2ml)混合均匀。

[具体操作] 每次选 3~5 穴。按穴位注射操作常规进行,穴位皮肤常规消毒,采用 5ml 一次性使用注射器连接 6 或 6.5 号注射针头,抽取上述混合药液后,快速进针刺入皮下,稍做提插待有酸、麻、胀等明显针感得气时,经回抽无血后,将上述混合药液缓慢注入。每次每穴注射 1.0~1.5ml,每日注射 1 次,7 次为 1 个疗程。

方法 2

[临证取穴] 患侧阿是穴、阳溪、阳池。

[选用药物] 醋酸氢化可的松混悬液 25mg(1ml),加 1% 盐酸普鲁卡因注射液(过敏试验阴性者)4ml 混合均匀。

[具体操作] 每次选患侧 3 穴。按穴位注射操作常规进行,穴位皮肤常规消毒,采用 5ml 一次性使用注射器连接 6 或 6.5 号注射针头,抽取上述混合药液后,快速进针刺入皮下,稍做提插待有酸、麻、胀等明显针感得气时,经回抽无血后,将上述混合药液缓慢注入。每次每穴注射 1.0~1.5ml,每隔 5 日注射 1 次,3 次为 1 个疗程。

[注意事项] 注射前,盐酸普鲁卡因注射液应先做过敏试验,待试验结果显示阴性后,方可使用。

方法 3

[临证取穴] 阿是穴。

[选用药物] 醋酸氢化可的松混悬液 12.5~25.0mg(1~2ml),加 2% 盐酸普鲁卡因注射液(过敏试验阴性者)1~3ml 混合均匀。

[具体操作] 按穴位注射操作常规进行,穴位皮肤常规消毒,先在穴位局部注入少许盐酸普鲁卡因注射液,以做局麻,后将针尖顺腱鞘方向从疼痛的近心端或远心端刺入,亦可垂直刺入。针尖经皮肤、皮下组织腕横韧带而达并刺入肥厚的腱鞘组织,此时可将上述混合药液的 1/4 注入肥厚之腱鞘组织内。以后再略加深刺,到达腱鞘与肌腱之间,并将剩余的 3/4 药液注射到腱鞘与肌腱之间。每周注射 1 次,

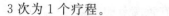

3次为1个疗程。

［注意事项］ ①注射前,盐酸普鲁卡因注射液应先做过敏试验,待试验结果显示阴性后,方可使用。②注射时,应随时回抽有无血液,以免将药液注入血管内。

（二）局部注射疗法

1. 笔者经验

［治疗部位］ 患侧腱鞘最痛点。

［选用药物］ 醋酸泼尼松龙混悬液12.5～25.0mg(0.5～1.0ml),加1％～2％盐酸普鲁卡因注射液(过敏试验阴性者)2ml混合均匀。

［具体操作］ 注射前先摸准最痛点。按局部注射操作常规进行,局部皮肤常规消毒,采用5ml一次性使用注射器连接6或6.5号注射针头,抽取上述混合药液后,将针头顺腱鞘方向从最痛点的一端刺入,并深入腱鞘后,将上述混合药液注入。注药时,可见到药液从针刺方向向另一端浸润扩散,呈条状肿胀隆起,则表示注射取得成功。药物注射后,不少患者局部有疼痛加剧、肿胀等反应,可给予止痛类药物,一般在24小时内即可消除。

［临床疗效］ 笔者临床应用该法共治疗桡骨茎突狭窄性腱鞘炎患者200余例,经1～2个疗程治疗后,所治患者均获痊愈。

2. 临床采菁

方法1

［治疗部位］ 腱鞘内、腱鞘与肌腱间。

［选用药物］ 醋酸氢化可的松混悬液或醋酸泼尼松龙混悬液12.5mg(0.5ml),加2％盐酸普鲁卡因注射液(过敏试验阴性者)1～2ml混合均匀。

［具体操作］ 按局部注射操作常规进行,局部皮肤常规消毒,采用2ml或5ml一次性使用注射器连接6或6.5号注射针头,抽取上述混合药液后,将针头顺腱鞘方向从疼痛的近心端刺入,针头经皮肤、皮下组织到达并刺入肥厚的腱鞘,此时将上述混合药液0.5ml注入肥厚之腱鞘组织内,针头再略向内刺入,达腱鞘与肌腱之间时,再将上述混合药液1.0～1.5ml徐缓注入。

［临床疗效］ 据刘兰馨介绍,临床应用该法共治疗1～3次后,多数患者常可收到满意疗效。

［不良反应］ 药物注射后,局部可发生不同程度的疼痛、肿胀或发麻等感觉,2日后消退。

方法2

［治疗部位］ 最痛处的腱鞘内。

［选用药物］ 醋酸泼尼松龙混悬液25mg(1ml)。

［具体操作］ 按局部注射操作常规进行,局部皮肤常规消毒,采用2ml一次性使用注射器连接6或6.5号注射针头,抽取上述药液后,从最痛处皮肤进针,并深

达腱鞘后,将上述药液准确地注入狭窄的腱鞘内。

[临床疗效] 据尚世多报道,采用该法屈指肌及桡骨茎突部狭窄性腱鞘炎患者 21 例,均获满意疗效。

方法 3

[治疗部位] 患处腱鞘内、肌腱与腱鞘之间。

[选用药物] 醋酸氢化可的松混悬液 12.5～25.0mg(0.5～1.0ml),加 2% 盐酸普鲁卡因注射液(过敏试验阴性者)1～3ml 混合均匀。

[具体操作] 按局部注射操作常规进行,局部皮肤常规消毒,先在局部注射少许盐酸普鲁卡因注射液(过敏试验阴性者),以后,采用 5ml 一次性使用注射器连接 6 或 6.5 号注射针头,抽取上述混合药液后,将针头顺腱鞘的方向从疼痛的近心端或远心端刺入,亦可垂直刺入。针尖经皮肤、皮下组织、腕横韧带而到达并刺入肥厚的腱鞘,此时可将上述药液的 1/4 注入。以后再略向深处刺入,达腱鞘与肌腱之间,而后将上述药液的 3/4 注入。向肥厚的腱鞘内注射时,抵抗力很大,但注入腱鞘与肌腱之间时,抵抗力很小,且可看到药液沿肌腱形成的条状肿胀。一般每周注射 1 次。

[临床疗效] 据冯兰馨报道,临床应用该法共治疗桡内茎突狭窄性腱鞘炎患者 50 余例,80% 以上的患者经 1～3 次注射后,获得治愈,疼痛消失,功能恢复。20% 的患者也都有不同程度的好转。

[注意事项] 冯兰馨先生认为,临床应用该法治疗时,注射部位正确与否非常重要。药物注射后,局部有不同程度的疼痛、肿胀或发麻等感觉,一般 2～3 日后消退,部分患者在注射后的 24～48 小时内疼痛有所加剧,但皆可逐渐消失,可给予安乃近等止痛类药物。

3. 验方荟萃

方法 1

[治疗部位] 病侧腱鞘内。

[选用药物] 醋酸泼尼松龙混悬液 6.25～12.50mg(0.25～0.50ml),加 2% 盐酸普鲁卡因注射液(过敏试验阴性者)2ml 混合均匀。

[具体操作] 按局部注射操作常规进行,局部皮肤常规消毒,采用 2ml 或 5ml 一次性使用注射器连接 6 或 6.5 号注射针头,抽取上述混合药液后,在桡骨茎突处做腱鞘内注射,每隔 5～7 日注射 1 次,3～4 次为 1 个疗程。

方法 2

[治疗部位] 患侧腱鞘内。

[选用药物] 红茴香注射液 1ml、5% 当归注射液 1ml,加 1%～2% 盐酸普鲁卡因注射液(过敏试验阴性者)1ml 混合均匀。

[具体操作] 按局部注射操作常规进行,局部皮肤常规消毒,采用 5ml 一次性

使用注射器连接 6 或 6.5 号注射针头,抽取上述混合药液后,快速进针刺入皮下,并深达腱鞘,经回抽无血后,在桡骨茎突腱鞘内注射,隔日注射 1 次。

方法 3

[治疗部位] 痛点。

[选用药物] 醋酸泼尼松龙混悬液 12.5mg(0.5ml),加灭菌注射用水 2ml、1%~2%盐酸普鲁卡因注射液(过敏试验阴性者)1ml 混合均匀。

[具体操作] 按局部注射操作常规进行,局部皮肤常规消毒,采用 5ml 一次性使用注射器连接 6 或 6.5 号注射针头,抽取上述混合药液后,快速进针刺入皮下,并深达痛点,经回抽无血后,在桡骨茎突痛处注射(最好注射到腱鞘内),隔日注射 1 次。

方法 4

[治疗部位] 腱鞘内。

[选用药物] "史氏配制药液"[0.25%盐酸普鲁卡因(或低浓度盐酸利多卡因)注射液 15~20ml,加醋酸曲安奈德混悬液 10~15mg(1.0~1.5ml),必要时再加维生素 B_{12} 注射液 0.1mg(1ml)混合均匀]。

[具体操作] 一般嘱患者取坐位,老年体弱者取卧位。首先在患侧桡骨茎突处检查压痛点及肿胀处。在桡骨茎突远端做一标记。按局部注射操作常规进行,局部皮肤常规消毒,采用 5ml 一次性使用注射器连接 5 号皮试注射针头,抽取上述混合药液后,针头自桡骨茎突远端标记处刺入,进入腱鞘管内,常规抽吸无回血等后,即将上述"史氏配制药液"注入,注射量一般为 3~5ml。注射时,对压痛点及肿胀明显部位作重点注射,不可遗漏。注入腱鞘管内后,以针尖刺及骨面,并稍退针少许,再进行深部注射。必要时,在腱鞘管周围也可采用少许药液(2~3ml)做浸润注射,然后拔出注射针头,以消毒创可贴贴盖针眼处。

[注意事项] ①少数患者可能存在迷走肌腱,若在检查时疑有该腱存在,或在认真注射后,效果不理想时,应假设有"迷走肌腱存在"的可能,扩大注射部位。一般注射 1~3 次,即可获得良效。②治疗期间,应注意局部休息,减少活动量。③对狭窄较重的患者,也可在上述配制药液注射治疗后,立即在局麻下做皮下鞘壁挑切松解术,松解后大多数患者可避免手术治疗。做皮下松解术施行技巧手法时,两手应很好地协调配合,医者左手每次将腕尺侧偏屈的同时,右手所持小尖刀(或针刀)向近端方向将鞘壁挑切,直至患者自动拇指,感到轻松而无疼痛为止。这样,既松解了狭窄鞘管,又有利于消炎的消除。挑切过程中,应注意避免损伤肌腱、血管或神经组织。对症状较重、时间较长及鞘壁增厚明显的患者,则仍需行手术治疗。

(三)封闭注射疗法

方法 1

[治疗部位] 局部痛点。

　　[选用药物]　醋酸曲安奈德(康宁克通-A)混悬液(进口药品)1ml,加 1％盐酸普鲁卡因注射液(过敏试验阴性者)2ml 混合均匀。

　　[具体操作]　按局部注射操作常规进行,局部皮肤常规消毒,采用 5ml 一次性使用注射器连接 6 或 6.5 号注射针头,抽取上述混合药液后,快速进针刺入皮下,并深达痛点处,经回抽无血后,将上述混合药液做局部痛点封闭注射。

　　[临床疗效]　该法适用于桡内茎突狭窄性腱鞘炎疼痛较为明显者,效果又快又好。

方法 2

　　[治疗部位]　痛点。

　　[选用药物]　醋酸泼尼松龙混悬液 12.5mg(0.5ml),加灭菌注射用水 2ml、1％～2％盐酸普鲁卡因注射液(过敏试验阴性者)1ml 混合均匀。

　　[具体操作]　按局部注射操作常规进行,局部皮肤常规消毒,采用 5ml 一次性使用注射器连接 6 或 6.5 号注射针头,抽取上述混合药液后,快速进针刺入皮下,并深达痛点,经回抽无血后,做局部封闭注射,每周注射 1 或 2 次。

　　【按评】　桡骨茎突狭窄性腱鞘炎是临床骨伤科常见疾病。注射疗法治疗本病,具有操作简便、采用药剂量较小、患者痛苦较少、不需住院、疗效较高、复发率较低等诸多优点。上述这些优点都是常规疗法所无法做到的,且具有药源广泛、价廉易得的特点,特别适合基层医院开展施行,故十分值得临床上进一步推广应用,并可作为治疗本病的首选疗法。上述各种治疗方法可供临床应用时借鉴或参考。

五、屈指肌腱狭窄性腱鞘炎

　　拇长屈肌及指深、浅屈肌在掌指关节掌侧,通过骨纤维管时,因长期反复摩擦,引起骨纤维管的慢性炎症,腱鞘逐渐变得狭窄,从而产生以屈伸障碍、疼痛为主要表现的,称为"屈指肌腱狭窄性腱鞘炎"。俗称"弹响指"或"扳机指"。

　　本病在中医学,属"筋伤"等病证范畴。多由劳损伤及经筋、气血运行不畅所致。

　　【病因病机】

　　(一)病因

　　1. 劳损　长期做反复捏握动作的劳动,尤其是握硬物,如建筑工人、厨师、修鞋工人及妇女与其他手工劳动者易发此病。

　　2. 外伤　腕、手的过度背伸,可造成屈指肌腱及腱鞘的过度牵拉性损伤。外力直接作用于手指的掌指,也可以造成屈指肌腱的损伤。

　　(二)病机

　　中医学认为,长期捏握,气血供应不足,筋腱失其濡养而病损,变性增粗,壅遏气机,血脉瘀滞,筋腱供养更加匮乏,故而运行不利,屈伸受限,强力屈伸,筋腱相抵触而产生弹响。

西医学认为,由于手指经常屈伸,屈指肌腱和骨性纤维管反复摩擦,以及采用手持物时,骨性纤维受到物体的挤压而发生损伤。摩擦与挤压,使得骨性纤维管发生水肿、增生、纤维化、透明性改变甚至钙化粘连等无菌性炎性改变。结果,使管腔变得狭窄,影响了屈指肌腱的活动,屈指肌腱的中间因受压而变细,两端则膨大呈葫芦状,从而使肌腱通过狭窄的腱鞘发生困难。需用力或帮助才能通过,通过时可发生一个弹拨动作和响声,故称"弹响指"。当肿大的肌腱不能通过时,则手指不能伸屈,称为闭锁。

【诊断要点】

1. 病史 多见于手工劳动的女性,常有手部劳损的病史。

2. 症状 起病缓慢,逐渐加重。起初,仅于晨起或工作劳累后患指发僵,活动受限,掌指关节的掌侧局限性酸痛。最后,由于腱鞘狭窄和肌腱受压后,中间变细,两端呈葫芦状膨大。当肌腱活动时,膨大部分将无法或难以通过狭窄的腱鞘,患指则停留在伸直位或屈曲位而产生交锁现象。终日有闭锁、弹响和疼痛。

3. 检查 在掌骨头的局部可触及豌豆大小的压痛结节,在做伸屈活动时,此结节处有弹跳感。当交锁发生时,用力推扳使肌腱膨大部分强行挤过狭窄的腱鞘,则发生扳机样动作或弹响,此种现象在晨间表现明显、疼痛加重,活动后稍有减轻。

4. 鉴别诊断 可与掌指关节扭挫伤、类风湿关节炎等相鉴别。

【中医证型】

1. 瘀滞型 多为急性损伤后出现,局部轻度肿胀,疼痛拒按,手指屈伸不利,可扪及结节,可闻及弹响。舌质红、苔薄黄,脉弦。

2. 虚寒型 多为慢性劳损或急性劳损后期,局部酸痛感,可扪及明显结节,手指屈伸不利,有响声或交锁。舌质淡、苔薄白,脉细或沉细。

【治疗方法】

(一)笔者经验

[治疗部位] 病侧腱鞘韧带间。

[选用药物] 醋酸泼尼松龙混悬液 12.5mg(0.5ml)。

[具体操作] 嘱患者活动患指,以确定注射部位。按局部注射操作常规进行,局部皮肤常规消毒,采用 1ml 或 2ml 一次性使用注射器连接 5 或 6 号注射针头,抽取上述药液后,从腱鞘的远侧或近侧进针,当针尖刺入肌腱腱鞘韧带之间时,经回抽无血后,即每次注入上述药液 0.5ml,一般情况不加盐酸普鲁卡因注射液(过敏试验阴性者),每周注射 1 次。

[临床疗效] 如注射部位正确,经 3～4 次的注射治疗,即可获得痊愈。笔者临床应用该法共治疗屈指肌腱狭窄性腱鞘炎患者 100 余例,95％以上的患者均获得治愈。

(二)临床采菁

方法1

[治疗部位] 肥厚而又压痛的腱鞘内。

[选用药物] 醋酸氢化可的松注射液 12.5～25.0mg(0.5～1.0ml),加 2%盐酸普鲁卡因注射液(过敏试验阴性者)1～3ml 混合均匀。

[具体操作] 按局部注射操作常规进行,局部皮肤常规消毒,采用 5ml 一次性使用注射器连接 6 或 6.5 号注射针头,抽取上述混合药液后,将针头顺腱鞘的方向从疼痛的近心端或远心端刺入,亦可垂直刺入,当刺入肥厚的腱鞘组织后,将上述混合药液徐缓注入。

[临床疗效] 据蒋俊怀等报道,临床应用该法共治疗屈指肌腱狭窄性腱鞘炎患者 185 例,症状完全消失,恢复正常工笔者,占 56%;疼痛、压痛、弹响完全消失,但在工作时早晚偶然出现症状者,占 26.8%;症状显然见轻者,占 17.2%,总有效率达 100%。

方法2

[治疗部位] 病变腱鞘内。

[选用药物] 醋酸泼尼松龙混悬液 12.5mg(0.5ml),加 2%盐酸普鲁卡因注射液(过敏试验阴性者)0.5ml 混合均匀。

[具体操作] 按局部注射操作常规进行,局部皮肤常规消毒,采用 1ml 或 2ml 一次性使用注射器连接 6 或 6.5 号注射针头,抽取上述混合药液后,在掌指关节掌侧皮下硬结处进针,针尖刺至硬结时有坚韧感,继续用力进针,有落空感时,表明已刺入腱鞘内,即可将上述混合药液注入,每周注射 1 次。

[临床疗效] 据孟祥西等报道,临床应用该法共治疗屈指肌腱狭窄性腱鞘炎患者 150 例,经 1 次注射治愈 32 例,占 21%;经 2 次注射治愈 68 例,占 45%;经 3 次注射治愈 42 例,占 28%,治愈率高达 94.67%。其余 8 例经 3 次注射后,疼痛减轻,局部硬结缩小,交锁及弹响消失,总有效率达 100%。据孟祥西等报道,临床应用该法共治疗扳机指患者 150 例,经 1 次注射痊愈 32 例,占 21%;经 2 次注射治愈 68 例,占 45%;经 3 次注射治愈 42 例,占 28%。150 例中,有 8 例 3 个月后复发,经再次治疗 3 次痊愈。随访 1 年无复发。据张福军等报道,临床应用该法共治疗指掌关节腱鞘炎患者 54 例,所治患者全部获愈。

方法3

[治疗部位] 患侧腱鞘内。

[选用药物] 地塞米松磷酸钠注射液 2.5mg(0.5ml)、1%盐酸普鲁卡因注射液(过敏试验阴性者)1ml 混合均匀。

[具体操作] 一般采用 3 种方法治疗。①按摩及中药液涂擦法(从略)。②手术切开腱鞘法(从略)。③上述混合药液注入法:若为指屈肌腱鞘炎,按局部注射操

作常规进行,局部皮肤常规消毒,采用 2ml 一次性使用注射器连接 5～6 号注射针头,抽取上述混合药液后,从拇指及小指掌侧的掌指关节横纹处刺入腱鞘内,其他手指从近位指间关节的掌侧横纹处刺入腱鞘内,当确实刺入腱鞘内时,注入药液时可见药液沿腱鞘方向流动,注射后 1～2 小时也感患肢有麻木感。每隔 5～7 日注射 1 次,3～5 次为 1 个疗程。

［临床疗效］ 据孙立华等报道,采用糖皮质激素注入腱鞘法治疗非特异性腱鞘炎患者 104 例(109 腱),其中治愈 33 例,35 腱,占 32.11％;显效 13 例,16 腱,占 14.68％;有效 30 例,占 27.52％;无效 28 例,占 25.69％。

(三)验方荟萃

方法 1

［治疗部位］ 腱鞘内。

［选用药物］ "史氏配制药液"[0.25％盐酸普鲁卡因(或低浓度盐酸利多卡因)注射液 15～20ml 加入醋酸曲安奈德混悬液 10～15mg(1.0～1.5ml),必要时再加维生素 B_{12} 注射液 0.1mg(1ml)混合均匀]。

［具体操作］ 一般患者嘱取坐位,老年体弱患者嘱取卧位。先仔细察看手背掌骨头的解剖位置,然后找出手掌部掌骨头的对应部位。因为发病部位就位于这些掌骨头相对应的指屈肌腱纤维鞘管内,它与掌骨头容易构成明显的狭窄区,并产生压痛或组织增厚,在手掌远横纹的远端,找出确切的注射点。按局部注射操作常规进行,局部皮肤严格消毒后,采用 5ml 一次性使用注射器连接 5 号注射针头,抽取上述混合药液后,快速进针刺入皮下,左手抵住手背的患指掌骨干,以起到穿刺定位时的引导作用,这样可直接刺入正中位的腱鞘内,并可直接触及骨面,开始进行少量上述药液的注射,然后再拔出针头少许,继续注入上述药液,使药液完全注入腱鞘内。最后,将多余的药液浸润至腱鞘周围的组织中。一般每次注射上述"史氏配制药液"3～5ml。

［注意事项］ 注射部位一定要确保在掌骨头邻近的腱鞘内,不能偏斜歪离,否则如果注入掌骨旁的软组织内,则导致治疗失败。此外,穿刺时,要采用细针头,并快速刺入,这样可尽量减轻疼痛。

方法 2

［治疗部位］ 患处鞘管内。

［选用药物］ 醋酸泼尼松龙混悬液 6.25～12.50mg(0.25～0.50ml),加 2％盐酸普鲁卡因注射液(过敏试验阴性者)2ml 混合均匀。

［具体操作］ 按局部注射操作常规进行,局部皮肤严格消毒后,采用 5ml 一次性使用注射器连接 6 或 6.5 号注射针头,抽取上述混合药液后,快速进针刺入患处鞘管内,将上述混合药液缓缓注入,每周注射 1 次,3～5 次为 1 个疗程。

【按评】 屈指肌狭窄性腱鞘炎是临床骨伤科较为常见的一种疾病。一旦发生,因疼痛及功能障碍而影响工作及学习。注射疗法治疗本病可起到"雪中送炭""速战速决""立竿见影"的功效,故颇受患者的欢迎。可作为治疗本病的首选疗法。但需注意,在治疗期间及治愈后,应注意适当休息,避免再受寒冷刺激,以防再度复发。

附:桡侧腕伸肌腱周围炎

由于腕部外伤或频繁伸屈活动造成劳损,引起桡侧腕伸肌周围的腱膜、筋膜的非化脓性炎症,称为"桡侧腕伸肌腱周围炎"。

本病的发生与局部解剖学特点有关。在此处自上向下行的桡侧腕长、短伸肌肌腱,被自上向下外斜行的拇长展肌及拇短伸肌所越过,并彼此交叉,两者之间无腱鞘或滑囊相隔。过多的摩擦易产生无菌性炎症反应,肿胀而有摩擦音。并且由于拇长展肌与拇短伸肌在桡侧部位斜跨在桡侧腕伸肌腱之上,所以当上述二群肌腱收缩方向不一致时,则更易引起摩擦,而产生炎症反应。

【诊断要点】

1. 病史 多发于青壮年男性。右侧多于左侧,其发病与手及腕关节过度劳累及外伤有关。

2. 症状及体征 前臂中下段桡骨背侧疼痛、斜条样肿胀,压痛明显。做腕关节伸屈活动时,疼痛加剧。活动时有摩擦音,以手按在患处做伸屈腕关节或拇指动作时,手下可感到或听到有"吱吱"响的捻发音。故又称本病为"捻发音肌腱周围炎"。

【治疗方法】

(一)穴位注射疗法

[临证取穴] 阿是穴、合谷、阳溪、外关、手三里。

[选用药物] 醋酸地塞米松磷酸钠注射液 2mg(1ml)、维生素 B_{12} 注射液 0.5mg(1ml)、盐酸阿尼利定(复方安替比林、安痛定)注射液 2ml、2%盐酸普鲁卡因注射液(过敏试验阴性者)2ml 混合均匀。

[具体操作] 按穴位注射操作常规进行,穴位皮肤常规消毒,采用 10ml 一次性使用注射器连接 6 或 6.5 号注射针头,抽取上述混合药液后,快速进针刺入皮下,稍做提插待有酸、麻、胀等明显针感得气时,经回抽无血后,将上述混合药液缓慢注入。每次每穴注射 1ml,每日注射 1 次,7 次为 1 个疗程。针后并配合按摩疗法。

[临床疗效] 据罗和古等介绍,临床应用该法共治疗桡侧腕伸肌肌群劳损患者 100 例,治愈 85 例,好转 15 例。治愈率达 85%,所治患者全部获效。

[注意事项] 注射前,盐酸普鲁卡因注射液应先做过敏试验,待试验结果显示阴性后,方可使用。

(二)局部注射疗法

1. 笔者经验

[治疗部位] 拇长展肌与拇短伸肌的间隙处。

[选用药物] 醋酸泼尼松龙混悬液 12.5～25.0mg(0.5～1.0ml),加盐酸普鲁卡因注射液(过敏试验阴性者)10ml 混合均匀。

[具体操作] 按局部注射操作常规进行,局部皮肤常规消毒,采用 10ml 一次性使用注射器连接 6～7 号注射针头,抽取上述混合药液后,从肿胀、压痛最明显部位进针,当针尖到达两组肌腱交叉的间隙时,经回抽无血后,即可推注上述混合药液,注射时,可见药液向注射点远端方向浸润扩散,并呈索条状肿胀隆起。每隔5～7 日注射 1 次。

[临床疗效] 笔者临床应用该法共治疗桡侧腕伸肌腱周围炎患者 800 余例,治愈率在 95% 以上,总有效率达 100%。

2. 临床采菁

方法 1

[治疗部位] 拇长展肌与拇短伸肌之间。

[选用药物] 醋酸氢化可的松注射液 25mg(1ml),加 1% 盐酸普鲁卡因注射液(过敏试验阴性者)5ml 混合均匀。

[具体操作] 按局部注射操作常规进行,局部皮肤常规消毒,采用 5ml 或 10ml 一次性使用注射器连接 6 或 6.5 号注射针头,抽取上述混合药液后,快速进针刺入两肌之间,经回抽无血后,将上述混合药液注入上述两组肌腱之间。

[临床疗效] 据冯兰馨报道,临床应用该法共治疗桡侧腕伸肌腱周围炎患者 16 例,均未发生任何后遗症,一般 6～7 日即可痊愈。

方法 2

[治疗部位] 拇长展肌与拇短伸肌的间隙处。

[选用药物] 5% 当归注射液 4ml,加 2% 盐酸普鲁卡因注射液(过敏试验阴性者)2ml 混合均匀。

[具体操作] 按局部注射操作常规进行,局部皮肤常规消毒,采用 10ml 一次性使用注射器连接 6～7 号注射针头,抽取上述混合药液后,从肿胀、压痛最明显部位进针,当针尖到达两组肌腱交叉的间隙时,经回抽无血后,即可推注上述混合药液,一般注射 1 或 2 次,即可获得痊愈。

[临床疗效] 据刘加升报道,临床应用该法共治疗桡侧腕伸肌腱周围炎患者 28 例,大多经 1～3 次治疗获愈。

3. 验方荟萃

方法 1

[治疗部位] 拇长展肌与拇短伸肌之间。

[选用药物] 1% 盐酸普鲁卡因注射液(过敏试验阴性者)5～10ml。

[具体操作] 按局部注射操作常规进行,局部皮肤常规消毒,采用 5ml 或 10ml 一次性使用注射器连接 6 或 6.5 号注射针头,抽取上述药液后,快速进针刺

入两肌之间,经回抽无血后,将上述药液徐缓注入上述两组肌腱之间,每隔 2～3 日注射 1 次。

方法 2

[治疗部位] 拇长展肌与拇短伸肌的间隙处。

[选用药物] 醋酸泼尼松龙混悬液 25.0mg(1ml),加 1％盐酸普鲁卡因注射液(过敏试验阴性者)5ml 混合均匀。

[具体操作] 按局部注射操作常规进行,局部皮肤常规消毒,采用 10ml 一次性使用注射器连接 6 或 6.5 号注射针头,抽取上述混合药液后,从肿胀、压痛最明显部位进针,当针尖到达两组肌腱交叉的间隙时,经回抽无血后,即可推注上述混合药液,一般注射 1 或 2 次,即可获得痊愈。

(三)封闭注射疗法

1. 临床采菁

[治疗部位] 肌腱周围组织内。

[选用药物] 地塞米松磷酸钠注射液 2～5mg(1ml),加 1％利多卡因注射液 4～6ml 混合均匀。

[具体操作] 对轻型患者只需注意休息,用舒筋搽剂治疗即可;对中型及重型患者,除上述治疗外,可再采用封闭注射疗法。按封闭注射操作常规进行,局部皮肤常规消毒,采用 5ml 或 10ml 一次性使用注射器连接 6～7 号注射针头,抽取上述混合药液后,快速进针刺入肌腱周围组织后,将上述混合药液作肌腱周围封闭注射,拔针后轻揉局部,使药液充分扩散,以提高药效。

[临床疗效] 该法可迅速止痛,减轻肿胀,缩短病程。据党又谦等报道,共治疗中型患者 42 例,其中 38 例在 4～6 日即愈,治疗重型患者 19 例,其中 15 例在 5～9 日即愈;对中型未愈者及部分重型者,可酌情重复注射 1 次。

2. 验方荟萃

[治疗部位] 局部痛点。

[选用药物] 醋酸泼尼松龙混悬液 12.5mg(0.5ml),加 0.5％盐酸普鲁卡因注射液(过敏试验阴性者)10ml 混合均匀。

[具体操作] 按封闭注射操作常规进行,局部皮肤常规消毒,采用 10ml 一次性使用注射器连接 6 或 6.5 号注射针头,抽取上述混合药液后,快速进针刺入皮下,再深达局部最痛点,经回抽无血后,将上述混合药液于局部最痛点注入,以做局部封闭注射治疗。

[注意事项] 该法适用于急性疼痛肿胀好转后,仅留局限性疼痛的治疗。

【按评】 注射疗法治疗桡侧腕伸肌腱周围炎是目前较为理想的一种治疗方法。因为该法具有疗程较短、疗效较高、患者痛苦少、医疗费采用低廉等诸多优点,故具有广阔的应用前景,可作为治疗本病的首选疗法。据笔者的临床体会,该疗法治愈率都在 95％以上,有效率可高达 100％,十分值得临床上进一步推广应用。但需注意在治疗期间及治愈后,应注意适当休息,避免再度遭受损伤,以防本病复发。

附:指掌关节部伤筋

屈指肌变性挛缩,大多为长期摩擦劳损所致,并可继发炎性变化。劳损后,腱鞘组织结疤,滑液也渐见减少,更使其摩擦损伤加重。

【诊断要点】

1. 有手指损伤或劳损受凉史。

2. 患指屈伸受限,指掌侧、指横纹处疼痛,活动时加重,或有肿胀,天冷遇寒时症状进一步加重。

3. 病程日久者,多诉指头关节处有弹响声。

4. 压痛点多可触及条索状、块状硬结。

【治疗方法】

[治疗部位]　局部最痛点。

[选用药物]　红茴香注射液 1ml、1％～2％盐酸普鲁卡因注射液(过敏试验阴性者)1ml 混合均匀。

[具体操作]　按局部注射操作常规进行,局部皮肤常规消毒,采用 2ml 一次性使用注射器连接 5～6 号注射针头,抽取上述混合药液后,快速进针刺入局部最痛点,经回抽无血后,将上述混合药液于局部最痛点注入,隔日注射 1 次。

六、腕管综合征

在腕部的掌侧,坚韧的腕横韧带与腕骨构成腕管。管内有指屈肌腱和正中神经通过。如果管内压力稍有增高,正中神经在腕管内受到压迫,产生一系列相应的临床症状,称为"腕管综合征"。两排腕骨并在一起,构成近似马蹄的形状,腕横韧带封闭在开口端与腕骨共同构成的骨纤维管,即腕管。经过腕管内的九条肌腱与正中神经将腕管内的空间占满。管壁的内突性病变、管内容物的膨胀性病变或占位性病变都可造成管腔的狭窄,使正中神经受压,出现其远端支配区的感觉、运动障碍,即腕管综合征。亦有称其为"腕管狭窄症",是临床上周围神经卡压综合征中最常见的一种。此病多发于中、老年妇女。从理论上说,很多已知的原因可以引发腕管综合征,但在临床中多数患者的病因并不清楚,这是由于引起本病的原因从外观上难以判断,而做切开探查的患者又非常少的缘故。

【病因病机】

(一)病因

1. 管壁因素　腕部外伤或退变所引起的腕横韧带肥厚,或骨折、脱位后对位不佳,都使得腕管容积减小,正中神经受压而发本病。

2. 内容物因素　腕部的感染或外伤引起腕管内容物的水肿或血肿,以及腕管内的肿瘤、腱鞘囊肿等占位性病变都可能造成腕管内的正中神经受挤压。

3. 内分泌因素　妇女在停经期、妊娠期、哺乳期间腕管综合征的发病率升高,有人认为与内分泌因素有关。

(二)病机

腕关节掌侧的腕骨与连接腕骨的腕横韧带形成一骨纤维管道,称为腕管。腕管内有九条肌腱及正中神经通过。正常情况下,肌腱及神经各占一定的容积,排列较为紧密,无多余的潜在空隙存在,而且腕管的组织硬韧,管内张力增大时,无缓冲的余地。因此,任何增加其管内压力的情况,如腕部外伤,包括腕骨骨折、脱位、前臂远端骨折畸形愈合,扭伤、挫伤等引起腕横韧带增厚,或慢性劳损等使腕管内各肌腱周围发生炎性变化,滑膜鞘增生,体积增大;或腕管内在的脂肪瘤、腱鞘囊肿等引起腕管内容物增多,均可导致腕管的相对狭窄,使正中神经在腕管内受压,从而发生一系列神经刺激症状,造成不同程度的感觉及运动功能障碍。

【诊断要点】

1. 起病缓慢,多见于采用手工操作的中年妇女,部分患者有风湿或类风湿病史。

2. 桡侧三个半手指(桡侧拇、示、中、无名指)感觉异常、麻木、刺痛、夜间症状加剧。偶可向肘、肩部放射。手甩动后,手指麻木、刺痛减轻,腕部皮温增高时,疼痛更加明显。劳累后症状常可加剧。而小指和无名指的尺侧则完全正常。

3. 严重时桡侧三个半手指感觉减退,指端感觉消失。天冷时患指皮肤发冷、发绀,活动不灵活。拇指外展肌力差,严重时可有鱼际肌萎缩。并有皮肤发亮,指甲增厚、毛糙,患指溃疡等神经营养障碍的表现。

4. 屈腕试验、丁尼尔征(叩诊试验)、伸腕试验、指压试验、止血带试验均为阳性,并以屈腕试验最有诊断价值。肌电图检查,大鱼际出现神经性变化。

5. 本病须与颈椎病、颈椎间盘突出症、脊椎肿瘤压迫第6～7颈神经根者、颈肋、多发性神经炎、尺管狭窄症、尺神经炎相鉴别。

【中医证型】

1. 瘀滞型　手部桡侧三个半手指刺痛,麻木,或烧灼性疼痛,夜间重。遇热痛甚,寒冷时又可出现手指的发绀,腕掌侧部拒按。舌质黯红、苔黄,脉弦涩。

2. 虚损型　以手部桡侧三个半手指麻木为主,轻度疼痛,劳累加重,休息减轻,手持物无力,大鱼际肌萎缩。舌质淡、苔薄白,脉沉细无力。

【治疗方法】

(一)穴位注射疗法

1. 笔者经验

[临证取穴]　患侧大陵、内关、外关。

[选用药物]　地塞米松磷酸钠注射液5mg(1ml),加盐酸利多卡因注射液

4mg(2ml)混合均匀。

[具体操作] 按穴位注射操作常规进行,穴位皮肤常规消毒,采用5ml一次性使用注射器连接6或6.5号注射针头,抽取上述混合药液后,快速进针刺入皮下,稍做提插待有酸、麻、胀等明显针感得气时,经回抽无血后,将上述混合药液缓慢注入。每次每穴注射1ml,每日注射1次,7次为1个疗程。

[主治与疗效] 笔者临床应用该法共治疗腕管综合征患者96例,治愈89例,有效5例,无效2例。治愈率达92.71%、97.92%。

2. 临床采菁

[临证取穴] 臂中、间使、大陵,或直接取阿是穴。

[选用药物] 香丹(复方丹参)注射液。

[具体操作] 按穴位注射操作常规进行,穴位皮肤常规消毒,采用5ml一次性使用注射器连接6或6.5号注射针头,抽取上述药液后,快速进针刺入皮下,稍做提插待有酸、麻、胀等明显针感得气时,经回抽无血后,将上述药液缓慢注入。每次每穴注射1~2ml,隔日注射1次,5次为1个疗程。并配合TDP治疗仪(神灯)每次照射30分钟,每日1次。

[主治与疗效] 据罗和古等介绍,临床应用该法共治疗早期腕管综合征患者28例,经1~2个疗程治疗后,有15例患者均感觉疼痛明显减轻,甚至完全消失;有13例患者复查神经电图发现其中指至腕的感觉传导速度已恢复至45m/s以上。

3. 验方荟萃

方法1

[临证取穴] 阿是穴。

[选用药物] 醋酸曲安奈德混悬液10mg(1ml),加盐酸利多卡因注射液4mg(2ml)混合均匀。

[具体操作] 按穴位注射操作常规进行,穴位皮肤常规消毒,采用5ml一次性使用注射器连接6或6.5号注射针头,抽取上述混合药液后,快速进针刺入皮下,稍做提插待有酸、麻、胀等明显针感得气时,经回抽无血后,将上述混合药液缓慢注入。每隔7日注射1次,3次为1个疗程。

[主治与疗效] 主治腕管综合征。

方法2

[临证取穴] 阿是穴。

[选用药物] 醋酸氢化可的松混悬液5mg(0.5ml),加2%盐酸普鲁卡因注射液(过敏试验阴性者)2ml混合均匀。

[具体操作] 按穴位注射操作常规进行,穴位皮肤常规消毒,采用5ml一次性使用注射器连接6或6.5号注射针头,抽取上述混合药液后,快速进针刺入皮下,稍做提插待有酸、麻、胀等明显针感得气时,经回抽无血后,将上述混合药液缓慢注

入。每隔 2～7 日注射 1 次,6 次为 1 个疗程。

［主治与疗效］ 主治腕管综合征。

［注意事项］ 注射前,盐酸普鲁卡因注射液应先做过敏试验,待试验结果显示阴性后,方可使用。

(二)全息注射疗法

［临证取穴］ 耳穴腕、肾上腺。

［选用药物］ 地塞米松磷酸钠注射液 1mg(0.5ml),加盐酸利多卡因注射液 1mg(0.5ml)混合均匀。

［具体操作］ 每次均取患侧。按全息注射操作常规进行,耳穴皮肤常规消毒,采用 1ml 一次性使用注射器连接 5 或 5.5 号皮试注射针头,抽取上述混合药液后,快速进针刺入耳穴皮肤,等有针感(痛感)时,快速将上述混合药液注入。每次每穴注射 0.1～0.2ml,每日注射 1 次,5～7 次为 1 个疗程。

［主治与疗效］ 主治腕管综合征。

(三)局部注射疗法

1. 笔者经验

［治疗部位］ 腕管内。

［选用药物］ 醋酸泼尼松龙混悬液 12.5～25.0mg(0.5～1.0ml)。

［具体操作］ 按局部注射操作常规进行,局部皮肤常规消毒,采用 1ml 一次性使用注射器连接 5～6 号注射针头,抽取上述混合药液后,采用针尖向手指方向斜刺,在掌长肌腱和正中神经的内侧进针,以避免刺及正中神经而进入腕管,再将上述药液徐缓注入,每 7～10 日注射 1 次,3～4 次为 1 个疗程。

［临床疗效］ 根据临床应用情况观察,该法具有相当好的疗效。笔者临床应用该法共治疗腕管综合征患者 39 例,经 1～3 个疗程的治疗,全部获愈。

2. 临床采菁

方法

［治疗部位］ 腕管内。

［选用药物］ 醋酸泼尼松龙混悬液 12.5mg(0.5ml)、盐酸利多卡因注射液 4mg(2ml)、灭菌注射用水 2ml 混合均匀。

［具体操作］ 按局部注射操作常规进行,局部皮肤常规消毒,采用 5ml 一次性使用注射器连接 5～6 号注射针头,抽取上述混合药液后,于掌长肌腱与桡侧屈肌腱之间,腕横纹近端斜向远端方向刺入,当有突破感后,即达腕管部位。注射时患者常有腕部及手指胀满麻木的感觉,注射药液后局部应无隆起表现,每 7 日注射 1 次,2～3 次为 1 个疗程。并采用黄酒冲服四虫散(地龙、全蝎、蜈蚣、鳖虫各等份,研细末)每日 2 次,每次 4g。

［临床疗效］ 据张守宗报道,临床应用该法共治疗腕管综合征患者 16 例,23

腕。痊愈(症状消失,能够从事原来正常工作)18腕,好转(仅夜间有麻痛但不致痛醒)4腕,稍有效(症状有所改善,但因肌力减轻及鱼际肌萎缩较重改为手术松解治疗)1例,总好转率达95.7%。

3. 验方荟萃

方法 1

[治疗部位] 腕管内。

[选用药物] 醋酸泼尼松龙混悬液25mg(1ml),加2%盐酸普鲁卡因注射液(过敏试验阴性者)2ml混合均匀。

[具体操作] 按局部注射操作常规进行,局部皮肤常规消毒,采用5ml一次性使用注射器连接5.5或6号注射针头,抽取上述混合药液后,由掌长肌腱与桡侧腕屈肌腱间隙掌纹处刺入,刺入方向与腕平面呈60°角,当穿过腕横韧带时,有突破样感,即表示已进入腕管内,经回抽无血后,即将上述混合药液注入,每周注射1次,3~5次为1个疗程。但必须注意,切勿将药液注入正中神经内。

[注意事项] 如做腕管内注射后,症状仍反复发作,或发生大鱼际萎缩者,应手术切开腕横韧带,以减低腕管内压力。如术中见正中神经变得苍白、硬韧,即应做神经内松解术,以彻底减压。

方法 2

[治疗部位] 腕管内。

[选用药物] 醋酸曲安奈德混悬液10mg(1ml),加1%~2%盐酸普鲁卡因注射液(过敏试验阴性者)或1%盐酸利多卡因注射液2ml混合均匀。

[具体操作] 患者以取卧位为主。按局部注射操作常规进行,局部皮肤常规消毒,采用5ml一次性使用注射器连接6号注射针头,抽取上述混合药液后,针头自两腕横纹间刺入腕中部位,针尖由浅入深,并向远端以35°角进入腕管内,经抽吸无回血后,将上述混合药液的少量注入。若管内压力较高,亦可行腕管外围做适量注射。

[注意事项] ①由于腕管综合征原因较多,注射前应先明确诊断和选择好其适应证。若为肿瘤引起者,则弊多利少,不宜采用。②由于腕管内容量甚小,因此,注入的药量应根据病情适量注入。只要能达到预期消炎、消肿、解除压力的目的,均可应用。③注射时,一定要避免过多张力,故如若必要,也可选采用周围注射法进行。④避免伤及神经、血管及引起血肿等现象。并应尽量选采用细小的穿刺针进行注射。

【按评】 腕管综合征是临床骨伤科常见疾病。注射疗法对本病的治疗具有较好的疗效。从笔者临床应用的情况来看,注射疗法治疗本病具有疗程短、疗效高、患者痛苦少、医疗费采用低廉等的诸多特点,故值得临床上进一步推广应用。但必须强调指出,在应用注射疗法治疗时,应坚决避免刺中正中神经,以免引起不良后果。在注射治疗过程中和治愈后,患者也应适当休息,注意保暖,以促使本病能更快地被治愈和避免再次复发。

七、尺管狭窄症

腕横韧带在尺侧抵止部与腕掌侧韧带之间形成一个长约1.5cm的三角形管腔,亦称为Guyou氏管,其内侧为豌豆骨及尺侧腕屈肌腱,管内有尺动脉及尺神经通过。当某种原因引起管内容积缩小时,便可压迫尺神经并出现一组相应的临床症状,即称为"尺管狭窄症",又称为"腕尺侧管综合征"或"尺管综合征"等。肌性因素、骨性因素、血管性因素等,皆可引发本病。

【病因病机】

(一)病因

1. 劳损长期劳累,局部组织退变致管腔狭窄而发病。

2. 创伤修复后期,组织增生,压迫腕尺侧管,出现尺管狭窄症。

(二)病机

腕尺侧管的管腔比较狭小,无论是劳损或创伤引起组织退变、韧带肥厚或骨质增生,还是另具有腱鞘囊肿或肿瘤的压迫、尺动脉栓塞以及先天性副肌腱等原因,都可以导致尺侧管的狭窄,走行在其中的尺神经受到卡压而产生水肿、渗出等无菌性炎症改变,进而发生神经功能障碍。

【诊断要点】

1. 起病缓慢,腕部疼痛,豌豆骨外缘压痛伴放射痛,强力屈腕痛,手部尺侧支配区可见相应的感觉障碍或运动障碍。

2. 电生理检查可见第一骨间背侧肌的终末潜伏期延长。

3. 与腕管综合征、豆-钩裂隙综合征、尺神经炎、颈椎病等相鉴别。

【中医证型】 请参见腕管综合征的辨证内容。

【治疗方法】

[临证取穴] 阿是穴(压痛点处)。

[选用药物] 5％当归注射液或10％红花注射液2ml、醋酸泼尼松龙混悬液12.5mg(0.5ml),加1％盐酸普鲁卡因注射液(过敏试验阴性者)0.5ml混合均匀。

[具体操作] 按穴位注射操作常规进行,穴位皮肤常规消毒,采用5ml一次性使用注射器连接6或6.5号注射针头,抽取上述混合药液后,快速进针刺入压痛点皮下,稍做提插待有酸、麻、胀等明显针感得气时,经回抽无血后,将上述混合药液缓慢注入。每隔7日注射1次,3次为1个疗程。

[主治与疗效] 主治尺管狭窄症。笔者临床应用该法共治疗尺管狭窄症患者89例,治愈80例,显效6例,有效3例。治愈率达89.89％,所治患者全部获效。

[注意事项] 注射前,盐酸普鲁卡因注射液应先做过敏试验,待试验结果显示

阴性后,方可使用。

【按评】 尺管狭窄症是临床骨伤科常见病、多发病。穴位注射疗法对其有颇佳的疗效,可惜临床应用者不多。在发病早期要及早减少腕关节活动量,必要时可用纸壳、夹板等方式使局部制动。在治疗过程中,适当配以热疗、蜡疗等物理疗法,以有利于提高疗效。

八、腱鞘囊肿

关节附近某些组织的黏液变性所形成的囊肿,称为"腱鞘囊肿"。它与滑囊积液完全不同。有单囊性和多囊性之分。囊肿壁的外层由纤维组织构成,内层为白色光滑的内皮膜覆盖,囊内充满胶状黏液,囊腔可与关节腔或腱鞘相通,但也有成封闭状者。

本病发病原因尚未十分肯定。一般认为是关节囊、韧带、腱鞘中的结缔组织发生退行性变所致,与各种急、慢性外伤也有关。

本病在中医学,将其归属于"筋结""筋瘤""筋聚"等病证范畴。大多由于长期劳动,致关节或肌腱损伤,气滞血瘀于局部而成。

【病因病机】

(一)病因

1. 劳损　活动过量,腱鞘受损是本病最多见的原因。

2. 外伤　运动无度、抻拉扭也可伤及腱鞘而发生囊肿。

(二)病机

由于劳损或外伤,累及筋脉,血行不畅,气机壅遏,气血郁聚不散,筋膜聚结,津液内停,发为囊肿。

西医学对腱鞘囊肿发病机制的认识尚不十分清楚,但有观点如下:①多数人认为是关节囊、腱鞘或韧带上的结缔组织因营养不良等原因而发生黏液样变性或胶样变性所致。②也有人认为关节囊或腱鞘在某个薄弱处向外膨出,加之滑液的流入而形成疝状物。③还有人认为是外力作用于关节囊或腱鞘,造成其薄弱处的破损,关节囊内或腱鞘内的滑液经破损处漏出,停留在软组织层中,周围逐渐形成囊壁,囊肿腔可借漏孔处与关节囊或腱鞘腔相通,滑液也可相互流动。

囊肿的腔多为单房性,也可为多房性,囊壁属致密的纤维组织,内层可有滑膜细胞,囊内存有无色、透明或半透明的黏液,比正常滑膜液黏稠,病程长者则呈胶冻状。

【诊断要点】

1. 好发年龄、性别及部位　多见于青壮年女性,好发于腕背、足背、踝关节周围、肘、膝关节侧面和腘窝等处。

2. 症状　主要表现为肿块,肿块缓慢发生或偶然发现。一般无疼痛,当囊肿内张力大时才有胀痛。

3. 体征 肿块自米粒至乒乓球,大小不等,呈半球形,表面光滑,触之有胀或痛感。囊肿与皮肤无粘连,有囊性感,波动感。

4. 局部穿刺 采用大号注射针头穿刺,可抽出无色透明胶冻样黏液。

【中医证型】

1. 气滞型 多为发病初期,肿物按之柔软,有波动感,可移动,时大时小,局部有疼痛及胀感。舌质红,脉弦。

2. 瘀结型 病程长,多有反复发作病史,肿块较小,但触之硬韧,疼痛,移动度差,局部活动不同程度受限。舌质黯红,脉弦滑。

【治疗方法】

(一)穴位注射疗法

1. 笔者经验

[临证取穴] 主穴取阿是穴。配穴,手腕部者,配加外关、阳池;踝部者,配加解溪、丘墟;腘部者,配加委中;肘部者,配加尺泽。

[选用药物] 复方当归注射液(2ml/支)。

[具体操作] 主穴每次必取,配穴随部位选取。按穴位注射操作常规进行,穴位皮肤表面常规消毒,采用5ml一次性使用注射器连接6或6.5号注射针头,抽取上述药液4ml(2支)后,稍做提插、捻转手法,待有酸、麻、胀、痛等针感得气时,经回抽无血后,将上述药液徐缓注入。每次每穴注射1ml(1/2支),每日注射1次,3~5次为1个疗程。

[主治与疗效] 主治腱鞘囊肿。笔者临床应用该法共治疗腱鞘囊肿患者345例,治愈321例,好转19例,无效5例。治愈率达93.04%,总有效率达98.55%。

2. 临床采菁

方法1

[临证取穴] 阿是穴(囊肿局部)。

[选用药物] 消痔灵注射液与2%盐酸普鲁卡因注射液(过敏试验阴性者)配制成1:1浓度的混合药液。

[具体操作] 按穴位注射操作常规进行,囊肿皮肤表面常规消毒,先在皮肤表面做一局麻皮丘,用8~9号针头刺入,抽尽囊内胶液,再换另一盛好上述混合药液的注射器套上该针头,将药液注入囊腔,然后旋转针头吸取囊内残余黏液,如此反复进行几次,使囊内仅存药液,外用包扎,待24小时后拆开,每周治疗1次。

[主治与疗效] 主治腱鞘囊肿。据罗和古等介绍,临床应用该法共治疗腱鞘囊肿患者58例,注射1次肿物消失48例,2次6例,3次4例。3个月至半年随访45例患者,均无复发和硬节形成,13例失访。

[注意事项] 注射前,盐酸普鲁卡因注射液应先做过敏试验,待试验结果显示

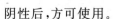

阴性后,方可使用。

方法 2

[临证取穴]　阿是穴(病灶局部)。

[选用药物]　消痔灵注射液,加 1％盐酸普鲁卡因注射液(过敏试验阴性者)配制成 1∶1 浓度的混合药液。

[具体操作]　按穴位注射操作常规进行,囊肿皮肤表面常规消毒,采用 9 号针头做囊腔穿刺,抽囊内胶状液体,固定针头。再挟一支一次性使用灭菌注射器,将上述混合药液缓慢注入囊腔内,注入量为吸出的液体量。然后用消毒纱布覆盖,外用医用胶布固定。3 次为 1 个疗程,重复治疗需间隔 1 周时间。

[主治与疗效]　主治腱鞘囊肿。据罗和古等介绍,临床应用该法共治疗腱鞘囊肿患者 40 例,注射 1 次肿物消失者 32 例,2 次者 5 例,3 次者 3 例。所治患者全部获愈。

[注意事项]　注射前,盐酸普鲁卡因注射液应先做过敏试验,待试验结果显示阴性后,方可使用。

方法 3

[临证取穴]　阿是穴(病灶局部)。

[选用药物]　盐酸消旋山莨菪碱(654-2)注射液(10mg/1ml)。

[具体操作]　按穴位注射操作常规进行,囊肿皮肤表面常规消毒,按囊肿大小抽取上述药液,每次注入囊内 0.1～0.3mg,每隔 3 日注射 1 次。其注射部位为囊周的 3、6、9、12 点钟处。

[主治与疗效]　主治腱鞘囊肿。据罗和古等介绍,临床应用该法共治疗腱鞘囊肿患者 50 例,治愈 45 例,无效 5 例。治愈率达 90％。

3. 验方荟萃

[临证取穴]　阿是穴(病灶局部)。

[选用药物]　醋酸泼尼松龙混悬液 12.5～25.0mg(0.5～1.0 ml),加 0.5％盐酸普鲁卡因注射液(过敏试验阴性者)2ml 混合均匀。

[具体操作]　按穴位注射操作常规进行,穴位皮肤表面常规消毒,采用 5ml 一次性使用注射器连接 6.5 或 7 号注射针头,抽取上述混合药液备用。对于单房患者,在囊肿边缘平行向中央部位快速进针;多房患者则从每个结节的边缘向中央部位进针,然后注入药液。注药完毕,再向多方向刺破囊壁。用较厚纱布覆盖在囊肿处。外用绷带加压包扎 2～3 日。1 周后,如仍有残留囊肿或复发,可重复使用上述方法。

[主治与疗效]　主治腱鞘囊肿。

[注意事项]　注射前,盐酸普鲁卡因注射液应先做过敏试验,待试验结果显示阴性后,方可使用。

(二)局部注射疗法

1. 笔者经验

[治疗部位] 囊肿内。

[选用药物] ①5%鱼肝油酸钠注射液;②50%葡萄糖注射液;③盐酸消旋山莨菪碱(654-2)注射液。

[具体操作] 按局部注射操作常规进行,局部皮肤常规消毒,先行囊肿内穿刺,待穿刺成功后,尽量抽尽囊内黏液,然后将上述 3 种药液中的 1 种徐缓注入。注入量为抽出量的 2/3。

[临床疗效] 笔者临床应用该法治疗腱鞘囊肿患者 127 例,所治患者均取得满意疗效。

2. 临床采菁

方法 1

[治疗部位] 囊肿内。

[选用药物] ①醋酸氢化可的松注射液 12.5～37.5mg(0.5～1.5ml);②曲安西龙混悬液,或醋酸泼尼松龙混悬液 12.5～37.5mg(0.5～1.5ml)。

[具体操作] 注射前可不抽出囊肿内容物,亦不用局部麻醉。按局部注射操作常规进行,局部皮肤常规消毒,采用细针头直接将其中 1 种药液注入,小的囊肿 1 次注射 0.5ml,较大的囊肿 1 次可注射 1.0～1.5ml。每周注射 1 次,一般 1～3 次即可治愈。

[临床疗效] 据于忠亮等报道,临床应用该法共治疗腱鞘囊肿患者 25 例,除 1 例腘窝囊肿患者因积液较多,间断注射 3 次治愈外,其余 24 例患者均经 1 次治愈,未见不良反应。随访 3 年观察,所治患者均未见复发。

方法 2

[治疗部位] 囊肿内。

[选用药物] 2%碘酊溶液。

[具体操作] 按局部注射操作常规进行,局部皮肤常规消毒,助手用手固定好囊肿(或施术者用一手固定),在局部麻醉下,采用 20ml 一次性使用注射器连接 9号注射针头作常规穿刺,尽量抽尽囊内黏液,然后注入 2%碘酊溶液(一般注入药量为抽出囊液量的 1/10 左右)。注射完毕,拔除针头,用灭菌纱布按压针眼 3～5分钟,观察无液体流出后,再以绷带加压包扎,数小时后予以解除。

[临床疗效] 据田凡报道,临床应用该法共治疗腱鞘囊肿患者 152 例(其中腕部 72 例、腘窝 43 例、足背 21 例、膝内侧 21 例、踝部 4 例),经 1～6 次注射后,除 21例腘窝囊肿未愈外,其余患者均被治愈。

方法 3

[治疗部位] 囊肿内。

[选用药物]　四环素针剂 0.5g，用 0.9%氯化钠(生理盐水)注射液 2~4ml 溶解稀释混合均匀。

[具体操作]　按局部注射操作常规进行，局部皮肤常规消毒，先行囊肿内穿刺，待穿刺成功后，尽量抽尽囊内黏液，然后将上述稀释药液注入。

[临床疗效]　据刘加升报道，临床应用该法共治疗腘窝部囊肿患者 11 例，所治患者全部获愈。其中注射 1 次治愈 7 例，注射 2 次治愈 4 例。

方法 4

[治疗部位]　囊肿内。

[选用药物]　盐酸消旋山莨菪碱(654-2)注射液 10mg(1ml)。

[具体操作]　注射部位为囊周的 3、6、9、12 点钟位置处。按局部注射操作常规进行，局部皮肤常规消毒，先行囊肿内穿刺，待穿刺成功后，按囊肿大小将上述药液注入。每次注射 0.1~0.3ml，每隔 3 日注射 1 次。

[临床疗效]　据焦源报道，临床应用该法共治疗各型腱鞘囊肿患者 50 例，治愈 45 例，无效 5 例，治愈率达 90%。

方法 5

[治疗部位]　囊肿内。

[选用药物]　纯乙醇(酒精)0.5~1.0ml。

[具体操作]　按局部注射操作常规进行，局部皮肤常规消毒，采用 5ml 一次性使用注射器连接上 8 号注射针头从囊肿上方刺入腔内，吸尽胶冻样黏液，然后注入上述药液，拔针后，局部加压包扎。

[临床疗效]　据何敏英报道，临床应用该法共治疗腱鞘囊肿患者 25 例，所治患者均经 1 次治愈。

方法 6

[治疗部位]　病灶局部。

[选用药物]　消痔灵注射液，加 1%盐酸普鲁卡因注射液(过敏试验阴性者)配制成 1∶1 浓度的混合药液。

[具体操作]　按局部注射操作常规进行，囊肿部位皮肤常规消毒后，采用 10ml 一次性使用注射器连接 9 号穿刺针头做囊腔内穿刺，抽尽囊内胶状液体后，固定好针头，再夹一具 5ml 一次性使用注射器将上述配制药液缓慢注入囊腔内，注入量为吸出的液体量，然后再用消毒纱布覆盖，医用胶布固定。

[临床疗效]　据董明建报道，临床应用该法共治疗各型腱鞘囊肿患者 40 例，经 1 次注射肿物消失者 32 例，经 2 次注射肿物消失者 5 例，经 3 次注射治疗肿物消失者 3 例，重复注射时，应间隔 1 周时间。所治患者全部获愈。

[注意事项]　注射前应常规做盐酸普鲁卡因注射液过敏试验，待试验结果显示阴性后，方可使用。

方法7

［治疗部位］　囊肿内。

［选用药物］　鱼肝油酸钠注射液。

［具体操作］　按局部注射操作常规进行，局部皮肤常规消毒，采用 5ml 或 10ml 一次性使用注射器 9～12 号注射针头做囊腔穿刺，尽量抽尽囊内液体。腱鞘囊肿因囊内为胶状黏稠液体，抽吸时右手固定注射器并保持负压，左手轻轻挤压囊肿才有助于抽尽囊内液体，然后固定针头不动，换抽有上述药液的一次性使用注射器，缓慢注入药液。注射完毕，快速退针，用 75％乙醇棉球轻轻压迫穿刺部位数十秒钟。腱鞘囊肿注入药液要略多于抽出囊内液体量，坐骨结节滑液囊肿视囊腔大小酌用，最多 1 例患者注入 14ml，并未见不良反应发生；腘窝囊肿以不超过 4ml 为宜。

［临床疗效］　据许鹏等报道，临床应用该法共治疗肢体囊肿 34 例，均 1 次治愈，且均无并发症发生。

方法8

［治疗部位］　囊腔内。

［选用药物］　消痔灵注射液 5ml，1％盐酸普鲁卡因注射液（过敏试验阴性者）4ml，2％亚甲蓝注射液 1ml 混合均匀。

［具体操作］　按局部注射操作常规进行，局部皮肤常规消毒，采用 5ml 或 10ml 一次性使用注射器连接 9～12 号注射针头做囊腔穿刺，穿刺成功后，尽量抽净囊内积液，固定好针头，换上抽有上述混合药液的一次性使用注射器后，缓慢将上述药液注入。快速拔针后，用消毒干棉球轻压 1 分钟，并用无菌敷料覆盖针眼处，外用医用胶布固定。

［临床疗效］　据张学安等报道，临床应用该法共治疗腱鞘囊肿患者 37 例，所治患者全部获愈。其中 35 例患者 38 个囊腔仅注射 1 次；3 例较大的囊肿经首次注射后，就见明显缩小；1 例患者经几次治疗后获愈。

［注意事项］　注射前，应常规做盐酸普鲁卡因注射液过敏试验，待试验结果显示阴性后，方可使用。

3. 验方荟萃

［治疗部位］　病灶局部。

［选用药物］　醋酸泼尼松龙混悬液 12.5～25.0mg（0.5～1.0ml），加 0.5％盐酸普鲁卡因注射液（过敏试验阴性者）2ml 混合均匀。

［具体操作］　按局部注射操作常规进行，局部皮肤常规消毒，采用 5ml 一次性使用注射器连接 6～7 号注射针头，抽取上述混合药液后。对单房患者，在囊肿边缘平行向中央部位快速进针；对多房患者，则从每个结节的边缘向中央部位进针，然后注射上述混合药液。注射完毕，再向多方向刺破囊壁，用较厚纱布覆盖在囊肿

处,并用绷带加压包扎 2～3 日。1 周后,如仍残留囊肿或复发,可重复使用该法。

[注意事项] 注射前,应常规做盐酸普鲁卡因注射液过敏试验,待试验结果显示阴性后,方可使用。

【按评】 腱鞘囊肿是骨伤科临床常见病、多发病。常规疗法一般采用手术治疗,但由于手术治疗操作难度较大,治疗费用较高,且容易复发,目前呈淘汰趋势。注射疗法对本病具有较好的疗效,且操作简便,易学易用,费用低廉,治愈后,不易复发,故颇受患者的欢迎,可作为治疗本病的首选疗法。

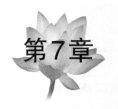

第7章

腰骶部疾病

第一节　腰部伤病

一、急性腰扭伤

因暴力或活动失衡而致腰部肌肉、韧带、筋膜、椎间小关节的损伤,称为"急性腰扭伤",俗称"闪腰""伤腰"。发病率占骨科门诊的 5％～20％,其中 80％以上为男性,青壮年居多,虽可发生于各种职业人员,但 60％以上为重体力劳动者或运动员,另一高发人群是偶尔参加体力劳动的人员。腰部范围广,关节多,腰部肌肉、筋膜、韧带、关节的急性损伤可单独发生,亦可合并存在,不同组织或不同部位的损伤临床表现各不相同,故急性腰扭伤病情较为复杂,需仔细检查,明确损伤的组织和部位,早期进行合理正规系统的治疗,避免后遗症的发生。

急性腰扭伤多在抬重物时动作不协调,或弯腰取重物时,用力过猛而突然扭伤下腰所致。有时轻微的外力,如打呵欠或翻身取物时,亦可引起,这是由于一时肌肉活动不协调所产生的。本病如治疗不当或反复再扭伤,则易转为慢性腰肌劳损。

本病在中医学属"闪腰""瘀腰痛""瘀血腰痛"等病证范畴。多由持重不当、跌仆损伤等引起筋脉受损,气血运行受阻所致。

【病因病机】

（一）病因

1. **腰部用力姿势不当**　弯腰搬提重物时,没有正确采取身体向前靠拢,屈膝屈髋,在双手持物提起的同时,膝、髋关节逐渐伸直的动作;而是下肢伸直,腰部屈曲抬物,重量多由腰部肌肉和韧带承担,致用力不当而扭伤腰部。

2. **腰部用力过猛**　进行体力劳动或运动时,事先未进行幅度由小到大,动作由慢到快的准备活动,猛力推拉或举起重物,致使腰部肌肉、筋膜、韧带骤然受力引起扭伤。

3. 相互配合不当　多见二人抬持重物时,放下动作不一致或一人不慎滑手,使对方毫无准备地弯腰,引起扭伤。

4. 腰部跌倒扭伤　行走时或下楼梯时滑倒,失去重心,腰部屈曲,上肢伸展,易使腰部肌肉、筋膜、韧带突然受力而致扭伤。

5. 动作不协调　咳嗽、打喷嚏伸腰时,虽无强大暴力,但因动作不协调,致使腰部肌肉韧带骤然收缩,造成扭伤。

6. 脊柱结构上的缺陷　炎症、外伤、退变后,脊柱及其周围软组织在结构上虽得以修复,但瘢痕、粘连和增生的组织,对抗应力的能力显著减弱,即使正常外力亦可导致扭伤。

（二）病机

中医学早就对急性腰扭伤的病因病机有所认识,清·尤在泾在《金匮翼》中提出:"瘀血腰痛者,闪挫及强力举重得之。盖腰者,一身之要,屈伸俯仰,无不由之,若一有损伤,则血脉凝涩,经络壅滞,令人卒痛不能转侧。"说明了气滞血瘀是急性腰扭伤的主要病机。另一方面,部分患者（如滑膜嵌顿）在临床上表现为筋位不合,也是急性腰扭伤的病机之一。

西医学认为,腰椎是脊柱的枢纽,骶髂关节是连接躯干与下肢的桥梁,体重和外来的应力多集中于这些部位,故易发生扭伤。腰部屈曲时,先是脊柱两旁的背伸肌收缩,以拮抗体重和维持躯干的位置,若负荷过大,迫使肌肉强力收缩,易使肌纤维撕裂。当完全屈曲时,背伸肌不再收缩,主要依靠韧带来维持脊柱的位置,此时若负荷过大,易造成韧带损伤。韧带和肌肉损伤之间是相互关联的,若韧带损伤后,腰部屈曲时支持力量必然减弱,需由肌肉代偿,又会导致肌肉、筋膜的损伤,反之亦然。当腰部突然闪扭,腰前屈和旋转时,可使一侧后关节间隙增大,关节内负压增加,将滑膜吸入,伸展后,关节滑膜嵌夹于关节间隙,引起后关节滑膜嵌顿,导致突发性腰痛。

【诊断要点】

1. 病史　大多有明确的外伤病史,一般常在伤后立即出现症状,也有伤后暂无不适而于次日晨起,感到腰部剧痛,运动障碍。

2. 症状　腰部疼痛多为持续性剧烈疼痛,患者常以手按住腰部,借以防止因活动而产生更剧烈的疼痛。腰部活动受限,患者为减少或缓解疼痛,常使身体保持某一特定姿势。单侧或双侧骶棘肌和臀大肌常发生肌肉痉挛。这些肌肉常因痉挛、紧张而有压痛。局部压痛最明显之处,多为损伤之部位。

3. 各种试验　直腿抬高试验、骨盆旋转试验、骶髂关节分离试验均为阳性。

4. 特殊检查　X线腰部正、侧位片,以排除骨折、骨质增生、肿瘤、结核病等疾病的可能。

【中医证型】

1. 气阻血瘀　腰部疼痛常局限一处,按压痛剧,或见瘀斑、肿胀,腰部活动明显受限,部分患者常伴有脘腹胀满,大便秘结等表现,舌质黯红或有瘀斑,苔薄黄,脉弦紧。

2. 气滞阻络　腰部疼痛时轻时重,痛无定处,走窜不定,咳时痛剧,行走不利,舌质淡,苔薄白,脉沉涩。

3. 湿热内蕴　劳动时姿势不当或扭闪腰部后板滞疼痛,有灼热感,可伴腹部胀痛,大便秘结,尿色黄赤。舌苔黄腻,脉濡数。

【治疗方法】

(一)穴位注射疗法

1. 笔者经验

方法 1

[临证取穴]　双侧太冲。

[选用药物]　1%～2%盐酸利多卡因注射液 10ml。

[具体操作]　按穴位注射操作常规进行,穴位皮肤常规消毒,采用 10ml 一次性使用注射器连接 6 或 6.5 号注射针头,抽取上述药液后,快速进针刺入皮下,稍做提插待有酸、麻、胀、痛等明显针感得气时,经回抽无血后,将上述药液徐缓注入。每次每穴注射 5ml,每日注射 1 次,中病即止。注射药液的过程中,并嘱患者同时不断活动腰部,直至注射结束。

[主治与疗效]　主治急性腰扭伤。笔者临床应用该法共治疗急性腰扭伤患者 378 例,经 1～3 次治疗后,治愈 322 例,好转 41 例,无效 15 例。治愈率达 85.19%,总有效率达 96.03%。

方法 2

[临证取穴]　腰痛穴(位于额头部正中处)。

[选用药物]　野木瓜注射液 2ml。

[具体操作]　按穴位注射操作常规进行,穴位皮肤常规消毒,采用 2ml 一次性使用注射器连接 6 或 6.5 号注射针头,抽取上述药液后,快速斜刺进入穴位皮下,左侧腰痛者,针尖呈 45°角向左斜刺;右侧腰痛者,针尖呈 45°角向右斜刺;腰骶部疼痛者,针尖向下平刺,均将针体全部刺入。经回抽无血后,将上述药液徐缓注入。出针后,用消毒棉球按压片刻,以防止出血。针眼处并用"创可贴"贴敷,每日注射 1 次,中病即止。

[主治与疗效]　主治急性腰扭伤。笔者临床应用该法共治疗急性腰扭伤患者 405 例,大部分患者经 1 次治疗(小部分患者经 2 次治疗)后,治愈 355 例,好转 45 例,无效 5 例。治愈率达 87.65%,总有效率达 98.77%。

2. 临床采菁

方法 1

[临证取穴]　承山(双)。

[选用药物]　5%当归注射液 2ml。

[具体操作]　每次均取两侧穴位。按穴位注射操作常规进行,穴位皮肤常规消毒,采用 2ml 一次性使用注射器连接 6 或 6.5 号注射针头,抽取上述药液后,快速进针刺入皮下,稍做提插待有酸、麻、胀等明显针感得气时,经回抽无血后,将上述药液徐缓注入。每次每穴注射 1ml,每日或隔日注射 1 次,中病即止。

[主治与疗效]　主治急性腰扭伤。据卓培炎报道,临床应用该法共治疗急性腰扭伤患者 52 例,治愈 37 例,显效 13 例,好转 2 例。治愈率达 71.15%,总有效率达 100%。

方法 2

[临证取穴]　阿是穴。

[选用药物]　舒筋灵注射液 4ml(院内制剂)。

[具体操作]　按穴位注射操作常规进行,穴位皮肤常规消毒,取 5ml 一次性使用注射器连接 6 或 6.5 号注射针头,抽取上述药液后,迅速垂直刺入皮下(痛处),再缓慢刺入至 1 寸(同身寸)左右,稍做提插待有酸、麻、胀等针感得气时,再提插 1~2 分钟,经抽无回血后,即将上述药液徐缓注入。注射完毕,迅速出针,用消毒干棉球压迫针眼处,并轻揉片刻。每日注射 1 次,3 次为 1 个疗程。

[主治与疗效]　主治急性腰扭伤。据唐复兴报道,临床应用该法共治疗急性腰扭伤患者 66 例,经 1 次注射治愈 58 例,其余患者 2 次治愈。1 次注射治愈率达 87.88%,总治愈率达 100%。

方法 3

[临证取穴]　三阴交、太冲、经渠。

[选用药物]　①维生素 B_1 注射液 100mg(2ml);②5%当归注射液 2ml。

[具体操作]　每次取一侧,左右两侧穴位轮换交替使用。嘱患者取坐位,按穴位注射操作常规进行,穴位皮肤常规消毒,采用 2ml 或 5ml 一次性使用注射器连接 5~7 号注射针头,抽取其中 1 种药液后,快速进针刺入皮下,稍做提插待有酸、麻、胀或放射样等明显针感得气时,经回抽无血后,将上述药液徐缓注入。其中三阴交穴注射 1ml,太冲穴注射 0.5ml,经渠穴注射 0.4ml,每日或隔日注射 1 次,中病即止。

[主治与疗效]　主治各型急性腰扭伤。据刘翠亭报道,临床应用该法共治疗各型急性腰扭伤患者 45 例,经 1 次注射治愈 20 例,经 2~3 次注射治愈 14 例,加面部取穴者 9 例,无效 2 例,总有效率达 95.56%。

方法 4

[临证取穴]　鸠尾。

[选用药物]　盐酸阿尼利定(复方安基比林、盐酸安痛定)注射液 1～2ml。

[具体操作]　按穴位注射操作常规进行,常规消毒鸠尾穴及周围皮肤,采用 2ml 一次性使用注射器连接 6 或 6.5 号注射针头,抽取上述药液后,针尖略向剑突方向刺入,当患者有酸、胀、重、麻、痛等明显针感得气时,经回抽无血后,缓慢将上述药液推入。拔出针头后,鼓励患者适当做腰部活动。每日治疗 1 次,如经 4 次治疗后无效者,则应改用其他方法进行施治。

[主治与疗效]　主治各型急性腰扭伤。据李海琦报道,临床应用该法共治疗各型急性腰扭伤患者 44 例,痊愈 21 例,有效 19 例,无效 4 例。痊愈率达 47.73%,总有效率达 90.91%。

方法 5

[临证取穴]　太冲(双)。

[选用药物]　1%盐酸普鲁卡因注射液(过敏试验阴性者)10ml。

[具体操作]　按穴位注射操作常规进行,常规消毒太冲穴及周围皮肤,采用 10ml 一次性使用注射器连接 6 或 6.5 号注射针头,抽取上述药液后,快速垂直进针刺入皮下,稍做提插待有酸、麻、胀等针感得气时,经回抽无血后,将上述药液缓慢注入,每侧注射 5ml。一侧注射完毕后,再行对侧穴位注射。并在注药期间,嘱患者不断活动腰部。

[主治与疗效]　主治各型急性腰扭伤。据徐栋华等报道,临床应用该法共治疗各型急性腰扭伤患者 20 例,优者 7 例,良者 11 例,无效 2 例,优良率达 90%。

[注意事项]　①注射前,应常规做盐酸普鲁卡因过敏试验,待试验结果显示阴性后,方可使用;②注射后,继续观察 15 分钟,如有过敏反应或不良反应发生,应对症处理。同时也可检查注射后的初步疗效。

方法 6

[临证取穴]　命门(位于腰部后正中线上,第 2 腰椎棘突下凹陷中处)、肾俞(双)。

[选用药物]　醋酸泼尼松龙混悬液 125mg(5ml)、2%盐酸普鲁卡因注射液(过敏试验阴性者)4ml(2 支)混合均匀。

[具体操作]　取准穴位,划上标记。按穴位注射操作常规进行,穴位皮肤常规消毒,采用 10ml 一次性使用注射器连接 6 或 6.5 号注射针头,抽取上述混合药液后,快速垂直刺入皮下,深约 1.5cm,稍做提插待有酸、麻、胀等明显针感得气时,经回抽无血后,将上述混合药液缓慢注入,每次每穴注射 3ml。注射后,针眼处贴橡皮膏药 1 张。每隔 3 日注射 1 次,中病即止。

[主治与疗效]　主治急性腰扭伤。据陈良才报道,临床应用该法治疗急性腰扭伤患者,大部分患者 1 次性治愈,疼痛锐减,活动自如,未痊愈者 3 日后,再注射 1 次。

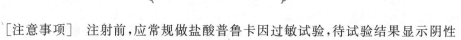

[注意事项]　注射前,应常规做盐酸普鲁卡因过敏试验,待试验结果显示阴性后,方可使用。

方法 7

[临证取穴]　腰痛穴[位于手背腕横纹前 1.5 寸(同身寸),当第二指伸肌腱桡侧及第 4 指伸肌腱的尺侧处]。

[选用药物]　①盐酸消旋山莨菪碱(654-2)注射液 10mg(1ml),以 0.9%氯化钠(生理盐水)注射液稀释至 5ml;②醋酸氢化可的松注射液 25mg(1ml)、2%盐酸普鲁卡因注射液(过敏试验阴性者)2ml 混合均匀。

[具体操作]　治疗程序可酌情按以下三步进行,第一步:腰痛穴药物注射,采用 5ml 一次性使用注射器连接 6 或 6.5 号注射针头抽取①药,从手指背面刺入痛侧腰痛穴,稍做提插待出现酸、麻、胀等针感得气时,经回抽无血后,将①药全部注入,随即拔针。第二步:痛点注射,采用一次性使用注射器(调换 1 枚一次性使用注射针头)抽取②药后,注入痛点。第三步:体疗,指导患者两手对称按于疼痛区自行活动腰部,依次为左右侧屈,旋转及前后屈伸。做上述动作的同时,腰后的两手要不停地揉按,特别是患侧手掌应稍用力些。当施术者做完第一步后,患者若觉腰部疼痛明显减轻,并能立即活动,即可鼓励其连续做第三步的动作。活动范围应从小到大,从慢到快,持续 5~10 分钟,以患者能耐受为宜。反之,若做完第一步 10 分钟后,患者腰部疼痛虽有减轻,但仍不能主动活动,此时需加用第二步,然后再进行第三步的动作。倘若上述三个步骤已施毕,而患者症状、体征仍未明显改善时,则应辅用旋转推拿法,方可奏效。

[主治与疗效]　主治急性腰扭伤。据阎洪印报道,临床应用该法共治疗急性腰扭伤患者 28 例,优者 20 例,占 71%;良者 7 例,占 25%,差者 1 例,占 4%,1 年内随访,复发者 1 例,占 4%,优良率达 96%;并设对照组(传统疗法,包括常规卧床休息,口服舒筋活血药物,针灸、理疗及体疗等)21 例患者做治疗对比观察,结果优者 7 例,占 33%,良者 8 例,占 38%;差者 6 例,占 29%,优良率为 71%。1 年内随访观察,复发者 2 例,占 10%,两组间疗效有明显差异。

[注意事项]　①对有青光眼及严重出血倾向者,须以盐酸布桂嗪注射液 50mg 取代盐酸消旋山莨菪碱(654-2)注射液;②使用盐酸普鲁卡因注射液前,需做过敏试验,若试验结果阳性者,可采用等量盐酸利多卡因注射液代替;③上述药液注射的全过程,需严格执行无菌操作;④如为棘旁肌注射,其真正痛点常为相应腰椎横突处。此处注射宜选用较长针头,做骨膜及其周围组织浸润注射;⑤注射部位务求准确,否则疗效不很明显。

方法 8

[临证取穴]　腰阳关、命门、腰眼。

[选用药物]　消毒空气。

［具体操作］ 嘱患者取俯卧位。按穴位注射操作常规进行,穴位皮肤常规消毒后,持 10～50ml 一次性使用注射器连接 18 号注射针头,抽取上述消毒空气后,快速进针刺入皮下,稍做提插待有酸、麻、胀或放射样等明显针感得气时,经回抽无血后,将上述消毒空气注入。每次每穴注射 2～10ml,隔日注射 1 次,中病即止。

［主治与疗效］ 主治急性腰扭伤。据杨必成报道,临床应用该法共治疗急性腰扭伤患者 59 例,痊愈 51 例,好转 6 例,无效 2 例。痊愈率达 85％,总有效率达96.67％。

［注意事项］ ①防止将空气注入血管内,当针尖刺入穴位后,回抽针栓无回血时,再将空气注入;②忌食辛辣食物及动物血。

方法 9

［临证取穴］ 腰阳关、后溪、中渚、水沟、委中、气海俞、太冲。

［选用药物］ 地塞米松磷酸钠注射液 5mg(1ml),加 1％盐酸普鲁卡因注射液(过敏试验阴性者)2ml 混合均匀。

［具体操作］ 注射前,先针刺腰阳关、后溪、中渚穴,并嘱患者做腰部前后、左右动作 3～5 分钟,然后针刺水沟穴,运用行针手法使患者全身出汗为度,气海俞穴采用提插捻转之泻法,针后加拔火罐,委中穴点刺出血。起罐后,采用上述混合药液在腰阳关穴进行常规穴位注射。每日 1 次,中病即止。

［主治与疗效］ 主治急性腰扭伤。据佟书贤报道,临床应用该法共治疗急性腰扭伤患者 350 例,痊愈 343 例,有效 7 例。痊愈率达 98％,总有效率达 100％。

方法 10

［临证取穴］ 气海(患侧)。

［选用药物］ 5％葡萄糖氯化钠注射液 15ml。

［具体操作］ 每次均取患侧穴位,嘱患者取俯卧位,按穴位注射操作常规进行,穴位皮肤常规消毒后,采用 20ml 一次性使用注射器连接 6 或 6.5 号注射针头吸取上述药液,选准穴位后快速进针,针尖应向下,直达肌肉深层,稍做提插待有酸、麻、胀等明显针感得气时,经回抽无血后,即可快速进行注射,注射时患者有一种麻电样感觉,并向周围和臀部放射。每日注射 1 次,3 次为 1 个疗程,疗程间相隔1 日。

［主治与疗效］ 主治各型急性腰扭伤。据周庆铎报道,临床应用该法共治疗各型急性腰扭伤患者 135 例,经 1 次注射治愈 82 例,2 次注射治愈 35 例,3 次注射治愈 18 例,所治患者均获痊愈。

3. 验方荟萃

方法 1

［临证取穴］ 肾俞(双)、大肠俞(双)、关元俞(双)。

［选用药物］ 红茴香注射液 2ml、5％当归注射液 2ml、1％～2％盐酸普鲁卡因

注射液(过敏试验阴性者)2ml 混合均匀。

[具体操作] 按穴位注射操作常规进行,穴位皮肤常规消毒,采用 10ml 一次性使用注射器连接 6 或 6.5 号注射针头,抽取上述混合药液后,快速进针刺入皮下,稍做提插待有酸、麻、胀等明显针感得气时,经回抽无血后,将上述混合药液缓慢注入,每次每穴注射 1ml,每日注射 1 次,中病即止。

[主治与疗效] 主治急性腰扭伤。

[注意事项] 注射前,应常规做盐酸普鲁卡因过敏试验,皮试结果显示阴性者方可使用。

方法 2

[临证取穴] 肾俞、腰阳关、委中、阿是穴(压痛点)。

[选用药物] ①10% 葡萄糖注射液 5～10ml,加维生素 B_1 注射液 100mg(2ml)混合均匀;②复方当归注射液。

[具体操作] 按穴位注射操作常规进行,穴位皮肤常规消毒,采用 10ml 一次性使用注射器连接 6 或 6.5 号注射针头,抽取上述药液或混合药液后,快速进针刺入皮下,稍做提插待有酸、麻、胀等针感得气时,经回抽无血后,将其中 1 种徐缓注入所取穴位及压痛点肌层,每次每穴(点)注射 0.5～1.0ml,隔日注射 1 次,5 次为 1 个疗程。

[主治与疗效] 主治急性腰扭伤。

方法 3

[临证取穴] 相应压痛处夹脊穴。

[选用药物] 5%～10% 葡萄糖注射液 20ml。

[具体操作] 按穴位注射操作常规进行,穴位皮肤常规消毒,采用 20ml 一次性使用注射器连接 6～7 号注射针头,抽取上述药液后,快速进针刺入皮下,稍做提插待有酸、麻、胀等针感得气时,经回抽无血后,在两侧相应压痛处夹脊穴各注射上述药液 10ml,每日注射 1 次,3～5 次为 1 个疗程。

[主治与疗效] 主治急性腰扭伤。

方法 4

[临证取穴] 扭伤Ⅰ穴[位于手背第 2、3 掌骨间、掌指关节后 1.5 寸(同身寸)处]、扭伤Ⅱ穴[位于手背第 4、5 掌骨间、掌指关节后 1.5 寸(同身寸)处]、委中、命门。

[选用药物] 空气(经严格消毒滤过干净)。

[具体操作] 按穴位注射操作常规进行,穴位皮肤常规消毒后,采用 5ml 一次性使用注射器连接 6 或 6.5 号注射针头,抽取上述空气 1～2ml,将针头快速垂直刺入皮下,稍做提插待有酸、麻、胀等针感感得气时,经回抽无血后,将空气注入。如疗效不显著时,可隔 6 小时后再次注射 1 次,但不要多次注射。

[主治与疗效] 主治急性腰扭伤。

　［注意事项］　①进针后必须回抽,确认无血后,才能注入空气,以免发生空气栓塞,引起危险;②临证取穴要准确,一般取患侧的穴位较好;③注射空气时的速度要缓慢进行。

　方法 5

　［临证取穴］　委中、肾俞、腰阳关、大肠俞。

　［选用药物］　5％当归注射液 2ml、维生素 B_{12} 注射液 0.5mg(1ml),加盐酸利多卡因注射液 4mg(2ml)混合均匀。

　［具体操作］　一侧腰痛取患侧,两侧腰痛取双侧穴位。按穴位注射操作常规进行,穴位皮肤常规消毒,采用 5ml 一次性使用注射器连接 6 或 6.5 号注射针头,抽取上述混合药液后,快速进针刺入皮下,稍做提插待有酸、麻、胀等针感得气时,经回抽无血后,将上述混合药液徐缓注入。每次每穴注射 1ml,每日注射 1 次,3～5 次为 1 个疗程。

　［主治与疗效］　主治急性腰扭伤。

　方法 6

　［临证取穴］　委中、攒竹、肾俞、阿是穴。

　［选用药物］　5％～10％葡萄糖注射液 5ml、5％当归注射液 2ml,加 1％～2％盐酸普鲁卡因注射液(过敏试验阴性者)3ml 混合均匀。

　［具体操作］　一侧腰痛取患侧,两侧腰痛取双侧穴位。按穴位注射操作常规进行,穴位皮肤常规消毒,采用 10ml 一次性使用注射器连接 6.5～7.0 号注射针头,抽取上述混合药液后,快速进针刺入皮下,稍做提插待有酸、麻、胀、痛或触电样等针感得气时,经回抽无血后,将上述混合药液徐缓注入。每次每穴注射 2.0～2.5ml,隔日注射 1 次,3～5 次为 1 个疗程。

　［主治与疗效］　主治急性腰扭伤。

　方法 7

　［临证取穴］　阿是穴。

　［选用药物］　①25％硫酸镁注射液 10ml,加 2％盐酸普鲁卡因注射液(过敏试验阴性者)2ml 混合均匀;②10％葡萄糖注射液 10ml,加 2％盐酸普鲁卡因注射液(过敏试验阴性者)2ml 混合均匀;③10％葡萄糖注射液 10ml,加维生素 B_1 注射液 100mg(2ml)混合均匀;④1％盐酸普鲁卡因注射液(过敏试验阴性者)10～20ml。

　［具体操作］　按穴位注射操作常规进行,穴位皮肤常规消毒,采用 20ml 一次性使用注射器连接 6.5～7.0 号注射针头,抽取上述 4 种混合药液中的 1 种混合药液后,快速进针刺入皮下,稍做提插待有酸、麻、胀、痛或触电样等针感得气时,经回抽无血后,将上述混合药液徐缓注入。均每次每穴注射 2ml;隔日注射 1 次,5 次为 1 个疗程。

　［主治与疗效］　主治急性腰扭伤。

方法 8

[临证取穴] 肾俞、阿是穴。

[选用药物] 复方当归注射液 2ml、红茴香注射液 1ml,加盐酸利多卡因注射液 4mg(2ml)混合均匀。

[具体操作] 一侧腰痛取患侧,两侧腰痛取双侧穴位。按穴位注射操作常规进行,穴位皮肤常规消毒,采用 5ml 一次性使用注射器连接 6 或 6.5 号注射针头,抽取上述混合药液后,快速进针刺入皮下,稍做提插待有酸、麻、胀、痛或触电样等针感得气时,经回抽无血后,将上述混合药液徐缓注入。每次每穴注射 2.5ml,隔日注射 1 次,3～5 次为 1 个疗程。

[主治与疗效] 主治急性腰扭伤。

方法 9

[临证取穴] 阿是穴(压痛点)。

[选用药物] ①维生素 B_1 注射液 100mg(2ml),加 10%葡萄糖注射液 10ml 混合均匀;②10%葡萄糖注射液 10ml,加 2%盐酸普鲁卡因注射液(过敏试验阴性者)2ml 混合均匀;③2%麝香注射液 2～4ml。

[具体操作] 按穴位注射操作常规进行,穴位皮肤常规消毒,采用 5ml 或 20ml 一次性使用注射器连接 6 或 6.5 号注射针头,抽取其中 1 种药液后,快速进针刺入皮下,再进针深达肌肉深层,稍做提插待有酸、麻、胀等针感得气时,经回抽无血后,将上述药液徐缓注入。每日注射 1 次,3～5 次为 1 个疗程。

[主治与疗效] 主治急性腰扭伤。

方法 10

[临证取穴] 阿是穴(压痛肌束)。

[选用药物] 维生素 B_1 注射液 100mg(2ml),加 10%葡萄糖注射液 10ml 混合均匀。

[具体操作] 按穴位注射操作常规进行,穴位皮肤常规消毒,采用 20ml 一次性使用注射器连接 6～7 号注射针头,抽取上述混合药液后,快速进针刺入皮下,再进针深达压痛肌束,如原有放射痛者,针感要与其保持一致,将上述混合药液徐缓注入。每日注射 1 次,3 次为 1 个疗程。

[主治与疗效] 主治各型急性腰扭伤。

(二)全息注射疗法

1. 临床采菁

方法 1

[临证取穴] 耳穴耳尖。

[选用药物] 1%～2%盐酸普鲁卡因注射液(过敏试验阴性者)。

[具体操作] 按全息注射操作常规进行,耳穴皮肤常规消毒,采用 2ml 一次性

使用注射器连接 5 号皮试注射针头,将上述药液吸入,然后垂直刺入耳尖穴,再将上述药液徐徐注入。每次每穴注射 0.5ml,每日注射 1 次。

　　[主治与疗效]　主治急性腰扭伤。据李尊栓报道,临床应用该法共治疗急性腰扭伤患者 30 例,所治患者全部获愈。

　　[注意事项]　注射前,应常规做盐酸普鲁卡因过敏试验,待试验结果显示阴性后,方可使用。

　　方法 2

　　[临证取穴]　第 2 掌骨拇指侧的皮肤表面痛点。

　　[选用药物]　2％盐酸普鲁卡因注射液(过敏试验阴性者)1ml。

　　[具体操作]　注射前用火柴棒或其他细棍棒仔细按压寻找穴位,找准后做好注射点标记。按穴位注射操作常规进行,穴位皮肤常规消毒,采用 1ml 一次性使用注射器连接 4.5 或 5 号皮试注射针头,抽取上述药液后,针尖沿着第 2 掌骨拇指侧的皮肤表面痛点处快速垂直进针,直抵腰区浅槽内,不施以提插手法,经抽无回血,将上述药液注入。每日注射 1 次,3 次为 1 个疗程。

　　[主治与疗效]　主治急性腰扭伤。据罗和古等介绍,临床应用该法共治疗急性腰扭伤患者 110 例,所治患者经 1～3 次注射治疗均获痊愈。

　　[注意事项]　注射前,应常规做盐酸普鲁卡因过敏试验,待试验结果显示阴性后,方可使用。

　　方法 3

　　[临证取穴]　第 2 掌骨侧全息穴腰区。

　　[选用药物]　1％盐酸普鲁卡因注射液(过敏试验阴性者)1ml。

　　[具体操作]　注射前用火柴棒或其他细棍棒仔细按压寻找穴位,找准后做好注射点标记。按穴位注射操作常规进行,穴位皮肤常规消毒,采用 1ml 一次性使用注射器连接 4.5 或 5 号皮试注射针头,抽取上述药液后,快速进针刺入皮下,稍做提插待有酸、麻、胀、痛等针感得气时,经回抽无血后,将上述药液徐缓注入。随后嘱患者做腰部屈伸扭动活动,并同时配合做深呼吸。

　　[主治与疗效]　主治急性腰扭伤。据杜连生报道,临床应用该法共治疗急性腰扭伤患者 12 例,所治患者均经 2 次注射获愈。

　　[注意事项]　注射前,应常规做盐酸普鲁卡因过敏试验,待试验结果显示阴性后,方可使用。

　　2. 验方荟萃

　　[临证取穴]　耳穴相应敏感点,皮质下、神门、肾上腺。

　　[选用药物]　维生素 B_{12} 注射液 0.5mg(1ml)。

　　[具体操作]　按全息注射操作常规进行,耳穴皮肤常规消毒,采用 1ml 或 2ml 一次性使用注射器连接 5 号皮试注射针头,抽取上述药液,垂直刺入耳穴,待有痛

感等针感后,将上述药液徐缓注入。每次每穴注射 0.1~0.2ml,每日注射 1 次,3~5 次为 1 个疗程。

［主治与疗效］ 主治急性腰扭伤。

(三)局部注射疗法

方法 1

［治疗部位］ 局部痛点。

［选用药物］ 0.5%~2.0%盐酸普鲁卡因注射液(过敏试验阴性者)5~10ml,必要时加醋酸泼尼松龙混悬液 12.5mg(0.5ml)混合均匀。

［具体操作］ 对于腰部疼痛剧烈者,按局部注射操作常规进行,局部皮肤常规消毒,采用 10ml 一次性使用注射器连接 6~7 号注射针头,抽取上述混合药液后,快速进针刺入皮下,并深达局部痛点,经回抽无血后,将上述混合药液徐缓注入,每周注射 1 次,中病即止。

［注意事项］ 注射前,应常规做盐酸普鲁卡因过敏试验,待试验结果显示阴性后,方可使用。

方法 2

［治疗部位］ 局部最痛点。

［选用药物］ 红茴香注射液、5%当归注射液、1%~2%盐酸普鲁卡因注射液(过敏试验阴性者)各 2ml 混合均匀。

［具体操作］ 按局部注射操作常规进行,局部皮肤常规消毒,采用 10ml 一次性使用注射器连接 6 或 6.5 号注射针头,抽取上述混合药液后,快速进针刺入皮下,并深达局部痛点,经回抽无血后,将上述混合药液徐缓注入。每日注射 1 次,中病即止。

［注意事项］ 注射前,应常规做盐酸普鲁卡因过敏试验,待试验结果显示阴性后,方可使用。

方法 3

［治疗部位］ 局部痛点。

［选用药物］ 罂粟碱注射液 2ml、维生素 B_{12} 注射液 0.5mg(1ml)、1%~2%盐酸普鲁卡因注射液(过敏试验阴性者)1ml 混合均匀。

［具体操作］ 按局部注射操作常规进行,局部皮肤常规消毒,采用 5ml 一次性使用注射器抽取上述混合药液后,接 5~6 号长注射针头,快速进针刺入皮下,并深达痛点,经回抽无血后,将上述混合药液注入 1 或 2 个痛点,隔日注射 1 次。

［注意事项］ 注射前,应常规做盐酸普鲁卡因过敏试验,待试验结果显示阴性后,方可使用。

方法 4

［治疗部位］ 腰椎旁肌处。

[选用药物]　"史氏配制药液"[0.25％盐酸普鲁卡因(或低浓度盐酸利多卡因)注射液15～20ml,加醋酸曲安奈德混悬液10～15mg(1.0～1.5ml);必要时再加盐酸消旋山莨菪碱(654-2)注射液8～10mg(0.8～1.0ml)及维生素B_{12}注射液0.1mg(1ml)混合均匀]。

[具体操作]　嘱患者取俯卧位。按局部注射操作常规进行,局部皮肤常规消毒,采用20ml一次性使用注射器连接6～7号注射针头,抽取上述"史氏配制药液"后,在棘突间中央部进针,沿棘突骨面直刺入根部,进行根部椎旁肌浸润注射,然后再依次边抽吸、边注射,针尖向椎旁肌由深至浅、由内向外做扇形注射。一侧注射完毕,再行另一侧注射;若要做一椎体的椎旁肌注射,也可将针尖斜刺至上或下一椎体平面处,采用同法做椎旁肌内注射,使深浅层及上下部的肌肉层,都能依次达到全面浸润注射的要求。一般每次注射上述"史氏配制药液"20～40ml。

[注意事项]　①注射前,应常规做盐酸普鲁卡因过敏试验,待试验结果显示阴性后,方可使用;②要防止将药液直接注入血管内,每次注射前,一定要抽吸一次性使用注射器,确认无回血后,才能将药液注入。

(四)封闭注射疗法

方法1

[治疗部位]　局部痛点。

[选用药物]　醋酸泼尼松龙或醋酸氢化可的松混悬液12.5mg(0.5ml),加2％盐酸普鲁卡因注射液(过敏试验阴性者)2ml混合均匀。

[具体操作]　按局部注射操作常规进行,局部皮肤常规消毒,采用5ml一次性使用注射器连接6或6.5号注射针头,抽取上述混合药液后,快速进针刺入皮下,并深达局部痛点,经回抽无血后,将上述混合药液做局部痛点封闭注射,每周注射1次,3次为1个疗程。

[注意事项]　注射前,应常规做盐酸普鲁卡因过敏试验,待试验结果显示阴性后,方可使用。

方法2

[治疗部位]　局部压痛点。

[选用药物]　1％～2％盐酸普鲁卡因注射液(过敏试验阴性者)2ml。

[具体操作]　按局部注射操作常规进行,局部皮肤常规消毒,采用2ml一次性使用注射器连接6或6.5号注射针头,抽取上述药液后,快速进针刺入皮下,并深达局部痛点,经回抽无血后,将上述药液徐缓注入,每日注射1次,2～4次为1个疗程。

[临床疗效]　该法对急性损伤常可迅速止痛。配合休息等,局部疼痛症状常可迅速改善。

[注意事项]　注射前,应常规做盐酸普鲁卡因过敏试验,待试验结果显示阴性

后，方可使用。

方法 3

[治疗部位]　局部痛点。

[选用药物]　①醋酸泼尼松龙混悬液 25mg(1ml)，1％盐酸普鲁卡因注射液(过敏试验阴性者)1ml 混合均匀；②地塞米松磷酸钠注射液 5mg(2ml)、1％盐酸利多卡因注射液 1ml 混合均匀。

[具体操作]　所治 60 例患者随机分成治疗①、治疗②两组，每组 30 例，分别给以①药和②药做对比观察，从第 1 次封闭注射后，隔 7 日复诊 1 次，根据疗效决定是否再进行下一次封闭注射，每例患者最多封闭注射 3 次，无效者，则改用其他治疗方法，对合并骨折和股疝者除外。在治疗过程中，患者均应睡卧硬板床，疼痛减轻后，再逐渐锻炼腰部力量，以促进血液循环，防止粘连发生。

[临床疗效]　据程伯峰等报道，治疗(1)组的 30 例患者当中，快效 2 例，中效 11 例，慢效 14 例，无效 3 例，快中效显效率为 43.3％，总有效率达 90％；治疗(2)组的 30 例患者当中，快效 9 例，中效 17 例，慢效 3 例，无效 1 例，快中效显效率达 86.7％，总有效率达 96.7％。

[注意事项]　注射前，应常规做盐酸普鲁卡因过敏试验，待试验结果显示阴性后，方可使用。

【按评】　急性腰扭伤是临床骨伤科常见病、多发病，好发于从事体力劳动的青壮年男性。临床常规疗法常采用通经活络，舒筋活血，散瘀止痛的中成药或中药汤剂或针灸、推拿、理疗等方法进行，但治疗效果不够理想。注射疗法由于针药合用，对本病的疗效非常明显，许多患者往往经一次注射，即获得痊愈，故颇受患者的青睐和欢迎，可作为治疗本病的首选疗法，十分值得临床上进一步推广使用。

治疗期间，要嘱患者注意休息，患部可做适当活动，若运用各种方法治疗一段时间后，疗效不甚明显者，应注意排除器质性病变引起的腰痛，如腰椎间盘突出症、骶髂关节半脱位、腰椎小关节功能紊乱等，在急性期间，上述疾病在症状上与急性腰扭伤很难鉴别。

二、慢性腰部劳损

腰部肌肉、筋膜、韧带的附着处由于劳损而发生部分撕裂、炎性反应或退行性变，或腰肌急性扭伤后失治或治疗不当，以致出现慢性、持续性或间歇性腰部酸痛的，就称为"慢性腰部劳损"。是慢性腰痛中最常见的原因之一，常合并有棘上、棘间韧带、腰骶关节等邻近软组织的劳损。

引起本病的原因较多，但主要有：急性腰肌扭伤后，没有得到及时准确的诊治，使损伤的软组织未能充分修复，局部炎症继续存在；部分患者虽无明显的外伤史，但由于患者的职业所需或不良习惯的影响，使腰肌长期处于高张力下的被迫体位，腰肌纤维及筋膜因此出现积累性损伤,日积月累,炎症难以消除。或健康状况较差(如病后或过劳后腰肌韧带力量减弱)。此外,气温过低,或空气中湿度过大,腰骶椎先天性畸形及脊椎骨折等因素也可诱发或促使上述病理过程的发展。

本病在中医学属"腰痛""痹证"等病证范畴。中医学认为,本病多因汗出当风,感受寒湿;或湿热内蕴,使经脉阻滞、气血不通;或内挫跌打损伤经脉,气滞血瘀;或久坐久立,劳伤筋骨,气血耗伤;或年高体虚;或禀赋不足,肝肾亏虚,精血不足,筋骨失养所致。

【病因病机】

患者多无明确外伤史,但既往可有重体力劳动,剧烈运动和外伤史,或姿势不良(如长期弯腰工作等),或健康状况较差(如病后或过劳后腰肌韧带力量减弱),或因合并有结构性缺陷等。当外力经常、反复持续地牵拉、挤压、震荡腰部时,肌肉、韧带、筋膜、椎间盘和骨关节发生了组织结构理化性能和运动规律的微细改变。这些变化累积起来,超出人体代偿能力,腰部肌肉、筋膜、韧带的附着处发生撕裂、炎性反应或退行性变,使窦椎神经受到刺激,引起腰背部反射痛。

腰痛早期病变局部组织呈充血、水肿、渗出等损伤性炎症病理变化。后期病变局部则出现增生、纤维变性、瘢痕粘连等组织变性改变。

【诊断要点】

1. 主要表现为慢性间歇性或持续性腰部酸痛,常反复发作。经适当休息或稍活动后减轻,劳累过度,气候变化等可加重。疼痛时酸楚缠绵,患者常喜按喜揉。

2. 腰部压痛范围较为广泛,常无法找到明显压痛点。压痛时可向周围组织放射。患者除局部压痛外,一般无其他阳性体征。

3. 因腰部劳损发生的部位不同,其临床表现也有所区别。①棘上韧带劳损:棘突顶点或两侧压痛,好发于胸$_6$~胸$_9$、胸$_9$~腰$_2$。棘突压痛点与患者诉说疼痛位置相符合。②棘间韧带劳损:棘突间压痛,好发于腰$_4$~腰$_5$、腰$_5$~骶$_1$。弯腰活动受限,劳累后加重,经休息后可好转。③腰背筋膜劳损:多见于第2~3腰椎横突间局限性压痛,以腰$_3$横突处疼痛为多,单侧或双侧发病。可放射至臀部和大腿部,但不超过膝部。直腿抬高试验偶可阳性,背伸加压附加试验阳性。④臀筋膜劳损:臀上部疼痛,可放射至同侧腿后外侧,前屈活动受限。压痛点多在髂嵴下2~3cm处和髂后上棘下方并可触及条索状硬结节或肿物。局部注入盐酸普鲁卡因后,直腿抬高试验由阳性转为阴性,有助于本病的诊断。⑤髂腰韧带劳损:多见于腰椎有先天性发育不良、畸形的患者,髂腰韧带局限性压痛,腰前屈或侧屈时加重。⑥腰肌劳损:腰段椎旁软组织呈弥漫性钝痛,痛点不太准确,可位于腰背肌的起止点,多呈模糊的酸胀痛,范围较为广泛。经休息、按揉后减轻,劳累、弯腰工作后加重。

4. X线检查多无异常,有时可见骨骼先天性畸形(如脊椎裂、腰椎骶化、腰椎滑脱等),椎间盘椎体内突出,椎体楔形变,椎骨骨刺形成等。

5. 本病须与腰背肌筋膜炎、腰骶神经根炎、腰椎骨质增生等疾病相鉴别。

【中医证型】

1. 寒湿腰痛　腰部冷痛重着，或拘急不可俯仰，按之有筋结，酸痛绵绵，患部恶冷喜暖，得热则减，遇寒痛增，舌质淡，舌边或有齿痕，苔白腻，脉沉迟而缓。

2. 湿热腰痛　腰部钝痛，痛处伴有灼热感，或有叩击痛，久坐加剧，暑热天或梅雨天腰痛加重，或见肢节红肿，口渴烦热，小便短赤，阴股部汗出津津，舌苔黄腻，脉濡数或弦数。

3. 肾虚腰痛　禀赋素虚，又久伤未愈，腰痛酸软，喜温喜按喜揉，腿膝酸软无力，不耐劳作能立远行，休息后可暂时减轻，稍遇劳累则疼痛更甚，反复发作，且伴有不同程度的身重气短，头晕耳鸣，脱发齿摇，或有遗精、滑精或白带清稀而多，小便清长，脱肛，偏阴虚者心烦不寐，口燥咽干，手足心热，舌红苔少，脉细数；偏阳虚者形寒肢冷，面白无华，食少便溏，舌质淡嫩，苔白，脉沉细无力。

4. 痰湿腰痛　腰部冷痛沉重，牵引背胁，阴雨天加重，或见泄泻便溏，苔白腻，脉滑。

5. 劳损瘀血　常有劳损病史。腰痛剧烈，如锥如刺如折，痛有定处，固定不移，日轻夜重，活动困难，舌质紫黯或有瘀斑，脉弦而涩。

【治疗方法】

(一)穴位注射疗法

1. 笔者经验

[临证取穴]　命门、腰阳关(双)。

[选用药物]　复方当归注射液 2ml、地塞米松磷酸钠注射液 5mg(1ml)，加盐酸利多卡因注射液 4mg(2ml)混合均匀。

[具体操作]　按穴位注射操作常规进行，穴位皮肤常规消毒，采用 5ml 一次性使用注射器连接 6 或 6.5 号注射针头，抽取上述混合药液后，快速进针刺入皮下，稍做提插待有酸、麻、胀等针感得气时，经回抽无血后，将上述药液徐缓注入。每次每穴注射 1.5ml。然后，辅以周林频谱治疗仪照射，每次 20～30 分钟，每日治疗 1 次，7 日为 1 个疗程，疗程间相隔 4 日。

[主治与疗效]　主治慢性腰肌劳损。笔者临床应用该法共治疗慢性腰肌劳损患者数百例，所治患者皆取得满意疗效。

2. 临床采菁

方法 1

[临证取穴]　上腰痛取肾俞；下腰痛取白环俞。

[选用药物]　5%～10%当归注射液 4ml。

[具体操作]　按穴位注射操作常规进行，穴位皮肤常规消毒，采用 5ml 一次性使用注射器连接 6 或 6.5 号注射针头，抽取上述药液后，快速进针刺入皮下，稍做

提插待有酸、麻、胀等针感得气时,经回抽无血后,将上述药液缓慢注入,每次每穴注射 1.0~1.5ml。然后,辅以微波仪照射,每次 20 分钟,每日治疗 1 次,7 日为 1 个疗程,疗程间相隔 4 日。

［主治与疗效］ 主治腰肌劳损。据李百敏报道,临床应用该法共治疗腰肌劳损患者 49 例,痊愈 40 例,好转 9 例。痊愈率达 81.6%,总有效率达 100%。

方法 2

［临证取穴］ 肾俞。

［选用药物］ 复方防风注射液(由防风、牛膝、桂枝等中药材,按中药常规制剂法制成中药注射液)。

［具体操作］ 按穴位注射操作常规进行,穴位皮肤常规消毒,采用 2ml 一次性使用注射器连接 6 或 6.5 号注射针头,抽取上述药液后,快速进针刺入皮下,稍做提插待有酸、麻、胀等针感得气时,经回抽无血后,将上述药液 0.5~1.0ml 注入。每日注射 1 次,5~7 次为 1 个疗程。

［主治与疗效］ 主治腰肌劳损。据雷伦报道,临床应用该法共治疗腰肌劳损患者 142 例,治愈 55 例,显效 34 例,好转 37 例,无效 16 例。治愈率达 38.73%,总有效率达 88.73%。

方法 3

［临证取穴］ 气海俞、环跳、关元俞、阿是穴。

［选用药物］ 醋酸泼尼松龙混悬液 25~50mg(1~2ml),加 2%盐酸利多卡因注射液 10ml 混合均匀。

［具体操作］ 按穴位注射操作常规进行,穴位皮肤常规消毒,采用 10ml 一次性使用注射器连接 6~7 号注射针头,抽取上述混合药液后,快速进针刺入皮下,稍做提插待有酸、麻、胀或触电样等明显针感得气时,经回抽无血后,将上述混合药液徐缓注入,每次每穴注射 3ml。出针后,针眼处以无菌纱布覆盖,医用胶布固定。然后,辅以推拿治疗并配合功能练习活动。

［主治与疗效］ 主治腰肌劳损。据金成哲报道,临床应用该法共治疗腰肌劳损患者上百例,所治患者均获满意疗效。

方法 4

［临证取穴］ 气海俞、关元俞(双)。

［选用药物］ 自体静脉血。

［具体操作］ 按穴位注射操作常规进行,穴位皮肤常规消毒,采用 5ml 一次性使用注射器连接 7 号注射针头,抽取患者静脉血 2.5~3.0ml。然后将针头对准穴位迅速刺入,稍做提插待有酸、麻、胀等针感得气时,快速将自体静脉血推入。每次每穴皮内注射 0.5~0.6ml,使穴位皮肤形成紫褐色鸡皮疙瘩样瘀血斑。每隔 10 日注射 1 次,3 次为 1 个疗程。

[主治与疗效] 主治腰肌劳损。据李章澜报道,临床应用该法共治疗腰肌劳损患者 44 例,经 1 次注射后,症状消失者 34 例,经 2 次注射后,症状消失者 9 例,仅 1 例经 3 次注射后,症状获得缓解。治愈率达 97.09%,总有效率达 100%。

[注意事项] ①注射时,尽量避免注入皮下。②操作时,严格消毒穴位皮肤,注射速度宜快,以防血液凝结。

方法 5

[临证取穴] 取穴分 2 组,第 1 组取肾俞、委中、腰眼;第 2 组取命门、腰阳关、阳陵泉。

[选用药物] 地塞米松磷酸钠注射液 5mg(1ml)、5%当归注射液 1ml、黄瑞香注射液 1ml,加 2%盐酸普鲁卡因注射液(过敏试验阴性者)2ml 混合均匀。

[具体操作] 每次按序取 1 组,两组穴位轮换交替使用。嘱患者取俯卧位,按穴位注射操作常规进行,穴位皮肤常规消毒,采用 5ml 一次性使用注射器连接 6 号注射针头,抽取上述混合药液后,注入第 1 组穴位。3 日后,再改用第 2 组穴位,刺入深度一般不超过 15mm,进针后要有酸、麻、胀等得气感时,经回抽无血后,方可将上述混合药液缓慢注入。每次每穴注射 1.5ml。注射完毕,再用 TDP 辐射灯照射疼痛部位半小时,每日治疗 1 次,10 日为 1 个疗程。疗程间相隔 2 日,一般需治疗 1～3 个疗程。

[主治与疗效] 主治腰部软组织劳损。据张世允报道,临床应用该法共治疗腰部软组织劳损患者 203 例,痊愈 103 例,显效 76 例,好转 21 例,无效 3 例。痊愈率达 50.74%,总有效率达 98.46%。

[注意事项] 注射前,应常规做盐酸普鲁卡因过敏试验,待试验结果显示阴性后,方可使用。

方法 6

[临证取穴] 阿是穴。

[选用药物] 地塞米松磷酸钠注射液 5mg(1ml)、盐酸消旋山莨菪碱(654-2)注射液 10mg(1ml)、5%当归注射液 4ml、2%盐酸普鲁卡因注射液(过敏试验阴性者)2ml 混合均匀。

[具体操作] 嘱患者俯卧于床上。医者用双手拇指沿脊椎两侧向骶椎方向按压,仔细寻找压痛点(阿是穴),找准后,用甲紫溶液做好标记。再用 2%～3%碘酊棉球常规消毒穴位皮肤,然后用 75%乙醇棉球脱碘。再将盛有上述混合药液的 10ml 一次性使用注射器连接上 6 或 6.5 号注射针头,快速垂直刺入皮下,再缓慢进针刺入一定深度,稍做提插待有酸、麻、胀等针感得气时,经回抽无血后,迅速将上述混合药液推入。拔针后,适当按压局部片刻,以促使药液扩散。

[主治与疗效] 主治急、慢性腰肌劳损。据林钦安报道,临床应用该法共治疗急、慢性腰肌劳损患者数百例,所治患者均获满意疗效。

［注意事项］ 注射前,应常规做盐酸普鲁卡因过敏试验,待试验结果显示阴性后,方可使用。

方法7

［临证取穴］ 阿是穴(病变棘突间韧带骨组织附着处)。

［选用药物］ 5%～10%当归注射液2ml。

［具体操作］ 按穴位注射操作常规进行,穴位皮肤常规消毒,采用2ml一次性使用注射器连接6～7号注射针头,抽取上述药液后,在阿是穴(病变棘突间韧带骨组织附着处)缓慢注入。并在局部稍加按摩。每周治疗2次,4～6次为1个疗程。

［主治与疗效］ 主治腰肌劳损。据罗和古等介绍,临床应用该法共治疗腰肌劳损患者30例. 基本痊愈24例,显效4例,无效2例(为椎间盘脱出症患者)。基本痊愈率达80.00%,总显效率达93.33%。

方法8

［临证取穴］ 患侧大肠俞、阿是穴。

［选用药物］ 10%葡萄糖注射液25～30ml。

［具体操作］ 按穴位注射操作常规进行,穴位皮肤常规消毒,采用50ml一次性使用注射器连接6～7号注射针头,抽取上述药液后,在患侧大肠俞及以下的阿是穴注射时,垂直进针4cm深,推入上述药液10～15ml后,将针尖退出2cm左右,再将剩余药液全部推入;患侧大肠俞及以上的阿是穴注射时,针尖应斜向脊柱方向45°进针2cm左右,推注药液15～20ml。注射完毕,再行局部按摩疗法。

［主治与疗效］ 主治慢性腰部软组织劳损。据罗和古等介绍,临床应用该法共治疗慢性腰部劳损者84例,痊愈76例,显效8例。痊愈率达90.48%,总显效率达100%。

方法9

［临证取穴］ 委中(双)。

［选用药物］ 5%当归注射液2ml。

［具体操作］ 按穴位注射操作常规进行,穴位皮肤常规消毒,采用2ml一次性使用注射器连接6～7号注射针头,抽取上述药液2ml,快速进针刺入皮下,稍做提插待有酸、麻、胀等针感得气时,将上述药液徐缓注入。每次每穴注射1ml,隔日注射1次,5次为1个疗程。并配合针灸施治。

［主治与疗效］ 主治顽固性腰肌劳损。据罗和古等介绍,临床应用该法共治疗顽固性腰肌劳损患者32例,痊愈31例,减轻1例。痊愈率达96.88%,所治患者全部获效。

方法10

［临证取穴］ 阿是穴。

［选用药物］ 10%葡萄糖注射液、0.9%氯化钠(生理盐水)注射液各15～

20ml。

[具体操作] 每次选 1～3 穴(点)。按穴位注射操作常规进行,穴位皮肤常规消毒,采用 50ml 一次性使用注射器连接 6～7 号注射针头,抽取上述混合药液后,快速进针刺入皮下,稍做提插待有酸、麻、胀等针感得气时,将上述混合药液徐缓注入。每点注射 5～8ml 不等,快速推注完毕后立即加压按摩 5～6 分钟,至局部酸胀感消失为止。每隔 5～6 日治疗 1 次,4 次为 1 个疗程,同一部位连续注射 2 个疗程未见好转者则停止治疗。

[主治与疗效] 主治慢性腰肌劳损。据罗和古等介绍,临床应用该法共治疗慢性腰肌劳损患者 90 例,痊愈 54 例,显效 18 例,有效、无效各 9 例。痊愈率达 60%,总有效率达 90%。

方法 11

[临证取穴] 命门。

[选用药物] 盐酸曲克芦丁注射液 1.0～1.5ml。

[具体操作] 按穴位注射操作常规进行,穴位皮肤常规消毒,采用 2ml 一次性使用注射器连接 6 或 6.5 号注射针头,抽取上述药液,快速进针刺入得气后,经回抽无血时,将上述药液徐缓注入。隔日注射 1 次,7 次为 1 个疗程。

[主治与疗效] 主治慢性腰痛。据罗和古等介绍,临床应用该法共治疗慢性腰痛患者 42 例,显效 26 例,好转 11 例,无效 5 例。显效率达 61.90%,总有效率达 88.10%。与对照组(针刺命门穴组)30 例疗效比较,治疗组疗效明显优于对照组($P<0.01$)。

方法 12

[临证取穴] 腰俞(位于第 4 骶椎下骶骨裂孔中处),或阿是穴(痛点)。

[选用药物] 红茴香注射液 2ml。

[具体操作] 按穴位注射操作常规进行,穴位皮肤常规消毒,采用 50ml 一次性使用注射器连接 6～7 号注射针头,抽取上述药液,快速进针刺入穴位,待有针感得气时,将上述药液徐缓注入。每隔 1～2 日注射 1 次,3 次为 1 个疗程。

[主治与疗效] 主治腰部软组织劳损。据罗和古等介绍,临床应用该法共治疗慢性腰部软组织劳损患者 100 例,治愈 50 例,显效 40 例,有效 10 例。治愈率达 50%,总有效率达 100%。对照组 30 例患者,采用相同穴位用 5% 当归注射液注射,治愈 13 例,显效 7 例,有效 7 例,无效 3 例。治愈率为 43.33%,总有效率为 90.00%。

3. 验方荟萃

方法 1

[临证取穴] 阿是穴、肾俞、腰阳关、委中、昆仑、足三里。

[选用药物] ①5% 当归注射液 3ml;②丹参注射液 3ml。

［具体操作］ 按穴位注射操作常规进行,穴位皮肤常规消毒,采用5ml一次性使用注射器连接6或6.5号注射针头,抽取上述2种药液中的1种药液后,快速进针刺入皮下,稍做提插待有酸、麻、胀或触电样等明显针感得气时,经回抽无血后,将上述药液徐缓注入上述各穴。每次每穴注射0.2～0.4ml,每隔1～3日注射1次,5次为1个疗程。

［主治与疗效］ 主治慢性腰肌劳损。

方法2

［临证取穴］ 阿是穴(最痛点);或大肠俞、环跳、阳陵泉。

［选用药物］ 地塞米松磷酸钠注射液5mg(1ml),加2％盐酸利多卡因注射液2ml混合均匀。

［具体操作］ 按穴位注射操作常规进行,穴位皮肤常规消毒,采用5ml一次性使用注射器连接6或6.5号注射针头,抽取上述混合药液后,快速进针刺入皮下,稍做提插待有酸、麻、胀或触电样等明显针感得气时,经回抽无血后,将上述混合药液注入阿是穴(最痛点)或上述穴位。每日注射1次,5～7次为1个疗程。

［主治与疗效］ 主治慢性腰肌劳损。

方法3

［临证取穴］ 肾俞、大肠俞、关元俞或最痛点。

［选用药物］ 红茴香注射液2ml、5％当归注射液2ml、1％～2％盐酸普鲁卡因注射液(过敏试验阴性者)2ml混合均匀。

［具体操作］ 按穴位注射操作常规进行,穴位皮肤常规消毒,采用10ml一次性使用注射器连接6或6.5号注射针头,抽取上述混合药液后,快速进针刺入皮下,稍做提插待有酸、麻、胀等明显针感得气时,经回抽无血后,将上述混合药液徐缓注入。每次每穴注射1ml,也可在腰部选择最痛点行注射治疗。每日或隔日注射1次,5次为1个疗程。

［主治与疗效］ 主治慢性腰肌劳损。

［注意事项］ 注射前,应常规做盐酸普鲁卡因过敏试验,待试验结果显示阴性后,方可使用。

方法4

［临证取穴］ 肾俞、胃俞。

［选用药物］ 10％葡萄糖注射液20ml、维生素B_1注射液100mg(2ml)混合均匀。

［具体操作］ 按穴位注射操作常规进行,穴位皮肤常规消毒,采用20ml一次性使用注射器连接6或6.5号注射针头,抽取上述混合药液后,快速进针刺入皮下,稍做提插待有酸、麻、胀等针感得气时,经回抽无血后,将上述混合药液缓缓注入。每次每穴注射5ml,每日注射1次,10次为1个疗程。

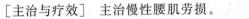

［主治与疗效］ 主治慢性腰肌劳损。

方法 5

［临证取穴］ 命门。

［选用药物］ 维生素 B_{12} 注射液 0.5mg(1ml)、骨肽（骨宁）注射液 2ml、5％当归注射液 2ml，加 2％盐酸普鲁卡因注射液（过敏试验阴性者）4ml 混合均匀。

［具体操作］ 注射前，先按压命门穴 5～10 分钟。然后，按穴位注射操作常规进行，穴位皮肤常规消毒，采用 10ml 一次性使用注射器连接 6 或 6.5 号注射针头，抽取上述混合药液后，快速进针刺入皮下，稍做提插待有酸、麻、胀等针感得气时，经回抽无血后，将上述混合药液一次性注入。每隔 3 日注射 1 次，3 次为 1 个疗程。

［主治与疗效］ 主治慢性腰肌劳损。

［注意事项］ 注射前，应常规做盐酸普鲁卡因过敏试验，待试验结果显示阴性后，方可使用。

方法 6

［临证取穴］ 主穴取阿是穴；配穴取肾俞、大肠俞、腰阳关、上髎、环跳、夹脊穴、委中、阳陵泉、昆仑、腰痛穴［位于手背腕横纹前 1.5 寸（同身寸），当第二指伸肌腱桡侧及第四指伸肌腱的尺侧处)。

［选用药物］ 复方当归注射液 2ml、维生素 B_1 注射液 100mg(2ml)，加盐酸利多卡因注射液 4mg(2ml) 混合均匀。

［具体操作］ 主穴每次必取，配穴随症选取 4～5 穴。按穴位注射操作常规进行，穴位皮肤常规消毒，采用 10ml 一次性使用注射器连接 6 或 6.5 号注射针头，抽取上述混合药液后，快速进针刺入皮下，稍做提插待有酸、麻、胀、痛或触电样等针感得气时，经回抽无血后，将上述混合药液徐缓注入。每次每穴注射 1ml，隔日注射 1 次，5～7 次为 1 个疗程。

［主治与疗效］ 主治慢性腰部劳损。

方法 7

［临证取穴］ 主穴取阿是穴；配穴取委中、秩边、环跳、阳陵泉、昆仑、太溪、命门、大肠俞、肾俞、夹脊穴。

［选用药物］ 复方当归注射液 2ml、野木瓜注射液 2ml，加盐酸利多卡因注射液 4mg(2ml) 混合均匀。

［具体操作］ 主穴每次必取，配穴随症选取 4～5 穴。按穴位注射操作常规进行，穴位皮肤常规消毒，采用 10ml 一次性使用注射器连接 6 或 6.5 号注射针头，抽取上述混合药液后，快速进针刺入皮下，稍做提插待有酸、麻、胀、痛或触电样等针感得气时，经回抽无血后，将上述混合药液徐缓注入。每次每穴注射 1ml，每日注射 1 次，10 次为 1 个疗程，疗程间相隔 2～3 日。

［主治与疗效］ 主治慢性腰部劳损。

方法 8

[临证取穴]　肾俞、气海俞、大肠俞、关元俞。

[选用药物]　梅花鹿茸精注射液 2ml、维生素 B_{12} 注射液 0.5mg(1ml),加盐酸利多卡因注射液 4mg(2ml)混合均匀。

[具体操作]　一侧疼痛取患侧,两侧疼痛取双侧穴位。按穴位注射操作常规进行,穴位皮肤常规消毒,采用 5ml 一次性使用注射器连接 6 或 6.5 号注射针头,抽取上述混合药液后,快速进针刺入皮下,稍做提插待有酸、麻、胀、痛或触电样等针感得气时,经回抽无血后,将上述混合药液徐缓注入。每次每穴注射 0.5～1.0ml,每日注射 1 次,7 次为 1 个疗程,疗程间相隔 2～3 日。

[主治与疗效]　主治慢性腰部劳损,证属肾阳虚损型者。

方法 9

[临证取穴]　肾俞、气海俞。

[选用药物]　维生素 B_1 注射液 100mg(2ml)、维生素 B_{12} 注射液 0.5mg(1ml),加盐酸利多卡因注射液 4mg(2ml)混合均匀。

[具体操作]　一侧疼痛取患侧,两侧疼痛取双侧穴位。按穴位注射操作常规进行,穴位皮肤常规消毒,采用 5ml 一次性使用注射器连接 6 或 6.5 号注射针头,抽取上述混合药液后,快速进针刺入皮下,稍做提插待有酸、麻、胀、痛或触电样等针感得气时,经回抽无血后,将上述混合药液徐缓注入。每次每穴注射 1.0～2.5ml,每日注射 1 次,10 次为 1 个疗程,疗程间相隔 2～3 日。

[主治与疗效]　主治慢性腰部劳损。

方法 10

[临证取穴]　阿是穴(痛点)。

[选用药物]　醋酸曲安奈德混悬液 10mg(1ml)、2％盐酸利多卡因注射液 1ml,加灭菌注射用水 1ml 混合均匀。

[具体操作]　按穴位注射操作常规进行,穴位皮肤常规消毒,采用 5ml 一次性使用注射器连接 6 或 6.5 号注射针头,抽取上述混合药液后,快速进针刺入皮下,稍做提插待有酸、麻、胀、痛或触电样等针感得气时,经回抽无血后,将上述混合药液徐缓注入。每次每穴注射 1～3ml,每隔 5 日注射 1 次,4 次为 1 个疗程。

(二)全息注射疗法

[临证取穴]　第 2 掌骨侧全息穴腰区(位于第 2 掌骨拇指侧远端 3/4 与近端 1/4 交界处)。

[选用药物]　地塞米松磷酸钠注射液 2.5～3.0mg(0.5～0.6ml),加 1％盐酸普鲁卡因注射液(过敏试验阴性者)8ml 混合均匀。

[具体操作]　按全息注射操作常规进行,穴位皮肤常规消毒,采用 10ml 一次性使用注射器连接 5～6 号注射针头,抽取上述混合药液,先在腰穴区做一皮丘,然

后紧靠第 2 掌骨垂直进针 2.0～2.5cm,患者有较强针感时,经回抽无血后,将上述混合药液 2～4ml 注入,边注射边退针。隔日注射 1 次,5 次为 1 个疗程。

[主治与疗效] 主治慢性腰部劳损。据吴培设报道,临床应用该法共治疗慢性腰部劳损患者 96 例,治愈 59 例,好转 30 例,无效 7 例。治愈率达 61.46%,总有效率在 92.71%。

[注意事项] 注射前,应常规做盐酸普鲁卡因过敏试验,待试验结果显示阴性后,方可使用。

(三)局部注射疗法

1. 临床采菁

方法 1

[治疗部位] 局部病变处。

[选用药物] 5%车前子注射液 2ml,加 0.5%盐酸普鲁卡因注射液(过敏试验阴性者)2ml 混合均匀。

[具体操作] 按局部注射操作常规进行,局部皮肤常规消毒,采用 5ml 一次性使用注射器连接 6 或 6.5 号注射针头,抽取上述混合药液后,快速进针刺入皮下,并深达局部病变处,经回抽无血后,将上述混合药液在病变处棘间韧带注射。每日或隔日注射 1 次,3～5 次为 1 个疗程。

[临床疗效] 据刘植珊等报道,临床应用该法治疗棘间韧带损伤者,所治患者常能获得较好疗效。

[注意事项] 注射前,应常规做盐酸普鲁卡因过敏试验,待试验结果显示阴性后,方可使用。

方法 2

[治疗部位] 局部病变处。

[选用药物] 地塞米松磷酸钠注射液 5mg(1ml),加 1%盐酸利多卡因注射液 2ml 混合均匀。

[具体操作] 按局部注射操作常规进行,局部皮肤常规消毒,采用 5ml 一次性使用注射器连接 6～7 号注射针头,抽取上述混合药液后,快速进针刺入皮下,并深达局部病变处,经回抽无血后,将上述混合药液缓慢注入。每日注射 1 次,5 次为 1 个疗程。

[临床疗效] 据刘加升等报道,临床应用该法共治疗棘上韧带损伤患者 20 例,18 例患者经 1 或 2 次注射后,局部疼痛消失,2 例患者经 3 次局部注射后疼痛缓解,总有效率达 100%。

方法 3

[治疗部位] 腰部酸痛点[常在第 3～4 腰椎旁开 2 寸(同身寸)左右]。

[选用药物] ①10%葡萄糖注射液 10～20ml;②维生素 B_1 注射液 100mg

(2ml)。

[具体操作]　按局部注射操作常规进行，局部皮肤常规消毒，取上述①药垂直刺入皮下，并深达腰部酸痛点处，快速将药液注入，注射深度根据患者胖瘦而定，一般 1.0～1.5 寸(同身寸)即可。若以酸为主者，可加②药注入，隔日注射 1 次，可连续注射 10 次左右。

[临床疗效]　据郁忠尧等报道，临床应用该法共治疗慢性腰肌劳损患者 54 例，治愈 38 例，占 70％；好转 10 例，占 19％；效果不显而停治者 3 例，占 5.5％；无效 3 例，占 5.5％，总有效率达 89％。其中局部注射 5 次而愈(包括好转)者 15 例，10 次而愈(包括好转)者 30 例，15 次而愈(包括好转)者 3 例。

方法 4

[治疗部位]　局部痛点。

[选用药物]　2％盐酸利多卡因注射液 4ml，地塞米松磷酸钠注射液 10mg(2ml)，红茴香注射液 2ml 充分混合均匀。

[具体操作]　嘱患者取俯卧位，暴露腰部寻取腰部压痛点。用拇指指甲加压形成甲痕做标记。按局部注射操作常规进行，局部皮肤常规用 2％碘酊消毒，75％乙醇脱碘，铺无菌洞巾。采用 10ml 一次性使用注射器连接 6.5 或 7 号注射针头，抽取上述混合药液后，快速垂直进针刺入皮下，经回抽无血时，即注入少量上述混合药液。然后再继续进针，当患者有酸胀感时，经回抽无血后，则缓慢注入上述混合药液。注射完毕，用消毒干棉球压迫穿刺点，适当给予按摩片刻。并嘱患者活动腰部，大部分患者经局封后疼痛减轻。隔日注射 1 次，3 次为 1 个疗程。

[临床疗效]　据苏成舜等报道，临床应用该法共治疗腰肌劳损患者 32 例，治疗 1 个疗程治愈 17 例，治疗 2 个疗程治愈 15 例，2 个疗程治愈率达 100％，且经随访 6 个月，均未见复发。

2. 验方荟萃

方法 1

[治疗部位]　局部痛处。

[选用药物]　5％～10％葡萄糖注射液 5～10ml(如疼痛伴酸胀者，可酌加 4％碳酸氢钠注射液 5～10ml 混合均匀)。

[具体操作]　按局部注射操作常规进行，局部皮肤常规消毒，采用 10ml 或 20ml 一次性使用注射器连接 6 或 6.5 号注射针头抽取上述药液(或混合药液)后，快速进针刺入皮下，再深达痛处，然后将上述药液徐缓注入。每日或隔日注射 1 次，5～7 次为 1 个疗程。

方法 2

[治疗部位]　局部压痛点肌层。

[选用药物]　10％葡萄糖注射液 5～10ml，加维生素 B_1 注射液 100mg(2ml)

或复方当归注射液 2ml 混合均匀。

[具体操作]　按局部注射操作常规进行,局部皮肤常规消毒,采用 10ml 或 20ml 一次性使用注射器连接 6 或 6.5 号注射针头,抽取上述混合药液后,快速进针刺入皮下,再深达局部压痛点肌层,经回抽无血后,将上述药液徐缓注入。隔日注射 1 次,10 次为 1 个疗程。

方法 3

[治疗部位]　腰椎关节突关节(小关节)处。

[选用药物]　"史氏配制药液"[0.25％盐酸普鲁卡因(或低浓度盐酸利多卡因)注射液 15～20ml,加醋酸曲安奈德混悬液 10～15mg(1.0～1.5 ml);必要时再加盐酸消旋山莨菪碱(654-2)注射液 8～10mg(0.8～1.0ml)及维生素 B_{12} 注射液 0.1mg(1ml)混合均匀]。

[具体操作]　嘱患者取俯卧位或健侧卧位。按局部注射操作常规进行,局部皮肤常规消毒,在病变的棘突下缘旁开 0.5～1.0cm 处进针,快速垂直刺入皮下,同时进行边进针、边回吸、边注射的方法,直至触及关节突、关节囊为止。此时,医者也觉得针刺处有坚韧样组织的感觉,则表示其针尖已触及关节突或关节囊内,经抽吸无回血或脑脊液后,则将上述配制药液向关节内及其四周徐缓注入。每次注射上述"史氏配制药液"10～20ml。

[注意事项]　①操作过程中,防止误刺入血管、蛛网膜下腔,或伤及神经等组织。②注射前,应常规做盐酸普鲁卡因过敏试验,皮试结果显示阴性者方可使用。

方法 4

[治疗部位]　局部压痛点。

[选用药物]　醋酸泼尼松龙混悬液 0.5～1.0ml (12.5～25.0mg),加 1％～2％盐酸普鲁卡因注射液(过敏试验阴性者)适量混合均匀。

[具体操作]　按局部注射操作常规进行,局部皮肤常规消毒,采用 5ml 一次性使用注射器连接 6 或 6.5 号注射针头,抽取上述混合药液后,快速进针刺入皮下,并深达局部痛点,经回抽无血后,将上述混合药液注入,以做封闭注射治疗。每隔 7 日注射 1 次,3 次为 1 个疗程。

[注意事项]　注射前,应常规做盐酸普鲁卡因过敏试验,待试验结果显示阴性后,方可使用。

【按评】　慢性腰部劳损是临床骨伤科常见病、多发病。本病诊断虽较容易,但治疗起来却较为困难,特别是治愈则更为艰难。常规疗法治疗本病,常因一时无法奏效,而使患者或中途放弃,或乱投他医,或乱求偏方,胡乱折腾,其结果钱去而病未愈。注射疗法治疗慢性腰部劳损,如"雪中送炭""水灌旱田""立竿见影"疗效奏速,且操作简便、费用低廉、患者乐于接受,故可作为治疗本病的首选疗法,十分值得临床上进一步推广应用。

　　对于肾虚型、寒湿型者,可配合灸法同治;瘀血型者,可配合穴位注射后拔罐出血;局部粘连者,可配合小针刀疗法,也可用水针刀治疗,进一步提高疗效。

　　平常患者应注意腰部保暖,避免风寒等外邪侵袭。并应注意纠正不良姿势,睡卧硬板床,而不能睡卧软床。加强腰背肌的锻炼活动,如仰卧挺腹、俯卧鱼跃等锻炼方法,能改善局部组织的新陈代谢。劳动时戴宽皮带或以护腰带束腰,以保护腰部肌肉,但不可长时间一直佩戴,以免造成失用性肌萎缩而加剧腰痛症状。并同时配合补肾养肝的中药和膳食,以壮肾强腰,这样更有利于本病的康复。

附:腰腿痛

　　腰腿痛为骨伤科临床常见的多种疾病的共有症状,为腰部疼痛牵掣到下肢所致。多由外伤、慢性劳损及感受风、寒、湿邪侵袭等造成腰部筋骨损伤,气滞血瘀,经络阻滞,气血运行不畅,而致"不通则痛"。它包括腰腿部的肌肉、筋膜、韧带等组织的损伤、炎症、增生、劳损等各种病变。

　　本症常见于西医学中的腰部肌筋膜炎、慢性腰部损伤、第3腰椎横突综合征、腰椎间盘突出症、根性坐骨神经痛、梨状肌综合征等疾病。

　　本症在中医学,将其归属于"伤筋""痹症"等病证范畴,亦有称为"腰腿痛"的。

【诊断要点】

　　1. 病史　可有不同程度的外伤史或劳损史。

　　2. 腰腿疼痛　起先出现腰部疼痛,以后疼痛牵涉或放射至一侧的大腿后、小腿外侧,足跟或足背外侧出现坐骨神经痛症状。当喷嚏、咳嗽、排尿、用力或行走时加重。若卧硬板床休息后,可使症状暂时减轻。腰$_4$～腰$_5$及骶$_1$棘突旁一侧有局限性深压痛,并可向同侧下肢放射。

　　3. 神经根受压症状　除有坐骨神经痛的症状外,还伴有神经根受压的症状,患侧小腿后外侧及足背外侧的感觉减退或麻木,膝、踝反射可正常或减弱直至消失,病程较长者,小腿肌肉出现萎缩现象。

　　4. 脊柱侧凸　患者为减轻神经根受压而出现脊柱侧凸症状,是一种生理保护性反应。

　　5. 检查　拉塞格征(直腿抬高试验)阳性(患者仰卧位,两下肢放平,将患肢伸直抬高,正常可达70°以上,如70°以下产生腰及下肢疼痛为阳性。将患肢降低至疼痛消失的角度时,将踝关节背伸,症状立即又出现,此为加强试验阳性)。

　　6. X线检查　部分患者可见骨质增生、腰椎间盘突出症、腰椎管狭窄等征象,并可协助排除骨折、肿瘤、结核病等。必要时,可做髓核或脊髓造影检查。

【中医证型】

　　1. 寒湿侵袭　腰腿冷痛重着,常固定不移,甚则不能活动转侧,遇寒冷或阴雨天气加重,得暖稍舒,或见面目四肢浮肿,舌质淡,苔白腻,脉沉缓。

2. 湿热壅盛　腰腿坠胀疼痛,痛处常伴灼热感,或有叩击痛,久坐加剧,遇梅雨季节或暑热天气加重,或见肢节红肿,烦热口渴,小便短赤,舌苔黄腻,脉濡数或滑数。

3. 肝肾亏虚　腰腿酸楚隐痛,腰膝酸软无力,遇劳累时疼痛加重,绵绵不休,反复发作,喜按揉热敷,且常伴有不同程度的身重气短,头晕耳鸣,偏阳虚者,可兼见面色㿠白微肿,手足不温,畏寒肢冷,小便频频,夜尿增多,男人阳痿遗精,妇人月经不调,舌质淡或胖嫩,脉沉细;偏阴虚者,则可见不等低热,五心烦热,不寐盗汗,多梦遗精,面色潮红,口干咽燥,小便短赤,舌红而干,脉弦细数。

4. 气滞血瘀　痛处胀闷不适,或固定不移,痛处拒按,猝痛不能转侧,日轻夜重,大便秘结或色黑,舌质紫黯或有瘀斑,脉涩或弦。

【治疗方法】

（一）穴位注射疗法

1. 笔者经验

［临证取穴］　环跳、承扶、殷门、阳陵泉、悬钟、昆仑。

［选用药物］　地塞米松磷酸钠注射液 5mg(1ml)、维生素 B_{12} 注射液 0.5mg(1ml)、复方当归注射液 2ml,加盐酸利多卡因注射液 4mg(2ml)混合均匀。

［具体操作］　每次选 3～4 穴。按穴位注射操作常规进行,穴位皮肤常规消毒,采用 10ml 一次性使用注射器连接 6～7 号注射针头,抽取上述混合药液,快速进针刺入皮下,稍做提插、捻转手法,待有酸、麻、胀或触电样等明显针感得气时,经回抽无血后,将上述混合药液徐缓注入。每次每穴注射 1.5～2.0ml,隔日注射 1 次,5～7 次为 1 个疗程。

［主治与疗效］　主治腰腿痛。笔者临床应用该法共治疗腰腿痛患者 178 例,部分患者并合用口服中药,治愈 154 例,显效 14 例,有效、无效各 5 例。治愈率达 86.52%,总有效率达 97.19%。

2. 临床采菁

方法 1

［临证取穴］　取穴分 3 组,第 1 组取腰部压痛点(阿是穴)、环跳、昆仑,治疗由腰骶椎骨质增生或椎间盘突(膨)出,压迫神经根而引起的腰腿痛(继发性坐骨神经痛);第 2 组取阿是穴、环跳、委中,治疗由牙齿、鼻窦、扁桃体等病灶感染引起神经间质炎症而诱发的腰腿痛(原发性坐骨神经痛);第 3 组取阿是穴、环跳、风市,治疗由劳损或软组织损伤而引起腰腿痛。

［选用药物］　①骨肽(骨宁)注射液 2ml、维生素 B_{12} 注射液 1mg(1ml)、2%盐酸普鲁卡因注射液(过敏试验阴性者)4.5ml、醋酸泼尼松龙混悬液 37.5mg(1.5ml)混合均匀;②2%盐酸普鲁卡因注射液(过敏试验阴性者)5ml、维生素 B_{12}

注射液 2mg(2ml)、醋酸泼尼松龙混悬液 50mg(2ml)混合均匀;③2％盐酸普鲁卡因注射液(过敏试验阴性者)5ml、维生素 B_{12} 注射液 0.2mg(2ml)、5％当归注射液 2ml混合均匀。

[具体操作]　先在穴位或压痛点(阿是穴)采用音频治疗仪或六合治疗仪进行理疗施治。然后用普通火罐或磁疗真空火罐拔吸 10～15 分钟,再根据病情做穴位注射。穴位注射时,按穴位注射操作常规进行,穴位皮肤常规消毒,第 1 组病变患者,采用 10ml 一次性使用注射器抽取上述①药后,接上齿科用 5.5 号长注射针头,快速进针刺入第 1 组穴位皮下,稍做提插待有酸、麻、胀或触电样等明显针感得气时,经回抽无血后,将上述药液徐缓注入。每次每穴注射 3ml,每隔 5 日注射 1 次,3 次为 1 个疗程。第 2 组病变患者,采用 10ml 一次性使用注射器抽取上述②药后,刺入第 2 组穴位皮下,同上法将上述药液徐缓注入。每次每穴注射 3ml,每隔 5 日注射 1 次,3 次为 1 个疗程。第 3 组病变患者,采用 10ml 一次性使用注射器抽取上述③药后,刺入第 3 组穴位皮下,也用上法将上述药液缓缓注入。每次每穴注射 3ml,每隔 3 日注射 1 次,5 次为 1 个疗程。

[主治与疗效]　主治多种原因所致的腰腿痛。据王焕报道,临床应用该法共治疗原发性坐骨神经痛所致的腰腿痛患者 9 例,治愈 8 例,好转 1 例,总有效率达 100％;治疗继发性坐骨神经痛所致的腰腿痛患者 81 例,治愈 71 例,占 87.6％;显效 6 例,占 7.4％;有效 2 例,占 2.5％;无效 2 例,占 2.55％,总有效率达 97.5％;治疗软组织损伤所致的腰腿痛患者 10 例,治愈 7 例,有效 2 例,无效 1 例,总有效率达 90％。上述患者最少者治疗 1 次而愈,最多者治疗 10 次。全部所治患者总有效率达 95.8％。

[注意事项]　注射前,盐酸普鲁卡因注射液应常规做过敏试验,待试验结果阴性后,方可使用。

方法 2

[临证取穴]　阿是穴。

[选用药物]　红枫注射液(由八角枫、鸡矢藤、红花等中药材依法制成中药注射剂)。

[具体操作]　每次选 1～3 个压痛点(阿是穴)。按穴位注射操作常规进行,穴位皮肤常规消毒,采用 5ml 或 10ml 一次性使用注射器连接 6 或 6.5 号注射针头,抽取上述药液后,快速进针刺入皮下,稍做提插待有酸、麻、胀等针感得气时,经回抽无血后,将上述药液徐缓注入。每次每穴注射 2～4ml,每日或隔日治疗 1 次,10 次为 1 个疗程,疗程间相隔 2～3 日。

[主治与疗效]　主治腰腿痛。据解放军 195 医院报道,临床应用该法共治疗腰腿痛患者 162 例,痊愈 66 例,显效 59 例,好转 32 例,无效 5 例。痊愈率达 40.74％,总有效率达 96.91％。

方法 3

[临证取穴]　主穴取督脉、膀胱经穴位,阿是穴。配穴取压痛部位较近的穴位,如腰痛者,配加肾俞、腰阳关、委中、命门、大肠俞、环跳;腿痛者,配加环跳、风市、承山等。

[选用药物]　维生素 E 注射液 40～50mg。

[具体操作]　每次选 1 或 2 穴。按穴位注射操作常规进行,穴位皮肤常规消毒,采用 2ml 一次性使用注射器连接 6～7 号注射针头,抽取上述药液后,快速进针刺入皮下,然后缓慢进针至理想深度,稍做提插待有酸、麻、胀或触电样等明显针感得气时,经回抽无血后,将上述药液徐缓注入。每次每穴注射 20～40mg。压痛部位局限者,阿是穴可间日注射 1 次。疼痛部位较大或有放射感的患者,可循经临证取穴交替注射,10 次为 1 个疗程。

[主治与疗效]　主治腰腿痛。据李应治报道,临床应用该法共治疗腰腿痛患者 402 例,症状消失者 356 例,观察半年,90％以上的患者无复发,总有效率达 88.9％。

[注意事项]　对年老体弱的患者,每次选穴以 1 穴为宜,刺激不宜过重,药量应酌减。

方法 4

[临证取穴]　大肠俞。

[选用药物]　5％当归注射液 2ml、1％～2％盐酸普鲁卡因注射液(过敏试验阴性者)3～4ml 混合均匀。

[具体操作]　按穴位注射操作常规进行,穴位皮肤常规消毒后,采用 5ml 一次性使用注射器连接 6～7 号注射针头,抽取上述混合药液后,快速进针刺入皮下,再深刺 2.5～3.0cm,稍做提插待有明显的酸、麻、胀感并向臀部及大腿放射时,经回抽无血后,方可将上述混合药液徐缓推入穴位中每日或隔日注射 1 次。一般只注射 1～2 次,最多注射 3 次即可。

[主治与疗效]　主治腰腿痛。据张永福报道,临床应用该法共治疗腰腿痛患者 20 例,全部获效,13 例疼痛完全消失,7 例疼痛基本消失。

[注意事项]　注射前,盐酸普鲁卡因注射液应常规做过敏试验,待试验结果阴性后,方可使用。

方法 5

[临证取穴]　秩边、腰阳关、肾俞、环跳。

[选用药物]　①5％当归注射液 2～4ml、维生素 B_{12} 注射液 0.25～0.50mg (1ml)混合均匀;②醋酸曲安西龙注射液 10～20mg(1～2ml)。

[具体操作]　先行针刺上述各穴,然后进行穴位注射。按穴位注射操作常规进行,穴位皮肤常规消毒,采用 5ml 一次性使用注射器连接 6～7 号注射针头,抽取

上述药液或混合药液后,快速进针刺入皮下,稍做提插待有酸、麻、胀或触电样等明显针感得气时,经回抽无血后,以腰痛症状为主者,在肾俞穴注射①药或②药 2～4ml;以腿痛症状为主者,在环跳穴注射①药或②药 2～4ml,①药每周注射 2～4 次,10 次为 1 个疗程;②药每 7～10 日注射 1 次。

[主治与疗效] 主治腰腿痛。据张勤报道,临床应用该法共治疗腰腿痛患者 200 例,痊愈 125 例,显效 64 例,无效 11 例。痊愈率达 62.5%,总有效率达 94.5%。

方法 6

[临证取穴] 肾俞(双)、次髎(双)、患侧的环跳、殷门、阳陵泉、承山。

[选用药物] 维生素 B_{12} 注射液 0.5mg(1ml)、5% 葡萄糖注射液 8ml 混合均匀。

[具体操作] 按穴位注射操作常规进行,穴位皮肤常规消毒,采用 10ml 一次性使用注射器连接 6 或 6.5 号注射针头,抽取上述混合药液后,快速进针刺入皮下,稍做提插待有酸、麻、胀或触电样等明显针感得气时,经回抽无血后,将上述混合药液徐缓注入。每次每穴注射 1ml,隔日注射 1 次,10 次为 1 个疗程。疗程间相隔 3 日。并同时配合针刺疗法治疗。

[主治与疗效] 主治腰腿痛。据姚玉芳报道,临床应用该法共治疗腰腿痛患者 124 例,在 3 个疗程内治愈 45 例,显效 40 例,好转 30 例,无效 9 例。治愈率达 36.29%,总有效率达 92.74%。

方法 7

[临证取穴] 华佗夹脊腰$_2$～腰$_5$、阿是穴。

[选用药物] 骨肽(骨宁)注射液、夏天无注射液各等份混合均匀。

[具体操作] 按穴位注射操作常规进行,穴位皮肤常规消毒,采用 10ml 一次性使用注射器连接 6 或 6.5 号注射针头,抽取上述混合药液后,快速进针刺入皮下,稍做提插待有酸、麻、胀等针感得气时,经回抽无血后,将上述混合药液缓慢注入。每次每穴注射 2ml,每日注射 1 次,10 次为 1 个疗程。

[主治与疗效] 主治腰腿痛。据张曼华报道,临床应用该法共治疗腰腿痛患者 116 例,痊愈 86 例,显效 12 例,好转 10 例,无效 8 例。痊愈率达 74.14%,总有效率达 93.1%。

方法 8

[临证取穴] 主穴取大肠俞、环跳、殷门。配穴:小腿后侧至足跟痛者,以委中、承山、昆仑为第 1 组配穴;小腿前外侧足背部痛者,以委阳、阳陵泉、绝骨(悬钟)为第 2 组配穴;全小腿痛者,选配第 1 组或第 2 组配穴。

[选用药物] 醋酸泼尼松龙混悬液 25mg(1ml)、1% 盐酸普鲁卡因注射液(过敏试验阴性者)10ml、5% 当归注射液 2ml 混合均匀。

［具体操作］ 每次选 4～5 穴。按穴位注射操作常规进行,穴位皮肤常规消毒后,各穴均采用直刺法,其中大肠俞深刺 2 寸(同身寸),环跳、殷门各深刺 2.0～2.5寸(同身寸)、委阳刺入 0.5 寸(同身寸),要求针感放射至病痛区及足部后,再注射上述混合药液。其中大肠俞注射药液 3ml,其余各穴各注射 2ml,每 7 日注射 1 次,5 次为 1 个疗程,如未痊愈者,休息 7 日后,再进行下 1 个疗程的治疗。

［主治与疗效］ 主治腰腿痛。据赵安民报道,临床应用该法共治疗腰腿痛患者 1000 例,痊愈 642 例,好转 306 例,无效 52 例。痊愈率达 64.2%,总有效率达94.8%。

［注意事项］ 注射前,盐酸普鲁卡因注射液应常规做过敏试验,待试验结果阴性后,方可使用。

方法 9
［临证取穴］ 肾俞、次髎、环跳、殷门、委中、承山、昆仑。
［选用药物］ 氢氧化钠注射液(配制成 2.5×10^{-8} mmol/L 浓度液体,经高压灭菌后备用)。

［具体操作］ 每次选 3～6 穴。按穴位注射操作常规进行,穴位皮肤常规消毒,采用 1ml 一次性使用注射器连接 4.5～6.0 号注射针头,抽取上述药液后,从近心端依次向远心端取穴注射,快速进针垂直刺入皮下,深度 0.5～1.0 寸(同身寸),稍做提插待有酸、麻、胀或触电样等明显针感得气时,经回抽无血后,将上述药液徐缓注入。每次每穴注射 0.1～0.2ml,每日注射 1 次。16～20 次为 1 个疗程。当症状与体征缓解后,改为隔日注射 1 次。

［主治与疗效］ 主治腰腿痛。据张吉武报道,临床应用该法共治疗腰腿痛患者 354 例,痊愈 218 例,显效 61 例,好转 67 例,无效 8 例。痊愈率达 61.58%,总有效率达 97.74%。另用红斑量紫外线照射治疗腰腿痛患者 227 例,痊愈 90 例,显效54 例,好转 66 例,无效 17 例。痊愈率为 39.65%,总有效率为 92.51%。穴位注射组治愈率明显高于红斑量紫外线照射组($P < 0.05$)。

方法 10
［临证取穴］ 主穴取患侧环跳。配穴:根性坐骨神经痛者,以大肠俞、气海俞为第 1 组配穴;小腿后侧至足跟痛者,以委中、承山为第 2 组配穴;小腿前外侧及足背部痛者,以阳陵泉、悬钟为第 3 组配穴;全小腿痛者,选配第 1 组或第 2 组配穴。

［选用药物］ ①野木瓜注射液;②骨肽(骨宁)注射液;③维生素 B_1 注射液(100mg/2ml);④2%盐酸普鲁卡因注射液(过敏试验阴性者);⑤维生素 B_{12} 注射液(0.50mg/1ml)。

［具体操作］
(1)环跳穴用药及针法:按穴位注射操作常规进行,穴位皮肤常规消毒后,采用 20ml 一次性使用注射器连接 7 号麻醉用注射针头,吸取①药 6ml 加②药 4ml 加③

药 100mg 加④药 3ml(先做过敏试验,待试验结果显示阴性后,方可加入),对准穴位运用指力垂直快速进针刺入皮下,深达 5~8cm,稍做提插待出现酸、麻、胀等针感并要求针感放射至病痛区及足部时,经回抽无血后,将上述混合药液徐缓注入。注射后,出现患肢麻木、酸软无力,一般 15~30 分钟后即可消失。

(2)配穴用药及针法:采用 20ml 一次性使用注射器连接 6~7 号普通注射针头,抽吸①药 8ml 加⑤药 0.5mg 加④药 4ml(先做过敏试验,待试验结果显示阴性后,方可加入)。根据病情不同选择配穴,每次取 2 穴,将此配伍后的混合药液,分别平均注入所选的穴位处。要求针感放射至病痛区域。上述治疗隔日进行 1 次,10 次为 1 个疗程。如未治愈者,可接行第 2 个疗程(若要相隔以不超过 7 日为宜)。

[主治与疗效]　主治腰腿痛。据陈和颉报道,临床应用该法共治疗腰腿痛患者 144 例,痊愈 128 例,显效 12 例,有效 4 例。痊愈率达 88.89%,显效率达 97.2%,总有效率达 100%。

[注意事项]　注射前,盐酸普鲁卡因注射液应常规做过敏试验,待试验结果显示阴性后,方可使用。

方法 11

[临证取穴]　腰部取阿是穴;腿部取患侧委中。

[选用药物]

(1)腰部用药:①5%当归注射液 2ml;②醋酸泼尼松龙混悬液 25mg(1ml),加 2%盐酸普鲁卡因注射液(过敏试验阴性者)0.04g(2ml)混合均匀。

(2)腿部用药:维生素 B_1 注射液 100mg(2ml),加维生素 B_{12} 注射液 0.1mg(1ml)混合均匀。

[具体操作]　①腰部取阿是穴,先挑选并标记好腰肌压痛最敏感点(阿是穴)。按穴位注射操作常规进行,穴位皮肤常规消毒,采用 7 号注射针头快速直刺(深度视患者的身体情况与针感而定),迅速注药(药液可酌情选用腰部注射药物中的 1 种)。为加强针感和促使药液弥散,必要时可加压注射。每隔 5 日注射 1 次,5 次为 1 个疗程。②腿部取患侧委中穴,快速进针刺入皮下,稍做提插待有针感得气时,经回抽无血后,将针头固定好,然后进行注射治疗。每隔 7 日注射 1 次,4 次为 1 个疗程。并同时口服中药,基本方:当归 12g,川芎 6g,赤芍 10g,丹参 10g,防风 6g,独活 10g,杜仲 10g,怀牛膝 10g,桂枝 6g,木瓜 10g,伸筋草 12g,醋制延胡索 10g,首乌藤 10g。腰腿冷痛者,可加附子、肉桂;疼痛重者,可加薏苡仁、萆薢;刺痛明显者,可酌加桃仁、红花、土鳖虫、炒地龙等。每日 1 剂,分早、晚 2 次服用,连服 5 日,停用 5 日后再服 5 剂,反复 3 次,共服 15 剂为 1 个疗程。

[主治与疗效]　主治腰腿痛。据莫测等报道,临床应用该法共治疗慢性腰腿痛患者 34 例,1 个疗程内治愈(疼痛及一般症状消失,功能恢复如常,无任何不适)18 例,进步(疼痛明显减轻,偶在天气骤变或夜间有轻微腰腿酸痛发胀感)12 例(其

中加半疗程而愈 10 例）；无效（症状无明显改善或疗效不能巩固者）4 例。对治愈和进步患者做 2 年以上随访，除 2 例偶有腰部隐痛伴腓肠肌胀麻感和 4 例曾因过劳而复发外，其余 24 例均未复发，亦无自觉症状。

［注意事项］ 注射前，盐酸普鲁卡因注射液应常规做过敏试验，待试验结果阴性后，方可使用。

3. 验方荟萃

［临证取穴］ 阿是穴［腰$_{2\sim3}$椎旁 0.5～1.5 寸（同身寸）处压痛点］、夹脊穴（或膀胱经选 2～3 穴）。

［选用药物］ 当归寄生注射液 4ml、维生素 B$_{12}$注射液 1mg（2ml）混合均匀。

［具体操作］ 按穴位注射操作常规进行，穴位皮肤常规消毒，采用 10ml 一次性使用注射器连接 6～7 号注射针头，抽取上述混合药液，快速进针刺入皮下，稍做提插、捻转手法，待有酸、麻、胀、痛或触电样等明显针感得气时，经回抽无血后，将上述混合药液缓慢注入。每次每穴注射 1～2ml，每日注射 1 次，7 次为 1 个疗程。并配合推拿疗法施治。

［主治与疗效］ 主治第 3 腰椎横突综合征。

（二）全息注射疗法

［临证取穴］ 眼穴下焦、肾；耳穴肾、腰椎压痛点。

［选用药物］ 5% 当归注射液。

［具体操作］ 按全息注射操作常规进行，穴位皮肤常规消毒，采用 1ml 一次性使用注射器连接 5 号皮试用注射针头，抽取上述药液后，眼穴每穴注射 0.2ml，耳穴每穴注射 0.1ml。隔日注射 1 次，10 次为 1 个疗程。

［主治与疗效］ 主治第 3 腰椎横突综合征。

（三）局部注射疗法

1. 临床采菁

方法 1

［治疗部位］ 局部痛点处。

［选用药物］ 0 号或 0/2 号铬制羊肠线（用无菌剪剪成长度约 1cm，浸入 75% 乙醇内，待浸泡 1 小时后备用）。

［具体操作］ 按局部注射操作常规进行，常规消毒压痛点或压痛区的中心点局部皮肤。取 1 根备用的羊肠线放入穿刺针腔内准备注射。注射时要快、准、稳（注入皮肤要快，所取压痛点要准，进针要稳）。针刺得气后，左手提针体，右手将羊肠线注入局部痛点内，注射完毕后用无菌棉球压迫针眼，再用胶布固定即可。每次每个压痛点或压痛点中心点只注射 1 根羊肠线，如注射后无好转，7 日后再注射 1 次。若注射 4 次仍无效者，可改用其他方法施治。

［临床疗效］ 据陈继勤报道，临床应用该法共治疗腰腿痛患者 100 例，治愈

(自觉症状消失,原压痛点或压痛区按压时疼痛不明显,或局部偶有酸胀感,但不经治疗,1~2日要自行消失)72例,显效(自觉症状基本消失或明显减轻,原压痛点或压痛区疼痛明显减轻,功能明显改善,并能参加日常工作)24例,无效(自觉症状和体征与治疗前相同)4例,总有效率96%。远期疗效观察:100例患者当中,随访72例,疗效巩固良好者42例,占58.3%;疗效巩固较好者19例,占26.4%;疗效未巩固者11例,占15.3%,总疗效巩固率达84.7%。

方法2

[治疗部位] 患部压痛点处。

[选用药物] 1%盐酸普鲁卡因注射液(过敏试验阴性者)8~10ml、醋酸泼尼松龙混悬液12.5mg(0.5ml)混合均匀。

[具体操作] 按局部注射操作常规进行,局部皮肤常规消毒,采用10ml一次性使用注射器连接6或6.5号注射针头,抽取上述混合药液后,快速垂直进针刺入皮下,再深达骨膜,经抽吸无回血时,方可缓慢将上述混合药液推入。拔针后,用消毒干棉球压迫针孔,胶布固定即可(操作过程应严格消毒,无菌操作)。

[临床疗效] 据陈继勤报道,临床应用该法共治疗髂腰肌止点肌腱炎患者120例,治愈85例,占70.83%;有效31例,占25.84%;无效4例,占3.33%。随访时间最长1年,最短6个月。

[注意事项] 注射前,盐酸普鲁卡因注射液应常规做过敏试验,试验结果阴性者,方可使用。

方法3

[治疗部位] 第3腰椎横突周围。

[选用药物] 醋酸泼尼松龙(醋酸强的松龙)混悬液25mg(1ml),加盐酸利多卡因注射液5mg(2ml)混合均匀。

[具体操作] 按局部注射操作常规进行,局部皮肤常规消毒,采用5ml一次性使用注射器连接6~7号注射针头,抽取上述混合药液后,快速垂直进针刺入第3腰椎横突周围,将上述混合药液徐缓注入。然后辅以推拿疗法施治。

[临床疗效] 据罗和古等介绍,临床应用该法共治疗第3腰椎横突综合征患者32例,痊愈15例,好转12例,无效5例。痊愈率达46.88%,总有效率达94.38%。

方法4

[治疗部位] 第3腰椎横突尖部压痛点。

[选用药物] 10%红花注射液2ml、5%当归注射液2ml混合均匀。

[具体操作] 找准第3腰椎横突尖部的压痛敏感点。按局部注射操作常规进行,局部皮肤常规消毒,采用5ml一次性使用注射器连接7~8号注射针头,抽取上述混合药液后,针尖斜面与脊柱平行对准定好的标志进针至第3腰椎横突尖骨面,

再缓慢将针尖移至横突尖与其软组织间,沿横突尖自上而下提插 5～6 次,再从上而下左右拨动针尖 5～6 次。切剥分离后回抽针管视无回血后,将上述混合药液缓慢注入。注射后每日做扭腰、弯腰、下蹲动作,待 4～5 日再注射第 2 次。

[临床疗效] 据罗和古等介绍,临床应用该法共治疗第 3 腰椎横突综合征患者 30 例,其中 1 次治愈 2 例,2 次治愈 7 例,3 次治愈 15 例,4 次治愈 4 例,2 例未坚持治疗。

2. 验方荟萃

[治疗部位] 患侧横突压痛点。

[选用药物] 醋酸泼尼松龙混悬液 50～75mg(2～3ml),加 0.5％盐酸普鲁卡因注射液(过敏试验阴性者)17～18ml 混合均匀。

[具体操作] 按局部注射操作常规进行,局部皮肤常规消毒,采用 20ml 一次性使用注射器连接 6～7 号长注射针头,抽取上述混合药液后,针尖斜行 60°角刺入至尖部,注入 2/5 上述混合药液,然后在横突前、后、左、右各注入 1/4 剩余药液。每隔 3 日注射 1 次,5～6 次为 1 个疗程。

[注意事项] 注射前,盐酸普鲁卡因注射液应常规做过敏试验,试验结果阴性者,方可使用。

(四)封闭注射疗法

1. 临床采菁

[治疗部位] 硬膜外腔。

[选用药物] ①醋酸泼尼松龙混悬液 3ml(75mg),加维生素 B_{12} 注射液 10mg(10ml)、三磷腺苷(三磷酸腺苷、ATP)注射液 40mg(4ml)、2％盐酸利多卡因注射液 5ml 混合均匀,用于严重根型颈椎病行颈段硬膜外封闭时;②醋酸泼尼松龙混悬液 100～125.0mg(4～5ml),加 2％盐酸利多卡因注射液 10ml[若为门诊治疗者,可加 1％盐酸普鲁卡因注射液(过敏试验阴性者)10～15ml] 混合均匀,用于胸腰段封闭时使用;③维生素 B_{12} 注射液 10mg(10ml)、三磷腺苷(三磷酸腺苷、ATP)注射液 60mg(6ml)或地塞米松磷酸钠注射液 5mg(1ml)混合均匀,对有明显神经根刺激症状者,则加入使用;④醋酸泼尼松龙混悬液 3ml(75mg)、维生素 B_{12} 注射液 10mg(10ml)、维生素 B_1 注射液 300mg(6ml),用 0.5％～1.0％盐酸普鲁卡因注射液(过敏试验阴性者)加至 25～30ml 混合均匀,用于骶管封闭时使用。

[具体操作] 盐酸普鲁卡因过敏试验结果显示阴性后,嘱患者取侧卧位。按封闭注射操作常规进行,局部皮肤常规消毒,在严格无菌操作下,用硬膜外穿刺针,根据不同病种选择颈、胸、腰或骶管刺入硬脊膜外腔。颈段注射时,一般自胸$_2$～胸$_3$棘间隙穿刺,向上置管 3～4cm,即可注入药液。中枢类风湿脊椎炎者,在胸$_{11}$～胸$_{12}$或腰$_2$～腰$_3$穿刺。腰椎间盘突出症及腰椎肥大性脊椎炎者,多从腰$_4$～腰$_5$或腰$_3$～腰$_4$间隙穿刺。骶管注射则取俯卧位,下腹部垫高,采用 9 号一次性使用注射

针头连接 50ml 一次性使用注射器自骶裂孔刺入。除颈段注射需置管外,其余均不必置管。选择穿刺点应尽量接近病变部位,以便使注入药液浸润于病变周围。穿刺成功后(负压,无脑脊液外溢),应分次缓慢注入药液,并应严密观察患者的血压、脉搏变化及自我感觉。若硬膜外腔有粘连时,当注射药液完毕后,可同时注入滤过的灭菌空气 5～10ml。出针后,采用无菌棉球覆盖固定。适当平卧休息,每 7～10日注射 1 次,3～4 次为 1 个疗程。若行第 2 次封闭注射仍未显效时,即于第 3 次封闭注射后的 15～20 分钟,根据病情的需要,适当加用斜扳、拉压、强力直腿抬高、扳颈压胸等推拿手法以提高疗效。若加用上述推拿手法,并经封闭注射 5 次仍未获效者,即不再继续再使用该疗法治疗。

[临床疗效]　据刘步先等报道,临床应用该法共治疗颈、胸、腰、腿痛患者 495例,其中,治疗腰椎间盘突出症患者 187 例,获优者 101 例,获良者 49 例,获可者 28例,无效 9 例,优良率达 80.21%,总有效率达 95.19%;治疗椎弓裂伴腰腿痛患者 5例,获优者 1 例,获良者 3 例,获可者 1 例,优良率达 80%,总有效率达 100%;治疗腰椎肥大增生伴腰腿痛患者 41 例,获优者 14 例,获良者 6 例,获可者 16 例,无效者 5 例,优良率达 48.78%,总有效率达 87.8%;治疗髓核摘除术后症状复发患者 5例,获良者 2 例,获可者 2 例,无效者 1 例,良者率达 40%,总有效率达 80%;治疗根型颈椎病伴肩臂痛患者 12 例,获优者 3 例,获良者 6 例,获可者 2 例,无效者 1 例,优良率达 75%,总有效率达 91.67%;治疗中枢型类风湿脊椎炎患者 7 例,获优者 2 例,获良者 3 例,获可者 2 例,优良率达 71.43%,总有效率达 100%;治疗轻度腰椎压缩性骨折致腰腿痛患者 4 例,获优者 2 例,获良者 1 例,获可者 1 例,优良率达 75%,总有效率达 100%;治疗腰骶部神经根炎伴尿失禁患者 3 例,获优者 3 例,优者率达 100%;治疗腰椎轻度骨折马尾损伤致阳痿患者 1 例,获良者 1 例,获良率达 100%。

[注意事项]　①严格无菌、准确操作、穿刺无误是保证该疗法安全、有效的重要措施。对个别精神紧张者可于术前肌内注射苯巴比妥钠溶液 0.1g。本组 495 例患者共行 1478 次硬膜外封闭注射,出针后有 4 例患者血压下降至 12.0/8.0kPa(90/60mmHg),1 例女性患者经注射药液后,发生频繁呕吐(自述有神经性呕吐病史)别无其他不适感,5 例患者出现一时性腹胀(加拉压手法后),4 例患者出现寒战(均发生在冬季),2 例患者出现剧烈头痛症状,经对症处理后,上述症状均于短时内得到正常恢复。尽管如此,在应用该法治疗时尚须慎重对待,应分次缓慢注入药液,以避免对上述合并症的发生有一定的作用。临床上遇有此种情况发生时,应严密观察患者的病情变化,及时采取有效的治疗措施,以杜绝意外事故的发生。②注射盐酸普鲁卡因注射液前,应常规做过敏试验,试验结果阴性者,方可使用。

2. 验方荟萃

方法 1

[治疗部位]　棘突间韧带处。

[选用药物] "史氏配制药液"[0.25%盐酸普鲁卡因注射液或低浓度盐酸利多卡因注射液 15～20ml,加醋酸曲安奈德混悬液 10～15mg(1.0～1.5ml),必要时,再加盐酸消旋山莨菪碱(654-2)注射液 8～10mg(0.8～1.0ml)及维生素 B_{12} 注射液 0.1mg(1ml)混合均匀]。

[具体操作] 嘱患者取俯卧位。确定所欲注射的棘突及棘间位置。按局部注射操作常规进行,局部皮肤常规消毒,采用 20ml 一次性使用注射器连接 6～7 号注射针头,抽取上述"史氏配制药液"后,将针尖于棘突间中央部刺入,先将棘间韧带部浸润注射后,再逐渐用扇形注入法注射。再深刺至黄韧带后方,由头侧向尾侧做棘间深部韧带注射,可采用边刺入、边抽吸、边注射的方法,直至上下、左右都有足够的药液浸润。最后,再做左右两侧关节突关节及椎板上两侧的肌内注射。如果要注射两个以上棘间韧带,则可逐一注射,其方法相同。一般每次每间隙注射上述"史氏配制药液"10～15ml。

[注意事项] ①具体操作时,要防止进针过深,误入蛛网膜下腔或血管内。②注射前,盐酸普鲁卡因注射液应常规做过敏试验,试验结果阴性者,方可使用。

方法 2

[治疗部位] 腰大肌肌间隙处。

[选用药物] "史氏配制药液"(配制方法同上)。

[具体操作] 嘱患者取俯卧位。其定位选用棘突或横突均可。按局部注射操作常规进行,局部皮肤常规消毒,采用 20ml 一次性使用注射器连接 6～7 号注射针头,抽取上述"史氏配制药液"后,穿刺针先刺入皮下,待找到第 4 腰椎横突后,先作少许药液浸润注射,再将针尖斜向上方 1cm 左右,刺入腰肌组织,找寻肌间沟,待针尖刺入有一落空感后,经抽吸无回血时,注入少量空气感觉无阻力,则表示穿刺成功,即可进行注射治疗。该法对腰丛及干性神经性腰腿痛疗效较好,但对根性神经痛疗效则较差。这时,若同时进行椎间孔神经根注射,则疗效会颇佳。前者优良率约为 74.8%,两者合用则为 85.22%左右。一般每次注射上述"史氏配制药液"15～25ml。

[注意事项] ①严格掌握临床适应证,决定采用单用或是联合应用。②防止误注入血管内。③如在试行空气注射前,一定要抽吸无回血时,才能注入少量空气。④注射前,盐酸普鲁卡因注射液应常规做过敏试验,试验结果阴性者,方可使用。

方法 3

[治疗部位] 局部痛点处。

[选用药物] 10%葡萄糖注射液 20ml、维 D_2 果糖酸钙(维丁胶性钙)注射液 1ml、维生素 B_1 注射液 50mg(1ml)混合均匀。

[具体操作] 按局部注射操作常规进行,局部皮肤常规消毒,采用 20ml 一次

性使用注射器连接 6~7 号注射针头,抽取上述混合药液后,进针深度可根据患者的体型决定,一般于进针后有酸、麻、胀感出现时,即可快速推药,将上述混合药液徐缓注入。隔日注射 1 次,3~5 次为 1 个疗程。

方法 4

[治疗部位] 局部痛点(敏感点)处。

[选用药物] ①50%葡萄糖注射液 100ml、妥拉苏林注射液 100mg(2ml)、维生素 B_{12} 注射液 0.5~1.0mg(1~2ml)混合均匀;②5%当归注射液(5%红花注射液亦可)2~3ml,加 50%葡萄糖注射液 2~4ml 混合均匀。

[具体操作] 按局部注射操作常规进行,局部皮肤常规消毒,采用 10ml 一次性使用注射器连接 6~7 号注射针头,抽取上述 2 种混合药液中的 1 种药液后,快速进针刺入皮下,并深达痛点处,经回抽无血后,将上述 2 种混合药液中的 1 种缓慢注入。其中①药每次注射 2~4ml,②药每次注射 4~6ml,每隔 3 日注射 1 次,10次为 1 个疗程。

【按评】 腰腿痛是临床骨伤科许多种疾病的共同症状,是由多种病理因素所致的一种疼痛综合征。由于病因不同,所以其治疗方法也不尽相同。其治疗难度也较大,尤其是远期疗效往往不能令人十分满意。但注射疗法治疗本病,则具有操作简便、疗效奏速的特点,其有效率均在 90%以上。且上述资料病例可靠,疗效确切,令人欢欣鼓舞,振人兴奋不已。但必须指出,由于腰腿痛的病因是多方面的,其病理演变过程也不尽相同。在应用注射疗法治疗本病的同时,还应要求患者注意适当休息,劳逸得当,在劳动、工作、生活时尽量保持正确的体位和活动方法,避免遭受风寒侵袭,有规律、有节奏地开展腰肌锻炼活动,以巩固所取得的疗效。

三、腰椎间盘突出症

腰椎间盘突出症,简称"腰突症",又称为"腰椎纤维环破裂症"或"腰椎椎核脱出症"。它是由于腰椎间盘发生退行性变之后,在遭受外力的作用下,引起脊椎内外平衡失调,造成纤维环破裂,髓核突出,刺激或压迫神经根、血管或脊椎等组织,以致产生腰痛,且伴有坐骨神经放射样疼痛等症状为特征的一种疾病。多发于20—40 岁的青壮年。男多于女,男女比例为 10~30∶1。

引起本病的病因主要是由于腰椎间盘本身发生了退行性变,再加上某些外因,如外伤、慢性劳损,或遭受风、寒、湿邪外侵等多种不利因素共同作用的结果。以致使椎间盘纤维环破裂,髓核突出,压迫马尾神经或神经根而产生疼痛症状。

本病在中医学属"腰痛"范畴,也有称之谓"腰脚痛""腰痛连膝"的。中医学认为,本病多因慢性劳损;或闪挫跌打扭伤经脉或风寒湿的侵袭为诱因,肝肾亏损,筋脉失养为根本病因,导致腰腿部经脉气血阻滞,气滞血瘀,络脉阻塞而致。

【病因病机】

中医学认为,腰椎间盘突出症属中医学"腰痛"范畴。其病因复杂多样,有风邪、寒邪、湿邪、湿热、痰浊、体虚、肾虚、闪挫、跌仆、劳伤等。正如《诸病源候论》所曰:"凡腰痛有五:一曰少阴,少阴肾也。十月万物阳气伤,是以腰痛。二曰风痹,风寒著腰,是以痛。三曰肾虚,役用伤肾,是以痛。四曰暨腰,坠堕伤腰,是以痛。五曰寝卧湿地,是以痛。"

1. 外感风寒湿邪 "风寒湿三气杂至合而为痹,其风气胜者为行痹,寒气胜者为痛痹,湿气胜者为着痹也。""是故虚邪之中人也……留而不去,则传舍于腧,在腧之时,六经不通四肢,则肢节痛,腰脊乃强。"说明风寒湿之邪是引起腰腿痛的一个重要原因,其主要病机为经络阻闭,气血凝滞不通。

2. 闪挫坠堕 《金匮翼》云:"瘀血腰痛者,扭挫及强力举重得之,盖腰者,身之要,屈伸俯仰,无不由之,若一有损伤,则血脉凝涩,经络壅滞,令人卒痛不能转侧,其脉涩,日轻夜重是也。"所谓强力举重、扭挫跌仆都说明损伤是造成本病的主要原因。而经络阻塞,气血凝结是其主要病机。

3. 劳伤肾气 "腰者肾之府,转摇不能,肾将惫矣""年四十,而阴气自半也,起居衰矣。"《医学心悟》也载有"大抵腰痛悉属肾虚……"说明年岁的增长,劳损及大病可致肾气亏损,发病为附:腰腿痛。

西医学认为,对于腰椎间盘突出症的认识是经历了近百年的探索逐渐获得的。早在1857年Virchow发现椎间盘破裂突到椎管中的组织,将其误认为是"软骨瘤",并命名为Virchow肿瘤;1895年Ribbert报道穿刺兔椎间盘可产生Virchow肿瘤;1929年Dandy报道了两则椎管内有游离的软骨片,很显然这是来自破裂的椎间盘组织。但直到1934年Mixter和Barr在新英格兰医学杂志发表了《累及椎管的椎间盘破裂》的论文,阐述了腰椎间盘突出症的实质,椎管内的突出物不是肿瘤而是突出的椎间盘组织,需用外科手术治疗,此问题才得以真正明确。

1. 病因及发病机制 腰椎间盘突出是在椎间盘退变的基础上产生的,而损伤则是其诱发因素。

(1)椎间盘的退变:前已所述,成人的椎间盘组织无血液供应,主要靠渗透的淋巴液维持营养,仅纤维环表层有少量血液供应。随着年龄的增长,椎间盘的脱水,髓核张力降低,同时髓核中的蛋白多糖含量下降,胶原纤维增多,髓核失去弹性,椎间隙随之逐渐变窄,周围韧带松弛等,可成为椎间盘破裂突出的基础。

(2)损伤:损伤包括积累性损伤和急性损伤,都是造成椎间盘破裂突出的因素。反复的积累性损伤也是促使椎间盘退变的因素之一。在损伤的许多方式中,特别是弯腰转身提取重物时,椎间盘的受力可成倍增加,不仅受到向内的压力,而且受到张力和剪力作用,此时髓核后移,已退变的纤维环在受到过大外力的冲击而断裂,纤维环的后侧较薄弱,故首当其冲。尽管损伤是其诱因,但椎间盘的退变是其基础,有学者通过尸体试验证明未损伤的椎间盘加压70kgf/cm²不破裂,而已退变的椎间盘只需加压到3.5kgf/cm²即可破裂。可见外因总是通过内因起作用的。

(3)脊柱的畸形或脊柱的生理曲度的改变:脊柱的畸形,如脊柱侧弯症,其椎间隙不等宽,并且发生扭转,这就使纤维环所承受的压力不同,脊柱凸侧的纤维环将承受更大的应力,将加速其退变的进程,一旦出现损伤等诱因,容易产生椎间盘突出。

2. 疼痛症状产生的机制　腰椎间盘突出产生疼痛症状的原因存在着不同的看法。一般认为突出物对神经根的机械压迫是导致腰背痛、坐骨神经痛的主要原因。亦有人认为是受累神经被过度牵伸所致,此时牵伸的神经常呈紧张状态,若不及时复位,将发生神经炎症和水肿,导致神经内张力增高,神经功能障碍逐渐加剧。然而有学者提出,正常神经受压时并无疼痛发生,只有炎症神经受压时才引起疼痛。椎间盘突出时,神经根通常伴有充血、水肿等炎症反应。其发生机制主要是椎间盘变性,纤维环破裂,液状的髓核组织溢出扩散。而髓核中的糖蛋白和β-蛋白质对神经根有强烈的化学刺激性,同时,大量"H"物质的释放;神经根又无神经束膜化学屏障,因而产生化学性神经根炎。

综上所述,腰椎间盘突出症产生放射性神经根痛至少有两个因素:①要有椎间盘破裂,某些致痛的化学物质的产生,出现化学性神经根炎;②存在着神经根的机械压迫。此外,疼痛症状的产生可能与椎间盘的自身免疫反应有关。

【诊断要点】

1. 常有腰部外伤史或慢性劳损史。无外伤史的患者,一般起病较慢。好发于男性青壮年。

2. 腰痛及典型的坐骨神经痛。腰痛可突然发生,也可逐渐出现。坐骨神经痛可伴随腰痛一起出现,也可先腰痛,后逐渐出现坐骨神经痛。并呈阵发性加剧,大多为单侧发生,少数双侧同时发生。

3. 正常的腰椎生理曲度减少,甚至消失。脊柱侧弯,致使臀部向一侧倾斜。

4. 腰椎侧弯间隙、髓核突出部常有敏感的压痛点。并可产生下肢放射痛,因疼痛,腰部肌肉产生保护性痉挛。

5. 腰部功能活动产生不同程度的受限,后伸受限较为明显。

6. 直腿抬高试验、足背伸试验、颈静脉压迫试验、屈颈试验均为阳性。伸拇肌力试验肌力减弱,腱反射减弱或消失。相应区域皮肤感觉减退或出现麻木区。

7. X线摄片,可见脊柱侧凸和生理前凸改变,椎间隙变窄或左右不等宽,前窄后宽等征象。为进一步明确诊断,可配合脊髓造影、腰椎CT或磁共振成像(MRI)等检查。

8. 本病须与梨状肌综合征、肿瘤、腰椎结核、腰肌筋膜韧带扭伤、骨发育异常、增生性脊柱炎、脊椎骨折脱位、癔症等相鉴别。

【中医证型】

1. 气滞血瘀　多由外伤引起,腰部疼痛剧烈,固定不移,局部压痛明显,或有肿胀瘀斑,常向下肢放射,痛麻相兼,行走或咳嗽时加剧,舌暗红或紫暗,苔黄腻,脉弦滑或涩。

2. 肝肾亏虚　面色苍白,四肢酸软无力,腰腿麻痛,劳后更甚,四肢不温,气短气浅,舌质淡,苔薄白,脉沉细无力。

3. 风寒湿痹　腰部冷痛重着,活动转侧不利,逐渐加重,每逢阴雨天疼痛发作或加剧,畏寒喜热,多兼见恶寒、发热、头痛、无汗、脉浮紧等表证,舌质淡,苔白腻,脉沉缓。

4. 湿火流筋　疼痛剧烈,口苦咽干,小便短赤,大便里急后重或秘结,舌质红,苔黄腻,脉数。

【治疗方法】

(一)穴位注射疗法

1. 笔者经验

[临证取穴]　患侧气海俞、大肠俞、秩边、环跳、殷门、委中、阳陵泉、足三里、悬钟。

[选用药物]　地塞米松磷酸钠注射液 5mg(1ml)、复方当归注射液 2ml,加盐酸利多卡因注射液 4mg(2ml)混合均匀。

[具体操作]　每次选 3～4 穴。按穴位注射操作常规进行,穴位皮肤常规消毒,采用 5ml 一次性使用注射器连接 6 或 6.5 号注射针头,抽取上述混合药液后,快速进针刺入皮下(深度一般不超过 1.0～1.5cm),稍做提插待有酸、麻、胀、痛等针感得气时,经回抽无血后,将上述混合药液徐缓注入。每次每穴注射 1.0～1.5ml,每日注射 1 次,7 次为 1 个疗程,疗程间相隔 3 日。

[主治与疗效]　主治腰椎间盘突出症。

2. 临床采菁

方法 1

[临证取穴]　阿是穴。

[选用药物]　醋酸泼尼松龙混悬液 50mg(2ml)、维生素 B_{12} 注射液 0.5mg(1ml),加 2% 盐酸利多卡因注射液 6～8ml 混合均匀。

[具体操作]　嘱患者侧卧于牵引床上,痛侧在下,取腰$_3$～腰$_4$或腰$_5$为穿刺点,常规硬膜外穿刺,成功后用上述混合药液注入于硬膜外腔处,然后平躺 5～15 分钟,观察无不良反应后,再取俯卧位行牵引疗法。

[主治与疗效]　主治腰椎间盘突出症。据张希利报道,临床应用该法共治疗腰椎间盘突出症患者 172 例,治愈 128 例,显效 15 例,好转 21 例,无效 8 例。治愈率达 74.42%,总有效率达 95.35%。

方法 2

［临证取穴］ 腰$_4$～骶$_1$夹脊穴。

［选用药物］ 香丹(复方丹参)注射液 4ml。

［具体操作］ 每次选 1 穴两侧。按穴位注射操作常规进行,穴位皮肤常规消毒,采用 5ml 一次性使用注射器连接 6 或 6.5 号注射针头,抽取上述药液后,快速进针刺入皮下,稍做提插待有酸、麻、胀或触电样等明显针感得气时,经回抽无血后,将上述药液徐缓注入。每次每穴注射 2ml,隔日注射 1 次,5 次为 1 个疗程。并配合针刺疗法。

［主治与疗效］ 主治腰椎间盘突出症。据罗和古等介绍,临床应用该法共治疗腰椎间盘突出症患者 80 例,治愈 26 例,显效 37 例,好转 14 例,无效 3 例。治愈、显效率达 78.75%。总有效率达 96.25%。

方法 3

［临证取穴］ 主穴取病侧腰$_4$～骶$_1$夹脊穴、肾俞、秩边、环跳;配穴根据症状所在下肢前、外、后侧不同选用。

［选用药物］ 复方当归注射液 5ml(下肢痛甚者用 10ml)、维生素 B$_1$注射液 100mg(2ml)、维生素 B$_6$注射液 100mg(2ml)、维生素 B$_{12}$注射液 0.5mg(1ml)混合均匀。

［具体操作］ 每次取主穴 3 穴、配穴 2 穴。按穴位注射操作常规进行,穴位皮肤常规消毒,采用 10ml 或 20ml 一次性使用注射器连接 6 或 6.5 号注射针头,抽取上述混合药液后,快速进针刺入皮下,稍做提插待有酸、麻、胀或触电样等明显针感得气时,经回抽无血后,将上述混合药液徐缓注入。每次每穴注射 2～3ml,每日注射 1 次,7 次为 1 个疗程。

［主治与疗效］ 主治腰椎间盘突出症。据罗和古等介绍,临床应用该法共治疗腰椎间盘突出症患者 150 例,痊愈 108 例,好转 36 例,未愈 6 例。痊愈率达 72%,总有效率达 96%。

方法 4

［临证取穴］ 主穴取阿是穴;配穴取环跳、风市或委中。

［选用药物］ 醋酸泼尼松龙混悬液 25～50mg(1～2ml)、香丹(复方丹参)注射液 6ml、黄瑞香注射液 6ml、天麻注射液 4ml、维生素 B$_{12}$注射液 0.5mg(1ml),加 2%盐酸利多卡因注射液 2ml 混合均匀。

［具体操作］ 按穴位注射操作常规进行,穴位皮肤常规消毒,采用 20ml 一次性使用注射器连接 7 号长穿刺针头,抽取上述混合药液后,于阿是穴垂直进针到达腰椎横突部,然后斜向上或下内 20°～25°角,边进针边询问患者感觉,多数患者可出现下肢触电样或局部胀痛感,证实针尖已到达神经根外,稍退针尖抽吸无回血后,即可注入上述混合药液 15ml,余下的 5ml 药液分别于环跳、风市或委中穴各注

射 2.5ml。每隔 7～10 日注射 1 次,并配合推拿手法治疗。

[主治与疗效] 主治腰椎间盘突出症。据罗和古等介绍,临床应用该法共治疗腰椎间盘突出症患者 720 例,疗效优者 340 例,良者 271 例,差者 104 例,无效 5 例。优良率达 84.86%,总有效率达 97.92%。

方法 5

[临证取穴] 病变部位华佗夹脊穴、环跳(患侧)。

[选用药物] 丹参注射液 2ml、5%当归注射液 2ml、维生素 B_{12} 注射液 0.5mg(1ml)混合均匀。

[具体操作] 病变部位华佗夹脊穴每次选 1 或 2 穴(两侧)、环跳穴取患侧。按穴位注射操作常规进行,穴位皮肤常规消毒,采用 5ml 一次性使用注射器连接 6 或 6.5 号注射针头,抽取上述混合药液后,快速进针刺入皮下,稍做提插待有酸、麻、胀或触电样等明显针感得气时,经回抽无血后,将上述混合药液徐缓注入。每次每穴注射 1.0～1.5ml,隔日注射 1 次,5 次为 1 个疗程。并配合牵引疗法施治。

[主治与疗效] 主治腰椎间盘突出症。据罗和古等介绍,临床应用该法共治疗腰椎间盘突出症患者 78 例,痊愈 25 例,显效 42 例,好转 8 例,无效 3 例。痊愈、显效率达 85.90%,总有效率达 96.15%。

方法 6

[临证取穴] 主穴取腰$_4$～骶$_1$夹脊穴、肾俞、阿是穴;配穴取殷门、委中、承山、阳陵泉、阳交、悬钟。

[选用药物] 甲钴胺注射液 0.5mg(1ml),加 0.9%氯化钠(生理盐水)注射液 2ml 稀释成 3ml 溶液。

[具体操作] 根据疼痛放射部位,选主、配穴共 4 穴,分为 2 组,每次选 1 组(2 穴),轮换交替使用。按穴位注射操作常规进行,穴位皮肤常规消毒,采用 5ml 一次性使用注射器连接 6 或 6.5 号注射针头,抽取上述稀释溶液,快速进针刺入皮下,稍做提插待有酸、麻、胀或触电样等明显针感得气时,经回抽无血后,将上述稀释溶液徐缓注入。主穴注射 1ml、配穴注射 2ml,隔日注射 1 次,5 次(10 日)为 1 个疗程。并配合牵引、推拿疗法施治。

[主治与疗效] 主治腰椎间盘突出症。据罗和古等介绍,临床应用该法共治疗腰椎间盘突出症患者 30 例,治愈 25 例,好转 4 例,无效 1 例。治愈率达 83.33%,总有效率达 96.67%。

方法 7

[临证取穴] ①腰腿痛呈足阳明分布者,主穴取患侧腰$_3$夹脊穴、环跳;配穴取足三里。②腰腿痛呈足少阳分布者,主穴取患侧腰$_4$夹脊穴、环跳;配穴取患侧阳陵泉。③腰腿痛呈足太阳经分布者,主穴取患侧腰$_3$夹脊穴、环跳;配穴取患侧承山。

[选用药物] 维生素 B_{12} 注射液 0.5mg(1ml),加 1%盐酸利多利因注射液

5ml 混合均匀。

［具体操作］　根据病情分布情况取相应穴位。按穴位注射操作常规进行,穴位皮肤常规消毒,采用 10ml 一次性使用注射器连接 6 或 6.5 号注射针头,抽取上述混合药液,快速进针刺入皮下,稍做提插待有酸、麻、胀等明显针感得气时,经回抽无血后,将上述混合药液缓慢注入。每日注射 1 次,7 次为 1 个疗程。并结合中药、理疗施治。

［主治与疗效］　主治腰椎间盘突出症。据罗和古等介绍,临床应用该法共治疗腰椎间盘突出症患者 98 例,经 1～4 个疗程治疗后,痊愈 92 例,有效 4 例,无效 2 例。痊愈率达 93.88%,总有效率达 97.96%。

方法 8

［临证取穴］　阿是穴(椎间孔处)。

［选用药物］　地塞米松磷酸钠注射液 5mg(1ml),加 1% 盐酸普鲁卡因注射液(过敏试验阴性者)10～15ml 混合均匀。

［具体操作］　按穴位注射操作常规进行,穴位皮肤常规消毒,采用 20ml 一次性使用注射器连接 6 或 6.5 号注射针头,抽取上述混合药液,于相应的腰椎间盘脱出棘突平面,沿骶棘肌外缘进针,当针尖刺入 5～8cm,当患者出现电击样感并向患肢放射,经回抽无血后,即注入上述混合药液,并辅以脊柱旋转复位和间歇骨盆牵引术施治。

［主治与疗效］　主治腰椎间盘脱出症。据罗和古等介绍,临床应用该法共治疗腰椎间盘脱出症患者 23 例,疗效优者 17 例,良者 3 例,可者 2 例,差者 1 例。优良率达 86.96%,总有效率达 95.65%。

［注意事项］　注射前,盐酸普鲁卡因注射液应常规做过敏试验,待试验结果显示阴性后,方可使用。

方法 9

［临证取穴］　主穴取病变部位华佗夹脊穴。配穴,可根据临床症状配加八髎穴。

［选用药物］　地塞米松磷酸钠注射液 5～10mg(1～2ml)、维生素 B_1 注射液 100mg(2ml)、糜蛋白酶针剂 4000U,加盐酸利多卡因注射液 0.1～0.2g(1～2ml) 混合均匀。

［具体操作］　每次选一穴或多穴。按穴位注射操作常规进行,穴位皮肤常规消毒,采用 5ml 或 10ml 一次性使用注射器连接 6～7 号注射针头,抽取上述混合药液,快速进针刺入皮下,稍做提插待有酸、麻、胀等明显针感得气时,经回抽无血后,将上述混合药液徐缓注入,隔日注射 1 次。并配合手针疗法施治。

［主治与疗效］　主治腰椎间盘突出症。据罗和古等介绍,临床应用该法共治疗腰椎间盘突出症患者 126 例,治愈 91 例,显效 32 例,无效 3 例。治愈率达

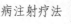

72.22%,总有效率达97.62%。

方法10

[临证取穴] 主穴取病变部位华佗夹脊穴、阿是穴(局部压痛点);配穴取八髎、髋臀以及下肢疼痛部位的穴位。

[选用药物] 盐酸曲克芦丁(维脑路通)注射液4ml、5%当归注射液4ml、维生素B₁₂注射液0.5mg(1ml)混合均匀。

[具体操作] 按穴位注射操作常规进行,穴位皮肤常规消毒,采用10ml一次性使用注射器连接6～7号注射针头,抽取上述混合药液,快速进针刺入皮下,稍做提插待有酸、麻、胀等明显针感得气时,经回抽无血后,将上述混合药液徐缓注入。每次每穴注射0.5～1.0ml,每日注射1次。

[主治与疗效] 主治腰椎间盘突出症。据罗和古等介绍,临床应用该法共治疗腰椎间盘突出症患者120例,痊愈88例,有效30例,无效2例。痊愈率达73.33%,总有效率达98.33%。

3. 验方荟萃

方法1

[临证取穴] 阿是穴、殷门、环跳、阳陵泉、承山、悬钟、委中、太溪、肾俞、三阴交。

[选用药物] 香丹(复方丹参)注射液4ml。

[具体操作] 每次选2～3穴。按穴位注射操作常规进行,穴位皮肤常规消毒,采用5ml一次性使用注射器连接7号注射针头,抽取上述药液后,快速进针刺入皮下,稍做提插待有酸、麻、胀或触电样等明显针感得气时,经回抽无血后,将上述药液徐缓注入。

[主治与疗效] 主治腰椎间盘突出症。

方法2

[临证取穴] 双侧大肠俞、关元俞,患侧秩边、阳陵泉、腰部最痛点。

[选用药物] 5%当归注射液、红茴香注射液、维生素C注射液、盐酸普鲁卡因注射液(过敏试验阴性者)各2ml混合均匀。

[具体操作] 按穴位注射操作常规进行,穴位皮肤常规消毒,采用10ml一次性使用注射器连接7号注射针头,抽取上述混合药液后,快速进针刺入皮下,稍做提插待有酸、麻、胀或触电样等明显针感得气时,经回抽无血后,将上述混合药液缓缓注入。每次每穴注射1ml,腰部最痛点可根据病情注射1～2ml,隔日注射1次,5次为1个疗程。

[主治与疗效] 主治腰椎间盘突出症。

[注意事项] 注射前,盐酸普鲁卡因注射液应常规做过敏试验,待试验结果显示阴性后,方可使用。

方法 3

[临证取穴]　阿是穴(最明显压痛点)。

[选用药物]　300%甘草注射液 4ml。

[具体操作]　按穴位注射操作常规进行,穴位皮肤常规消毒,采用 5ml 一次性使用注射器连接 6～7 号注射针头,抽取上述药液后,快速进针刺入皮下,稍做提插待有酸、麻、胀等针感得气时,经回抽无血后,将上述药液缓慢注入,隔日注射 1 次,4～7 次为 1 个疗程。

[主治与疗效]　主治腰椎间盘突出症。

方法 4

[临证取穴]　阿是穴、肾俞、大肠俞、夹脊穴、秩边、委中、承山、阳陵泉、悬钟、环跳、命门、昆仑。

[选用药物]　维生素 B_{12} 注射液 0.5mg(1ml)、复方当归注射液 2ml,加盐酸利多卡因注射液 4mg(2ml)混合均匀。

[具体操作]　每次选 3～4 穴。按穴位注射操作常规进行,穴位皮肤常规消毒,采用 5ml 一次性使用注射器连接 6 或 6.5 号注射针头,抽取上述混合药液后,快速进针刺入皮下,稍做提插待有酸、麻、胀或触电样等明显针感得气时,经回抽无血后,将上述混合药液缓缓注入。每次每穴注射 1.0～1.5ml,每日注射 1 次,7 次为 1 个疗程,疗程间相隔 3 日。

[主治与疗效]　主治腰椎间盘突出症。

方法 5

[临证取穴]　肾俞、大肠俞、夹脊穴、阿是穴、环跳、承扶、殷门、委中、阳陵泉、承山、昆仑。

[选用药物]　野木瓜注射液 2ml、复方当归注射液 2ml,加盐酸利多卡因注射液 4mg(2ml)混合均匀。

[具体操作]　每次选 3～4 穴。按穴位注射操作常规进行,穴位皮肤常规消毒,采用 10ml 一次性使用注射器连接 6 或 6.5 号注射针头,抽取上述混合药液后,快速进针刺入皮下,稍做提插待有酸、麻、胀、痛或触电样等明显针感得气时,经回抽无血后,将上述混合药液缓缓注入。每次每穴注射 1.5～2.0ml,每日注射 1 次,7 次为 1 个疗程,疗程间相隔 3 日。

[主治与疗效]　主治腰椎间盘突出症。

方法 6

[临证取穴]　患侧肾俞、关元俞、环跳、阳陵泉、足三里、悬钟。

[选用药物]　维生素 B_{12} 注射液 0.5mg(1ml)、野木瓜注射液 2ml,加盐酸利多卡因注射液 4mg(2ml)混合均匀。

[具体操作]　每次选 3～4 穴。按穴位注射操作常规进行,穴位皮肤常规消

毒,采用 5ml 一次性使用注射器连接 6 或 6.5 号注射针头,抽取上述混合药液后,快速进针刺入皮下,稍做提插待有酸、麻、胀或触电样等明显针感得气时,经回抽无血后,将上述混合药液缓缓注入。每次每穴注射 1.0～1.5ml,每日注射 1 次,7 次为 1 个疗程,疗程间相隔 3 日。

〔主治与疗效〕 主治腰椎间盘突出症。

方法 7

〔临证取穴〕 肾俞、腰阳关、足三里、委中。

〔选用药物〕 ①10% 葡萄糖注射液 5～10ml,加维生素 B_1 注射液 100mg(2ml)或复方当归注射液 2～5ml;②醋酸曲安奈德(去炎舒松)混悬液 10mg(1ml)、维生素 B_{12} 注射液 0.5mg(1ml),加 1% 盐酸普鲁卡因注射液(过敏试验阴性者)5ml。

〔具体操作〕 按穴位注射操作常规进行,穴位皮肤常规消毒,采用 10ml 或 20ml 一次性使用注射器连接 6 或 6.5 号注射针头,抽取上述①药后,快速进针刺入皮下,稍做提插待有酸、麻、胀或触电样等明显针感得气时,经回抽无血后,将上述混合药液缓缓注入。同时硬膜外注射②药。其中①药每日注射 1 次,10 次为 1个疗程;②药 5 日注射 1 次,4 次为 1 个疗程。

〔主治与疗效〕 主治腰椎间盘突出症。

〔注意事项〕 注射前,盐酸普鲁卡因注射液应常规做过敏试验,待试验结果显示阴性后,方可使用。

方法 8

〔临证取穴〕 夹脊穴。

〔选用药物〕 10%～20% 当归注射液 9ml,加维生素 B_{12} 注射液 0.5mg(1ml)混合均匀。

〔具体操作〕 每次选 5～6 夹脊穴。按穴位注射操作常规进行,穴位皮肤常规消毒,采用 10ml 一次性使用注射器连接 6 或 6.5 号注射针头,抽取上述混合药液后,快速进针刺入皮下,稍做提插待有酸、麻、胀或触电样等明显针感得气时,经回抽无血后,将上述混合药液缓缓注入。每次每穴注射 1.5～2.0ml,隔日注射 1 次,10 次为 1 个疗程。同时配合运用针刺、艾灸疗法一起治疗。

〔主治与疗效〕 主治腰椎间盘突出症。

方法 9

〔临证取穴〕 膀胱经痛者,取穴分 2 组,第 1 组取阿是穴、秩边、委中、昆仑;第 2 组取对应夹脊穴、环跳、殷门、承山。少阳经痛者,委中改阳陵泉、昆仑改绝骨,殷门改风市,承山改足光明。

〔选用药物〕 地塞米松磷酸钠注射液 5mg(1ml)、骨肽(骨宁)注射液 2ml、黄瑞香注射液 2ml,维生素 B_{12} 注射液 0.5mg(1ml),加 1%～2% 盐酸利多卡因注射液 3ml 混合均匀。

[具体操作]　每次取 1 组,两组穴位轮换交替使用。按穴位注射操作常规进行,穴位皮肤常规消毒,采用 10ml 一次性使用注射器连接 6 或 6.5 号注射针头,抽取上述混合药液后,快速进针刺入皮下,稍做提插待有酸、麻、胀或触电样等明显针感得气时,经回抽无血后,将上述混合药液徐缓注入。每次每穴注射 1.5ml,每日注射 1 次,10 次为 1 个疗程。同时配合运用正骨整脊手法一起治疗。

[主治与疗效]　主治腰椎间盘突出症。

方法 10

[临证取穴]　足三里、阳陵泉。

[选用药物]　5%～10%当归注射液 2ml。

[具体操作]　每次取一侧,两侧穴位轮换交替使用。按穴位注射操作常规进行,穴位皮肤常规消毒,采用 2ml 一次性使用注射器连接 6 或 6.5 号注射针头,抽取上述药液后,快速进针刺入皮下,稍做提插待有酸、麻、胀或触电样等明显针感得气时,经回抽无血后,将上述药液徐缓注入。每次每穴注射 1ml,每日注射 1 次,10 次为 1 个疗程,一般治疗 2～3 个疗程。

[主治与疗效]　主治腰椎间盘突出症后遗麻木症状,所治患者皆获良效。

(二)全息注射疗法

[临证取穴]　耳穴腰骶椎、臀、坐骨神经、神门。

[选用药物]　野木瓜注射液 1ml。

[具体操作]　每次取患侧耳穴。按全息注射操作常规进行,耳穴皮肤常规消毒,采用 1ml 一次性使用注射器连接 5 或 5.5 号皮试用注射针头,抽取上述药液后,快速进针刺入耳穴,待有痛感时,将上述药液缓慢注入。每次每穴注射 0.1～0.2ml,每日注射 1 次,5～7 次为 1 个疗程。

[主治与疗效]　主治腰椎间盘突出症。

(三)局部注射疗法

1. 临床采菁

方法 1

[治疗部位]　病灶局部。

[选用药物]　①地塞米松磷酸钠注射液 5～10mg(1～2ml),加 0.25%～0.5%盐酸普鲁卡因注射液(过敏试验阴性者)4ml 混合均匀;②醋酸泼尼松龙混悬液 50mg(2ml),加 0.25%～0.5%盐酸普鲁卡因注射液(过敏试验阴性者)4ml 混合均匀。

[具体操作]　患者上身俯贴于检查台上,小腹接触床沿,骨盆与下肢下垂,这样可以使腰椎后方之间隙增宽,便于针头通过椎板间隙。施术者采用拇指按压腰部,确定压痛点后,于病变棘突间隙略靠患侧做一皮丘,然后更换长针头,以向上

$20°\sim30°$角,向外$25°\sim35°$角的方向进针。针头通过皮肤、黄韧带、硬膜外间隙,直到椎体后、后纵韧带前,可触及骨质,深$5\sim6$cm,于后纵韧带前、后注射上述混合药液$2\sim3$ml。然后将针头退至皮下,再向外偏约$5°$进针,此时进针至上次同样深度时,当不致触及骨质,可再深入$0.5\sim1.0$cm,相当于椎间孔附近,并在该处注入上述2种混合药液中的1种混合药液$2\sim3$ml。两次进针过程中,如患者有向下肢触电样放射感时,即注入药液少许。进针时,应随时抽吸,如抽得脑脊液时,可退至皮下,加大向外角度再次进针。如中途触及骨质,也可将针头退至皮下,更换上、下、左、右的方向再次进针,以期达到预定部位。注射完毕,稍待片刻,让患者试做腰、腿活动,如疼痛减轻或消失,证明注射部位正确。以后每周注射1次,直至痊愈为止。

[临床疗效]　据丁明华报道,临床应用该法共治疗腰椎间盘突出症患者52例,有效51例,总有效率达98.1%。

方法2

[治疗部位]　腰椎椎间孔处。

[选用药物]　1%盐酸普鲁卡因注射液(过敏试验阴性者)$10\sim15$ml、地塞米松磷酸钠注射液5mg(1ml)混合均匀。

[具体操作]　按局部注射操作常规进行,局部皮肤常规消毒,于相应的腰椎间盘脱出棘突平面,沿骶棘肌外缘进针,当刺入$5\sim8$cm时有触电样感觉,并向患肢放射,经回抽无血后,即将上述混合药液注入,并辅以脊柱旋转复位和间歇骨盆牵引术。

[临床疗效]　据陈沐吉报道,临床应用该法共治疗腰椎间盘突出症脱出症患者23例,优者17例,良者3例,可者2例,差者1例,总有效率达95.65%。

方法3

[治疗部位]　硬膜外腔。

[选用药物]　2%盐酸利多卡因注射液4ml、地塞米松磷酸钠注射液10mg(2ml)、香丹(复方丹参)注射液2ml、维生素B_{12}注射液0.5mg(1ml)、维生素B_1注射液200mg(4ml),加0.9%氯化钠(生理盐水)注射液200ml混合均匀。

[具体操作]　嘱患者取侧卧位,疼痛明显侧在下。按局部注射操作常规进行,局部皮肤常规消毒,取腰$_3\sim$腰$_4$和腰$_4\sim$腰$_5$椎间隙硬膜外穿刺,穿刺成功后,放置硬膜外导管,采用一次性输液器连接硬膜外导管后,将上述混合药液缓慢滴入硬膜外腔。注射完毕,嘱患者取半卧位,休息5分钟。每周注射1次,3次为1个疗程。在腰$_3\sim$腰$_4$、腰$_4\sim$腰$_5$椎间隙交替穿刺,并辅以超短波理疗。

[临床疗效]　据王淑霞报道,临床应用该法共治疗腰椎间盘突出症患者26例,优者14例,良者7例,可者4例,无效1例,总有效率达96.15%。

方法4

[治疗部位]　骶管裂孔处。

［选用药物］ 丹参注射液、1％盐酸普鲁卡因注射液（过敏试验阴性者）各30ml混合均匀。

［具体操作］ 按局部注射操作常规进行,局部皮肤常规消毒,行骶管裂孔处局部麻醉。然后采用50ml一次性使用注射器抽取上述混合药液后,接16号硬膜外麻醉采用穿刺针头,快速进针刺入皮下,并直达骶管内,借针道引入硬脊膜外麻醉采用导管10～12cm,导管留置深度不超过第二骶椎平面,然后从导管注入上述混合药液后,拔除导管,并辅以腰背肌煅炼。

［临床疗效］ 据戴铁生报道,临床应用该法共治疗腰椎间盘突出症患者106例,总有效率达90.6％。

［注意事项］ ①注射前,盐酸普鲁卡因注射液应常规做过敏试验,待试验结果显示阴性后,方可使用。②临床应用该法治疗后,嘱患者绝对卧床休息2周,并于第3日起进行腰背肌煅炼。

方法5

［治疗部位］ 椎管内。

［选用药物］ 醋酸氢化可的松注射液25mg(5ml)、0.9％氯化钠（生理盐水）注射液或0.25％盐酸普鲁卡因注射液（过敏试验阴性者)30～70ml混合均匀。

［具体操作］ 按局部注射操作常规进行,局部皮肤常规严格消毒后,采用50～100ml一次性使用注射器连接6～7号注射针头,将上述混合药液缓慢注入椎管内。

［临床疗效］ 据冯兰馨等报道,临床应用该法共治疗腰椎间盘突出症患者126例,半数以上的患者获得显效。

［注意事项］ 注射前,盐酸普鲁卡因注射液应常规做过敏试验,待试验结果显示阴性后,方可使用。

方法6

［治疗部位］ 椎间盘内。

［选用药物］ 醋酸泼尼松龙混悬液50mg(2ml)。

［具体操作］ 在做椎间盘造影过程中,同时向椎间盘内注入上述药液。

［临床疗效］ 据冯兰馨等报道,临床应用该法共治疗腰椎间盘突出症患者55例,67％的患者症状消失。经3～8个月随访,无复发。

方法7

［治疗部位］ 突出椎间盘间隙及其患侧旁最明显的两个压痛点。

［选用药物］ 当归Ⅱ号注射液2ml、地塞米松磷酸钠注射液5mg(1ml)混合均匀。

［具体操作］ 按局部注射操作常规进行,局部皮肤常规严格消毒后,采用5ml一次性使用注射器连接6～7号注射针头,抽取上述混合药液,于突出椎间盘间隙

及其患侧旁最明显的两个压痛点注入。每点注射 1.5ml,隔日注射 1 次。并配合电针疗法,每次通电治疗 20～30 分钟,每日 1 次。

[临床疗效] 据罗和古等介绍,临床应用该法共治疗腰椎间盘突出症患者 48 例,痊愈 21 例,好转 25 例,未愈 2 例。痊愈率达 43.75%,总有效率达 95.83%。

方法 8

[治疗部位] 腰$_4$～腰$_5$或腰$_5$～骶$_1$棘突间,也可在腰$_2$～腰$_3$或腰$_3$～腰$_4$棘突间或向下至骶管。

[选用药物] 醋酸泼尼松龙混悬液 75mg(3ml),加 1%盐酸普鲁卡因注射液(过敏试验阴性者)1ml 混合均匀。

[具体操作] 嘱患者取卧位,患肢在上或在下。按局部注射操作常规进行,局部皮肤常规严格消毒后,采用 5ml 一次性使用注射器连接 6～7 号注射针头,抽取上述混合药液,于上述部位注入。每周注射 1 次,4 次为 1 个疗程,疗程间相隔 4 周。

[临床疗效] 据罗和古等介绍,临床应用该法共治疗腰椎间盘突出症患者 237 例,获优者 71 例,获良者 125 例,获可者 38 例,获差者 3 例。优良率达 82.70%,总有效率达 98.73%。

[注意事项] 注射前,盐酸普鲁卡因注射液应常规做过敏试验,待试验结果显示阴性后,方可使用。

方法 9

[治疗部位] 第 3、4 腰椎或第 4、5 腰椎棘突间。

[选用药物] 地塞米松磷酸钠注射液 10mg(2ml)、维生素 B$_1$注射液 100mg(2ml)、香丹(复方丹参)注射液 4ml,加 2%盐酸利多卡因注射液 6ml 混合均匀。

[具体操作] 按局部注射操作常规进行,局部皮肤常规严格消毒,采用 20ml 一次性使用注射器连接 6～7 号注射针头,抽取上述混合药液,取上述部位为穿刺点,行硬膜腔注射,每周 1 次。并配合三步九法推拿治疗。

[临床疗效] 据罗和古等介绍,临床应用该法共治疗腰椎间盘突出症患者 98 例,痊愈 67 例,显效 20 例,有效 9 例,无效 2 例。痊愈率达 68.37%,总有效率达 97.96%。

2. 验方荟萃

方法 1

[治疗部位] 腰椎椎间孔处。

[选用药物] "史氏配制药液"[0.25%盐酸普鲁卡因(过敏试验阴性者)(或低浓度盐酸利多卡因)注射液 15～20ml,加入醋酸曲安奈德混悬液 10～15mg(1.0～1.5ml);必要时再加盐酸消旋山莨菪碱(654-2)注射液 8～10mg(0.8～1.0ml)及维生素 B$_{12}$注射液 0.1mg(1ml),胶原酶针剂 1200U 混合均匀]。

［具体操作］ 嘱患者取俯卧位，以髂后上棘外侧少许，和头侧做一脊柱平行线；另再在所欲注射腰椎的棘突下缘，做一垂直脊柱的平行线，两线相交点，即为注射穿刺点。另也可在髂嵴后缘转角上 1cm，与所欲注射的棘突间平行线交点处，作为进针穿刺点。按局部注射操作常规进行，局部皮肤常规消毒，采用 20ml 一次性使用注射器连接 6～7 号注射针头，抽取上述配制药液后，先进针找及横突尖，即行少量上述配制药液的浸润注射，以减轻患者的不适感觉；然后将针尖滑向横突上缘，并紧贴横突，以 45°～50°角，向头侧相当于椎间孔处徐缓进针，待刺至一定深度后，针尖可滑入一压力减低区，即为椎间孔处，部分患者有闪电样感觉，此时，若抽吸无回血及脑脊液等时，即可进行上述"史氏配制药液"的注射。当注入 5～8ml后，患者即诉有患侧臀部向下肢伸延的酸胀感，也可直达足跟及足尖部。注射时应缓慢进行，每注入 5～8ml，可稍停片刻，再继续进行注射，直至注射结束（20～25ml）。

另法，当针尖抵及横突尖后，针尖继续滑向横突下缘，并紧贴横突，以相似角度向尾侧，相当于下一椎间孔处，再徐缓进针，待达一定深度后，针尖可滑入压力减低区，即达下一个椎间孔处。注射前，常规抽吸无回血后，以同法将上述药液注入。也可在一次注射中，按临床需要同时注射两个椎间孔，使药液平衡扩散。

注入药液除浸润椎间孔、椎间孔外软组织、神经根外，还可使药液浸润扩散至硬膜外、椎管内神经根、后纵韧带及硬膜囊等处。对严重疼痛的患者，最后不要将针头拔出，可改变注射方向，向各关节突关节、椎旁骶棘肌、髂骨附着部及下腰三角软组织区浸润注射。

如同时注射后纵韧带及腰椎间盘组织时，不可凭感觉盲目穿刺，防止无计划、无目的到处寻找，以免误伤重要血管、神经等组织。并应在 X 线透视下进行操作。

［注意事项］ ①操作要细心、耐心，并缓慢进行，首先一定要确定好注射部位，并严格防止刺入过深，避免任意的、无目的多方法位穿刺。②对所注入的药物要选择对神经、血管组织无损害，刺激性不大的药液，并不要随意变更所采用的药液。③对年龄较大并有冠心病的患者，要避免俯卧位时，心脏受压，从而发生心供血不足现象。④应用时，选择低浓度（0.25%）的盐酸普鲁卡因注射液（过敏试验阴性者），以尽量减少注射后出现的不良反应。每次注射后，应稍卧片刻（一般 15～20分钟），无不良反应后，方可离开。⑤注射盐酸普鲁卡因注射液前，应常规做过敏试验，待试验结果显示阴性后，方可使用。

方法 2
［治疗部位］ 腰椎椎管硬膜外。
［选用药物］ "史氏配制药液"（配制方法同上）。
［具体操作］ 嘱患者取俯卧位，在棘突下缘旁开 1cm 处，当确定好穿刺点后，

按局部注射操作常规进行,局部皮肤常规消毒,采用 20ml 一次性使用注射器连接 6～7 号注射针头,抽取上述配制药液后,快速进针刺入皮下,直至棘椎背后附件骨面,按解剖位置寻找关节突关节,经抽吸无回血后,将上述配制药液少许注入,使周围组织的敏感度明显得到降低,然后,稍将针头拔出,逐渐向关节突关节内移动,直至紧贴该关节内壁缘,穿过黄韧带时,可有一突破的感觉,经抽吸无回血或脑脊液回流时,即可进行上述配制药液的注射,注射时应毫无阻力,并证实针尖确实是在硬膜外腔后侧。注射时应分段进行,每注入 5～8ml 为 1 小段,直至注射结束(总量 20～35ml)。

[注意事项] ①老年,特别是有冠心病患者,注射时应注意体位,防止直压胸部。②注射时应缓慢、分段进行,随时注意出现的不良反应,并做恰当处理。③千万不可刺入硬膜囊、蛛网膜下腔以及血管或刺伤神经根。④注射结束后,应静卧片刻,无不良反应和不适时,方可起床离去。⑤注射盐酸普鲁卡因注射液前,应常规做过敏试验,待试验结果显示阴性后,方可使用。

方法 3

[治疗部位] 腰椎椎管神经根点。

[选用药物] "史氏配制药液"(配制方法同上)。

[具体操作] 嘱患者取俯卧位或健侧卧位。先确定好穿刺点,局部皮肤常规消毒,运用上述方法 2 的方法进行,在针尖进入硬膜外后侧时,进针应极缓慢进行,通过硬膜外脊椎管侧角,到达神经根周围。操作时应注意:以每次 2mm 进程的速度刺入,以免刺及神经根。当刺入速度十分缓慢时,即使遇到神经根外侧时,也可退让少许,而使针尖顺利滑过。当抽吸无回血及脑脊液时,即可进行上述配制药液的注射。并应分段、慢速注药,共注入上述配制药液 20～30ml。此时,患者会出现强烈的下肢神经根分布区胀痛的感觉。

[注意事项] ①在整个操作过程中,要防止刺伤神经根,避免药液误注入蛛网膜下腔或血管内。②对老年患者,注射后,应稍待卧床休息片刻,无任何不良反应后,再起床活动离去。③注射前盐酸普鲁卡因注射液前,应常规做过敏试验,待试验结果显示阴性后,方可使用。

方法 4

[治疗部位] 腰椎椎管后纵韧带及椎间盘内。

[选用药物] "史氏配制药液"(配制方法同上)。

[具体操作] 具体操作方法如上述。当针尖经神经根周边缓慢经过时,可能会发生神经根麻痛或跳动等反应。此时应注意,进针速度仍要求十分缓慢,并经常做回抽,观察有无回血及脑脊液等,以免刺入硬膜腔、蛛网膜下腔,待针尖达到椎间盘后壁时,医者可觉察到筋韧的针感,即到达后纵韧带区。注射前,经回抽无回血和脑脊液后,即可进行上述配制药液的注射,每次注射上述药液 20～40ml。若还

需对椎间盘内做注射时,则将针头再深刺(不要超过 1.0~1.5cm)一点,即可进入椎间盘内。在椎间盘内注药,应以少量的浓度较高的药物为主,一般采用 2%盐酸普鲁卡因(或 1%~2%利多卡因)注射液 1ml,加醋酸曲安奈德混悬液 10mg(1ml)的混合药液 1ml 左右为宜。

[注意事项] ①穿刺时,一定要缓慢进行,防止误刺伤神经根、硬膜囊、血管等组织。针体一定要尽量紧贴小关节内侧,并使针尖略指向外方。②一定要防止将药液误注入蛛网膜下腔或血管内。③如万一刺伤硬脊膜,则不要继续进行注射,以免集中进入蛛网膜下腔;此外还应注意,防止低颅压症的发生。④注射盐酸普鲁卡因注射液前,应常规做过敏试验,待试验结果显示阴性后,方可使用。

方法 5

[治疗部位] 腰椎间隙处。

[选用药物] 木瓜凝乳蛋白酶 1~2ml(2000U/ml)。

[具体操作] 嘱患者取全麻或局麻。注药前,可先静注地塞米松磷酸钠注射液 5mg 加 50%葡萄糖注射液 60ml,以防止发生过敏反应。嘱患者取左侧卧位,采用 15cm 长的 18 号穿刺针做穿刺。距中线右侧 10cm,平腰$_{4~5}$,或腰$_5$~骶$_1$间隙,与躯干矢状面呈 50°~60°角进针。当针尖触及纤维环时,可有砂砾样感觉。针头通过纤维环进入椎间盘内,摄腰椎前、后位片及侧位片,以确定进针的确切位置。理想的针尖位置应在中线椎弓根的最内侧。然后再造影摄片,确定病变的椎间盘部位被破坏的形态。在病变的椎间隙处,缓慢注入上述药液,注射时间应在 3 分钟以上。做椎间盘造影时,若显示两个椎间隙异常,则可同时注射两个椎间隙。最大剂量为 10 000U,分散注入多个椎间隙。注入后,留针 5 分钟后拔出。注药后,患者应平卧,观察有无不良反应。如出现过敏反应,应立即静注肾上腺素或氢化可的松注射液。注射后 1~6 周,应从事轻松工作,3 个月后,方可从事重体力劳动。

[注意事项] 如穿刺针不能通过侧方途径进入椎间隙,则应停止操作。反对从中线经硬脊膜、蛛网膜下腔入路,进入椎间盘。

方法 6

[治疗部位] 硬膜外。

[选用药物] 各种糖皮质激素,任选 1 种。

[具体操作] 嘱患者取侧卧位,患肢在下。局部皮肤常规消毒,局麻后,进行穿刺,平面可根据临床表现而定,多选择在腰$_2$~腰$_3$,或腰$_3$~腰$_4$。一般为腰椎间盘突出临床定位上两个间隙。常规后方正中入路,行硬膜外穿刺失败的病例,改用侧路穿刺法,可不受棘突方向及棘突间隙宽窄的限制。穿刺时,选择患侧压痛最明显的椎间隙,离棘突旁约 2cm 处做穿刺点,若碰到骨头则略调整方向再进针,穿过黄韧带即有一穿透感。凭穿透黄韧带之感觉、负压及抽吸无脑脊液等,证实针头已进入硬膜下腔后,即可将上述药液缓慢注入。

方法 7

[治疗部位] 硬膜外。

[选用药物] 甲基泼尼松龙注射液 80mg，以 0.9％氯化钠(生理盐水)10ml 稀释；或醋酸氢化可的松注射液或醋酸泼尼松龙混悬液 1.5～3.0ml，以 0.9％氯化钠(生理盐水)注射液加至 10～15ml。

[具体操作] 注射前，先扪清要做注射的腰椎间隙，注射应在严格无菌条件下进行。嘱患者取患侧卧位或坐位。采用细的硬膜外穿刺针穿过皮肤、皮下组织、棘上、棘间韧带与黄韧带(弓间韧带)，到达硬膜外间隙(操作与腰麻相同)，但进针要更慢、更稳。细心体会针头前进时，穿过以上各韧带的阻力感，其中以黄韧带的阻力感最明显，穿过黄韧带后，阻力突然消失，并可出现落空感。进行此穿刺时，应在穿过黄韧带前后，及时做注射空气试验，亦可采用生理盐水注入法或悬滴试验证明此处无阻力，有负压，并抽吸不出脑脊液，则证明穿刺针是在硬膜外间隙内，即可注入上述混合药液。

[注意事项] ①采用 7.5cm 长的 7 号腰椎穿刺针。②采用患侧向下的侧卧位。③预先依据患者的胖瘦和体格的大小，估计针头进入黄韧带的深度，瘦小者 3～4cm，胖大者 6cm，一般约为 4.5cm。④针头穿过阻力明显的黄韧带后(辨明未入蛛网膜下腔)，即注入 0.9％氯化钠(生理盐水)注射液 3～5ml 作定位试验。如穿刺正确，正在硬膜外时，有下述三个特征：①推入盐水时无阻力，负压试验阳性。②无脑脊液流出。③注入 0.9％氯化钠(生理盐水)注射液 3～5ml 后，患者多诉患侧下肢有酸沉感或酸痛感，甚或有难以忍受的剧痛感(定位试验生理盐水量不必过于严格限制，有时可采用至数十毫升)。倘若以上 3 个特征不明显，可将针头向深刺入 0.3cm 再做试验，如此 2～3 次，即可正确到达硬膜外间隙(应注意辨别流出之液体为注入之生理盐水或为脑脊液)，即将上述混合药液注入。

(四)封闭注射疗法

1. 临床采菁

方法 1

[治疗部位] 硬膜外。

[选用药物] 醋酸泼尼松龙混悬液 75mg(3ml)、1％盐酸普鲁卡因注射液(过敏试验阴性者)1ml 混合均匀。

[具体操作] 嘱患者取卧位，患肢在上或在下。注射点取腰$_4$～腰$_5$或腰$_5$～骶$_1$棘突间，也可在腰$_2$～腰$_3$或腰$_3$～腰$_4$棘突间或向下至骶管。按局部注射操作常规进行，局部皮肤常规消毒，采用 5ml 一次性使用注射器连接 6～7 号注射针头，抽取上述混合药液后，将上述混合药液徐缓注入硬膜外。每周注射 1 次，4 次为 1 个疗程。疗程间停药 4 周。

[临床疗效] 据马景昆报道，临床应用该法共治疗腰椎间盘突症患者 237 例，

优者 71 例,良者 125 例,可者 38 例,差者 3 例。优良率达 82.7%,总有效率达 98.73%。

[注意事项] ①注射盐酸普鲁卡因注射液前,应常规做过敏试验,待试验结果显示阴性后,方可使用。②为防止感染和其他意外,封闭注射操作程序及环境应与手术室同样要求,不可简化。

方法 2

[治疗部位] 硬膜外腔。

[选用药物] 醋酸泼尼松龙混悬液 50mg(2ml)、维生素 B_{12} 注射液 0.1mg(1ml),加 2%盐酸利多卡因注射液 6~8ml 混合均匀。

[具体操作] 嘱患者侧卧于牵引床上,疼痛明显侧在下,取腰$_3$~腰$_4$ 或腰$_5$ 为穿刺点。按局部注射操作常规进行,局部皮肤常规消毒,采用 10ml 一次性使用注射器连接 6~7 号注射针头,抽取上述混合药液后,行常规硬膜外穿刺,待穿刺成功后,采用上述混合药液注入。然后平躺 5~15 分钟,观察无不良反应后,再取侧卧位进行牵引治疗。

[临床疗效] 据张希利报道,临床应用该法共治疗腰椎间盘突出症患者 172 例,治愈 128 例,显效 15 例,好转 21 例,无效 8 例。治愈率达 74.42%,总有效率达 95.35%。

方法 3

[治疗部位] 椎间盘突出的上下椎间隙处。

[选用药物] 2%盐酸利多卡因注射液 20ml、胞磷胆碱(胞二磷胆碱)注射液 0.25g(2ml)、三磷腺苷(三磷酸腺苷,ATP)注射液 20mg(2ml)、辅酶 A 针剂 100U、维生素 B_1 注射液 300mg(6ml)、地塞米松磷酸钠注射液 5mg(1ml)、维生素 B_{12} 注射液 750μg(750ml)、醋酸曲安奈德混悬液 25mg(2.5ml),加 0.9%氯化钠(生理盐水)注射液 750ml,配制成复合溶液。

[具体操作] 嘱患者取平卧位,选准腰椎间盘突出的上下椎间隙。按局部注射操作常规进行,局部皮肤常规消毒,常规硬膜外穿刺成功后,向头或骶部置管 3~5cm,以 15~20 滴/分钟的速度滴入上述复合溶液。滴液后依次进行拔伸脊柱、压髋旋转、屈腰抱膝、提腿后扳、推按揉揉等推拿手法,然后卧床休息 2~4 小时,每周注射 1 次,3 次为 1 个疗程。

[临床疗效] 据黄建珠报道,临床应用该法共治疗腰椎间盘脱出症所致腰痛患者 96 例,治愈 72 例,显效 19 例,有效 5 例。治愈率达 75%,总有效率达 100%。

方法 4

[治疗部位] 腰大肌间沟处。

[选用药物] 地塞米松磷酸钠注射液 5~10mg,加 2%盐酸普鲁卡因注射液(过敏试验阴性者)8~12ml 混合均匀。

［具体操作］ 嘱患者取俯卧位或侧卧位。于第 4 腰椎棘突下方 3cm，再向患侧旁开 3cm，做一穿刺标记。以封闭针头垂直刺达第 5 腰椎横突，然后将针尖退出少许，使穿刺方向斜向头端，越过第 5 腰椎横突上缘，继续进针 1.0～2.5cm，即可进入腰大肌间沟处。进入的标志为注气时无阻力。但如进针过程中，患者有向患侧下肢放射的电击样感，则可停止进针，说明穿刺成功。穿刺成功后，经回抽无血时，将上述混合药液注入。注入后，患者卧床休息 30 分钟，方法可离床活动。每隔 4～5 日注射 1 次。

［临床疗效］ 据刘廷科等报道，临床应用该法共治疗腰椎间盘突出症患者 100 例，显效 64 例，良好 21 例，进步 9 例，无效 6 例，总有效率达 94％。其中最少者注射 2 次，最多者注射 6 次。

优点：①侧卧位与俯卧位均可穿刺，且无进入硬膜下之虑，故无血压下降、头痛等合并症。②曾做过腰椎手术者，以腰椎部穿刺时，误入硬膜下腔的机会较多，而该法则可避免。③对骶管裂孔很小或畸形而不易刺入者，可选用该法治疗。

［注意事项］ 注射盐酸普鲁卡因注射液前，应常规做过敏试验，待试验结果显示阴性后，方可使用。

方法 5

［治疗部位］ 骶管硬膜外。

［选用药物］ ①地塞米松磷酸钠注射液 10mg(2ml)，加 1％盐酸普鲁卡因注射液（过敏试验阴性者)5ml，维生素 B_{12} 注射液 0.25mg(2.5ml)，维生素 B_1 注射液 100mg(2ml)，加 0.9％氯化钠（生理盐水）注射液稀释至 15ml；②醋酸泼尼松龙混悬液 75mg(3ml)，加 1％盐酸普鲁卡因注射液（过敏试验阴性者)5ml，并加适量的中药针剂（如 5％当归注射液、脉络宁注射液等）稀释混合均匀。

［具体操作］ 按局部注射操作常规进行，局部皮肤常规消毒，采用 10ml 或 20ml 一次性使用注射器连接 6～7 号注射针头，抽取上述其中的 1 种药液后，采用穿刺针刺入骶管硬膜外后，将上述药液徐缓注入，每周注射 1 次，3～4 次为 1 个疗程。

［临床疗效］ 据谢明娟等报道，临床应用该法治疗腰腿痛患者，所治患者皆取得明显疗效。

［注意事项］ 注射盐酸普鲁卡因注射液前，应常规做过敏试验，待试验结果显示阴性后，方可使用。

2. 验方荟萃

方法 1

［治疗部位］ 局部痛点。

［选用药物］ 醋酸泼尼松龙混悬液 12.5mg(0.5ml)，加 0.5％盐酸普鲁卡因注射液（过敏试验阴性者)5～10ml 混合均匀。

［具体操作］ 按局部注射操作常规进行,局部皮肤常规消毒,采用 5ml 或 10ml 一次性使用注射器连接 6～7 号注射针头,抽取上述混合药液后,快速进针刺入局部痛点,经回抽无血后,将上述混合药液作局部痛点封闭注射,每周注射 1 次,3 次为 1 个疗程。

［注意事项］ 注射盐酸普鲁卡因注射液前,应常规做过敏试验,待试验结果显示阴性后,方可使用。

方法 2

［治疗部位］ 神经根。

［选用药物］ 醋酸泼尼松龙混悬液 12.5mg(0.5ml),加 0.5％盐酸普鲁卡因注射液(过敏试验阴性者)5～10ml 混合均匀。

［具体操作］ 按局部注射操作常规进行,局部皮肤常规消毒,采用 5ml 或 10ml 一次性使用注射器抽取上述混合药液后,连接 22 号长穿刺针头,在患侧棘突上缘旁约 4cm 处,向内向下方向刺入皮肤,此时针头方向应与身体纵、横面各呈 20°交叉角,直至该横突下方椎间孔处,然后将上述混合药液注入。

［注意事项］ 注射盐酸普鲁卡因注射液前,应常规做过敏试验,待试验结果显示阴性后,方可使用。

方法 3

［治疗部位］ 骶管内。

［选用药物］ ①醋酸氢化可的松注射液 15mg(1.5ml),加 2％盐酸普鲁卡因注射液(过敏试验阴性者)8ml;②地塞米松磷酸钠注射液 10mg(2ml),加 1％盐酸普鲁卡因注射液(过敏试验阴性者)5ml,或加适量的 B 族维生素,再加 0.9％氯化钠(生理盐水)注射液稀释至 15ml;③醋酸泼尼松龙混悬液 3ml(75mg)、1％盐酸普鲁卡因注射液(过敏试验阴性者)1ml,加 0.9％氯化钠(生理盐水)注射液至 20ml;④1％盐酸普鲁卡因注射液(过敏试验阴性者)15～20ml,加地塞米松磷酸钠注射液 2mg(1ml),上述各药均混合均匀。

［具体操作］ 采用简易骶管内注射疗法,嘱患者取胸膝卧位、侧卧位或俯卧位(骨盆下垫一小枕)。先在尾骨尖上 4～5cm 处探索骶角,于两骶骨间做一连线,取其中点进针。因体胖骶角不清晰者,可在尾骨尖上 7cm 左右(相当于腰俞穴)凹陷处进针。局部皮肤常规消毒,取 6 号针头接上含有上述混合药液的一次性使用注射器,斜行进针至皮下局麻,然后退针少许,再垂直进针 1～2cm,穿破骶尾韧带时有突破感。抽吸无血液、脑脊液或空气,推注无阻力及局部无隆起时,即可注射上述药液中的 1 种药液。注射后 3～5 分钟,腰骶及会阴部出现麻木,原有的疼痛症状消失或显著减轻。每隔 5～7 日注射 1 次,4～5 次为 1 个疗程。

［注意事项］ 注射盐酸普鲁卡因注射液前,应常规做过敏试验,待试验结果显示阴性后,方可使用。

方法 4

[治疗部位]　骶管硬膜外。

[选用药物]　甲基泼尼松龙注射液 $80\sim120$mg（$2\sim3$ml），加盐酸利多卡因，或盐酸布比卡因，或盐酸普鲁卡因注射液（过敏试验阴性者）适量稀释混合均匀。

[具体操作]　按局部注射操作常规进行，局部皮肤常规消毒，采用 10ml 或 20ml 一次性使用注射器连接 $6\sim7$ 号注射针头，抽取上述稀释药液后，用穿刺针刺入骶管硬膜外后，将上述稀释药液徐缓注入。每隔 $48\sim72$ 小时注射 1 次，3 次为 1 个疗程。

[注意事项]　注射盐酸普鲁卡因注射液前，应常规做过敏试验，待试验结果显示阴性后，方可使用。

方法 5

[治疗部位]　硬膜外腔隙内。

[选用药物]　醋酸泼尼松龙混悬液 $50\sim125$mg（$2\sim5$ml），加 2% 盐酸普鲁卡因注射液（过敏试验阴性者）$3\sim6$ml 混合均匀。

[具体操作]　按局部注射操作常规进行，局部皮肤常规消毒，采用 10ml 一次性使用注射器连接 $6\sim7$ 号注射针头，抽取上述混合药液后，经腰$_3\sim$腰$_4$或腰$_4\sim$腰$_5$棘突间隙注入硬膜外腔隙内，每周注射 1 次，共注射 $3\sim4$ 次。

[注意事项]　①注射盐酸普鲁卡因注射液前，应常规做过敏试验，待试验结果显示阴性后，方可使用。②注射应在无菌操作下进行，勿将药液漏入硬脊膜腔内。

【按评】　腰椎间盘突出症，是临床骨伤科常见疾病。本病的特征性表现为腰痛及典型的坐骨神经痛。但其病因却是由于髓核脱出，直接压迫和刺激神经根及其周围组织，使其产生肿胀、炎症及粘连所致，是一种实质性病变。注射疗法中无论是穴位注射疗法，或是局部注射疗法，还是封闭注射疗法，大多是将药液直接注入阿是穴（局部痛点）或是注入病变部位，使其改善局部血液循环，减轻局部充血、水肿，抑制炎性反应，促进新陈代谢，加强神经营养，促进神经细胞再生，最终使本病得到治愈。上述各种疗法具有操作简便、利于操作、经济实用、安全可靠的优点，在一定程度上可取代手术治疗，并且无手术所引起的并发症或后遗症之虞。但必须指出，为防止继发感染或其他意外事故的发生，做硬膜外穿刺注射等方法时，其操作程序应严格按操作常规进行，其环境要求应与手术室等同，切不可任意简化。对万一经注射疗法治疗无效的患者，也可考虑行其他方法（如手术）治疗。

本病急性期宜绝对卧床休息至少 2 周，待病情好转后，可进行适当地活动，但需注意避免过度屈伸和弯腰负重，以免造成复发。平时可适当进行腰肌锻炼，下肢及腰部应注意保暖，并做一些轻度的下肢运动锻炼，如倒走等。

四、腰椎滑膜嵌顿症

因负重或腰部不正确的活动造成腰椎小关节的微细错位，使松弛的滑膜嵌顿在关节缝隙内,产生腰部疼痛、活动受限等临床表现的,称为"腰椎滑膜嵌顿症"。又称为"腰椎后关节紊乱症""腰椎后关节炎"等。

本病在中医学属"腰椎骨错缝"等病证范畴。本病多发生于腰骶部。当腰部在不正确的姿势下负重或突然的闪、扭时,常可造成后关节错位,使松弛的滑膜嵌顿在关节缝隙内,从而发生本病。

【病因病机】

脊柱是人体躯干的中轴,脊柱运动的基础是椎间盘和后关节。后关节周围包以薄而紧的关节囊,属于微动关节,主要功能是稳定脊柱,不持重,正常腰部活动度较大,当腰部在不正确的姿势下负重及突然的闪、扭时,常常造成后关节错位,使松弛的滑膜嵌顿在关节缝隙内,此病多发生在腰骶部。

【诊断要点】

1. 患者大多有不正确的姿势下负重及突然发生的"闪""扭"伤病史。

2. 症状轻者,腰部功能活动正常,腰肌酸痛,做后伸动作时疼痛加重;症状严重者,腰痛剧烈,腰功能活能明显受限,患者面呈痛苦表情。部分患者可有向臀部或骶尾部牵扯痛。

3. 检查患椎椎旁有压痛,有时可见或触及患椎棘突隆起、突出、偏歪、肌肉紧张等。

【治疗方法】

局部注射疗法

[治疗部位] 腰椎后关节处。

[选用药物] 醋酸泼尼松龙混悬液 12.5~25.0mg(0.5~1.0ml),加 2％盐酸普鲁卡因注射液(过敏试验阴性者)6~8ml 混合均匀。

[具体操作] 按局部注射操作常规进行,局部皮肤常规消毒,采用 10ml 一次性使用注射器抽取上述混合药液后,连接 6~7 号穿刺用针头,在偏歪棘突下沿划一水平线,离中心线 1.0~1.5cm 处直刺,当针尖触及骨质后开始注射上述混合药液。一般每周注射 1 次,3 次为 1 个疗程。

[注意事项] 注射前,盐酸普鲁卡因注射液应常规做过敏试验,待试验结果显示阴性后,方可使用。

【按评】 腰椎滑膜嵌顿症是临床骨伤科常见病症,治疗前应与腰椎间盘突出症等疾病相鉴别。局部注射疗法对本病疗效尚好,在临床具体应用时,可与推拿疗法、药物内服、外用等方法合并使用,以增强疗效,缩短疗程,以使患者的身体早日康复。

五、第 3 腰椎横突综合征

腰部肌肉在第 3 腰椎横突的附着点处因反复损伤,产生炎症反应,刺激周围神经而引起腰痛、坐骨神经痛等一系列临床症状的,称为"第3腰椎横突综合征"。

第3腰椎位于生理性前凸顶点处,是腰椎活动的中心,因此两侧横突所受牵拉应力最大,故在生长发育时,其发育最长,横突间有横突间韧带,横突末端有腹横肌、腰背筋膜、腰大肌和腰方肌等附着其上,当腰腹部肌肉强力收缩时,横突末端韧带、肌肉、筋膜、腱膜附着处承受拉力及杠杆作用力较大。因此,末端组织损伤的机会最多。另外,腰部脊神经出椎间孔分为前后二支,前支较粗构成腰骶神经丛,后支较细,分为内侧支和外侧支,内侧支分布于肌肉,外侧支为皮神经。而臀上皮神经发自腰$_{1\sim3}$脊神经后支的外侧支,第2腰神经的后支紧贴第3腰椎横突末端尖部后方向后外侧走行,穿过深筋膜,从骶棘肌外缘与浅筋膜间向下走行,在腰三角处穿出腰背筋膜的浅层,分为内、中、外三支,越过髂嵴,部分神经入臀中肌,其余部分分布于臀部和大腿后侧皮下。本病多见于从事体力劳动的青壮年,男性多于女性,半数以上有外伤史。

本病在中医学属"慢性腰部伤筋"等病证范畴。中医学认为,该病多为劳累过度、闪挫跌打,损伤腰部筋经和经脉;或因风寒湿邪侵袭,导致局部气血运行不利,气滞血瘀,经脉阻塞,日久易至肾气亏损,腰部经脉失其濡养,则缠绵难愈。

【病因病机】

第3腰椎横突周围组织因急性损伤或反复微小损伤,造成横突与肌肉、筋膜、韧带附着处撕裂、出血、血肿、粘连、瘢痕,导致肌紧张和肌痉挛,也将因此而刺激或压迫脊神经后支的外侧支,同时出现的病理生理改变是被束缚在肌肉、筋膜之间的神经束,因神经本身的血液供应不足或中止而导致神经水肿变粗,并因此而引起的臀上皮神经疼痛。

中医学认为,本病的病因、病机有以下几个方面。

1. 肾精不足,筋骨失养 本病多发于瘦高体型,腰肌不发达之人,或因劳损,长时间坐位、站立或弯腰姿势不正确,腰部筋肉长期维持一定的姿势,导致横突顶端周围筋脉瘀阻,气血不荣筋脉而发为本病。此病机中,肾阴不足较多见,肾阳虚少见。

2. 急性扭挫,气血瘀阻 暴力扭伤后,附着于横突末端筋肉撕裂,血溢脉外,瘀阻不行,不通则痛,而发为本病。

以上病因中,外伤病因必不可少,然而与先天发育不足的内因密切相关。内因肾精不足,筋骨失养固然重要,但外力达到一定程度,破坏了原有的平衡状态,则暴力扭伤又成为矛盾的主要方面。

【诊断要点】

1. 多发于青壮年,常有轻重不同的腰部外伤史或慢性劳损病史。

2. 主要表现为腰臀部疼痛,可沿大腿向下放射至膝平面以上,亦有少数患者放射至小腿外侧,活动时或活动后疼痛加剧。严重患者可有不典型性坐骨神经痛,腰部功能活动受限。

3. 体格检查在骶棘肌外缘第 3 腰椎横突尖端有明显的触、压痛。部分患者可触及增生变硬的横突头；并可触及条索样硬块。直腿抬高试验阳性，但加强试验阴性。

4. 腰部活动受限，屈躯试验阳性。

5. X 线摄片大多正常。有些患者可有第 3 腰椎横突过长，横突头部密度增高等征象，并可排除腰椎的其他病变。

6. 本病须与腰椎间盘突出症、腰部肌筋膜炎等疾病相鉴别。

【中医证型】

1. 肝肾亏虚 多见于身体瘦高，腰肌不发达的患者，有长期慢性劳损史，腰痛日久，酸软无力，遇劳更甚，卧则减轻，腰肌痿软，喜揉喜按。偏阳虚者面色无华，手足不温。舌质淡，脉沉细。若偏阴虚者，则面色潮红，手足发热。舌质红，脉弦细数。

2. 风寒阻络 多见于有受凉受寒史者，腰部冷痛，转侧俯仰不利，腰肌硬实，遇寒痛增，得温痛缓。舌质淡、苔白滑，脉沉紧。

3. 气滞血瘀 多见于有扭伤史者，腰痛如刺，痛处固定，拒按，腰肌板硬，转摇不能，动则痛甚。舌质红，脉弦紧。

【治疗方法】

(一)穴位注射疗法

1. 笔者经验

[临证取穴] 阿是穴(压痛最明显处)。

[选用药物] 醋酸曲安奈德混悬液 10mg(1ml)、复方当归注射液 2ml，加盐酸利多卡因注射液 4mg(2ml)混合均匀。

[具体操作] 先在第 3 腰椎横突周围按压，找准压痛最明显处，并做好注射点标记。按穴位注射操作常规进行，穴位皮肤常规消毒，采用 5ml 一次性使用注射器连接 6 或 6.5 号注射针头，抽取上述混合药液后，快速进针刺入皮下，稍候做提插、捻转手法，待有酸、麻、胀、痛或触电样等针感得气时，经回抽无血后，将上述混合药液缓慢注入。每隔 5 日注射 1 次，4 次为 1 个疗程。

[主治与疗效] 主治第 3 腰椎横突综合征。笔者临床应用该法共治疗第 3 腰椎横突综合征患者 129 例，治愈 108 例，有效 14 例，无效 7 例。治愈率达 83.72%，总有效率达 94.57%。

2. 临床采菁

方法 1

[临证取穴] 阿是穴、肾俞(双)。

[选用药物] ①醋酸泼尼松龙混悬液 50mg (2ml)，加 1%盐酸普鲁卡因注射液(过敏试验阴性者)2ml 混合均匀；②5%～10%当归注射液 3ml，加维生素 B_{12} 注

射液 0.5mg（1ml）混合均匀。

[具体操作]　先在第 3 腰椎横突处探明压痛敏感点或阳性反应处。按穴位注射操作常规进行，穴位皮肤严格消毒，然后采用 5ml 一次性使用无菌注射器连接 6 或 6.5 号注射针头，抽吸配制好的混合药液，在无菌操作下，将针头刺入，轻微捻转提插，使局部得气产生酸胀感应，经回抽无血后，即可缓慢注入上述混合药液。①药注入阿是穴 2ml，双侧肾俞穴每穴注入 1ml；②药每穴各注入 2ml。两种药液轮换交替使用，即第 1 日穴位注射①药。第 2～5 日穴位注射②药，第 6 日穴位注射①药，第 7～10 日穴位注射②药。每日注射 1 次，10 次为 1 个疗程，休息 3～5 日后，再行第 2 个疗程的治疗。

[主治与疗效]　主治第 3 腰椎横突综合征。据戴自明报道，临床应用该法共治疗第三腰椎横突综合征患者 30 例，治愈 21 例，其中 1 个疗程治愈 6 例，2 个疗程治愈 11 例，3 个疗程愈 4 例；显效 7 例，无效 2 例。3 个疗程治愈率达 70.00%，总有效率达 93.33%。

方法 2

[临证取穴]　阿是穴（第 3 腰椎横突尖部压痛点处）。

[选用药物]　10% 红花注射液 2ml，加 5% 当归注射液 2ml 混合均匀。

[具体操作]　先找出第 3 腰椎横突尖部的压痛敏感点，做好注射点标记。按穴位注射操作常规进行，进行皮肤常规消毒，采用 10ml 一次性使用灭菌注射器套上 9 号注射针头，吸取上述混合药液后，针尖斜面与脊柱平行对准定好的标志进针至第 3 横突尖骨面，再慢慢将针移至横突尖与其软组织之间，沿横突尖自上至下提插 5～6 次，再从上而下左右拨动针尖 5～6 次。切剥分离后回抽针管，视无回血后，将上述混合药液缓慢注入。治疗后每日做扭腰、弯腰、下蹲活动，待 4～5 日后再注射第 2 次。

[主治与疗效]　主治第 3 腰椎横突综合征。据朱士涛报道，临床应用该法共治疗第 3 腰椎横突综合征患者 32 例，其中 1 次治愈 2 例，2 次治愈 7 例，3 次治愈 15 例，4 次治愈 4 例，4 例未坚持治疗。经 4 次治疗后治愈率达 87.5%。

方法 3

[临证取穴]　气海俞（双）。

[选用药物]　醋酸泼尼松龙混悬液 12.5mg（0.5ml），加 1% 盐酸普鲁卡因注射液（过敏试验阴性者）5～10ml 混合均匀。

[具体操作]　每次均取两侧穴位。按穴位注射操作常规进行，穴位皮肤常规消毒，采用 5ml 或 10ml 一次性使用注射器连接 6 或 6.5 号注射针头，抽取上述混合药液后，快速进针刺入皮下，稍候做提插、捻转手法，待有酸、麻、胀或触电样等针感得气时，经回抽无血后，将上述混合药液缓慢注入。每周注射 1 次，3 次为 1 个疗程。针后施以擦法、弹拨、点按、擦法等推拿手法。

［主治与疗效］　主治第3腰椎横突综合征。据王易坦报道,临床应用该法共治疗第3腰椎横突综合征患者130例,治愈82例,显效42例,无效6例。治愈率达63.08％,总显效率达95.38％。

［注意事项］　注射前,盐酸普鲁卡因注射液应常规做过敏试验,待试验结果显示阴性后,方可使用。

方法4

［临证取穴］　阿是穴(压痛点)。

［选用药物］　醋酸曲安奈德(康宁克通A)混悬液40mg(4ml)、2％盐酸利多卡因注射液5ml,加0.9％氯化钠(生理盐水)注射液至10ml混合均匀。

［具体操作］　在第3腰椎横突处寻找出压痛点。按穴位注射操作常规进行,穴位皮肤常规消毒,采用10ml一次性使用注射器连接6或6.5号注射针头,抽取上述混合药液后,快速进针刺入痛点皮下,稍候做提插、捻转手法,待有酸、麻、胀等针感得气时,经回抽无血后,将上述混合药液缓慢注入。每周注射1次,3次为1个疗程。注射后加用推拿手法。

［主治与疗效］　主治第3腰椎横突综合征。据韩永升报道,临床共治疗第3腰椎横突综合征患者120例,治疗组、单纯推拿组、单纯穴位注射组各40例,经治疗后,3组分别痊愈34例、29例、30例,有效5例、7例、7例,无效1例、4例、3例。治愈率分别达85.0％、72.5％、75.0％,总有效率分别达97.5％、90.0％、92.5％。随防1年,总有效率分别达91.9％,71.4％,55.6％。

3. 验方荟萃

方法1

［临证取穴］　主穴取阿是穴;配穴取肾俞、大肠俞、夹脊、秩边、环跳、阳陵泉、委中、昆仑。

［选用药物］　醋酸泼尼松龙混悬液25mg(1ml)、5％当归注射液2ml,加盐酸利多卡因注射液4mg(2ml)混合均匀。

［具体操作］　主穴每次必取,配穴随症取3～4穴。按穴位注射操作常规进行,穴位皮肤常规消毒,采用5ml一次性使用注射器连接6或6.5号注射针头,抽取上述混合药液后,快速进针刺入皮下,稍候做提插、捻转手法,待有酸、麻、痛或触电样等针感得气时,经回抽无血后,将上述混合药液缓慢注入。每次每穴注射1ml,每隔5日注射1次,3次为1个疗程。

［主治与疗效］　主治第3腰椎横突综合征。

方法2

［临证取穴］　主穴取阿是穴;配穴取肾俞、气海俞、大肠俞、夹脊穴(L_2～L_4)、委中。

［选用药物］　地塞米松磷酸钠注射液5mg(1ml)、野木瓜注射液2ml,加盐酸

利多卡因注射液 4mg(2ml)混合均匀。

[具体操作] 主穴每次必取,配穴随症取 3～4 穴。按穴位注射操作常规进行,穴位皮肤常规消毒,采用 5ml 一次性使用注射器连接 6 或 6.5 号注射针头,抽取上述混合药液后,快速进针刺入皮下,稍候做提插、捻转手法,待有酸、麻、胀、痛或触电样等针感得气时,经回抽无血后,将上述混合药液缓慢注入。每次每穴注射 1ml,每日注射 1 次,7 次为 1 个疗程。

[主治与疗效] 主治第 3 腰椎横突综合征。

方法 3

[临证取穴] 肾俞、气海俞、大肠俞、委中、阿是穴。

[选用药物] 5％当归注射液 2ml、野木瓜注射液 2ml,加盐酸利多卡因注射液 4mg(2ml)混合均匀。

[具体操作] 每次选 3～4 穴。按穴位注射操作常规进行,穴位皮肤常规消毒,采用 10ml 一次性使用注射器连接 6 或 6.5 号注射针头,抽取上述混合药液后,快速进针刺入皮下,稍候做提插、捻转手法,待有酸、麻、胀、痛或触电样等针感得气时,经回抽无血后,将上述混合药液缓慢注入。每次每穴注射 1.5～2.0ml,每日注射 1 次,10 次为 1 个疗程,疗程间相隔 2～3 日。

[主治与疗效] 主治第 3 腰椎横突综合征。

方法 4

[临证取穴] 患侧大肠俞、气海俞、肾俞、阿是穴。

[选用药物] 地塞米松磷酸钠注射液 2mg(1ml)、复方当归注射液 2ml,加盐酸利多卡因注射液 4mg(2ml)混合均匀。

[具体操作] 按穴位注射操作常规进行,穴位皮肤常规消毒,采用 5ml 一次性使用注射器连接 6 或 6.5 号注射针头,抽取上述混合药液后,快速进针刺入皮下,稍候做提插、捻转手法,待有酸、麻、胀、痛或触电样等针感得气时,经回抽无血后,将上述混合药液缓慢注入。每次每穴注射 1.0～1.2ml,每日注射 1 次,10 次为 1 个疗程,疗程间相隔 2～3 日。

[主治与疗效] 主治第 3 腰椎横突综合征。

方法 5

[临证取穴] 阿是穴[腰$_{2\sim3}$椎旁 0.5～1.5 寸(同身寸)处压痛点]、夹脊穴(或膀胱经选 2～3 穴)。

[选用药物] 当归寄生注射液 4ml,维生素 B$_{12}$注射液 1mg(2ml)混合均匀。

[具体操作] 每次选 2～4 穴。按穴位注射操作常规进行,穴位皮肤常规消毒,采用 10ml 一次性使用注射器连接 6 或 6.5 号注射针头,抽取上述混合药液后,快速进针刺入皮下,稍候做提插、捻转手法,待有酸、麻、胀等针感得气时,经回抽无血后,将上述混合药液缓慢注入。每次每穴注射 1～2ml,每日注射 1 次,10 次为 1

个疗程。注射后并配合推拿手法。

［主治与疗效］　主治第 3 腰椎横突综合征。

方法 6

［临证取穴］　阿是穴(患侧横突压痛点)。

［选用药物］　醋酸泼尼松龙混悬液 50～75mg(2～3ml)，加 0.5％盐酸普鲁卡因注射液(过敏试验阴性者)17～18ml 混合均匀。

［具体操作］　按穴位注射操作常规进行，穴位皮肤常规消毒，采用 20ml 一次性使用注射器连接 7 号封闭注射用长针头，抽取上述混合药液后，斜行 60°角刺入至尖部，注入 2/5 的药液，然后在横突前、后、左、右各注入剩余药液的 1/4 量。每隔 5 日注射 1 次，5～6 次为 1 个疗程。

［主治与疗效］　主治第 3 腰椎横突综合征。

(二)全息注射疗法

［临证取穴］　眼穴取下焦、肾；耳穴取肾、腰椎压痛点。

［选用药物］　5％当归注射液 2ml。

［具体操作］　按全息注射操作常规进行，穴位皮肤常规消毒，采用 2ml 一次性使用灭菌注射器连接 5 号皮试用注射针头，抽取上述药液后，眼穴每穴注射 0.2ml，耳穴每穴注射 0.1ml。隔日注射 1 次，10 次为 1 个疗程。

［主治与疗效］　主治第 3 腰椎横突综合征。

(三)局部注射疗法

1. 临床采菁

方法 1

［治疗部位］　第 3 腰椎横突周围。

［选用药物］　醋酸泼尼松龙混悬液 25mg(1ml)，加盐酸利多卡因注射液 5mg(2ml)混合均匀。

［具体操作］　按局部注射操作常规进行，局部皮肤常规消毒，采用 5ml 一次性使用注射器抽取上述混合药液后，连接 6～7 号穿刺长针头，待穿刺成功后，将上述混合药液注入第 3 腰椎横突周围，每周注射 1 次，3 次为 1 个疗程。然后再辅以推拿手法配合治疗，每日 1 次。

［临床疗效］　据有关报道，临床应用该法共治疗第 3 腰椎横突综合征患者 32 例，治愈 15 例，好转 12 例，无效 5 例。治愈率达 46.88％，总有效率达 84.38％。

方法 2

［治疗部位］　第 3 腰椎横突周围。

［选用药物］　2％盐酸利多卡因注射液 5ml，0.9％氯化钠(生理盐水)注射液 5ml，醋酸泼尼松龙混悬液 25mg(1ml)，地塞米松磷酸钠(DXM)注射液 5mg(1ml)，维生素 B_{12} 注射液 0.5mg(1ml)，维生素 B_6 注射液 100mg(2ml)混合均匀。

[具体操作]　选好注射位置,定好标记。嘱患者取俯卧位,脐下垫一小枕。在第 3 腰椎横突尖端可摸到条索状反应物或结节,压迫此点时,可有明显疼痛感,个别患者有放射性疼痛,但多不通过膝部。在此点向内 0.5cm 处,先用甲紫溶液做好注射点标记。按局部注射操作常规进行,局部皮肤先用 2%～3% 碘酊,后用 75% 乙醇脱碘行常规消毒,盖无菌洞巾,医者双手行常规消毒。采用 10ml 一次性使用注射器抽吸上述混合药液约 6ml(单侧用量),接上 7 号穿刺用针头在标记点处快速进针,并深达横突尖处,在其左右尖端部位各等量注入上述混合药液。然后,医者右手持刀,左手用无菌纱布包握住针刀前端,刀口线和身体纵轴平行,行加压垂直进针,深达横突骨面。然后将针刀慢慢移至尖端部位,探明距离,向内移动 1cm 左右,再纵行切 2～3 刀,然后横向铲剥,即略向外横行剥离一下,向下切一下,由上至下进行,3～5 刀后,感到肌肉与筋脉等组织与横尖之间,有松动分开感觉后,即拔出针头。一般不超过半分钟,再用无菌纱布压迫针孔片刻,贴上"创可贴胶布"。2 日后可除去"创可贴胶布",让患者下床,向前弯腰 2～3 次,以进一步松解针刀未达到部位的粘连,如 1 周后尚存余痛,再做 1 次上述方法的治疗。

[临床疗效]　据陈理江报道,临床应用该法共治疗腰三横突综合征患者 220 例,所治患者均取得满意疗效。

[注意事项]　①严格无菌操作,防止感染;②切勿将针刀刺入腹腔内;③嘱患者 3 日后做轻度活动,防止再度粘连。

2. 验方荟萃

方法 1

[治疗部位]　第 3 腰椎横突处。

[选用药物]　醋酸泼尼松龙混悬液 25mg(1ml),加 1% 盐酸普鲁卡因注射液(过敏试验阴性者)5～8ml 混合均匀。

[具体操作]　嘱患者取俯卧位,两前臂交叉置于胸前,腹部垫一软枕,腰部肌肉放松。施术者用左手拇指按压第 3 腰椎横突尖端,将拇指末端与注射区域皮肤一起常规消毒。右手持长针头对准第 3 腰椎横突尖端与背部呈 30°角刺入,当触及骨质后,调整针头方向,在横突尖端上、下缘及背面缓慢注入上述混合药液 5～8ml。每周注射 1 次,3～5 次为 1 个疗程。

[注意事项]　注射前,盐酸普鲁卡因注射液应常规做过敏试验,待试验结果显示阴性后,方可使用。

方法 2

[治疗部位]　第 3 腰椎横突处。

[选用药物]　醋酸泼尼松龙混悬液 12.5mg(0.5ml),加 2% 盐酸普鲁卡因注射液(过敏试验阴性者)2ml 混合均匀。

[具体操作]　嘱患者取俯卧位,两前臂交叉置于胸前,腹部垫一软枕,使腰部

肌肉尽量放松。按局部注射操作常规进行,局部皮肤常规消毒,采用5ml一次性使用注射器连接较长穿刺针头在第3腰椎横突处穿刺,待穿刺成功后,将上述混合药液在骨膜及其周围组织做浸润注射。一般每周注射1次,2~3次为1个疗程。

[注意事项] ①注射前,盐酸普鲁卡因注射液应常规做过敏试验,待试验结果显示阴性后,方可使用;②要求所注射部位达到准确无误。

方法3

[治疗部位] 第3腰椎横突间。

[选用药物] "史氏配制药液"[0.25%盐酸普鲁卡因注射液(过敏试验阴性者)或低浓度盐酸利多卡因注射液15~20ml,加入醋酸曲安奈德混悬液10~15mg(1.0~1.5ml),必要时再加入盐酸消旋山莨菪碱(654-2)注射液8~10mg(0.8~1.0ml)及维生素B_{12}注射液0.1mg(1ml)混合均匀]。

[具体操作] 嘱患者取俯卧位或健侧卧位。按局部注射操作常规进行,局部皮肤常规消毒,以45°角快速进针3~5cm时,即可触及横突尖部位,此时经回抽无血,即可沿该横突尖周围及其上、下缘做充分浸润注射。如果尚须做另一横突尖注射,则可将针头拔出,退至皮下,再改变针刺方向刺及另一横突部位,然后进行上述药液注射,不必另取皮肤穿刺点。一般每次注射上述"史氏配制药液"10~15ml。

[注意事项] ①注射盐酸普鲁卡因注射液前,应常规做过敏试验,待试验结果显示阴性后,方可使用;②操作时,要防止误刺入血管内。

【按评】 第3腰椎横突综合征多见于中壮年人,是临床腰痛常见原因之一,与直接或间接外伤有关,属腰部软组织损伤范畴。损伤后局部平衡失调,代谢紊乱,血液循环障碍,缺血缺氧,则韧带、骨膜、筋膜、肌肉纤维等软组织失去营养而发生充血、变性、水肿、渗出、粘连、硬化及增生,久之发生肥厚性改变并出现肌肉紧张与挛缩。运用穴位注射疗法治疗该病,大多采用糖皮质激素,因其具有很强的消炎作用,可抑制局部血管扩张,增加血管紧张性,减少充血,降低血管通透性,抑制炎症浸润和渗出,抑制成纤维细胞增生,减轻炎症引起的粘连和挛缩,与局部麻醉药伍用能有效抑制炎症后期纤维细胞、毛细血管和结缔组织的增生,消除水肿,松解粘连,防止肥厚,阻断疼痛引起反馈性恶性循环。而当归、红花、桑寄生等中草药注射液具有补血活血、祛瘀通经止痛的功效,能有效抑制血小板黏附,解除血管痉挛,增加血流量,促进已形成的纤维蛋白溶解。故注射疗法治疗第3腰椎横突综合征,常可收到"雪中送炭""立竿见影"的疗效,故颇受患者的接受和欢迎。临床具体应用时,可结合推拿疗法,药物内服、外用等方法同时进行,则更可收到更满意的疗效。

治疗期间,患者要注意局部保暖,尽量减少腰肌活动。平常要注意加强腰肌锻炼。治愈后,患者应劳逸结合,注意休息,加强腰肌锻炼,防止久坐和长期弯腰,避受风寒,以防愈后复发。

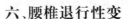

六、腰椎退行性变

腰椎退行性变,又称为"腰椎肥大性关节炎""腰椎骨关节炎""腰椎畸形性骨关节炎""腰椎骨质增生症""增生性脊柱炎"等,是中年以后发生的一种慢性退行性病变,是腰椎关节软骨部分损伤后继发附近软骨增殖、骨化而形成的关节病变。

病变的基础是关节软骨的退行性改变,包括椎间盘和后关节及韧带的变化,这些组织在人体发育成熟后逐渐开始退化,并在关节边缘及软骨下区形成新骨,即通常所说的骨质增生。腰椎与其他脊柱节段相比有以下特点:承受载荷最大;屈伸活动范围最大,由上至下进行性增加,小关节面与水平面成近 90°角,与矢状面成 45°角,其关节面亦非平面,各椎下关节突被下一椎的上关节突环抱,使腰椎几乎不能旋转;下腰椎和腰骶关节活动度相对较大,而骶骨骨盆复合体又相对固定,因此这一区域形成应力集中,更容易退变和损伤。由椎间盘、小关节和韧带将各节椎骨连接而成的脊柱从某一局部来看活动度并不大,但各局部活动相加,却能使脊柱获得较大幅度的运动,将相邻椎体及连接它们的椎间盘、小关节和韧带称为脊柱的功能单位,也称为运动节段,这是能反映脊柱生物力学特性的最小单位,同时也是维持脊柱稳定的最基本单位。每个运动节段连接两个椎体的关节有三个:其中一个是椎间关节,另两个是后关节。在正常情况下这三个关节维持着机械平衡,如果其中一个遭受持久性损伤,最终将破坏这种平衡而导致运动节段失去稳定性,引起一系列临床症状。本病可见于青壮年,但 90% 以上为 60 岁以上的老年人,男性多于女性,活动量及负载大者多于活动量及负载小者,与体质及遗传因素亦有一定关系。

引起本病发生的原因,可分原发性和继发性两种。原发性者多因为关节软骨中硫酸软骨素的含量随年龄的增长而减少,导致支撑的胶原纤维分解,关节软骨退化而形成;继发性者多见于青年人。由于外伤、感染、畸形、局部缺血,继之以机械刺激等因素,使关节软骨发生病理性损害而引起。

本病在中医学属"腰痛""痹证"等病证范畴。中医学认为,本病是由于肾亏正虚,风寒湿邪乘袭,致使经络闭阻;或劳损外伤,气血瘀阻,筋骨失养所致。

【病因病机】

按病因可分为原发性和继发性两种。原发性腰椎退行性变主要为生理性退行性改变导致。人体中年以后,椎间盘的髓核及纤维环水分含量逐渐减少,纤维环板层间松弛,抗张力作用减退,首先发生纤维环内纤维环形撕裂,进而可发生放射状撕裂,髓核可由裂隙中膨出或发生纤维环内撕裂和椎间盘被吸收,导致椎间高度下降,椎间隙狭窄。与此同时,由于运动节段的机械平衡被打破,相应的后关节发生改变,小关节滑膜发生炎性渗出反应,关节软骨磨损或碎裂,周围韧带亦松弛,造成腰椎不稳定,运动时或受载荷时产生异常应力增多,根据 Wolff 定律,骨的生长与重建要适应其功能的需要,所以高应力部分的椎体就需要向周围生长,以扩大受力面积,减少局部应力,增加腰椎稳定性。因此,骨赘的形成是人体为了减少腰椎异常应力,增加腰椎稳定性而产生的一种正常的生理保护性改变。多数人不产生临床症状,有的患者由于退行性改变使腰椎稳定性受到破坏,韧带、关节囊受到过度牵拉刺激或挤压可产生慢性腰痛症状。

继发性腰椎退行性变,大多有腰部损伤史,如腰椎骨折、脱位或关节软骨损伤,长期重体力劳动的慢性劳损、活动量大所致骨骺损伤,腰椎间盘突出后,吸收震荡应力的能力减弱,易导致软骨板的损伤。此外,椎体畸形、脊柱侧凸或后凸,姿势不良及脊柱骨骺炎、椎间盘炎及脊柱结核,骨髓炎及其他病变所致的椎体楔形变等因素,导致运动单位机械平衡被破坏,承受应力不均匀,可在应力过大的部分产生骨赘,严重者可形成骨桥。骨赘可发生于各椎体边缘,据统计以 $L_{4\sim5}$ 和 $L_5\sim S_1$ 处最多见,相邻上位椎体前下缘和下位椎体的前上缘较多,由于腰椎的运动节段的三个关节维持着机械平衡,当椎间关节增生的同时,后关节也同样出现骨性关节病表现。

中医学认为本病的病因病机有以下几个方面。

1. 肾精亏虚　素体禀赋不足或年老精血亏衰,或久病体虚,致肾阴不足,不能濡养充实经脉,感受外邪不能祛散,摄于经脉,则留于关节或内注筋骨,导致腰痛。

2. 劳力过度　劳伤肾气,经络空虚,气血不充,腰部筋骨失养,导致腰部疼痛。

3. 风寒湿邪入侵　岁逢寒湿行令,或冒雨宿卧寒湿或当风之地,感受风寒湿邪,经脉痹阻,气血运行不畅,而致腰痛。

【诊断要点】

1. 多在 40 岁以上发病,且男性略多于女性。

2. 本病的早期腰部多僵硬酸痛,无法久坐,常频繁更换体位。

3. 晨起时症状较重,稍加活动后症状稍减,但活动稍久,尤其是在疲劳之后,症状又重复加重。

4. 体检见腰椎生理前凸减少或消失,甚或变成圆腰,脊柱活动受限,严重者腰肌板硬,腰骶两侧广泛压痛。

5. X 线检查,椎间隙不同程度变窄或不对称,椎体上下边缘有唇样骨质增生,严重者可见上、下椎体增生之骨质形成之"骨桥",有时可见施莫结节或髓核、韧带的钙化影,严重者腰生理弯曲变直或侧弯畸形。

【中医证型】

1. 风寒湿型　腰部冷痛重着,转侧不利,逐渐加重,虽经静卧痛亦不减或反加重,遇阴雨天气疼痛加剧,舌苔白腻,脉沉而迟缓。

2. 肾精亏虚型　腰部酸痛绵绵,腰脊板硬不灵,喜揉喜按,腿膝痿软无力,久行久立尤甚,卧则稍有减轻,常反复发作,脊背腰膝畏冷,面色㿠白,头昏乏力,便溏溲长,舌质淡或红,舌体瘦小,苔薄白,脉弦细数。

3. 气滞血瘀型　腰痛如锥如刺,痛有定处,痛处拒按,转侧艰难,伸屈不能,近期常有外伤病史,或腰部肿胀,舌质紫黯,或有瘀斑,脉涩滞。

4. 湿热型　腰部疼痛,痛处伴有热感,暑热天或下雨天疼痛加剧,常伴面红目赤,口苦欲饮,小便短赤,大便秘结或里急后重,舌质红,苔黄腻,脉濡数。

5. 劳力过度型　腰部酸楚疼痛,遇劳则发,休息缓解,肢倦乏力,短气懒言,或面黄唇白,心悸,头晕,自汗。舌质淡、苔薄白,脉细缓。

【治疗方法】

(一)穴位注射疗法

1. 笔者经验

[临证取穴]　气海俞、肾俞、大肠俞、关元俞。

[选用药物]　骨肽(骨宁)注射液 2ml、维生素 B_{12} 注射液 1mg(2ml)、地塞米松磷酸钠注射液 2mg(1ml)混合均匀。

[具体操作]　每次取单侧,左右两侧穴位轮流交替使用。按穴位注射操作常规进行,穴位皮肤常规消毒,采用 5ml 一次性使用注射器连接 6 或 6.5 号注射针头,抽取上述混合药液后,快速进针刺入皮下,稍做提插待有酸、麻、胀等明显针感得气时,经回抽无血后,将上述混合药液缓慢注入。每次每穴注射 1ml,每日注射 1次,7~10 日为 1 个疗程,疗程间相隔 3~5 日。

[主治与疗效]　主治腰椎退行性变。笔者临床应用该法共治疗腰椎退行性变患者 358 例,经 1~3 个疗程治疗后,部分患者配合服用中药,治愈 303 例,有效 45例,无效 10 例。治愈率达 84.64％,总有效率达 97.21％。

2. 临床采菁

方法 1

[临证取穴]　志室、腰阳关、肾俞、脊中、大肠俞、膏肓俞、风市、委中、阳陵泉、大杼。

[选用药物]　醋酸泼尼松龙混悬液 12.5mg(0.5ml),加 0.5％~1.0％盐酸普鲁卡因注射液(过敏试验阴性者)2~4ml 混合均匀。

[具体操作]　每次选 3~4 穴,各穴轮换交替使用。按穴位注射操作常规进行,穴位皮肤常规消毒,采用 5ml 一次性使用注射器连接 6 或 6.5 号注射针头,抽取上述混合药液后,快速进针刺入皮下,稍做提插待有酸、麻、胀或触电样等明显针感得气时,经回抽无血后,缓慢将上述混合药液注入。每次每穴注射 1.0~1.5ml,每隔 7 日注射 1 次,连续 3 次为 1 个疗程。

[主治与疗效]　主治腰椎退行性变。据李修强报道,临床应用该法共治疗腰椎退行性变患者 144 例,总有效率达 86.8％。

方法 2

[临证取穴]　环跳(双)、气海俞(双)。

［选用药物］　复方当归注射液 2～10ml、灭菌注射用水 2～8ml 按 1∶1 或 2∶1 浓度稀释后,加入 2% 盐酸普鲁卡因注射液(过敏试验阴性者)2ml 混合均匀。

［具体操作］　每次均取 2 穴双侧穴位。按穴位注射操作常规进行,穴位皮肤常规消毒,采用 5～20ml 一次性使用注射器连接 6～7 号注射针头,抽取上述混合药液后,快速进针刺入皮下,稍做提插待有酸、麻、胀或触电样等明显针感得气时,经回抽无血后,将上述混合药液 4～20ml 注入上述各穴。每日注射 1 次,5～7 次为 1 个疗程。并辅以针刺疗法配合治疗,经行针得气后,留针 20 分钟,每日 1 次。

［主治与疗效］　主治腰椎退行性变。据刘雪音报道,临床应用该法共治疗腰椎退行性变患者 186 例,疼痛彻底消失,功能活动自如者 166 例,疼痛明显减轻,功能活动亦有明显改善者 2 例,总有效率达 100%。

［注意事项］　注射前,应常规做盐酸普鲁卡因注射液过敏试验,待试验结果显示阴性后,方可使用。

方法 3

［临证取穴］　以骨质增生相应的夹脊穴和相对平面的膀胱经俞穴为主,另随疼痛部位所属何经,循经配穴。

［选用药物］　维生素 B_{12} 注射液 0.5mg(5ml)、维生素 B_1 注射液 100mg(2ml) 混合均匀。

［具体操作］　每次选腰部穴位 2～6 穴,下肢穴位 2～4 穴。针刺采用常规刺法,穴位注射于夹脊穴进针直达骨质增生附近,余穴顺经进针,稍做提插待有酸、麻、胀或放射样等明显针感得气时,经回抽无血后,将上述混合药液缓慢推入,环跳、秩边穴可注射 1.5ml,其他穴位注射 0.5ml,针刺疗法与穴位注射疗法交替进行,隔日 1 次。

［主治与疗效］　主治腰椎骨质增生症。据张秀文报道,临床应用该法共治疗腰椎骨质增生症患者 31 例,临治愈 10 例,显效 16 例,有效 4 例,无效 1 例。治愈率达 32.29%,总有效率达 96.8%。

方法 4

［临证取穴］　主穴取阿是穴。配穴,颈椎骨质增生者,配加风池、大椎、大杼、膈俞、肝俞、肾俞、肩井、肩髃、外关、后溪、悬钟;腰椎骨质增生者,配加肾俞、腰阳关、大肠俞、关元俞、风市、环跳、委中、承山、昆仑;膝关节骨质增生者,配加肾俞、风市、内外膝眼、曲泉、膝阳关、阳陵泉、足三里、三阴交。

［选用药物］　麝香注射液、50% 天麻注射液、当归寄生注射液、骨肽(骨宁)注射液各 2ml 混合均匀。

［具体操作］　每次主穴必取,配穴据症选 3～4 穴。按穴位注射操作常规进行,穴位皮肤常规消毒,采用 10ml 一次性使用注射器连接 6 或 6.5 号注射针头,抽取上述混合药液后,快速进针刺入皮下,稍做提插待有酸、麻、胀或触电样等明显针

感得气时,经回抽无血后,将上述混合药液缓缓注入。每次每穴注射2ml,每隔2～3日注射1次,5次为1个疗程。

［主治与疗效］ 主治各类骨质增生症。据邵泽善等报道,临床应用该法共治疗各类骨质增生症患者214例,治愈99例,显效93例,有效20例,无效2例。治愈率达46.26%,总有效率达99.07%。

方法5

［临证取穴］ 参阅X线片,以确定病变椎节,以压痛点明显的椎节棘突定为中宫穴,沿中宫穴上、下椎间各取1穴,上为乾宫穴,下为坤宫穴;中宫穴旁开1寸(同身寸)处各取1穴,左为离宫穴,右为坎宫穴;乾宫与离宫之间为兑宫穴,离宫与坤宫之间为震宫穴,坤宫与坎宫之间为艮宫穴,坎宫与乾宫之间为巽宫穴。

［选用药物］ 透明质酸酶针剂500U、骨肽(骨宁)注射液6ml、地塞米松磷酸钠注射液5mg(1ml)混合均匀。

［具体操作］ 治疗时,先用皮肤针在九宫穴区施以中强度叩刺,以出血为度,后加拔火罐15分钟,起罐后,按穴位注射操作常规进行,穴位皮肤常规消毒,采用10ml一次性使用注射器连接6～7号注射针头,抽取上述混合药液后,快速进针刺入皮下,稍做提插待有酸、麻、胀或触电样等明显针感得气时,经回抽无血后,将上述混合药液缓缓注入。每次每穴注射1ml左右,每隔3日治疗1次。

［主治与疗效］ 主治颈、腰椎骨质增生症。据王福权报道,临床应用该法共治疗颈、腰椎骨质增生症患者64例,治愈40例,显效24例。治愈率达62.5%,总有效率达100%。

方法6

［临证取穴］ 取穴分2组,第1组取肾俞、腰阳关;第2组取相应华佗夹脊穴、委中。

［选用药物］ 5%当归注射液4ml,加维生素B_{12}注射液0.5mg(1ml)混合均匀。

［具体操作］ 每次取1组,2组穴位轮换交替使用。按穴位注射操作常规进行,穴位皮肤常规消毒,采用5ml一次性使用注射器连接6或6.5号注射针头,抽取上述混合药液后,快速进针刺入皮下,稍做提插待有酸、麻、胀等明显针感得气时,经回抽无血后,将上述混合药液缓缓注入。每穴注射剂量根据取穴多少而采用平均量,每日1次,15次为1个疗程。

［主治与疗效］ 主治腰椎退行性变。据农泽宁报道,临床应用该法共治疗腰椎退行性变患者47例,治愈38例(占80.85%),好转9例(占19.15%)。所治患者全部获效。

方法7

［临证取穴］ 主穴取华佗夹脊穴。配穴分2组,第1组取环跳、阳陵泉;第2

组取承扶、承山。

［选用药物］ 肌生注射液。

［具体操作］ 根据 X 线片示增生部位相应的华佗夹脊穴为主穴，每日取 1 穴单侧、左右两侧穴位轮换交替使用。根据患者的症状、体征选第 1 组或第 2 组配穴中的 1 穴，每穴注入药液 1ml，总量注射 2ml。进针后有得气感，最好针感向下放散时，经抽无回血后，再缓推药液。每日注射 1 次，15 次为 1 个疗程。

［主治与疗效］ 主治腰椎退行性变。据梁中报道，临床共治疗腰椎退行性变患者 180 例，其中治疗组 90 例、肌注对照组 30 例、电针对照组 60 例。3 组分别显效 68、2、35 例；好转 21、20、23 例；无效 1、8、2 例。显效率分别达 75.56％、6.67％、58.33％，总有效率分别达 98.89％、73.33％、96.67％。

方法 8

［临证取穴］ 肾俞、命门、增生腰椎夹脊穴。

［选用药物］ 骨肽（骨宁）注射液、5％当归注射液各 2ml 混合均匀。

［具体操作］ 按穴位注射操作常规进行，穴位皮肤常规消毒，采用 5ml 一次性使用注射器连接 7 号注射针头，抽取上述混合药液后，快速进针刺入夹脊穴 3cm（针尖与皮肤呈 60°角向脊柱方向斜刺），余穴常规刺法，稍做提插待有酸、麻、胀等明显针感得气时，经回抽无血后，将上述混合药液缓缓注入。每次每穴注射药液 0.5ml，隔日注射 1 次，连续 10 日（5 次）为 1 个疗程。注射后，并施以温针疗法共同治疗。

［主治与疗效］ 主治腰椎退行性变。据王晓东报道，临床应用该法共治疗腰椎退行性变患者 103 例，基本治愈 74 例，占 71.84％；显效 15 例，占 14.42％；好转 10 例，占 7.04％；无效 4 例，占 3.88％。总有效率达 96.12％。

方法 9

［临证取穴］ 肾俞、足三里。

［选用药物］ 谷康泰灵注射液（院内制剂）2ml。

［具体操作］ 每次取 1 穴两侧，2 穴轮换交替使用。按穴位注射操作常规进行，穴位皮肤常规消毒，采用 2ml 或 5ml 一次性使用注射器连接 6 或 6.5 号注射针头，抽取上述药液后，快速进针刺入皮下，稍做提插、捻转手法，待有酸、麻、胀、重或触电样等针感得气时（最好有向下放射麻感），经回抽无血后，即可将上述混合药液徐缓注入。每次每穴注射 1ml。每日注射 1 次，12 次为 1 个疗程，疗程间相隔 10 日。

［主治与疗效］ 主治增生性脊柱炎。据罗和古等介绍，临床应用该法共治疗增生性脊柱炎患者 49 例，肌内注射对照组患者 49 例，两组分别痊愈 27、10 例，显效 11、12 例，好转 10、15 例；无效 1、12 例。痊愈率分别达 55.10％、20.41％，总有效率分别达 97.96％、75.51％。

方法 10

[临证取穴]　取穴分 2 组,第 1 组取肾俞、腰阳关;第 2 组取相应华佗夹脊穴、委中。

[选用药物]　5%当归注射液 4ml、维生素 B_{12} 注射液 0.5mg(1ml)混合均匀。

[具体操作]　每次取 1 组,2 组穴位轮换交替使用。按穴位注射操作常规进行,穴位皮肤常规消毒,采用 5ml 一次性使用注射器连接 6 或 6.5 号注射针头,抽取上述混合药液后,快速进针刺入皮下,稍做提插、捻转手法,待有酸、麻、胀、重或触电样等针感得气时,经回抽无血后,即可将上述混合药液徐缓注入。每次每穴注射剂量根据取穴多少,而采用平均量。每日注射 1 次,15 次为 1 个疗程。

[主治与疗效]　主治增生性脊柱炎。据罗和古等介绍,临床应用该法共治疗增生性脊柱炎患者 47 例,治愈 38 例,占 80.85%;好转 9 例,占 19.15%。所治患者全部获效。

3. 验方荟萃

方法 1

[临证取穴]　肾俞(双)、大肠俞(双)。

[选用药物]　①复方当归注射液、骨肽(骨宁)注射液各 2ml 混合均匀;②维生素 B_1 注射液 100mg(2ml)、维生素 B_{12} 注射液 1mg(2ml)混合均匀。

[具体操作]　每次均取两侧穴位。按穴位注射操作常规进行,穴位皮肤常规消毒,采用 5ml 一次性使用注射器连接 6 或 6.5 号注射针头,抽取上述 2 种药液中的 1 种药液后,快速进针刺入皮下,稍做提插待有酸、麻、胀等针感得气时,经回抽无血后,将上述药液缓缓注入。每次每穴注射 1ml,每日或隔日注射 1 次,10 次为 1 个疗程。

[主治与疗效]　主治退行性脊柱炎所引起的腰痛。

方法 2

[临证取穴]　气海俞、肾俞、大肠俞、关元俞。

[选用药物]　威灵仙注射液 2ml、骨肽(骨宁)注射液 2ml、复方当归注射液 2ml 混合均匀。

[具体操作]　每次选 2 穴双侧,4 穴轮换交替使用。按穴位注射操作常规进行,穴位皮肤常规消毒,采用 10ml 一次性使用注射器连接 6 或 6.5 号注射针头,抽取上述混合药液后,快速进针刺入皮下,稍做提插待有酸、麻、胀等明显针感得气时,经回抽无血后,将上述混合药液缓缓注入上述 2 穴。每次每穴注射 1.5ml,每日注射 1 次,10 次为 1 个疗程。

[主治与疗效]　主治各型腰椎退行性变。

方法 3

[临证取穴]　肾俞、命门、气海俞、大肠俞、关元俞、次髎、阿是穴、环跳、委中、

阳陵泉、昆仑。

　　[选用药物]　骨肽(骨宁)注射液 2ml、复方当归注射液 2ml,加盐酸利多卡因注射液 4mg(2ml)混合均匀。

　　[具体操作]　每次选 4～6 穴。按穴位注射操作常规进行,穴位皮肤常规消毒,采用 10ml 一次性使用注射器连接 6 或 6.5 号注射针头,抽取上述混合药液后,快速进针刺入皮下,稍做提插待有酸、麻、胀、痛或触电样等明显针感得气时,经回抽无血后,将上述混合药液缓缓注入。每次每穴注射 1.0～1.5ml,每日注射 1 次,10 次为 1 个疗程,疗程间相隔 2～3 日。

　　[主治与疗效]　主治腰椎退行性变。

　　方法 4

　　[临证取穴]　阿是穴、腰阳关。

　　[选用药物]　骨肽(骨宁)注射液 2ml、野木瓜注射液 2ml,加盐酸利多卡因注射液 4mg(2ml)混合均匀。

　　[具体操作]　按穴位注射操作常规进行,穴位皮肤常规消毒,采用 10ml 一次性使用注射器连接 6 或 6.5 号注射针头,抽取上述混合药液后,快速进针刺入皮下,稍做提插待有酸、麻、胀、痛或触电样等明显针感得气时,经回抽无血后,将上述混合药液缓缓注入。每次每穴注射 1～3ml,每日注射 1 次,7～10 次为 1 个疗程,疗程间相隔 2～3 日。

　　[主治与疗效]　主治腰椎退行性变。

　　方法 5

　　[临证取穴]　肾俞、气海俞、阿是穴。

　　[选用药物]　骨肽(骨宁)注射液 2ml、维生素 B_1 注射液 100mg(2ml),加盐酸利多卡因注射液 4mg(2ml)混合均匀。

　　[具体操作]　前 2 穴取双侧穴位,后 1 穴随症选取。按穴位注射操作常规进行,穴位皮肤常规消毒,采用 10ml 一次性使用注射器连接 6 或 6.5 号注射针头,抽取上述混合药液后,快速进针刺入皮下,稍做提插待有酸、麻、胀、痛或触电样等明显针感得气时,经回抽无血后,将上述混合药液缓缓注入。每次每穴注射 1ml,每日注射 1 次,7 次为 1 个疗程,疗程间相隔 2～3 日。

　　[主治与疗效]　主治腰椎退行性变。

　　方法 6

　　[临证取穴]　肾俞、大肠俞、关元、气海、腰三针(命门 1 穴、肾俞 2 穴)、行间、太冲、神阙、患侧循经穴、阿是穴(腰椎骨质增生部位)。

　　[选用药物]　①骨肽(骨宁)注射液 6ml;②10% 当归注射液 4ml,加维生素 B_{12} 注射液 0.5mg(1ml)混合均匀。

　　[具体操作]　按穴位注射操作常规进行,穴位皮肤常规消毒,采用 5ml 或

10ml 一次性使用注射器连接 6 或 6.5 号注射针头,抽取上述药液后,快速进针刺入皮下,稍做提插待有酸、麻、胀、痛或触电样等明显针感得气时,经回抽无血后,将上述药液徐缓注入。第 1 次用①药注射双侧肾俞、大肠俞穴;第 2 次用②药注射关元、气海穴;第 3 次针刺双侧腰三针穴或患肢循经穴。再选灸神阙、太冲穴。每日治疗 1 次,15 次为 1 个疗程。

[主治与疗效]　主治腰椎退行性变。

方法 7

[临证取穴]　华佗夹脊穴、阿是穴或肾俞、大肠俞。

[选用药物]　威灵仙注射液 4ml。

[具体操作]　每次取 4 穴。按穴位注射操作常规进行,穴位皮肤常规消毒,采用 5ml 一次性使用注射器连接 6 或 6.5 号注射针头,抽取上述混合药液后,快速进针刺入皮下,稍做提插待有酸、麻、胀、痛或触电样等明显针感得气时,经回抽无血后,将上述混合药液缓缓注入。每次每穴注射 1ml,每日或隔日注射 1 次,5～10 日为 1 个疗程。

[主治与疗效]　主治腰椎退行性变。

方法 8

[临证取穴]　夹脊穴、阿是穴。

[选用药物]　醋酸泼尼松龙混悬液 25mg(1ml)、糜蛋白酶针剂 5mg、三磷腺苷(三磷酸腺苷)注射液 20mg(2ml),加 1% 盐酸普鲁卡因注射液(过敏试验阴性者)至 10ml 混合均匀。

[具体操作]　每次选 4 穴。按穴位注射操作常规进行,穴位皮肤常规消毒,采用 10ml 一次性使用注射器连接 6 或 6.5 号注射针头,抽取上述混合药液后,快速进针刺入皮下,稍做提插待有酸、麻、胀等明显针感得气时,经回抽无血后,将上述混合药液缓缓注入。每次每穴注射 2.5ml,每隔 5 日注射 1 次,4 次为 1 个疗程。

[主治与疗效]　主治腰椎退行性变。

[注意事项]　注射前,应常规做盐酸普鲁卡因注射液过敏试验,待试验结果显示阴性后,方可使用。

方法 9

[临证取穴]　病变椎体两侧华佗夹脊穴或阿是穴。

[选用药物]　①醋酸氢化可的松注射液 12.5mg(0.5ml),加 1% 盐酸普鲁卡因注射液(过敏试验阴性者)5～10ml 混合均匀;②复方当归注射液 5～10ml,加 2% 盐酸普鲁卡因注射液(过敏试验阴性者)2ml 混合均匀;③生地黄注射液或威灵仙注射液。

[具体操作]　按穴位注射操作常规进行,穴位皮肤常规消毒,采用 10ml 或 20ml 一次性使用注射器连接 6～7 号注射针头,抽取其中 1 种药液后,快速进针刺

入皮下,稍做提插待有酸、麻、胀等明显针感得气时,经回抽无血后,将上述混合药液缓缓注入。每次每穴注射 1～2ml,隔日注射 1 次,10 次为 1 个疗程。

[主治与疗效] 主治增生性脊椎炎。

[注意事项] 注射前,应常规做盐酸普鲁卡因注射液过敏试验,待试验结果显示阴性后,方可使用。

(二)全息注射疗法

[临证取穴] 耳穴交感、腰椎、神门、敏感点。

[选用药物] 骨肽(骨宁)注射液 1ml。

[具体操作] 每次选一侧,两侧耳穴轮换交替使用。按全息注射操作常规进行,耳穴皮肤常规消毒,采用 1ml 一次性使用注射器连接 5 号皮试用注射针头,抽取上述药液后,快速进针刺入耳穴,待有痛感等针感得气时,将上述药液徐缓注入。每次每穴注射 0.1～0.2ml,每日注射 1 次,7 次为 1 个疗程。

[主治与疗效] 主治腰椎退行性变。

(三)局部注射疗法

1. 临床采菁

方法 1

[治疗部位] 疼痛平面处。

[选用药物] 地塞米松磷酸钠注射液 5～10mg(1～2ml),加 1% 盐酸普鲁卡因注射液(过敏试验阴性者)3ml 混合均匀。

[具体操作] 按局部注射操作常规进行,局部皮肤常规消毒,采用 5ml 一次性使用注射器连接 6 或 6.5 号注射针头,抽取上述混合药液后,常规先行试出疼痛平面,再行插管推注 2% 利多卡因注射液 2～3ml,然后将上述混合药液注入。注射完毕,仰卧 3 小时左右,即可自由活动,每隔 6～7 日治疗 1 次,2～3 次为 1 个疗程。

[临床疗效] 据戴尚荣报道,临床应用该法共治疗腰椎退行性变患者 20 例,治疗后症状消失者 10 例,9 个月未再复发者 7 例,治疗无效者 2 例,1 例因穿刺失败而中断治疗。

[注意事项] 注射前,应常规做盐酸普鲁卡因注射液过敏试验,待试验结果显示阴性后,方可使用。

方法 2

[治疗部位] 硬膜外。

[选用药物] 醋酸泼尼松龙混悬液 25mg(1ml),加 0.5% 盐酸普鲁卡因注射液(过敏试验阴性者)4ml 混合均匀。

[具体操作] 按局部注射操作常规进行,局部皮肤常规消毒,采用 5ml 一次性使用注射器连接 6～7 号注射针头,抽取上述混合药液后,先行硬膜外穿刺,待穿刺

成功后,将上述混合药液徐缓注入。注射完毕,卧床休息10～15分钟,每隔7～10日注射1次,5次为1个疗程。

[临床疗效] 据何飞洲报道,临床应用该法共治疗腰椎退行性变患者30例,显效25例,有效3例,无效2例。显效率达83.33%,总有效率达93%。

[注意事项] 注射前,应常规做盐酸普鲁卡因注射液过敏试验,待试验结果显示阴性后,方可使用。

2. 验方荟萃

[治疗部位] 腰部痛点。

[选用药物] 骨肽(骨宁)注射液2ml、抗风湿注射液2ml混合均匀。

[具体操作] 按局部注射操作常规进行,局部皮肤常规消毒,采用5ml一次性使用注射器连接6或6.5号注射针头,抽取上述混合药液后,快速进针刺入皮下,并深达痛点,经回抽无血后,将上述混合药液于腰部痛点徐缓注入。隔日注射1次,5次为1个疗程。

【按评】 退行性脊柱炎包括颈椎病与腰椎退行性变,只不过是罹患的部位不同而已,是临床骨科常见病、多发病,多发于40岁以上的中老年人。其临床主要表现以疼痛为主,患者非常痛苦。本病目前常规疗法尚无理想的根治方法,手术治疗也只是权宜之计。但注射疗法却对本病有较好的疗效,很有可能与注射疗法的作用机制有关。因此,在总结临床应用经验的同时,有必要对其作用机制做一实质性探讨,以使感性认识提高到理性认识的高度,以使其治疗方法更加完善臻美起来,以造福于更多的患者。

穴位注射疗法治疗本病多以局部取穴为主,可随证远处配穴,针刺夹脊穴时,要掌握好进针角度与深度,刺入后如患者感觉有麻木感向远方放射,应后退少许再注入药液。并可配合推拿疗法、针刺疗法、中药离子导入等疗法,以冀取得更加满意的疗效。

嘱患者平素要注意调适寒温,避免外邪侵袭,并适当进行腰部功能锻炼活动。

附:腰椎骶化

本病为腰椎先天性病变,常见第5腰椎与第1骶椎互相融合在一起,失去其原有的活动功能。在一般情况下,无症状表现,当遭受风、寒、湿邪的侵袭和腰部受到外伤时,即可发生疼痛等症状。

【诊断要点】

1. 下腰部腰肌僵硬,活动受限。有时牵涉髋部酸痛,活动时疼痛加剧。

2. 腰椎旁的皮下组织可摸到痛点筋结。

3. X线片提示第5腰椎与第1骶椎相互融合,并伴有第5腰椎单侧或双侧横突增生肥大。

【治疗方法】

[治疗部位] 最痛点。

[选用药物] 风湿宁注射液、野木瓜注射液各2ml混合均匀。

[具体操作] 按局部注射操作常规进行,局部皮肤常规消毒,采用5ml一次性使用注射器连接6～7号注射针头,抽取上述混合药液后,快速进针刺入皮下,再深达最痛点,经回抽无血后,将上述混合药液徐缓注入。隔日注射1次,3～5次为1个疗程。

附:腰大肌滑囊炎

腰大肌滑囊,又称为"髂耻滑囊",位于髂腰肌与耻骨之间,常与髋关节相沟通,与股神经关系较为密切。当腰大肌滑囊发生无菌性炎症时,即称为"腰大肌滑囊炎"。

【诊断要点】

1. 当滑囊发炎肿大时,股三角即有疼痛、肿胀和压痛感。为减轻疼痛,常使患侧大腿处于屈曲位置,如将其伸直、外展或内旋时,即可引起疼痛。

2. 若髋关节同时受累,则向各方向运动时均受其限制,且疼痛加重。

3. 可因股神经受压,疼痛常放射至股前侧及小腿内侧。

4. 腰大肌滑囊穿刺,可抽出微黄色囊液。

5. 应与髂腰肌脓肿、髋关节疼痛等相鉴别。

【治疗方法】

[治疗部位] 滑囊内。

[选用药物] 醋酸泼尼松龙混悬液。

[具体操作] 按局部注射操作常规进行,局部皮肤常规消毒,采用20ml一次性使用注射器连接8或9号注射针头,先行滑囊内穿刺,待穿刺成功后,尽量抽尽囊液,再将上述药液25～50mg(1～2ml)注入,每隔5～7日抽液注射1次,中病即止。

[临床疗效] 笔者临床应用该法共治疗腰大肌滑囊炎患者52例,经2～3次的抽液注药治疗后,所治患者全部获愈。

【按评】 腰大肌滑囊炎临床骨伤科较为少见。其治疗原则与其他滑囊炎相同。治疗时应注意其解剖特点(常与髋关节相沟通)。因此,对某些刺激性较大、对关节滑囊有损害的药物则不宜加入使用。

附:棘突滑囊炎

棘突滑囊炎常发生于脊柱结核、骨折、畸形所造成脊柱后凸畸形的棘突处。

【诊断要点】

1. 棘突滑囊位于棘突、棘上韧带与皮肤之间,一般正常时不能触及。

2. 当棘突滑囊发生炎症改变时,可触及局部小的或不大明显的囊性肿块,按压其上可有压痛感。

3. 有时 X 线脊椎侧位片显示囊壁钙化灶。

【治疗方法】

[治疗部位] 滑囊内。

[选用药物] 醋酸泼尼松龙混悬液(25mg/1ml)。

[具体操作] 按局部注射操作常规进行,局部皮肤常规消毒,采用 20ml 一次性使用注射器连接 8 或 9 号注射针头,先行滑囊内穿刺,穿刺成功后,尽量抽尽囊内积液,再注入上述药液,视囊肿大小每次注射 0.3～3.0ml,每隔 7 日抽液注射 1 次,中病即止。

[临床疗效] 笔者临床应用该法共治疗棘突滑囊炎患者 59 例,所治患者经 3 次抽液注射而全部获得治愈。

【按评】 棘突滑囊炎与坐骨结节滑囊炎一样,注射疗法对其疗效较好。可惜临床报道不多,现介绍 1 个案例,供临床应用时参考。随着注射疗法的不断推广,相信在不久的将来,会有更多的治疗本病的报道出现,以使其治疗方法日臻完善。

附:单纯性软组织损伤

单纯性软组织损伤临床较为常见,多为各种直接或间接外力作用于皮肤肌肉等软组织所致,如拳击伤、撞击伤、摔伤、扭伤、棍打伤等。这类损伤常发生在全身各关节及其附近的皮肤肌肉、肌腱、韧带、骨膜、筋膜等部位。

本病属中医学"筋伤"等病证范畴,多由于扭伤、跌仆、过度负荷和剧烈运动等原因引起关节筋脉损伤。损伤后瘀血阻滞,气血不通,引起血瘀化热,气血虚弱,感受风寒湿邪,形成络道痹阻,使经络挛急,作肿作痛,关节伸屈不利。

【诊断要点】

1. 病史 有明显外伤史,常由各种外伤直接所致。

2. 症状和体征 损伤部位有肿胀、疼痛、活动受限等表现。检查可见软组织损伤处有水肿、瘀血,局部多可触到局限性隆起的肌纤维组织,压痛明显。损伤较久时,损伤局部常变硬、挛缩,压痛点仍然明显。

3. 辅助检查 做 X 线及其他检查以排除骨折、大血管、神经等方面的损伤。

【中医证型】

本病注射疗法治疗时,一般不予分证型。

【治疗方法】

(一)穴位注射疗法

1. 笔者经验

[临证取穴] 阿是穴(压痛最明显处)。

［选用药物］　红茴香注射液 1ml、地塞米松磷酸钠注射液 5mg(1ml)，加盐酸利多卡因注射液 4mg(2ml)混合均匀。

［具体操作］　认真、仔细按压，找准穴位。按穴位注射操作常规进行，穴位皮肤先用 2％～3％碘酊消毒，然后用 75％乙醇脱碘，采用 5ml 一次性使用注射器连接 6～7 号注射针头，抽取上述混合药液后，针尖快速直刺进入痛点皮下，稍做提插待有针感反应(酸、痛、麻、胀感)得气时，经回抽无血后，将上述混合药液缓缓推入。隔日注射 1 次，3 次为 1 个疗程。

［主治与疗效］　主治单纯软组织损伤。笔者临床应用该法共治疗单纯软组织损伤患者 309 例，治愈 279 例，显效 11 例，有效 19 例。治愈率达 90.29％，所治患者全部获效。

2. 临床采菁

方法 1

［临证取穴］　主穴取阿是穴。配穴，颈部损伤者，配加华佗夹脊；肩部损伤者，配加肩髃、肩井、天宗；腰腿部损伤者，配加肾俞、环跳、委中、承山。

［选用药物］　醋酸曲安奈德混悬液 50mg(5ml)，加 0.25％盐酸利多卡因(或 0.25％盐酸普鲁卡因，但须做过敏试验，阴性者方可使用)注射液 2～4ml 混合均匀。

［具体操作］　主穴每次必取，配穴随损伤部位选取，当确定穴位后。按穴位注射操作常规进行，穴位皮肤先用 2％～3％碘酊消毒，然后用 75％乙醇脱碘，采用 10ml 一次性使用注射器连接 6～7 号注射针头，抽取上述混合药液后，针尖快速直刺进入痛点(阿是穴)或穴位皮下，稍做提插待有针感反应(痛、麻、胀感)得气时，经回抽无血后，将上述混合药液缓缓推入。每隔 7 日注射 1 次，3 次为 1 个疗程。

［主治与疗效］　主治各种单纯性软组织损伤。据赵立明报道，临床应用该法共治疗颈部软组织损伤患者 80 例，总有效率达 93.75％；肩臂部软组织损伤患者 197 例，总有效率达 97.47％；腰腿部软组织损伤患者 389 例，总有效率达 96.13％；胸肋部软组织损伤患者 10 例，总有效率达 100％。共治疗 676 例，治愈率达 66.51％；与理疗组做对照，理疗组治疗患者 266 例，治愈率仅 19.7％，经统计学处理，疗效有显著性差异。

［注意事项］　注射盐酸普鲁卡因注射液前应常规做过敏试验，待试验结果阴性后，方可使用。

方法 2

［临证取穴］　在损伤部位的循行线上，患病处上下各取 1～3 穴。

［选用药物］　醋酸泼尼松龙混悬液(25mg/1ml)。

［具体操作］　按穴位注射操作常规进行，穴位皮肤常规消毒，采用 2ml 或 5ml 一次性使用注射器连接 6～7 号注射针头，抽取上述药液，针尖快速直刺进入穴位

皮下,稍做提插、捻转手法,待有酸、麻、胀等针感得气时,经回抽无血后,将上述药液缓缓推入。每次每穴注射 0.5ml,隔日注射 1 次,中病即止。并结合 TDP 治疗仪(神灯)照射。

[主治与疗效] 主治外伤性肿胀。据罗和古等介绍,临床应用该法共治疗外伤性肿胀患者 57 例,痊愈 53 例,有效 4 例。痊愈率达 92.98%,所治患者全部获效。

方法 3

[临证取穴] 阿是穴(压痛最明显处)。

[选用药物] 醋酸曲安奈德混悬液、香丹(复方丹参)注射液、盐酸利多卡因注射液各等量混合均匀。

[具体操作] 按穴位注射操作常规进行,穴位皮肤常规消毒,采用 10ml 一次性使用注射器连接 6～7 号注射针头,抽取上述混合药液,快速进针刺入皮下,稍做提插、捻转手法,待有酸、麻、胀等针感得气时,经回抽无血后,将上述混合药液缓缓推入。每次每穴注射 1～3ml,每隔 2～5 日注射 1 次,中病即止。

[主治与疗效] 主治单纯软组织损伤。据罗和古等介绍,临床应用该法共治疗单纯软组织损伤患者 190 例,痊愈 172 例,显效 12 例,好转 5 例,无效 1 例。痊愈率达 90.53%,总有效率达 99.47%。

方法 4

[临证取穴] 取穴因病症而异。①肩关节周围炎者,以肩髃为主穴,配加肩髎、肩内陵;②肱二头肌短头劳损者,以喙突下压痛点为主穴,配加肩髎、肩内陵、尺泽;③肱二头肌长头腱鞘炎者,主穴取肩内陵,配加肩髎、曲池;④冈上肌肌腱炎者,以巨骨为主穴,配加肩髎、秉风、臂臑;⑤肩后冈下肌、小圆肌劳损者,以天宗为主穴,配加肩贞、肩髎;⑥肱骨外上髁炎者,以阿是穴为主穴,配加肘髎、手三里;⑦桡骨茎突狭窄性腱鞘炎者,以列缺为主穴,配加阳溪、偏历;⑧屈指肌腱鞘炎者,取上八邪(位于手背 1～5 指掌关节后缘凹陷处);⑨膝侧副韧带损伤者,以阿是穴为主穴,若为内侧损伤,配加内膝眼、曲泉;若为外侧损伤,配加外膝眼、阳陵泉、膝阳关;⑩膝下脂肪垫劳损者,取内、外膝眼,委中;⑪踝部软组织损伤者,以丘墟为主穴,配加申脉、金门、京骨。

[选用药物] 醋酸曲安奈德混悬液 2.5～5.0mg(0.25～0.50ml)、维生素 B_{12} 注射液 0.2mg(2ml),加 0.9%氯化钠(生理盐水)注射液 2～5ml 混合均匀。

[具体操作] 每次选 2～4 穴。按穴位注射操作常规进行,穴位皮肤常规消毒,采用 5ml 或 10ml 一次性使用注射器连接 6～7 号注射针头,抽取上述混合药液,快速进针刺入皮下,稍做提插、捻转手法,待有酸、麻、胀等针感得气时,经回抽无血后,将上述混合药液缓缓推入。每次每穴注射 2～3ml,隔日注射 1 次,5 次为 1 个疗程,疗程间相隔 1 周。

［主治与疗效］ 主治单纯软组织损伤。据罗和古等介绍,临床应用该法共治疗单纯软组织损伤患者 90 例,痊愈 40 例,显效 32 例,有效 14 例,无效 4 例。愈显率达 80.00％,总有效率达 95.56％。

方法 5

［临证取穴］ 阿是穴。

［选用药物］ 醋酸曲安奈德(确炎舒松-A)混悬液 1ml(10mg)、香丹(复方丹参)注射液 1ml,加盐酸利多卡因注射液 1ml(20mg)混合均匀。

［具体操作］ 按穴位注射操作常规进行,穴位皮肤常规消毒,采用 5ml 一次性使用注射器连接 5.5～6.5 号注射针头,抽取上述混合药液,快速垂直进针刺入穴位皮下,稍做提插、捻转手法,待有酸、麻、胀等针感得气时,经回抽无血后,将上述混合药液缓缓推入。每次每穴注射 1～3ml,每隔 2～5 日注射 1 次,3 次为 1 个疗程。

［主治与疗效］ 主治单纯软组织损伤。据罗和古等介绍,临床应用该法共治疗单纯软组织损伤患者 190 例,电针对照组 190 例,经治疗后,两组分别痊愈 172、149 例,显效 12、28 例,好转 5、10 例,无效 1、3 例。痊愈率分别达 90.53％、78.42％,总有效率分别达 99.47％、98.42％。

3. 验方荟萃

方法 1

［临证取穴］ 风池、大椎、合谷、昆仑。

［选用药物］ 红茴香注射液 1ml、维生素 B_{12} 注射液 0.5mg(1ml),加盐酸利多卡因注射液 4mg(2ml)混合均匀。

［具体操作］ 按穴位注射操作常规进行,穴位皮肤常规消毒,采用 5ml 一次性使用注射器连接 6 或 6.5 号注射针头,抽取上述混合药液,快速垂直进针刺入皮下,稍做提插、捻转手法,待有酸、麻、胀等针感得气时,经回抽无血后,将上述混合药液缓缓推入。每次每穴注射 0.5～1.0ml,每隔 2 日注射 1 次,3 次为 1 个疗程。

［主治与疗效］ 主治颈部扭挫伤。

方法 2

［临证取穴］ 肩三针(由肩髃、肩髎、肩前组成)。

［选用药物］ 5％当归注射液 2ml、地塞米松磷酸钠注射液 5mg(1ml),加盐酸利多卡因注射液 4mg(2ml)混合均匀。

［具体操作］ 每次均取患侧穴位。按穴位注射操作常规进行,穴位皮肤常规消毒,采用 5ml 一次性使用注射器连接 6 或 6.5 号注射针头,抽取上述混合药液,快速垂直进针刺入皮下,稍做提插、捻转手法,待有酸、麻、胀等针感得气时,经回抽无血后,将上述混合药液缓缓推入。每次每穴注射 1.0～1.5ml,每日注射 1 次,5 次为 1 个疗程。

[主治与疗效]　主治肩部扭挫伤。

方法 3

[临证取穴]　曲池、手三里、臂臑。

[选用药物]　复方当归注射液 2ml、红茴香注射液 1ml,加盐酸利多卡因注射液 4mg(2ml)混合均匀。

[具体操作]　每次均取患侧穴位。按穴位注射操作常规进行,穴位皮肤常规消毒,采用 5ml 一次性使用注射器连接 6 或 6.5 号注射针头,抽取上述混合药液,快速垂直进针刺入皮下,稍做提插、捻转手法,待有酸、麻、胀等针感得气时,经回抽无血后,将上述混合药液缓缓推入。每次每穴注射 1.0～1.5ml,隔日注射 1 次,3 次为 1 个疗程。

[主治与疗效]　主治肘关节扭挫伤。

方法 4

[临证取穴]　外关、阳溪、阳谷、阳池。

[选用药物]　地塞米松磷酸钠注射液 5mg(1ml)、复方当归注射液 2ml,加盐酸利多卡因注射液 4mg(2ml)混合均匀。

[具体操作]　每次均取患侧穴位。按穴位注射操作常规进行,穴位皮肤常规消毒,采用 5ml 一次性使用注射器连接 6 或 6.5 号注射针头,抽取上述混合药液,快速垂直进针刺入皮下,稍做提插、捻转手法,待有酸、麻、胀等针感得气时,经回抽无血后,将上述混合药液缓缓推入。每次每穴注射 1.0～1.5ml,每日注射 1 次,5 次为 1 个疗程。

[主治与疗效]　主治腕关节扭挫伤。

方法 5

[临证取穴]　阿是穴(疼痛最明显处)。

[选用药物]　地塞米松磷酸钠注射液 5mg(1ml)、5%当归注射液 2ml,加盐酸利多卡因注射液 4mg(2ml)混合均匀。

[具体操作]　每次均取患侧穴位。按穴位注射操作常规进行,穴位皮肤常规消毒,采用 5ml 一次性使用注射器连接 6 或 6.5 号注射针头,抽取上述混合药液,快速垂直进针刺入阿是穴(疼痛最明显处)皮下,稍做提插、捻转手法,待有酸、麻、胀等针感得气时,经回抽无血后,将上述混合药液缓缓推入。每日注射 1 次,5 次为 1 个疗程。

[主治与疗效]　主治股四头肌扭挫伤。

(二)局部注射疗法

1. 笔者经验

[治疗部位]　痛点。

[选用药物]　①0.25%～0.50%盐酸普鲁卡因注射液(过敏试验阴性者)5～

20ml 或 0.5％盐酸利多卡因注射液 5～10ml；②醋酸氢化可的松注射液或醋酸泼尼松龙混悬液 12.5～25.0mg(0.5～1.0ml)；③透明质酸酶针剂 1500U。

[具体操作] 按局部注射操作常规进行,局部皮肤常规消毒,采用 5～20ml 一次性使用注射器连接 6～7 号注射针头,根据不同的病情抽取上述药液,如对急性损伤病情较轻者,可单用①药注入;如压痛范围较大时,可作多点或扇形浸润注射;对肿胀严重者,可加用③药混合均匀后注入;对慢性单纯性软组织损伤者,可用①药与②药混合均匀后注入;对慢性软组织损伤,且肿胀严重者,可用①药与②药与③药混合均匀缓慢注入。每日或隔 2 日或隔 7 日注射 1 次,3～7 次为 1 个疗程。

[临床疗效] 笔者临床应用该法共治疗单纯性软组织损伤患者数百例,所治患者均获良效,大部分患者获愈。

2. 临床采菁

方法 1

[治疗部位] 痛点。

[选用药物] 醋酸泼尼松龙混悬液 12.5～25.0mg(0.5～1.0ml),加 2％盐酸普鲁卡因注射液(过敏试验阴性者)2～4ml 混合均匀。

[具体操作] 按局部注射操作常规进行,局部皮肤常规消毒,采用 5ml 一次性使用注射器连接 6～7 号注射针头,根据损伤部位而定用药剂量,抽取上述混合药液后,在痛点行局部注射。每隔 5 日注射 1 次,3 次为 1 个疗程。

[临床疗效] 据罗和古等介绍,临床应用该法共治疗单纯性软组织损伤患者 200 例,痊愈 168 例,有效 27 例,无效 5 例。痊愈率达 84.0％,总有效率达 97.5％。

[注意事项] 注射盐酸普鲁卡因注射液前应常规做过敏试验,待试验结果阴性后,方可使用。

方法 2

[治疗部位] 痛点。

[选用药物] 消毒空气。

[具体操作] 在病损部位找出一或数个明显压痛点,固定好体位,将压痛点局部皮肤常规消毒,用 5～7 号一次性使用注射针头,在盛有少量 95％乙醇的加盖瓶内抽取适量空气,刺入压痛点,行常规注射,注射消毒 1～30ml,每次注射 1～2 个点,注射完毕,可立即让患者活动病损部位。未愈者每隔 1 日注射 1 次,再治疗 1～3 次。

[临床疗效] 据罗和古等介绍,临床应用该法共治疗软组织扭挫伤患者 73 例,经 1 次注射治愈 32 例,2 次注射治愈 32 例,3 次注射治愈 6 例,1 次治疗好转而中断治疗 2 例,2 次治疗好转而中断治疗 1 例,治愈率达 95.89％,总有效率 100％。

3. 验方荟萃

方法 1

[治疗部位] 痛点。

[选用药物]　①0.25％～0.5％盐酸普鲁卡因注射液（过敏试验阴性者）5～20ml；②0.5％盐酸利多卡因注射液5～10ml。

[具体操作]　根据疼痛部位的不同，嘱患者宜取适当的体位。以拇指尖仔细寻找明显痛点，并做好标记。根据疼痛部位的深浅不同，采用恰当的注射针头，连接5～20ml一次性使用注射器，抽取其中1种药液后，若压痛点位置较为表浅时，采用细的短针头直接刺至痛点的深层或骨膜上，当局部有酸、胀、沉重感（有时伴放射感）时，经回抽无血后，即可注入上述药液。如压痛范围较大时，做单点注射无法浸及全部压痛范围时，应做多点或扇形注射。若需改变方向时，针尖应先退至皮下后再行刺入。一般情况下，每隔3日注射1次。必要时，也可每日注射1次。

[注意事项]　注射盐酸普鲁卡因注射液前应常规做过敏试验，待试验结果阴性后，方可使用。

方法 2

[治疗部位]　痛点。

[选用药物]　0.25％～0.5％盐酸普鲁卡因注射液（过敏试验阴性者）5～20ml，或0.5％盐酸利多卡因注射液5～10ml，加入醋酸氢化可的松注射液或醋酸泼尼松龙混悬液12.5～25.0mg（0.5～1.0ml）混合均匀。

[具体操作]　根据疼痛部位的不同，嘱患者采取适当的体位。以拇指尖仔细寻找明显压痛点，并做好标记。根据疼痛部位的深浅不同，采用恰当的注射针头，连接5～20ml一次性使用注射器，抽取上述混合药液后，若压痛点位置较为表浅时，采用细的短针头直接刺至痛点的深层或骨膜上，当局部有酸、胀、沉重感（有时伴放射感）时，经回抽无血后，即可注入上述混合药液。如压痛范围较大时，做单点注射无法浸及全部压痛范围时，应做多点或扇形注射。若需改变方向时，针尖应先退至皮下后再行刺入。一般情况下，每隔7日注射1次，连续注射3次为1个疗程。

[注意事项]　注射盐酸普鲁卡因注射液前应常规做过敏试验，待试验结果阴性后，方可使用。

方法 3

[治疗部位]　详见"具体操作"。

[选用药物]　①0.5％～2.0％盐酸普鲁卡因注射液（过敏试验阴性者）；②醋酸泼尼松龙混悬液；③透明质酸酶针剂等。

[具体操作]

(1)腱鞘内注射方法。按局部注射操作常规进行，局部皮肤常规消毒，采用5ml一次性使用注射器连接6.5或7号注射针头，沿腱鞘方向进针，进入腱鞘内时，有轻度落空感，确认针头在腱鞘内时，再开始推注药液，推注时无阻力，可看见药液沿腱鞘方向窜流，形成条索状分布，则表示注射部位正确。若注射后，局部呈半球状隆起,则表示药液未注射在腱鞘内,其疗效较差或全无疗效。一般腱鞘炎的用药剂量为②药 0.3ml 加 2%①药 2ml,混合均匀后注入。

(2)肌腱、韧带起止点及骨膜部位的注射方法。如网球肘(肱骨外上髁炎),其压痛点表浅,但与骨膜紧密相连,组织致密,针尖刺入不深,推注时阻力较大。所以,推注时要缓慢进行,注意避免推药时因阻力过大,药液自注射器与针头衔接处逬出。若推药时无阻力,说明进针太浅,可能在皮下而未到达患处,疗效也不很理想。其用药剂量与鞘内注射相同。

(3)深处痛点注射方法。如梨状肌综合征等病,痛点处于深层组织,一般的注射针头不能深达痛处,必须采用 7～8cm 的细长封闭注射针头。由于针头细长而软,进针较为困难,最好戴上消毒手套,用手指扶持针身,或用消毒纱布块夹持针体,缓慢将针刺入深层患处,然后推注药液,要特别注意无菌操作,慎防继发感染发生。一般用药剂量为②药 0.5ml 加 0.5%①药 20ml。

(4)较大范围疼痛的注射方法。如臀肌筋膜炎、腰肌劳损等病,由于压力范围较大,一点注射法常不能达到治疗目的。注射时也要采用长注射针头,进针后,除做中心痛点注射外,还可将针头抽回到皮下,然后改变方向向四周组织均匀注射。若痛点过于分散,也可行多处注射,一般用药剂量同(3)。

(5)关节腔内注射方法。如膝关节的慢性滑膜炎、关节内积液,必须先抽出积液后,再注射上述药液,进针方法同一般关节穿刺术。膝关节可在髌骨外上角下方行局部麻醉后进针,先抽出积液,待积液抽尽后,针头暂不拔出,迅速将事先抽吸好上述药液的另一具一次性使用注射器连接上注射针头,然后将上述药液徐缓注入。常用剂量一般为②药 0.5ml,加①药 4ml。

(6)骨化性肌炎的注射方法。采用透明质酸酶针剂 1 500U,加①药[或 0.9%氧化钠(生理盐水)注射液 2ml 溶解稀释,然后做局部注射,间日或相隔 3 日注射 1次,4～6 次为 1 个疗程,具体注射方法同(2)。

禁忌证:①结核病及化脓性炎症与癌症患者,不宜应用该法治疗。②盐酸普鲁卡因过敏及肝、肾功能障碍者,不能应用该法治疗(或用利多卡因注射液替代)。③体弱或全身状况不佳的患者对盐酸普鲁卡因的反应较大,耐受性较差,最好不应用该法治疗。④疾病诊断不明确(试探性诊断除外)者,宜慎用该法治疗。

[注意事项] ①对患者做好解释工作,消除患者的恐惧心理,树立治愈信心。②注射时患者最好用卧位,以防盐酸普鲁卡因注射后血管扩张,血压下降,患者晕倒而跌伤。③封闭注射治疗一般少则 1 次,多则 3～5 次为 1 个疗程,每周 1 次。盐酸普鲁卡因的不良反应常见的有:注射后颜面潮红、头晕、恶心、周身发热、虚汗、心慌、胸闷,甚至注射后可以麻痹周围的几根神经,如颞颌关节封闭时,三叉神经受累眼睑下垂。梨状肌封闭时,坐骨神经受影响,腿麻不能走路等。一旦出现上述情况,要让患者平卧 10～15 分钟,症状很快就可消失。同时,还要密切观察患者的脉

搏、呼吸、血压、以便对症处理。④常规做盐酸普鲁卡因过敏试验,方法为皮内注射或滴眼,观察局部红润大小及充血程度,以避免过敏性反应发生。一旦发生过敏性休克,要及时抢救,立即用 0.1%肾上腺素注射液 0.5~1.0ml 加 0.9%氯化钠(生理盐水)或葡萄糖注射液 20ml 静脉推注,并采用静脉滴注氢化可的松注射液或其他抗过敏药物、给氧等急救措施。⑤注射前一定要检查好药名、规格、剂型、浓度及纯洁度,并查对患者姓名等,以避免出错。若盐酸普鲁卡因中有絮状沉淀物,则不可再用。⑥严格无菌操作,特别是深层注射或关节内、鞘内注射,消毒要严格,无菌区域要足够大,必要时戴手套、铺孔巾,注射后用消毒干棉球压迫针眼处片刻,并用胶布固定。

[注意事项] 注射盐酸普鲁卡因注射液前应常规做过敏试验,待试验结果阴性后,方可使用。

【按评】 单纯性软组织损伤为临床骨伤科常见疾病。常规疗法常用中药或中成药内服治疗为主,但疗程较长,医疗费用较高。采用局部注射疗法治疗本病,常能收到"速战速决""立竿见影"的疗效,且具有操作简便、费用低廉、经济实用等的诸多优点,颇受患者的欢迎,故可作为治疗本病的首选疗法,十分值得临床上进一步推广应用。

第二节　骶部伤病

一、骶髂关节损伤

骶髂关节损伤,亦称骶髂关节骨错缝或错位、骶髂关节半脱位、骶髂关节劳损等,是引起下腰痛的常见原因之一。各年龄组均可发生,多见于重体力劳动者、中老年人及孕妇。

骶髂关节由骶骨和髂骨的耳状面构成。骶骨呈楔形,尖端自前向后、自上向下,以凹面紧密嵌入髂骨的凸面。两个关节面不规则,有交锁限制关节活动的作用。关节表面有软骨覆盖,并且髂骨关节软骨面仅为骶骨关节面厚度的 1/3,因此小的穿孔即可使髂骨骨髓与软骨接触,引起骶髂关节炎。骶髂关节有短而薄的关节囊,其前上部为髂腰韧带和宽而薄的骶髂前韧带加强,周围有骶髂骨间韧带、骶髂后韧带、骶结节韧带、骶棘韧带等。骶髂关节的韧带是固定和限制关节活动的重要因素。骶髂关节的血供由臀上动脉、髂腰动脉和骶外侧动脉的关节支供给。骶髂关节神经由臀上神经的关节支、骶丛和骶、脊神经后支供给,故转移痛可达上述神经供区。

骶髂关节是微动关节,其活动度及其内部的结构随年龄增长而改变。足月胎儿的骶髂关节是光滑、平整的;随着年龄增加,关节内突起与凹陷增加并发生相互交锁,30岁后关节开始强硬并影响活动。年轻人骶髂关节的运动为滑动,而老人为向腹侧倾斜或旋转性滑动。

当人体处于直立位时,人体上部躯体的重量主要由骶骨承受,并自双侧骶髂关节传至双下肢。骶髂关节参与了下腰痛及退行性疾病中的许多病理过程。从解剖上看,骶髂关节具有关节所有的结构,是活动关节,较小的活动度是适应生活中减少某些应力的需要;从功能上看,它是微动关节,有助于保持骶骨必要的稳定。

【病因病机】

（一）病因

间接暴力是导致本病的主要原因,如:弯腰、下蹲时搬物斜扭,下楼时踏空失足等;孕期妇女因黄体酮的分泌使韧带松弛及体重增加,重力前倾而引起本病。

（二）病机

在不良位置和肌肉不平衡的情况下,当人抬持或搬运重物时斜扭,或因摔倒时臀部或半身着地,身体发生扭转而使骨盆部位产生旋转剪力,此剪力主要作用于骶髂关节。当外力使骶髂关节活动超过其正常的生理范围时,轻者可引起关节周围的韧带撕裂伤,重者可造成关节半脱位。小儿因骶髂关节面小且较平滑,关节周围韧带相对松弛,较易发生骶髂关节损伤;孕妇由于黄体分泌的松弛素的作用,胶原纤维的内在力量和坚硬度减小,韧带变松弛,骶髂关节的活动度增加,稳定性减弱,轻微外伤或分娩可导致关节损伤;中老年人由于年高体弱,多病、肥胖,使骶髂关节负重增加,韧带松弛,复因腰骶、骶髂关节的退行性改变、慢性劳损等原因的存在,在某种诱因作用下易发生关节损伤。

骶髂关节损伤依据损伤时的机制不同分为前移（错）位和后移（错）位两种。当弯腰时损伤,主要为附着于髂骨前侧的股四头肌紧张,向前牵拉髂骨,而骶骨向同侧后旋,两者牵引作用力相反,致髂骨向前移位（前错位）,较少见;当髋关节屈曲,膝关节伸直时,腘绳肌紧张,向后方牵拉髂骨,而骶骨向对侧前旋,两者牵引作用力相反,致髂骨向后移位（后错位）,最为常见。

【诊断要点】

1. 患者大多有外伤史或臀部着地损伤史。

2. 骶尾部疼痛、肿胀、压痛,行走困难,行走时疼痛加重。坐位时不能使尾骶部着力。

3. X线骶尾部摄正、侧位片,以排除骨折、脱位征象。

【中医证型】

本病注射疗法治疗一般不予分证型。

【治疗方法】

（一）局部注射疗法

［治疗部位］　局部明显压痛处。

[选用药物] 1%～2%盐酸普鲁卡因注射液(过敏试验阴性者)2～5ml、加醋酸泼尼松龙混悬液 12.5～25.0mg(0.5～1.0ml)混合均匀。

[具体操作] 应用推拿手法治疗后,按局部注射操作常规进行,局部皮肤常规消毒,采用 5ml 或 10ml 一次性使用注射器连接 6 或 6.5 号注射针头,抽取上述混合药液后,快速进针刺入皮下,再继续进针深达局部疼痛最明显处,经回抽无血后,再将上述混合药液徐徐注入。每周注射 1 次,3～5 次为 1 个疗程。

[注意事项] 注射盐酸普鲁卡因注射液前,应常规做过敏试验,待试验结果显示阴性后,方可使用。

(二)封闭注射疗法

[治疗部位] 骶髂关节及其周围组织。

[选用药物] 0.75%盐酸布比卡因注射液 10ml、醋酸泼尼松龙混悬液 50mg(2ml),加灭菌注射用水或 0.9%氧化钠溶液(生理盐水)至 30ml 混合均匀。

[具体操作] 按封闭注射操作常规进行,局部皮肤常规消毒,采用 30ml 一次性使用注射器连接 20 号封闭注射用长针头,抽取上述混合药液,于压痛点标记处将药液注入到骶髂关节及其周围组织。每周注射 1 次,一般注射 1 或 2 次。

[注意事项] 不宜长期多次使用,以免发生类固醇的不良反应。

【按评】 骶髂关节损伤是临床骨伤科常见病、多发病。临床上对新近发生的骶髂关节损伤可采用推拿手法及药物治疗,且疗效尚佳。但对于损伤日久或为慢性劳损者,可在应用推拿手法治疗的同时,再配合应用局部注射疗法,常可收到事半功倍的疗效,故十分值得临床上进一步推广应用。上述方法可供临床应用时借鉴或参考。

二、弹 响 髋

当髋关节做自主屈伸活动时,下肢髋部出现弹响声或疼痛者,称为"弹响髋",又称为"阔筋膜紧张症"。此为青壮年常见的疾病。髋关节运动的响声,对患者心理有一定的影响。

本病大多由各种急慢性的髋部损伤,使髂胫束后缘大肌前缘增厚,或纤维带形成。另外,股骨大粗隆异常隆凸与髂胫束反复摩擦,可使大粗隆的滑囊发生炎症、增厚。当髋关节屈曲、内收、内旋时可感到或听到响声,同时可看到或摸到粗而紧的纤维带在大粗隆上滑动发出弹响。如滑囊发炎时,则可产生疼痛。

【病因病机】

中医学认为,本病是局部肌筋气血凝滞,血不濡筋,导致筋肉挛缩、疼痛,活动弹响。也可以是关节活动过度,慢性积劳成伤,迁延日久,筋肌肥厚、粘连、挛缩,活动弹响。

西医学认为,髋关节弹响以病变发生之部位不同,可分为关节内及关节外两种。关节内弹响较少见,关节外弹响较常见。本病的发生是由于髂胫束的后缘或臀大肌肌腱部的前缘增厚,在髋关节屈曲、内收或内旋活动时,增厚的组织滑过大粗隆的突起而发生弹响。同时可摸到和见到一条粗而紧的纤维带在大粗隆上滑过。一般不痛或只是轻度疼痛。日后由于增厚组织的刺激,可发生粗隆部的滑囊炎。

【诊断要点】

1. 本病多见于青年人,髋部常有外伤史或劳损史。

2. 当患髋关节做屈伸、内收、内旋活动时,可听到或患者自己感到弹响。并有轻微疼痛,压痛较为明显。

3. 让患者做髋关节屈伸、内收、内旋活动时,在胫骨大粗隆部位,可以见到或触到一条粗而紧的纤维带,在粗隆上面前后滑动。

4. 本病须与关节内游离体、增生性关节炎等疾病相鉴别。

【中医证型】

本病注射疗法治疗时一般不予分证型。

【治疗方法】

[治疗部位]　局部痛点。

[选用药物]　醋酸泼尼松龙混悬液 12.5～25.0mg(0.5～1.0ml),加 0.5％盐酸普鲁卡因注射液(过敏试验阴性者)10ml 混合均匀。

[具体操作]　按局部注射操作常规进行,局部皮肤常规消毒,采用 10ml 一次性使用注射器连接 6～7 号注射针头,抽取上述混合药液后,快速进针刺入局部痛点,经回抽无血后,将上述混合药液做痛点注射,每周注射 1 次,3～5 次为 1 个疗程。

[注意事项]　注射盐酸普鲁卡因注射液前,应常规做过敏试验,待试验结果显示阴性者,方可使用。

【按评】　注射疗法对治疗弹响髋一病,具有较好的疗效。临床具体应用时,可配合使用按摩及外采用擦洗、内服药物等方法同时进行。万一经非手术治疗仍然无效者,也可考虑行手术治疗。

三、臀上皮神经炎

臀上皮神经炎,又称为"臀上皮神经损伤"。臀上皮神经炎是腰腿疼痛最常见的原因之一,多为急性发作,局部疼痛明显,但其放射痛不超过腘窝部。

臀上皮神经炎是介于腰与臀之间的疾病,临床骨伤科并不少见,常以腰部疼痛而概之。

臀上皮神经,是以腰$_{1～3}$神经根的后支构成的一条皮支。穿过骶棘肌并行于其外缘,向下越过髂嵴,穿出臀筋膜到表层分布在臀上部位,于越髂嵴处有静脉与动脉同行,在腰₄棘突与髂嵴最高点连线外 1/3 的下方呈散状分布,臀上部位即为臀上皮神经在体表的投影。

在中医学中,臀上皮神经炎属"腰腿痛""伤筋"等病证范畴。

【病因病机】

中医学认为,本病多因腰部突然受力,或强力扭伤,牵拉而使腰部筋脉受损,局部气血闭阻经脉,不通则痛;或劳动时姿势不当,用力时使腰臀部筋经、筋膜发生牵挂损伤,腰臀部经气逆乱所致。

西医学认为,本病损伤大体有两个因素,一为解剖结构上的特异性,二为损伤。本病女性多见,因女性骨盆环大,髂嵴高而锐利,或向外倾,致神经越过髂嵴时易遭损伤。腰部突然不协调的扭转、伸屈或侧弯是较为多见的损伤原因,亦有极个别为局部遭受直接暴力的打击或摩擦致臀上皮神经在髂嵴处损伤。而更多的是由于臀部筋膜肌肉的扭转牵拉而损伤。局部受炎性物质的刺激,引起疼痛及周围的组织痉挛等一系列的临床症状。

臀上皮神经在出孔点和横突点,特别是入臀点均发生转折及有骨纤维性管固定,所以在用力或姿势不当的弯腰等动作,尤以用力左右旋转时易使该神经受到过度牵拉而损伤,亦可同劳损或无菌性炎症致管腔变窄而压迫神经。急性期导致神经无菌性炎症、充血、肿胀。慢性期神经周围组织增生,神经纤维化改变,可触到明显的"条索样"物。

【诊断要点】

1. 多发于 20—40 岁的青壮年男性,多为单侧急性发作,有剧烈运动或扭伤史。

2. 突然发生腰臀部剧烈疼痛,腰部做轻度扭转,活动、上床、起坐时,均出现分布区内的穿痛、刺痛、胀痛或撕裂样痛,且可向腘窝以上的大腿后外侧放射。患者起坐或站立时均感腰部无力。

3. 俯卧时在髂嵴中部的入臀点常可发现典型的压痛点,且有放射感,有时尚可触及条索样筋束或筋结。

4. 如臀上皮神经症状始于出孔点,可引起背痛和坐骨神经痛症状。

【中医证型】

本病注射疗法治疗时,一般不予分证型。

【治疗方法】

(一)穴位注射疗法

1. 笔者经验

[临证取穴] 阿是穴(压痛最明显处)。

[选用药物] 醋酸曲安奈德混悬液 10mg(1ml)、维生素 B₁₂ 注射液 0.5mg(1ml),加盐酸利多卡因注射液 4mg(2ml)混合均匀。

[具体操作] 在臀上部位仔细按压,寻找最痛点作为注射进针点,并做好标

记。按穴位注射操作常规进行,穴位皮肤常规消毒,采用5ml一次性使用注射器连接6.5或7号穿刺用长注射针头,抽取上述混合药液后,快速进针刺入皮下,稍做提插、捻转手法,待有酸、麻、胀、痛等针感得气时,经回抽无血后,将上述混合药液徐缓注入。每隔7日注射1次,3次为1个疗程。

[主治与疗效]　主治臀上皮神经炎。笔者临床应用该法共治疗臀上皮神经炎患者234例,部分患者配合中药口服,经1～3个疗程治疗后,痊愈202例,有效26例,无效6例。治愈率达86.32%,总有效率达97.44%。

2. 临床采菁

方法1

[临证取穴]　环跳(双)。

[选用药物]　维生素 B_1 注射液 100mg(2ml),维生素 B_{12} 注射液 0.5mg(1ml)混合均匀。

[具体操作]　每次均取两侧穴位。按穴位注射操作常规进行,穴位皮肤常规消毒,采用5ml一次性使用注射器连接7号穿刺用长注射针头,抽取上述混合药液后,快速进针刺入皮下,稍做提插、捻转手法,待有酸、麻、胀等针感得气时,经回抽无血后,将上述混合药液徐缓注入。每次每穴注射1.5 ml,每日注射1次,10次为1个疗程。

[主治与疗效]　主治臀上皮神经炎。据侯洪妍报道,临床应用该法共治疗臀上皮神经炎患者101例,痊愈78例,显效17例,好转5例,无效1例。痊愈率达77.23%,总有效率达99.01%。

方法2

[临证取穴]　阿是穴。

[选用药物]　醋酸泼尼松龙混悬液60mg(2.4ml),加2%盐酸利多卡因注射液2ml混合均匀。

[具体操作]　在腰部髂后上棘部位仔细按压,找出压痛点(阿是穴)。按穴位注射操作常规进行,穴位皮肤常规消毒,采用5ml一次性使用注射器连接7号穿刺用长注射针头,抽取上述混合药液后,快速进针刺入皮下,稍做提插、捻转手法,待有酸、麻、胀等针感得气时,经回抽无血后,将上述混合药液徐缓注入。再在压痛脂肪球处,采用小针刀垂直刺入,速度要快,直达脂肪球体,行横向、纵向切割4～5刀,剥离后出针。一般治疗1次即可。

[主治与疗效]　主治臀上皮神经炎。据黄日一报道,临床应用该法共治疗臀上皮神经炎患者47例,效优27例,效良12例,好转6例,效差2例。优良率达82.98%,总有效率达95.74%。

方法3

[临证取穴]　阿是穴。

［选用药物］　醋酸泼尼松龙混悬液 25mg（1ml）、维生素 B_{12} 注射液 0.5mg（1ml），加 2％盐酸普鲁卡因注射液（过敏试验阴性者）2ml 混合均匀。

［具体操作］　在腰部髂后上棘部位仔细按压，找出压痛点（阿是穴）。按穴位注射操作常规进行，穴位皮肤常规消毒，采用 5ml 一次性使用注射器连接 7 号穿刺用长注射针头，抽取上述混合药液后，快速进针刺入皮下，稍做提插、捻转手法，待有酸、麻、胀等针感得气时，经回抽无血后，将上述混合药液徐缓注入。每隔 3 日注射 1 次，5 次为 1 个疗程。

［主治与疗效］　主治臀上皮神经炎。据彭启琼报道，临床应用该法加齐刺法共治疗臀上皮神经炎患者 108 例，治愈 106 例，显效 2 例。治愈率达 98.15％，所治患者全部显效。

［注意事项］　注射前，盐酸普鲁卡因注射液应常规做过敏试验，待试验结果显示阴性后，方可使用。

方法 4

［临证取穴］　居髎、阿是穴。

［选用药物］　醋酸泼尼松龙混悬液 25mg（1ml），加 2％盐酸普鲁卡因注射液（过敏试验阴性者）4ml 混合均匀。

［具体操作］　嘱患者取侧卧位。按穴位注射操作常规进行，穴位皮肤常规消毒，采用 5ml 一次性使用注射器连接 6.5 号注射针头，抽取上述混合药液后，快速进针刺入 1.0～1.5 寸（同身寸），稍做提插、捻转手法，待有酸、麻、胀等针感向大腿外侧放散得气时，经回抽无血后，将上述混合药液的 1/2 徐缓注入，然后将针尖退出少许，向阿是穴斜刺，经行针得气后，将上述混合药液注完，出针后按揉针孔片刻，每隔 6 日注射 1 次，3 次为 1 个疗程。并同时沿臀上皮神经走行方向施以分筋、理筋手法。

［主治与疗效］　主治臀上皮神经炎。据马应乖报道，临床应用该法共治疗臀上皮神经炎患者 116 例，痊愈 102 例，好转 11 例，无效 3 例。痊愈率达 87.93％，总有效率达 97.41％。

［注意事项］　注射前，盐酸普鲁卡因注射液应常规做过敏试验，待试验结果显示阴性后，方可使用。

3. 验方荟萃

［临证取穴］　阿是穴。

［选用药物］　醋酸泼尼松龙混悬液 50mg（2ml），加 0.25％盐酸普鲁卡因注射液（过敏试验阴性者）8ml 混合均匀。

［具体操作］　症状始于出孔点时，在相应脊椎的棘突旁 2.0～2.5cm 处压痛点向外上的横突尖处进针，至横突尖时将针头与皮肤表面呈 45°角向前内下刺入出孔点，有酸痛、放射感时，经回抽无血后，即可注入上述混合药液。每隔 5 日注射 1

次,3次为1个疗程。

[主治与疗效] 主治臀上皮神经炎。

[注意事项] 注射前,盐酸普鲁卡因注射液应常规做过敏试验,待试验结果显示阴性后,方可使用。

(二)封闭注射疗法

[治疗部位] 痉挛组织。

[选用药物] 醋酸泼尼松龙混悬液12.5mg(0.5ml),加2%盐酸普鲁卡因注射液(过敏试验阴性者)2ml混合均匀。

[具体操作] 医者用手指仔细按压,找准条索状物。按封闭注射操作常规进行,局部皮肤常规消毒,采用5ml一次性使用注射器连接6或6.5号注射针头,抽取上述混合药液后,快速进针刺入条索状物内做局部封闭治疗。每周1次,3次为1个疗程。

[注意事项] ①注射前,盐酸普鲁卡因注射液应常规做过敏试验,待试验结果显示阴性后,方可使用。②药液注射于痉挛的组织(条索状物)内,不要注射在神经上。

【按评】 臀上皮神经炎为骨伤科常见疾病。其急性期,临床应用上述方法治疗具有有较好的疗效,通过醋酸泼尼松龙的局部注射,可达到局部消炎、消肿、止痛的目的。对于时间较久的慢性患者,髂嵴部有明显隆起,臀部的索状物较大者,除局部注射治疗外,尚可使用小针刀疗法以剥离粘连组织,消除无菌性炎症,减少脂肪球的压迫,阻断损伤－无菌性炎症－再损伤的恶性循环。上述治疗方法具有操作简单、创伤小、疗效高的特点,值得临床上广泛应用。

四、梨状肌综合征

在正常情况下,坐骨神经从梨状肌下缘穿出骨盆,从臀大肌前下方进入大腿后侧,并分为胫神经和腓总神经。因急、慢性损伤或先天变异或风、寒、湿邪入侵,致其梨状肌发生充血、水肿、痉挛、肥厚等病变,刺激或牵拉、压迫坐骨神经和其他骶丛神经及臀部血管,从而引起腰腿痛等症状的,称为梨状肌综合征。又称为"梨状肌损伤"或"梨状孔狭窄综合征"。

本病在中医学属"痹证""筋痹""腿痛""环跳风"等病证范畴,多是由于劳损、风寒湿邪侵袭导致气血瘀滞、经络闭阻而引发。

【病因病机】

引起本病的可能原因是髋关节过度内旋、外旋、外展或由蹲位变为站立位时,梨状肌急剧收缩或被动牵拉,肌膜破裂或有部分肌束断裂,梨状肌出血,炎性水肿,并呈保护性痉挛状态,压迫刺激坐骨神经而造成的。也有可能是继发于第1~2骶椎神经根或骶丛刺激,引起梨状肌痉挛所致。由于压迫刺激坐骨神经,而引起臀后

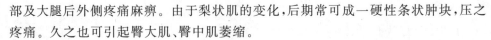

部及大腿后外侧疼痛麻痹。由于梨状肌的变化,后期常可成一硬性条状肿块,压之疼痛。久之也可引起臀大肌、臀中肌萎缩。

【诊断要点】

1. 病史 多有急、慢性劳损史或蹲、站时下肢扭闪史或夜间明显受凉史。

2. 症状 臀部深处酸胀或臀部及大腿后侧疼痛,疼痛常放射至下肢小腿外侧。多呈持续性钝痛,常有发作性剧痛。剧痛时呈烧灼样、刀割样、牵扯样痛,致使患者站立不安,常采取一系列减痛姿势,大小便时疼痛加重,局部常畏寒发凉。偶见小腿外侧麻木,行走困难或跛行。

3. 体征 检查时,梨状肌表面投影区(尾骨尖至髂后上下棘连线的中点与股骨大转子顶点之连线间)明显深压痛。俯卧时,臀部可触及条索状隆起。触摸梨状肌时,臀部有空虚感,肌腹呈弥漫性肿胀,肌束变硬、坚韧、弹性减低。慢性梨状肌损伤时,可引起患侧臀部肌肉萎缩。

4. 检查 直腿抬高试验(直腿抬高 60°以前,损伤的梨状肌被拉长,呈紧张状态,加强了坐骨神经的病理联系,因此疼痛加剧。当直腿抬高超过 60°时,损伤的梨状肌不再被拉长,从解剖关系来讲,梨状肌与坐骨神经的解剖关系有所分离,所以疼痛反而减轻,据此可与根性坐骨神经痛鉴别)阳性。梨状肌紧张试验(患者平卧,伸髋采用力被动内旋髋关节或内外屈曲,内旋髋关节,即现下腰部或腰腿痛)阳性。

5. 鉴别诊断 本病须与坐骨神经炎、假性坐骨神经痛、腰椎间盘突出症等相鉴别。

【中医证型】

1. 风寒湿痹 臀部及下肢酸肿、疼痛、拘急、屈伸不利,行走不便,遇冷痛甚,得热痛减,舌质淡,苔薄白,脉弦紧。

2. 风湿热痹 臀部及下肢剧痛不可触及,或烧灼样痛,得热痛甚,得冷痛减,或兼汗出,口渴而烦,舌质红,苔薄黄,脉滑数。

3. 瘀血阻络 扭闪损伤后,腰臀部疼痛,渐次引及下肢亦痛,入夜痛甚,肌肉坚硬,麻木不仁,肢体沉重,行走艰难,面色晦暗,舌质紫或有瘀点、瘀斑,苔薄白,脉弦涩。

4. 久痹血亏 臀部及下肢疼痛日久不愈,髋部屈伸不利,行走困难,肌肉瘦削,皮肤感觉迟钝,甚或麻木不仁,身倦乏力,舌质淡,苔薄白,脉细弱。

【治疗方法】

(一)穴位注射疗法

1. 笔者经验

[临证取穴] 主穴取秩边(患侧);配穴取陵后、委阳。

[选用药物] 野木瓜注射液 2ml、维生素 B_{12} 注射液 0.5mg(1ml),加盐酸利多卡因注射液 4mg(2ml)混合均匀。

[具体操作] 主穴每次必取,配穴随症选取。按穴位注射操作常规进行,穴位皮肤常规消毒,采用 5ml 一次性使用注射器连接 6.5 或 7 号注射针头,抽取上述混合药液后,快速进针刺入皮下,稍做提插、捻转手法,待有酸、麻、胀、痛等针感得气时,经回抽无血后,将上述混合药液徐缓注入。每次每穴注射 1～2ml,每日或隔日注射 1 次,5～7 次为 1 个疗程,疗程间相隔 3～5 日。

[主治与疗效] 主治梨状肌综合征。笔者临床应用该法共治疗梨状肌综合征患者 87 例,治愈 72 例,好转 13 例,无效 2 例。治愈率达 82.76%,总有效率达 97.70%。

2. 临床采菁

方法 1

[临证取穴] 秩边(患侧)。

[选用药物] 硫酸镁葡萄糖注射液 10ml、灭菌注射用水 10ml 混合均匀,如病程较长者,酌加盐酸呋喃硫胺注射液 20mg(2ml)。

[具体操作] 按穴位注射操作常规进行,穴位皮肤常规消毒,采用 7 号麻醉注射针头连接 50ml 一次性使用注射器,抽吸上述混合药液后,将针头快速直刺进入皮肤,穿透皮下组织,再穿透臀大肌筋膜,进入臀大肌,在继续深入进梨状肌下缘时,施术者有一种似针尖刺入豆腐内样感觉,患者有明显的酸胀反应,多数患者诉有向下放射感,这时将针头向后稍退少许,经回抽无血时,将上述混合药液注入。此时局部酸胀感十分明显,大部分患者诉有药液向大腿后侧往下流动感。注射完毕,将针头退至皮下迅速拔出,隔日或每隔 3 日注射 1 次,5 次为 1 个疗程。

[主治与疗效] 主治梨状肌综合征。据陈森然报道,临床应用该法共治疗梨状肌综合征患者 30 例,治愈 21 例,有效 6 例,无效 3 例。治愈率达 70%,总有效率达 90%。

方法 2

[临证取穴] 主穴取臀中穴(股骨大转子与坐骨结节连线为底边,向上做一等边三角形,其顶点即是);配穴取陵后、委阳。

[选用药物] ①10%葡萄糖注射液;②地塞米松磷酸钠注射液;③10%当归注射液;④维生素 B_1 注射液。

[具体操作] 按穴位注射操作常规进行,穴位皮肤常规消毒,根据临床证型的不同,采用 20ml 一次性使用注射器抽取其中 1 种药液后,连接 6～7 号腰椎穿刺针头,快速进针刺入皮下,稍做提插待有酸、麻、胀等明显针感得气时,经回抽无血后,将上述药液缓缓注入。具体用药情况如下:急性发作、疼痛剧烈时,采用①药 19ml 加②药 2mg(1ml)混合均匀后注入;中等疼痛或按上法处理而疼痛减轻的,再行辨证选药,实热型采用①药 18ml 加④药 100mg(2ml)混合均匀后注入;虚寒型采用①药 14ml 加③药 6ml 混合均匀后,在臀中穴注入。如下肢疼痛明显,则加注射陵

后或委阳穴,每日注射 1 次,连续 3 次为 1 个疗程。

[主治与疗效] 主治梨状肌综合征。据戚似筠报道,临床应用该法共治疗梨状肌综合征患者 80 例,显效 61 例,进步 17 例,无效 2 例。显效率达 76.25%,总有效率达 97.50%。

方法 3

[临证取穴] 秩边、阿是穴。

[选用药物] 醋酸泼尼松龙混悬液 50mg(2ml)、维生素 B_1 注射液 100mg(2ml)、维生素 B_{12} 注射液 0.5mg(1ml),加 2% 盐酸利多卡因注射液 10mg(5ml)混合均匀。

[具体操作] 按穴位注射操作常规进行,穴位皮肤常规消毒,采用 5 号注射针头连接 10ml 一次性使用注射器,抽取上述混合药液后,将针头快速直刺进入皮下,寻找针感,经回抽无血后,将上述混合药液缓慢注入。每隔 4 日注射 1 次,5 次为 1 个疗程。

[主治与疗效] 主治梨状肌综合征。据何平报道,共治疗梨状肌综合征患者 56 例,治疗组与对照组(电针组)各 28 例,其中治疗组 5 次内治愈 25 例,治愈率达 89.29%;对照组(电针组)5 次内治愈 5 例,治愈率为 17.86%,两组疗效有显著性差异。

方法 4

[临证取穴] 环跳。

[选用药物] ①2% 盐酸利多卡因注射液 5ml、0.5% 盐酸布比卡因注射液 5ml、醋酸泼尼松龙混悬液 25~50mg(1~2ml),加 0.9% 氧化钠溶液(生理盐水) 10~15ml 混合均匀;②维生素 B_1 注射液 200mg(4ml),维生素 B_{12} 注射液 1mg (10ml)混合均匀。

[具体操作] 嘱患者取侧卧屈膝位,痛侧在上。按穴位注射操作常规进行,穴位皮肤常规消毒,采用 20ml 或 50ml 一次性使用注射器连接 7 号腰穿针头,抽取其中 1 种药液后,将针头快速垂直刺入,寻找针感或直入坐骨板上稍作微退,经回抽无血后,将上述混合药液缓慢注入。病程在 1 周以内者用①药;病程在 1 周以上者,用①药加②药,每隔 3 日注射 1 次,注射 2 次后改为每周 1 次。

[主治与疗效] 主治梨状肌综合征。据宋进雪报道,临床应用该法共治疗梨状肌综合征患者 40 例,其中注射 1 次治愈 3 例,注射 2 次治愈 14 例,注射 3 次治愈 12 例,注射 4 次治愈 5 例,注射 5 次治愈 4 例。注射 5 次共治愈 38 例,总治愈率达 95%。

方法 5

[临证取穴] 环跳、委中、承山、阳陵泉。

[选用药物] 复方当归注射液 4ml,加醋酸泼尼松龙混悬液 50mg(2ml)混合均匀。

［具体操作］ 每次均取患侧穴位。按穴位注射操作常规进行,穴位皮肤常规消毒,采用 10ml 一次性使用注射器连接 6.5 或 7 号长注射针头,抽取上述混合药液后,快速进针刺入皮下,稍做提插、捻转手法,待有酸、麻、胀、痛或触电样等针感得气时,经回抽无血后,将上述混合药液徐缓注入。每次每穴注射 1.5ml,隔日注射 1 次,3 次为 1 个疗程。

［主治与疗效］ 主治梨状肌综合征。据杨玲报道,临床应用该法共治疗梨状肌综合征患者 100 例,治愈 90 例,好转 8 例,无效 2 例。治愈率达 90%,总有效率达 98%。

3. 验方荟萃

方法 1

［临证取穴］ 主穴取阿是穴(压痛最明显处);配穴取环跳、秩边、承扶、委中、阳陵泉、承山、绝骨(悬钟)、昆仑。

［选用药物］ 复方当归注射液 4ml。

［具体操作］ 主穴每次必取,配穴选 2～3 穴。按穴位注射操作常规进行,穴位皮肤常规消毒,采用 5ml 一次性使用注射器连接 7 号长注射针头,抽吸上述药液后,快速直刺进入皮下组织,稍做提插、捻转手法,待出现酸、麻、胀、痛或触电等针感得气时,经回抽无血时,将上述药液缓慢注入。每次每穴注射 1.0～1.5ml,每日注射 1 次,5～7 次为 1 个疗程。

［主治与疗效］ 主治梨状肌综合征。

方法 2

［临证取穴］ 环跳、殷门、委中、阿是穴。

［选用药物］ 醋酸曲安奈德混悬液 10mg(1ml)、2% 盐酸利多卡因注射液 2ml,加灭菌注射用水 4ml 混合均匀。

［具体操作］ 每次均选患侧穴位。按穴位注射操作常规进行,穴位皮肤常规消毒,采用 10ml 一次性使用注射器连接 6.5 或 7 号长注射针头,抽吸上述混合药液后,快速直刺进入皮下组织,稍做提插、捻转手法,待出现酸、麻、胀、痛或触电等针感得气时,经回抽无血时,将上述混合药液缓慢注入。每次每穴注射 1～2ml,每隔 5 日注射 1 次,3 次为 1 个疗程。

［主治与疗效］ 主治梨状肌综合征。

方法 3

［临证取穴］ 秩边、环跳、阳陵泉、绝骨、昆仑。

［选用药物］ 5% 当归注射液 4ml、维生素 B_{12} 注射液 1mg(2ml),加盐酸利多卡因注射液 8mg(4ml)混合均匀。

［具体操作］ 每次均取患侧穴位。按穴位注射操作常规进行,穴位皮肤常规消毒,采用 10ml 一次性使用注射器连接 6 或 6.5 号注射针头,抽吸上述混合药液

后,快速直刺进入皮下组织,稍做提插、捻转手法,待出现酸、麻、胀、痛或触电等针感得气时,经回抽无血时,将上述混合药液缓慢注入。每次每穴注射 2ml,每日注射 1 次,5～7 次为 1 个疗程,疗程间相隔 2～3 日。

［主治与疗效］ 主治梨状肌综合征。

方法 4

［临证取穴］ 主穴取阿是穴;配穴取上髎、次髎、承扶、殷门、委中、委阳、悬钟。

［选用药物］ 地塞米松磷酸钠注射液 2mg(1ml)、5％当归注射液 2ml、维生素 B_{12} 注射液 0.5mg(1ml),加盐酸利多卡因注射液 8mg(4ml)混合均匀。

［具体操作］ 每次均取患侧穴位,主穴每次必取,配穴选 3～4 穴。按穴位注射操作常规进行,穴位皮肤常规消毒,采用 10ml 一次性使用注射器连接 6 或 6.5 号注射针头,抽吸上述混合药液后,快速直进针刺入皮下,稍做提插、捻转手法,待出现酸、麻、胀、痛或触电等针感得气时,经回抽无血后,将上述混合药液缓慢注入。每次每穴注射 2ml,每日注射 1 次,5～7 次为 1 个疗程,疗程间相隔 2～3 日。

［主治与疗效］ 主治梨状肌综合征。

方法 5

［临证取穴］ 主穴取阿是穴;配穴取环跳、殷门、承扶、阳陵泉、足三里、悬钟。

［选用药物］ 野木瓜注射液 2ml、维生素 B_1 注射液 100mg(2ml)、维生素 B_{12} 注射液 0.5mg(1ml),加盐酸利多卡因注射液 8mg(4ml)混合均匀。

［具体操作］ 每次均取患侧穴位,主穴每次必取,配穴选 3～4 穴。按穴位注射操作常规进行,穴位皮肤常规消毒,采用 10ml 一次性使用注射器连接 6 或 6.5 号注射针头,抽吸上述混合药液后,快速直进针刺入皮下,稍做提插、捻转手法,待出现酸、麻、胀、痛或触电等针感得气时,经回抽无血后,将上述混合药液徐缓注入。每次每穴注射 2ml,每日注射 1 次,5～7 次为 1 个疗程,疗程间相隔 2～3 日。

［主治与疗效］ 主治梨状肌综合征。

方法 6

［临证取穴］ 阿是穴(痛点)。

［选用药物］ ①醋酸泼尼松龙混悬液 25mg(1ml),加 2％盐酸普鲁卡因注射液(过敏试验阴性者)6ml 混合均匀;②醋酸泼尼松龙混悬液 25mg(1ml)、透明质酸酶针剂 1500U,加 0.5％盐酸普鲁卡因注射液(过敏试验阴性者)18ml 混合均匀。

［具体操作］ 急性期用①药,慢性期用②药。按穴位注射操作常规进行,穴位皮肤常规消毒,采用 10ml 或 20ml 一次性使用注射器连接 7 号长注射针头,抽吸上述混合药液后,快速直进针刺入皮下,稍做提插、捻转手法,待出现酸、麻、胀、痛或触电等针感得气时,经回抽无血后,将上述混合药液徐缓注入。每周注射 1 次,3 次为 1 个疗程。

［主治与疗效］ 主治梨状肌综合征。

方法 7

[临证取穴]　阿是穴(病灶处:以髂后上棘至尾骨尖做一连线,在距髂后上棘 3cm 的连线上做一标记点,该点与股骨大转子的连线即为梨状肌表面投影)。

[选用药物]　10%葡萄糖注射液 16ml,加 2%盐酸普鲁卡因注射液(过敏试验阴性者)4ml 混合均匀。

[具体操作]　按穴位注射操作常规进行,穴位皮肤常规消毒,采用 20ml 一次性使用注射器连接 7 号封闭用长注射针头,抽吸上述混合药液后,沿按住梨状肌腹的右手拇指旁刺入,似有刺入豆腐样的感觉时注入上述混合药液。隔日注射 1 次,7 次为 1 个疗程。

[主治与疗效]　主治梨状肌综合征。

(二)全息注射疗法

[临证取穴]　耳穴坐骨神经、臀、肾上腺、神门、腰骶椎。

[选用药物]　野木瓜注射液 1ml,加维生素 B_{12} 注射液 0.5mg(1ml)混合均匀。

[具体操作]　每次选 2~3 耳穴。按全息注射操作常规进行,耳穴皮肤常规消毒,采用 2ml 一次性使用注射器连接 5 或 5.5 号皮试用注射针头,抽取上述混合药液后,快速进针刺入,待有痛感得气时,将上述混合药液徐缓注入。每次每穴注射 0.1~0.2ml,每日注射 1 次,5~7 次为 1 个疗程。

[主治与疗效]　主治梨状肌综合征。

(三)局部注射疗法

1. 笔者经验

[治疗部位]　梨状肌压痛点。

[选用药物]　1%~2%盐酸普鲁卡因注射液(过敏试验阴性者),或 1%盐酸利多卡因注射液 10~20ml,加地塞米松磷酸钠注射液 5mg(1ml)混合均匀。

[具体操作]　按局部注射操作常规进行,局部皮肤常规消毒,采用 10ml 或 20ml 一次性使用注射器抽取上述混合药液,接 6~7 号长封闭针头后,快速进针刺入皮下,再深达局部压痛点处,当感觉刺入梨状肌肌腹内时,经回抽无血后,即将上述混合药液缓慢注入。每日注射 1 次,5~7 次为 1 个疗程。

[临床疗效]　笔者临床应用该法共治疗梨状肌综合征患者 49 例,治愈 41 例,有效 8 例,无效 0 例。治愈率达 83.67%,总有效率达 100%。

[注意事项]　注射前,盐酸普鲁卡因注射液应常规做过敏试验,待试验结果显示阴性后,方可使用。

2. 临床采菁

方法

[治疗部位]　局部压痛点。

[选用药物]　2%盐酸利多卡因注射液 10ml、维生素 B_{12} 注射液 0.5mg(1ml)、

维生素 B₁ 注射液 200mg(4ml)混合均匀。

[具体操作] 嘱患者取俯卧位,双下肢伸直。先在患侧梨状肌体表投影处,用拇指按压触摸梨状肌,确定其压痛点,并做好注射点标记。按局部注射操作常规进行,局部皮肤常规消毒,将上述混合药液在定点部位垂直刺入。当穿透臀大肌筋膜进入臀大肌后,再继续深入刺进,当阻力突然减低并有针头进入豆腐样的感觉时,说明针头已进入梨状肌组织,经回抽无血,即可固定好针体,开始缓慢注药。注药后开始推拿,手法由轻到重,以弹拨理筋顺压为主。推拿过程中,患者感觉疼痛明显减轻,15 分钟后,嘱患者下床活动。间隔 5 日治疗 1 次,4 次为 1 个疗程。

[临床疗效] 据万清强等报道,临床应用该法共治疗梨状肌综合征患者 86 例,优者 50 例,良者 31 例,差者 5 例,总优良率达 94.19%。

3. 验方荟萃

方法 1

[治疗部位] 局部痛点。

[选用药物] 5%当归注射液、5%红花注射液或丹参注射液 2～4ml,加等量 1%盐酸普鲁卡因注射液(过敏试验阴性者)混合均匀。

[具体操作] 按局部注射操作常规进行,局部皮肤常规消毒,采用 5ml 或 10ml 一次性使用注射器连接 6～7 号注射针头,抽取上述混合药液后,快速进针刺入皮下,再深达局部痛点,经回抽无血后,将上述混合药液缓慢注入。每日注射 1 次,7 次为 1 个疗程。

[注意事项] 注射前,盐酸普鲁卡因注射液应常规做过敏试验,待试验结果显示阴性后,方可使用。

方法 2

[治疗部位] 局部痛点。

[选用药物] 醋酸泼尼松龙混悬液 25mg(1ml),加 1%盐酸普鲁卡因注射液(过敏试验阴性者)至 10ml 混合均匀。

[具体操作] 按局部注射操作常规进行,局部皮肤常规消毒,采用 10ml 一次性使用注射器连接 6～7 号注射针头,抽取上述混合药液后,快速进针刺入皮下,再深达局部痛点,经回抽无血后,将上述混合药液缓缓注入。每周注射 1 次,3 次为 1 个疗程。

[注意事项] 注射前,盐酸普鲁卡因注射液应常规做过敏试验,待试验结果显示阴性后,方可使用。

方法 3

[治疗部位] 梨状肌内。

[选用药物] ①25%葡萄糖注射液 18ml,加 2%盐酸普鲁卡因注射液(过敏试验阴性者)2ml 混合均匀;②醋酸泼尼松龙混悬液 25mg(1ml),加 2%盐酸普鲁卡

因注射液(过敏试验阴性者)2ml混合均匀。

[具体操作]　先确定梨状肌损伤的部位,在皮肤表面穿刺点做好标记。按局部注射操作常规进行,局部皮肤常规消毒,采用22号麻醉注射针头连接20ml一次性使用注射器,抽取上述混合药液后,在穿刺点快速直刺,穿透皮肤、皮下组织、臀大肌筋膜后,进入臀大肌,再继续进针至梨状肌时,有一种针尖进入豆腐内的感觉,固定好针体,将上述混合药液徐缓注入,为促使药液弥散,可加压注射。每日或隔3日注射1次,3~5次为1个疗程。

[注意事项]　注射前,盐酸普鲁卡因注射液应常规做过敏试验,待试验结果显示阴性后,方可使用。

方法4

[治疗部位]　梨状肌内。

[选用药物]　醋酸泼尼松龙混悬液25mg(1ml),加透明质酸酶针剂1500U及0.5%盐酸普鲁卡因注射液(过敏试验阴性者)18ml混合均匀。

[具体操作]　按局部注射操作常规进行,局部皮肤常规消毒,采用20ml一次性使用注射器连接6~7号长注射针头,抽取上述混合药液后,快速进针刺入皮下,再深达梨状肌肌腹内,经回抽无血后,将上述混合药液缓缓注入。每隔5日注射1次,3~4次为1个疗程。

[注意事项]　注射前,盐酸普鲁卡因注射液应常规做过敏试验,待试验结果显示阴性后,方可使用。

方法5

[治疗部位]　压痛最明显处。

[选用药物]　2%盐酸普鲁卡因注射液(过敏试验阴性者)2ml,加维生素B_1注射液100mg(2ml)及维生素B_{12}注射液0.1mg(1ml)混合均匀。

[具体操作]　按局部注射操作常规进行,局部皮肤常规消毒,采用5ml一次性使用注射器连接6~7号长注射针头,抽取上述混合药液后,快速进针刺入皮下,再深达患部压痛最明显处,经回抽无血后,将上述混合药液注入。隔日注射1次,6次为1个疗程,疗程间相隔3~5日。

[注意事项]　注射前,盐酸普鲁卡因注射液应常规做过敏试验,待试验结果显示阴性后,方可使用。

方法6

[治疗部位]　骶髂关节前骶丛神经处。

[选用药物]　"史氏配制药液"[0.25%盐酸普鲁卡因(过敏试验阴性者)或低浓度盐酸利多卡因注射液15~20ml、加入醋酸曲安奈德混悬液10~15mg(1.0~1.5ml),必要时再加盐酸消旋山莨菪碱(654-2)注射液8~10mg(0.8~1.0ml)及维生素B_{12}注射液0.1mg(1ml)混合均匀]。

　　[具体操作]　嘱患者取俯卧位。先做骶$_1$骨嵴及下一腰椎棘突的定位,然后定出相应横突尖的位置,在第 4 腰椎棘突下缘水平线与髂后上棘垂直线相交点,作为注射进针点。按局部注射操作常规进行,局部皮肤常规消毒,采用 20ml 一次性使用注射器连接 6～7 号长注射针头,抽取上述"史氏配制药液"后,快速进针刺入皮下,即开始寻找腰$_4$横突尖端,当针尖触及该点后,即进行少量上述药液的浸润注射;然后再将针尖略退出少许,再改变针刺方向,朝第 5 腰椎横突外前方斜行刺入,当针尖触及第 5 横突时,再缓慢经过其外前方,并将针尖贴紧横突面,先浸润注射腰骶韧带,再将针尖对准骶髂关节前方的位置处徐缓刺入,此时操作应极缓慢进行,每进针少许,即行抽吸,以观察有无回血等,直到再进针至 3cm 左右,经回抽无血等时,即可进行上述药液的注射。一般每次注射上述"史氏配制药液"10～15ml。

　　[注意事项]　①定位一定要正确,每进针一步,要有解剖定向作指导,做到胸中有"数",掌握有序;②操作要缓慢、细心进行,每次进针前要做抽吸以免误刺入血管内。待针尖抵达预定部位后,再行徐缓注射;③该法也可与"腰椎椎间孔注射法"相互配合,即先做椎间孔点注射后,再改变针头方向,注射关节前腰骶丛。这时药液能顺势向下浸润骶丛部位;④注意注射技巧,熟练掌握后,方能达到最佳效果;⑤对于冠心病患者,要注意注射时的体位,可将俯卧位改为侧卧位。操作时要适应改变体位后的操作技巧,不能影响针刺方向,以免造成治疗失败;⑥注射前,盐酸普鲁卡因注射液应常规做过敏试验,待试验结果显示阴性后,方可使用。

　　方法 7

　　[治疗部位]　梨状肌内。

　　[选用药物]　"史氏配制药液"(配制方法同上)。

　　[具体操作]　嘱患者取俯卧位。首先熟悉表面穿刺点的标志:以髂后上棘至尾骨尖画一连线为第 1 线,再在髂后上棘至股骨大转子,定为第 2 线,第 1 线的中点至股骨大转子,定为第 3 线,坐骨结节至股骨大转子,定为第 4 线,第 2 线及第 3 线,即代表梨状肌的上下缘;第 2 线的内 1/3 为臀上神经穿出处;第 4 线的中、内 1/3 交界处,为坐骨神经干的经过处。当详细了解上述解剖部位后,可根据临床需要,选择注射点进行注射治疗。如需注射梨状肌时,则在其标志范围内的内、中1/3处,采用 20ml 或 50ml 一次性使用注射器抽取上述"史氏配制药液"后,连接 7 号长穿刺针头,快速进针刺入皮下,再缓慢向内深刺,进入肌层,经抽吸无回血后,即可进行上述配制药液的注射。此外,还可将上述药液向该肌的其他方向做浸润注射,使痉挛的梨状肌得到充分松弛。

　　此外,由于梨状肌发生痉挛、炎症,从而引起坐骨神经痛现象,但病变不仅仅是一块孤立的肌肉,而往往是受邻近病灶影响所致。例如骶髂关节疾病,也可引起梨状肌痉挛。因此,这时若能同时进行骶髂关节的注射治疗,则疗效可得到进一步提高,可缩短疗程。一般每次注射"史氏配制药液"20～30ml。

[注意事项] ①详细了解梨状肌的病变及其原因,注意是否还存在其他合并性病灶;②熟悉表面标志和表面解剖标志是取得穿刺注射成功的关键所在。因此,如何选择注射点,必须结合解剖标志和疾病的性质来做决定;③臀部血管神经分布较多,因此,注射前必须回抽一次性使用注射器筒,确切无误后,再将药液注入;④所用注射药液应于操作前慎重选择、决定和临时配制,禁止应用容易腐蚀组织及刺激性较大的药物,一旦坐骨神经受损伤或瘢痕形成,则后果严重;⑤注射前,盐酸普鲁卡因注射液应常规做过敏试验,待试验结果显示阴性后,方可使用。

方法 8

[治疗部位] 臀中肌处。

[选用药物] "史氏配制药液"(配制方法同上)。

[具体操作] 嘱患者取侧卧位或俯卧位均可。定出臀中肌范围,找到股骨大转子尖后,采用 20ml 一次性使用注射器抽取上述配制药液,连接上 7 号穿刺用长针头在大转子尖上方 4~5cm 处进针,针尖斜行向臀中肌刺入,直至髂骨嵴下方 2~3cm 处的髂骨面,经抽吸无血后,即可进行上述配制药液的注射。然后,再缓慢抽出注射针头,并进行边抽出、边注射;但针头不要完全拔出,在浅层再改变针尖方向,依次同法做扇形浸润注射。一般每次注射上述"史氏配制药液"20ml 左右。

[注意事项] ①必须注意,注射时勿将药液误注入血管内;②注意操作技巧,以使药液分布均匀;③注射前,盐酸普鲁卡因注射液应常规做过敏试验,待试验结果显示阴性后,方可使用。

方法 9

[治疗部位] 梨状肌内。

[选用药物] 抗风湿 1 号注射液(院内制剂)、汉防己注射液(院内制剂)2ml、1%~2%盐酸普鲁卡因注射液(过敏试验阴性者)1ml 混合均匀。

[具体操作] 按局部注射操作常规进行,局部皮肤常规消毒,采用 5ml 一次性使用注射器抽取上述混合药液后,接上 6~7 号封闭长注射针头,快速进针刺入皮下,再深达梨状肌内,经回抽无血后,快速将上述混合药液注入。隔日注射 1 次,5~7 次为 1 个疗程。

[注意事项] 注射前,盐酸普鲁卡因注射液应常规做过敏试验,待试验结果显示阴性后,方可使用。

方法 10

[治疗部位] 梨状肌压痛点或骶管内。

[选用药物] 0.5%~1.0%盐酸普鲁卡因注射液(过敏试验阴性者)8~12ml,加地塞米松磷酸钠注射液 2mg(1ml)混合均匀。

[具体操作] 在运用推拿、药物、超短波、医疗体操治疗的同时。按局部注射操作常规进行,局部皮肤常规消毒,采用 10ml 或 20ml 一次性使用注射器抽取上述

混合药液后,接上 6～7 号封闭用长注射针头,快速进针刺入皮下,再深达压痛点或骶管内,经回抽无回血时,将上述混合药液徐缓注入。每日注射 1 次,5～7 次为 1 个疗程。

［注意事项］ 注射前,盐酸普鲁卡因注射液应常规做过敏试验,待试验结果显示阴性后,方可使用。

(四)封闭注射疗法

1. 临床采菁

［治疗部位］ 病灶处(从髂后上棘至尾骨尖做一连线,在距髂后上棘 3cm 处的连线上做一标记点,该点与股骨大转子的连线即为梨状肌的表面投影)。

［选用药物］ 10％葡萄糖注射液 16ml、2％盐酸普鲁卡因注射液(过敏试验阴性者)4ml 混合均匀。

［具体操作］ 按局部注射操作常规进行,局部注射部位常规消毒,采用 20ml 一次性使用注射器抽取上述混合药液后,接上 6～7 号长封闭注射针头,以左手拇指按住梨状肌肌腹,将拇指末端也一起消毒后,右手持带针头的注射器,沿左手拇指旁侧垂直刺入,当针尖穿过臀大肌后再继续刺入,发现有一种刺入似豆腐样感觉时,即表示已进入梨状肌组织,然后固定好针体,将上述混合药液徐缓注入。隔日注射 1 次,7 次为 1 个疗程。

［主治与疗效］ 据王建国报道,临床应用该法共治疗梨状肌损伤综合征患者 38 例,经 1 个疗程治疗后,治愈 32 例,好转 6 例。治愈率达 84.21％,总有效率达 100％。

［注意事项］ ①注射前,盐酸普鲁卡因注射液应常规做过敏试验,待试验结果显示阴性后,方可使用;②封闭注射后臀部均有明显的酸胀感,并向下肢放射,持续 1～3 小时消失。

2. 验方荟萃

方法 1

［治疗部位］ 梨状肌肌腹压痛点。

［选用药物］ ①1％盐酸利多卡因注射液;②0.1％盐酸肾上腺素注射液。

［具体操作］ 按封闭注射操作常规进行,局部皮肤常规消毒,在坐骨切迹骨缘下方进针,手指在直肠或阴道内,抵在梨状肌肌腹压痛点上,并沿手指的方向进针(应在坐骨神经的上方,以防伤及此神经,如果刺激其神经,患者即会有异样感或剧痛感),先注入少量①药,观察 5～10 分钟后,再注入①药 6ml,并可加入②药 10mg。

［临床疗效］ 将局部麻醉药注入梨状肌内,即可减轻症状,并可起到诊断的作用,甚至还有一次治愈的可能。

方法 2

［治疗部位］ 梨状肌体表投影位。

[选用药物]　①5％当归、10％红花或丹参注射液 2～4ml,加等量的 1％盐酸普鲁卡因注射液(过敏试验阴性者)混合均匀;②醋酸泼尼松龙混悬液 12.5mg(0.5ml),加 0.5％盐酸普鲁卡因注射液(过敏试验阴性者)10ml 混合均匀。

[具体操作]　按封闭注射操作常规进行,局部皮肤常规消毒,在臀部梨状肌体表投影位进针,当针尖穿过臀大肌后再继续刺入,发现有一种刺入似豆腐样感觉时,即表示已进入梨状肌组织,然后固定好针体,将其中 1 种混合药液徐缓注入。①药每隔 2～3 日注射 1 次,②药每周注射 1 次,3 次为 1 个疗程。

[注意事项]　①注射前,盐酸普鲁卡因注射液应常规做过敏试验,待试验结果显示阴性后,方可使用。

【按评】　梨状肌综合征是临床骨伤科常见病、多发病。常规疗法治疗本病常一时无法奏效,而注射疗法则有较好的疗效。如若采用封闭注射疗法来治疗,有可能注射 1 次即可获愈,其疗效确实令人欢欣鼓舞,故十分值得在临床上推广应用,上述各种方法可供临床应用时借鉴或参考。

附:臀中肌综合征

因臀中肌急、慢性损伤或风、寒、湿邪入侵,致其臀中肌纤维组织损伤、充血、痉挛等病变,继而引起腰腿痛等症状的,称为"臀中肌综合征"。

过去曾有人认为,本病是臀上皮神经损伤,现经临床观察及手术和病理证实本病非神经损伤,而是臀中肌纤维组织损伤所致。

本病在中医学属"痹证"等病证范畴。

【诊断要点】

1. 多见于中年男性重体力劳动者。

2. 临床主要表现为腰腿疼痛,以局部酸痛为主,多于受凉或劳累后加重。

3. 检查可见臀中肌的前、中或后部有 1 个或多个局部压痛点,刺激压痛点疼痛可向下放射。可触及与髂嵴方向垂直而与臀中肌方向相一致的痛性肌束。

【治疗方法】

[治疗部位]　局部痛性肌束内。

[选用药物]　①醋酸泼尼松龙混悬液 25mg(1ml),加 1％盐酸普鲁卡因注射液(过敏试验阴性者)4～8ml 混合均匀;②5％～10％当归注射液 4～8ml。

[具体操作]　按局部注射操作常规进行,局部皮肤常规消毒,采用 5ml 或 10ml 一次性使用注射器抽取上述 2 种混合药液中的 1 种药液后,接上 6～7 号长注射针头,先从痛点快速垂直进针刺入皮下,至针尖触及髂骨后退出少许,再将上述混合药液徐缓注入,每次注射 2～4ml。并将针尖刺入痛性肌束内,同时注入上述药液 2～4ml。当注射①药时,每周注射 1 次,3～5 次为 1 个疗程;当注射②药时,每日或隔日注射 1 次,5～7 次为 1 个疗程。

［注意事项］　注射前，盐酸普鲁卡因注射液应常规做过敏试验，待试验结果显示阴性后，方可使用。

【按评】　臀中肌综合征是临床骨伤科常见疾病。常规疗法治疗本病时，常一时无法获效，而采用局部注射疗法治疗，却能获得较好的疗效。且具有操作简便、易学易懂、费用低廉、快速便捷等的诸多优点，这是常规疗法所无法做到的，故可作为治疗本病的首选疗法，十分值得临床上进一步推广应用。

附：大圆肌劳损

［临证取穴］　阿是穴（位于天宗、臑会与膈俞连线之中点处）。

［选用药物］　醋酸氢化可的松注射液 20mg（2ml），加 0.5％盐酸普鲁卡因注射液（过敏试验阴性者）20ml 混合均匀。

［具体操作］　按穴位注射操作常规进行，穴位皮肤常规消毒，采用 20ml 一次性使用注射器连接 6～7 号注射针头，抽吸上述混合药液后，快速直刺进入皮下，稍做提插、捻转手法，待出现酸、麻、胀、痛或触电等针感得气时，经回抽无血时，将上述混合药液缓慢注入。每次每穴注射 10ml，每隔 2 日注射 1 次，5 次为 1个疗程。

［主治与疗效］　主治大圆肌劳损。

［注意事项］　注射盐酸普鲁卡因注射液前，应常规做过敏试验，待试验结果显示阴性者，方可使用。

五、股内收肌损伤

股内收肌受到直接或间接外力而引起损伤部位渗血或出血，形成血肿，使肌纤维发生机化或骨化，从而严重影响下肢功能活动的，称为"股内收肌损伤"。

股内收肌群包括内收长肌、内收短肌、内收大肌三组。内收长肌，起始于耻骨上支及耻骨结节；内收短肌，起始于耻骨下支；内收大肌，起始于闭孔下缘、坐骨结节；内收肌群止于股骨嵴，其主要作用是使大腿内收，其次是使大腿外旋。股内收肌损伤属常见的损伤。

【病因病机】

中医学认为，股内收肌损伤多由于间接外力所致，如在练习劈腿、跨木马等动作时，使大腿过度外展将内收肌扭伤，其发病较急。由于劳累复受风寒引起者，发病较缓。

西医学认为，股内收肌的功能是使髋关节内收。当外力使大腿突然过度外展超过了内收肌的肌纤维的弹性限度，引起肌纤维部分断裂，或在起止点部位引起撕脱伤，也可受直接暴力的作用而引起挫伤，也可因长期用力内收大腿，从而引起内收肌的慢性劳损而致病。

【诊断要点】

1. 有明确的股内收肌外伤病史。

2. 大腿内侧疼痛,尤以耻骨部位更甚。大腿做内收、外展活动时疼痛加剧,功能障碍。

3. 检查股内收肌痉挛,压痛明显,耻骨部内收肌起点处压痛最为明显。髋关节被动外展时,疼痛明显。内收肌抗阻试验阳性。

4. X摄片检查,有骨化性肌炎时,内收肌部位有钙化阴影。

【中医证型】

1. 急性损伤　其筋卷、挛、僵痛或僵如条索状,为血瘀筋肌而成结。

2. 慢性劳损　多有耻骨结节压痛或伴闭孔神经放射痛,为形伤肿。

【治疗方法】

(一)穴位注射疗法

1. 笔者经验

[临证取穴]　主穴取阿是穴(压痛最明显处);配穴取血海、箕门、阴廉、五里、气冲。

[选用药物]　红茴香注射液1ml,5％当归注射液2ml,加盐酸利多卡因注射液4mg(2ml)混合均匀。

[具体操作]　每次均取患侧,主穴每次必取,配穴选3～4穴。按穴位注射操作常规进行,穴位皮肤常规消毒,采用5ml一次性使用注射器连接6或6.5号注射针头,抽吸上述混合药液后,快速直进针刺入皮下,稍做提插、捻转手法,待出现酸、麻、胀、痛或触电等针感得气时,经回抽无血后,将上述混合药液徐缓注入。每次每穴注射1ml,每日注射1次,5～7次为1个疗程,疗程间相隔2～3日。

[主治与疗效]　主治股内收肌损伤。笔者临床应用该法共治疗股内收肌损伤患者57例,治愈49例,有效6例,无效2例。治愈率达85.96％,总有效率达96.49％。

2. 验方荟萃

方法1

[临证取穴]　阿是穴(压痛最明显处)、股内收肌起点处。

[选用药物]　醋酸曲安奈德混悬液20mg(2ml),加2％盐酸利多卡因注射液1ml和灭菌注射用水1ml混合均匀。

[具体操作]　每次均取患侧穴位。按穴位注射操作常规进行,穴位皮肤常规消毒,采用5ml一次性使用注射器连接6或6.5号注射针头,抽吸上述混合药液后,快速直进针刺入皮下,稍做提插、捻转等手法,待出现酸、麻、胀、痛或触电等针感得气时,经回抽无血后,将上述混合药液徐缓注入。每次每穴注射1～2ml,每隔5日注射1次,4次为1个疗程。

［主治与疗效］　主治股内收肌损伤。

方法 2

［临证取穴］　阴廉、阴谷、血海、箕门、交信。

［选用药物］　醋酸泼尼松龙混悬液 25mg(1ml)、维生素 B_{12} 注射液 0.5mg (1ml),加盐酸利多卡因注射液 4mg(2ml)混合均匀。

［具体操作］　每次取患侧 3～4 穴。按穴位注射操作常规进行,穴位皮肤常规消毒,采用 5ml 一次性使用注射器连接 6 或 6.5 号注射针头,抽吸上述混合药液后,快速直进针刺入皮下,稍做提插、捻转手法,待出现酸、麻、胀、痛或触电等针感得气时,经回抽无血后,将上述混合药液徐缓注入。每次每穴注射 1ml,每隔 7 日注射 1 次,3 次为 1 个疗程。

［主治与疗效］　主治股内收肌损伤。

(二)局部注射疗法

方法 1

［治疗部位］　股内收肌起点部位压痛点。

［选用药物］　醋酸泼尼松龙混悬液 25mg(1ml),加 2% 盐酸普鲁卡因注射液 (过敏试验阴性者)2ml 混合均匀。

［具体操作］　按局部注射操作常规进行,局部皮肤常规消毒,采用 5ml 一次性使用注射器连接 6～7 号注射针头,抽取上述混合药液后,快速进针刺入局部压痛点后,做股内收肌起点部位的压痛点注射,每周注射 1 次,3～5 次为 1 个疗程。

［注意事项］　注射盐酸普鲁卡因注射液前,应常规做过敏试验,待试验结果显示阴性者,方可使用。

方法 2

［治疗部位］　骨化处。

［选用药物］　透明质酸酶针剂 1500U,加 0.5% 盐酸普鲁卡因注射液(过敏试验阴性者)10ml 混合均匀。

［具体操作］　按局部注射操作常规进行,局部皮肤常规消毒,采用 10ml 一次性使用注射器连接 6～7 号注射针头,抽取上述混合药液后,在骨化处进行注射,每周注射 1 次,3～5 次为 1 个疗程。

［注意事项］　注射盐酸普鲁卡因注射液前,应常规做过敏试验,待试验结果显示阴性者,方可使用。

【按评】　注射疗法对股内收肌损伤的治疗具有较好的疗效。临床具体应用时,若同时配合应用内服、外用活血化瘀,消肿止痛的药物来共同进行,则更能收到满意的疗效。

六、坐骨结节滑囊炎

坐骨结节滑囊炎,又称为"坐骨结节囊肿"或"编织臀"。坐骨结节滑囊位于臀大肌与坐骨结节之间。常见于久坐工作,年老而消瘦的妇女。发病与长期久坐、摩擦、劳损等有关,是一种坐骨结节滑囊的慢性病变。

【病因病机】

中医学认为,久坐则伤气,气虚则血供无力;加之局部组织长期受挤压、摩擦而致气滞血瘀,瘀而化热,而形成坐骨结节滑囊炎。

西医学认为,本病多发于长期从事坐位工作的中、老年人,尤其是体质较瘦弱者。由于坐骨结节滑囊长期被压迫和摩擦,囊壁渐渐增厚或纤维化引起,少数因臀部蹲伤而引起。

【诊断要点】

1. 偶然间发现肿块,或当发生疼痛或不适感时,用手触摸发现有肿块存在。

2. 检查在坐骨结节下顶端可触及一圆形或椭圆形囊性肿块。大小不定,自4～15cm 不等,张力较大,大多数患者有坐垫样感觉,少数患者感坐压痛,严重时根本无法入座。

3. 局部皮肤无红肿及破溃,患侧坐骨结节有时触摸不清。滑囊炎因易致出血,故常可抽出暗红色血性囊液。如未出血时,则抽出微黄色透明囊液。

【中医证型】

本病注射疗法治疗时,一般不予分证型。

【治疗方法】　局部注射疗法。

1. 笔者经验

［治疗部位］　滑囊内。

［选用药物］　醋酸泼尼松龙混悬液。

［具体操作］　按局部注射操作常规进行,局部皮肤常规消毒,采用 10ml 或 20ml 一次性使用注射器连接 8 或 9 号注射针头,先行滑囊穿刺,尽量抽尽囊内液体,然后注入抽出囊液的 1/10 的上述药液,每隔 5～7 日抽液注射 1 次,一般经 2～3 次治疗即可获愈。

［临床疗效］　笔者临床应用该法共治疗坐骨结节滑囊炎患者 75 例,经 2～3 次的注射治疗后,所治患者全部获愈。

2. 验方荟萃

方法 1

［治疗部位］　滑囊内。

［选用药物］　5％碘酊溶液。

［具体操作］　嘱患者取侧卧屈膝位,患侧在上。按局部注射操作常规进行,局部皮肤常规消毒,采用 50ml 一次性使用注射器连接 8～9 号注射针头,在坐骨结节囊肿顶端穿刺进入囊腔,先尽量吸尽囊液,用 0.9％氯化钠(生理盐水)注射液冲洗囊腔 2～3 次,吸尽冲洗液后,视囊肿大小分别注入 5％碘酊溶液 1～3ml。拔出针

头后,做局部按摩片刻,使碘酊与囊壁充分接触,用布垫加压包扎。术后 3 日内应多取坐位,使用较硬坐具,以使囊壁充分粘连。

[临床疗效]　据田凡报道,临床应用该法共治疗坐骨结节滑囊炎患者 50 例,经 1 或 2 次注射后,临床治愈 42 例,无效 8 例,治愈率达 84%。

方法 2

[治疗部位]　滑囊内。

[选用药物]　静脉注射用四环素针剂 0.5g,加 0.9%氯化钠(生理盐水)注射液 5ml 溶解稀释混合均匀。

[具体操作]　嘱患者取俯卧位。按局部注射操作常规进行,常规消毒局部皮肤,取 9 号注射针头连接 50ml 一次性使用注射器,在坐骨结节囊肿体表处穿刺进针,先将囊内液体尽量吸尽。然后采用另一具一次性使用注射器抽取上述混合药液,沿原穿刺针头将上述药液注入囊腔内。拔出针头,在囊肿处稍加按揉,以使药液与囊壁充分接触。在注射后的 1～4 日内,患者多感局部疼痛,以后疼痛逐渐减轻,一般无需特殊处理。

[临床疗效]　刘加升等临床应用该法共治疗坐骨结节滑囊炎患者 16 例,经 1 次注射治愈 10 例,经 2 次注射治愈 5 例,无效 1 例,治愈率达 93.75%。

方法 3

[治疗部位]　囊腔内。

[选用药物]　盐酸林可霉素注射液 1.2g(4ml)、地塞米松磷酸钠注射液 10mg (2ml)、维生素 K_1 注射液 10mg(1ml)混合均匀。

[具体操作]　按局部注射操作常规进行,局部皮肤常规消毒,先用利多卡因注射液做局部麻醉,然后采用 9 号注射针头连接 50ml 一次性使用注射器,穿刺并抽出囊液,尽可能将囊液抽吸干净。固定好穿刺针头,以免退出囊腔,经穿刺针头注入上述混合药液,然后拔出针头,以 75%乙醇棉球压迫片刻即可。并用中药外洗,处方:当归、红花、赤芍、川椒、防风、秦艽、牛膝、乳香、没药各 20g,苏木、伸筋草、透骨草各 30g。水煎后晾温,用药渣、药水同洗患部,每次 20～30 分钟,每日 2 次,每剂药连洗 3 日,2 剂药洗 1 周为 1 个疗程。1 周后复查,如仍有囊液,可再行穿刺注射和中药外洗。

[临床疗效]　据孟令建报道,临床应用该法共治疗坐骨结节囊肿患者 58 例,经治疗 1 周治愈 17 例,占 29.31%;经治疗 2 周治愈 37 例,占 63.79%,经 3 周以上治疗治愈 4 例,2 周以内治愈率达 93.10%,总治愈率达 100%。

【按评】　坐骨结节滑囊炎临床骨伤科较为多见,常规方法是手术切除,但其手术适应范围有一定限制,操作也较为复杂,治疗费用相对较高,且最大缺点是术后常易复发。注射疗法治疗本病,主要采用局部注射疗法,具有操作简便,适应范围广泛,对年老体弱、身患多病的患者也可使用,且治愈后不易复发,因成本较低,医疗费用也较低廉,故值得临床上进一步推广应用,特别适合于农村基层医院开展。

七、尾骨痛

临床上各种原因引起尾骨区域疼痛的,就称为"尾骨痛",又称"尾痛症"。引起的常见原因有尾骨或骶尾关节的损伤,尾骨的发育畸形、肿瘤、感染、骶尾关节炎及异常姿势等。

尾骨痛是临床上较为常见的疾病,好发于女性,与女性局部的解剖生理有关,男女之比约为1:5.3。

尾骨位于脊柱的末端,是人类"尾巴"的剩余部分。当胚胎约10mm长时,"尾巴"长度占身长的1/6。成人尾骨有4节,其数目亦有可能为3节或5节。尾椎发育不全,这些椎骨无椎弓根、椎板和关节突,下三节通常相互融合,尾骨上方与骶骨下端构成骶尾关节。尾骨上有较多肌肉韧带附着,后有臀大肌、肛门括约肌附着于尾尖前方。肛提肌附于尾尖后方。骶尾韧带围绕骶尾关节,尾骨边缘较窄,两侧有骶结节韧带及骶棘韧带附着,尖部附着有肛门外括约肌腱。

尾骨肌为三角形腱性肌肉纤维,位于肛提肌的后方,由骶$_{4\sim5}$神经分支支配。臀下动脉的尾支穿过骶结节韧带,供应臀大肌及尾骨后部皮肤及邻近部位的血供。尾神经后支合并骶神经交通支,分布于尾骨后部的皮肤,尾神经前支由发育不全的尾骨横突下环绕向前。

尾骨痛的疼痛部位发生于督脉的终止部,属中医学"痹证"的病证范畴。从广义上来说,本病包括尾骨部、骶骨下部及其相邻肌肉,或周围其他软组织的疼痛,所以可为多种疾病所引起。中医学对此病早有认识,如《医学金鉴·正骨心法要旨》所曰:"尾骶骨,即尻骨也。……若蹲垫臃肿,必连腰胯。"说明本病的特点为坐位时间过久或从坐位起立时感尾部疼痛,或尾尖部受到挤压则感局部疼痛加重。

【病因病机】

（一）病因

1859年英国医生辛普森(Simpson)首先对尾骨痛进行了系统描述及命名。他提出"特发性尾部痛"是指那种不伴有明确病理改变的尾部痛,如骨盆底肌肉痉挛、功能性神经官能症、中骶部软组织异常、腰椎间盘病变等,指出约有3106的患者腰痛合并尾骨痛,说明两者之间存在病因学上的联系。1966年布齐曼(Buchmann)报道了115例尾骨痛患者,其中有52%的患者是因损伤所致。1950年赛勒(Thiele)认为肛提肌及尾骨肌持续痉挛将尾骨向前牵拉,致骶尾关节长期处在前屈紧张状态,而使周围韧带劳损而尾骨痛。1951年底特里希(Dittrich)指出尾骨痛的原发根源多因骶中部脂肪组织病变,故骶神经节段分布区域内的任何向心刺激均可成为力之支点,使尾骨发生牵扯痛。1971年莱特(Wright)报道了12例顽固性尾骨痛,其中4例因怀孕致疼痛加重,7例有外伤史。实际上本病大部分病因至今尚未完全明了,近来研究表明可能与以下一些因素有关。

1. 外伤　直接外力作用于尾骨,因损伤程度不一,导致尾部的挫伤、骨折或脱位。多因患者摔跤,臀部着地;或尾部不慎硌伤于家具边角;或被牲畜类顶、踢伤等。骨折、脱位使局部变形,或挫伤致肌肉刺激痉挛,牵拉尾骨产生疼痛。

2. 慢性劳损　反复轻微累积性损伤,由于坐位动作、排便等可持续拉伤尾部关节囊或韧带,长期劳损致尾骨骨疼痛。

3. 退行性变　急慢性损伤,可致骶尾关节半脱位,关节逐步退变、变窄、不规则、硬化,使关节活动受限,关节被动活动时便产生尾骨疼痛。

4. 感染　骨盆部的感染灶,深部感染经淋巴引流至骨盆肌肉,可致肌炎或肌肉的反射性痉挛,产生尾部痛。尾骨的骨髓炎或骨结核病很少发生,但文献上亦曾有报道。

5. 肿瘤　以脊索瘤较常见,也可有软骨瘤或软骨肉瘤,尾部血管球瘤也能产生尾骨痛。骶旁的脂肪瘤,通过深厚筋膜引起水肿或疝形成造成尾骨痛,此类患者可在骶部周围触及脂肪结节。

6. 其他因素　腰骶部损害,如第5腰椎滑脱,压迫硬膜和神经根可致尾骨痛。较大的中央型腰间盘突出亦会导致同样病变作用。还有如功能性神经官能症、下骶神经根蛛网膜炎等均可产生尾骨痛。

(二)病机

外伤后,不论是造成骨组织损伤,还是单纯的局部软组织挫伤,或是慢性累积性劳损,尾部的炎症、出血、水肿均会导致尾骨周围神经末梢压迫而产生疼痛,使骨盆内肌肉,如肛提肌、尾骨肌、肛门括约肌等产生痉挛,因肌肉持续收缩造成局部缺氧,乳酸堆积,初起是肌肉疲劳,以后疼痛加重,形成了恶性循环。

女性多发的原因是女性的骶骨较短而宽,往前倾斜弧度较男性的小,故女性尾骨较后移和突出。此外,女性两坐骨结节距离较宽,尾骨往往较易活动,加上妊娠期激素分泌改变,尾部韧带充血松弛及分娩等因素,故易受到损伤而发病。

【诊断要点】

1. 多见于中年女性。主要表现为骶尾部疼痛,局部压痛明显。

2. 肛门指诊可找到压痛点或发现畸形。

3. X线检查可显示外伤造成的畸形、移位等异常征象。

【中医证型】

本病注射疗法治疗时,一般不予分证型。

【治疗方法】　局部注射疗法。

方法1

[治疗部位]　尾骨压痛最明显处。

[选用药物]　醋酸泼尼松龙混悬液12.5～25.0mg(0.5～1.0ml),加2％盐酸

普鲁卡因注射液(过敏试验阴性者)4～6ml混合均匀。

[具体操作]　按局部注射操作常规进行,局部皮肤常规消毒,采用 10ml 一次性使用注射器连接 6 或 6.5 号注射针头,抽取上述混合药液后,快速进针刺入皮下,并继续进针深达压痛最为明显处,然后将上述混合药液于尾骨区压痛最明显处的骨膜下注入。每周注射 1 次,3 次为 1 个疗程。

[临床疗效]　该法可使大部分患者的疼痛得到及时缓解或消失,特别是对慢性患者,常可收到较为理想的疗效。

[注意事项]　①注射盐酸普鲁卡因注射液前,应常规做过敏试验,待试验结果显示阴性者,方可使用;②注射时要严格执行无菌操作及局部皮肤的严格消毒,以免引起继发性感染。

方法 2

[治疗部位]　局部最痛点。

[选用药物]　红茴香注射液、盐酸普鲁卡因注射液(过敏试验阴性者)各 2ml 混合均匀。

[具体操作]　按局部注射操作常规进行,局部皮肤常规消毒,采用 5ml 一次性使用注射器连接 6 或 6.5 号注射针头,抽取上述混合药液后,快速进针刺入皮下,并深达最痛点,经回抽无血后,将上述混合药液徐缓注入,隔日注射 1 次,中病即止。

[注意事项]　注射盐酸普鲁卡因注射液前,应常规做过敏试验,待试验结果显示阴性后,方可使用。

【按评】　常规疗法对尾骨痛的治疗,疗效欠佳,只能做对症处理,暂时缓解疼痛症状,无法治愈。局部注射疗法对本病的疗效较好,许多患者可谓达到"法至病除"之效,特别是对于慢性病患者,常可收到极为理想的疗效,故可作为治疗本病的首选疗法在临床上进一步推广应用。

八、耻骨联合分离症

耻骨联合处因受到损伤而超过其正常距离(正常距离 4～6mm),产生局部疼痛及一系列临床症状者,称为"耻骨联合分离症"。

【病因病机】　耻骨联合是骨盆环组成的一部分,是在两侧耻骨结合处,由两块纤维样耻骨间盘组成,两个耻骨联合之间有一耻骨联合腔,耻骨联合上下前后都有坚强的韧带保护。正常人两耻骨间距离为 4～6mm。耻骨联合很坚强,单纯的外力作用成人不易发生耻骨联合分离症。多发生在妇女怀孕期,尤其是在分娩前,由于内分泌影响,使耻骨联合韧带松弛造成发生本病的内在因素。在怀孕后期,胎儿的重量压迫骨盆,使得耻骨联合韧带松弛,骨盆发生暂时性扩大,利于胎儿的娩出。产程过长,胎儿过大、生产时接生粗暴等都可使松弛的耻骨联合韧带发生损伤,产

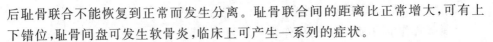

后耻骨联合不能恢复到正常而发生分离。耻骨联合间的距离比正常增大,可有上下错位,耻骨间盘可发生软骨炎,临床上可产生一系列的症状。

【诊断要点】

1. 多见于怀孕后期和分娩后的妇女。

2. 局部疼痛,双下肢抬举困难,单腿不能负重,走路无力,严重时需采用双拐辅助行走。

3. 耻骨联合处压痛,可触及分离的缝隙间隔。做骨盆分离试验,耻骨联合处疼痛明显。

4. X线骨盆正位摄片显示耻骨联合间隙超过 4~6mm,或两侧耻骨联合上下错位,或耻内联合处毛糙不平,有增生征象。

【中医证型】

本病注射疗法治疗时,一般不予分证型。

【治疗方法】

局部注射疗法

[治疗部位] 局部疼痛处。

[选用药物] 1%~2%盐酸普鲁卡因注射液(过敏试验阴性者)2~5ml,加醋酸泼尼松龙混悬液 12.5~25.0mg(0.5~1.0ml)混合均匀。

[具体操作] 按局部注射操作常规进行,局部皮肤常规消毒,采用 10ml 一次性使用注射器连接 6 或 6.5 号注射针头,抽取上述混合药液后,快速进针刺入皮下,再继续进针深达局部疼痛最明显处,经回抽无血后,将上述混合药液缓慢注入。每周注射 1 次,3~5 次为 1 个疗程。

[注意事项] 注射盐酸普鲁卡因注射液前,应常规做过敏试验,待试验结果显示阴性后,方可使用。

【按评】 耻骨联合分离症是临床骨伤科常见疾病,多见于怀孕后期或产后的妇女。西医学对本病的常规治疗,只能给以消炎、止痛及维生素类药物,但疗效总不见佳。对于新近发病者,可行手法复位治疗,但对因各种原因造成长期未愈,引起耻骨纤维软骨间盘炎的患者,临床应用各种常规疗法都无法奏效。此时,若采用注射疗法治疗则疗效较佳。一般患者经 3~5 次的注射治疗,可使疼痛等症状得到缓解甚至消失,故可作为治疗本病的首选疗法在临床上广泛应用。

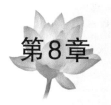

第8章

下肢疾病

第一节　股骨及膝关节伤病

一、股骨大粗隆滑囊炎

大粗隆滑囊位于大粗隆与臀大肌肌腱之间。可由于臀大肌肌腱与大粗隆长期过度摩擦而发生慢性滑囊炎,也可由于结核和感染发生结核性和化脓性滑囊炎。

【病因病机】　中医学认为,病属劳损,久劳伤气,气阻脉络,瘀积而成痰,痰湿之邪聚于股骨大转子部,肿而硬韧,其痛不剧。久之也有化热征象,局部微红,皮温稍高。

西医学认为,是由于臀大肌与股骨在粗隆部长期持续的摩擦而产生的慢性炎症。这种炎症属于无菌性炎症。股骨大粗隆滑囊炎一般无明显的外伤史。

【诊断要点】

1. 股骨大粗隆滑囊炎发病时,大粗隆部胀满,其后侧的凹陷也消失,局部有明显压痛。

2. 常有疼痛感,为减轻疼痛,常使患肢处于屈曲、外展和外旋位。如做被动内旋动作时,则可引起疼痛症状,但髋关节屈伸活动不受限。

3. X线摄片检查,有时可见钙化灶。

【中医证型】　本病注射疗法一般不予分证型。

【治疗方法】

(一)局部注射疗法

［治疗部位］　滑囊内。

［选用药物］　醋酸泼尼松龙混悬液。

［具体操作］　按局部注射操作常规进行,局部皮肤常规消毒,采用20ml一次性使用注射器连接8或9号注射针头,先行滑囊内穿刺,待穿刺成功后,尽量抽尽

囊液,再注入上述混合药液 1～3ml(视病变大小决定用药量),每隔 5～7 日抽液注药 1 次,中病即止。

[临床疗效] 笔者临床应用该法共治疗股骨大粗隆滑囊炎患者 37 例,经 2～4 次的抽液注药治疗后,所治患者全部获愈。

(二)封闭注射疗法

[治疗部位] 局部痛点。

[选用药物] 糖皮质类激素[如醋酸泼尼松龙混悬液 25mg(1ml)、地塞米松磷酸钠注射液 5mg(1ml)等]、1％～2％盐酸普鲁卡因注射液(过敏试验阴性者)2ml 混合均匀。

[具体操作] 按封闭注射操作常规进行,局部皮肤常规消毒,采用 5ml 一次性使用注射器连接 7 号注射针头,抽取上述混合药液后,快速进针刺入皮下,并深达痛点,经回抽无血后,将上述混合药液做局部痛点封闭注射。每日或每周注射 1 次,中病即止。

[临床疗效] 据任志远等报道,临床应用该法共治疗大粗隆疼痛综合征患者 98 例,所治患者症状都能得到明显改善。

[注意事项] 注射前,盐酸普鲁卡因注射液应常规做过敏试验,待试验结果显示阴性后,方可使用。

【按评】 股骨大粗隆滑囊炎,临床骨伤科较为常见。局部注射疗法对其有较好的疗效,且有治愈后不易复发的优点。但目前临床报道不多,本文介绍笔者经治的一个案例以及任志远等报道的一个案例,供临床应用时借鉴或参考。

二、膝关节炎

膝关节炎是指膝部关节或其周围组织发生炎性病变而引起疼痛、肿胀的疾病。在中医学中,属"痹证"等病证范畴。

【病因病机】 膝关节炎的发生可因关节局部损伤,或慢性劳损,或感受风寒而引起。若引起关节软骨面变性,软骨下骨板反应性增生,骨刺形成者,则导致骨性关节炎;若引起侧方韧带损伤,关节不稳定疼痛者,则形成膝部侧副韧带损伤;若引起膝关节滑膜损伤或破裂,使骨膜发生多量渗出液,积聚于关节者,则形成创伤性滑膜炎;若引起髌骨软骨损伤和退行性病变者,则形成髌骨软化症。

中医学认为,本病多因跌打损伤,气滞血瘀;或因素有肝肾亏损,经络空虚,外邪入侵,气滞血瘀;或因素体阳虚气弱,腠理疏松,表已失固;或劳汗当风,汗出入水,久坐湿地,风寒湿热之邪外侵,阻于经络关节等,均可导致痹证的发生。

【诊断要点】

1. 骨性关节炎 膝关节疼痛、僵硬,活动受限或弹响,不能下蹲及不耐久行。X 线示膝关节边缘尖锐或有骨赘形成,关节间隔狭窄,关节面不整齐,骨端变形。

2. 副韧带拉伤 常有外伤病史,膝关节肿胀、疼痛、功能障碍,韧带起止点或关节间隙压痛,副韧带分离试验阳性。X 线正位片,内外翻应力下膝关节间隙增宽>8mm。

3. 髌骨软化症 常有外伤及劳损病史,上下转动及半蹲位时疼痛加重,髌骨碾磨试验阳性、髌下脂肪垫压痛阳性。

4. 创伤性滑膜炎 常有外伤或积累性损伤病史,膝关节饱满、膨隆、胀痛、屈膝困难,浮髌试验阳性。

【中医证型】

1. 肝肾不足,筋脉瘀滞 关节疼痛,胫软膝酸,活动不利,运作牵强,舌质偏红、苔薄或薄白,脉滑或弦。

2. 脾肾两虚,湿注骨节 关节疼痛,肿胀积液,活动受限,舌质偏红或舌胖质淡、苔薄或薄腻,脉滑或弦。

3. 肝肾亏虚,痰瘀交阻 关节疼痛,肿胀肥厚感,痿弱少力,骨节肥大,活动受限,舌质偏红或舌胖质淡、苔薄或薄腻,脉滑或弦细。

【治疗方法】

(一)穴位注射疗法

1. 笔者经验

[临证取穴] 内、外膝眼。

[选用药物] 骨肽(骨宁)注射液 2ml、地塞米松磷酸钠注射液 2mg(1ml),加盐酸利多卡因注射液 4mg(2ml)混合均匀。

[具体操作] 按穴位注射操作常规进行,穴位皮肤常规消毒,采用 5ml 一次性使用注射器连接 6 或 6.5 号注射针头,抽取上述混合药液后,快速进针刺入皮下,并深达局部病变处,经回抽无血后,将上述混合药液徐缓注入。每次每穴注射 2.5ml,每日或隔日注射 1 次,5~10 次为 1 个疗程。

[主治与疗效] 主治膝关节骨性关节炎。笔者临床应用该法共治疗膝关节骨性关节炎患者 289 例,治愈 246 例,显效 15 例,有效 22 例,无效 6 例。治愈率达 85.12%,总有效率达 98.96%。

2. 临床采菁

方法 1

[临证取穴] 梁丘、风市、鹤顶、血海、阳陵泉、阴陵泉、足三里、委中、三阴交。

[选用药物] 骨肽(骨宁)注射液、5%~10% 当归注射液、丁公藤注射液、香丹(复方丹参)注射液、维 D_2 果糖酸钙注射液、地塞米松磷酸钠注射液、维生素 B_1 注射液、维生素 B_{12} 注射液等。

[具体操作] 根据病情,辨证灵活选用上述药液。按穴位注射操作常规进行,穴位皮肤消毒,采用 10ml 一次性使用注射器连接 5 号注射针头抽取上述药液后,

快速进针刺入穴内,缓慢提插,稍有酸胀感,经回抽无血后,即将上述药液缓缓注入。每次每穴注射 1～2ml,每周注射 2 次,10 次为 1 个疗程。

[主治与疗效] 主治退行性膝关节炎。据樊松龄报道,临床应用该法共治疗退行性膝关节炎患者 60 例,经 3 个疗程治疗后,基本痊愈 25 例,占 41.67％;好转 28 例,占 46.67％;无效 7 例,占 11.67％。有效率达 88.33％。

方法 2

[临证取穴] 阿是穴。

[选用药物] 醋酸曲安奈德(确炎舒松-A)混悬液 5～10mg(0.5～1.0ml),加 1％盐酸普鲁卡因注射液(过敏试验阴性者)1～2ml 混合均匀。

[具体操作] 按穴位注射操作常规进行,穴位皮肤消毒,采用 5ml 一次性使用注射器连接 6 或 6.5 号注射针头,抽取上述混合药液,于压痛点旁开 1cm 处斜向刺入最痛点,稍做提插、捻转手法,待有得气感,经抽吸无回血后,再缓慢推注上述混合药液。若注射时阻力较大,可稍退针后再予注入。每周注射 1 次,3 次为 1 个疗程。配合痛点正中及旁开 0.5cm 处,行电针疗法施治,每次通电治疗 20～30 分钟,每日治疗 1 次。

[主治与疗效] 主治膝关节侧副韧带损伤。据汪洪明报道,临床应用该法共治疗膝关节侧副韧带损伤患者 186 例,在 1 个疗程内治愈 168 例,治愈率达 90.32％。

[注意事项] 注射前,盐酸普鲁卡因注射液应常规做过敏试验,待试验结果显示阴性后,方可使用。

方法 3

[临证取穴] 内犊鼻(或外犊鼻)。

[选用药物] 地塞米松磷酸钠注射液 5mg(1ml)、5％～10％当归注射液 2ml、维生素 B_{12} 注射液 0.5mg(1ml),加 1％～2％盐酸普鲁卡因注射液(过敏试验阴性者)2ml 混合均匀。

[具体操作] 按穴位注射操作常规进行,穴位皮肤常规消毒,采用 10ml 一次性使用注射器连接 6 或 6.5 号注射针头,抽取上述混合药液后,快速进针刺入皮下,稍做提插、捻转手法,待有酸、麻、胀等针感得气时,经回抽无血后,再缓慢推注上述混合药液。同时配合施以推拿按摩手法。每隔 1～2 日治疗 1 次,5 次为 1 个疗程。

[主治与疗效] 主治髌骨软化症、髌腱周围炎、骨性关节炎、积液,外伤性滑膜炎等髌周病。据严明洪报道,临床应用该法共治疗髌骨软化症、髌腱周围炎、骨性关节炎、积液,外伤性滑膜炎等髌周病患者 30 例,所治患者均获痊愈。

[注意事项] 注射前,盐酸普鲁卡因注射液应常规做过敏试验,待试验结果显示阴性后,方可使用。

方法4

[临证取穴] 阿是穴(积液局部)。

[选用药物] 醋酸泼尼松龙混悬液25mg(1ml),加1%盐酸普鲁卡因注射液(过敏试验阴性者)2ml混合均匀。

[具体操作] 按穴位注射操作常规进行,穴位皮肤常规消毒,采用10ml一次性使用注射器连接8号针头,在平髌骨外缘1.5cm处进针,抽出滑膜内积液,然后注入上药混合药液,并做局部加压包扎。每周治疗1次,同时配合按摩手法施治。

[主治与疗效] 主治创伤性膝滑膜炎。据李汉章报道,临床应用该法共治疗创伤性膝滑膜炎患者20例,所治患者全部获愈。

[注意事项] 注射前,盐酸普鲁卡因注射液应常规做过敏试验,待试验结果显示阴性后,方可使用。

方法5

[临证取穴] 主穴取阿是穴(髌下脂肪囊)(位于髌骨下缘1cm处);配穴取股骨内、外上髁及足三里。

[选用药物] 醋酸曲安奈德(确炎舒松A)混悬液10～20mg(1～2ml)、2%盐酸普鲁卡因注射液(过敏试验阴性者)或2%盐酸利多卡因注射液2ml,加0.9%氧化钠(生理盐水)溶液至10ml混合均匀。

[具体操作] 按穴位注射操作常规进行,穴位皮肤常规消毒,采用10ml一次性使用注射器连接6或6.5号注射针头,抽取上述混合药液后,快速进针刺入皮下,稍做提插、捻转手法,待有酸、麻、胀等针感得气时,经回抽无血后,再缓慢推注上述混合药液。每周注射1次,4次为1个疗程。

[主治与疗效] 主治骨性膝关节炎。据罗和古等介绍,临床应用该法共治疗骨性膝关节炎患者508例,治愈204例,显效274例,好转30例。愈显率达94.09%,总有效率达100%。

[注意事项] 注射前,盐酸普鲁卡因注射液应常规做过敏试验,待试验结果显示阴性后,方可使用。

3. 验方荟萃

方法1

[临证取穴] 患侧阳陵泉、外膝眼。

[选用药物] 丹参注射液4ml。

[具体操作] 按穴位注射操作常规进行,穴位皮肤常规消毒,采用5ml一次性使用注射器连接6或6.5号注射针头,抽取上述药液后,快速进针刺入皮下,稍做提插、捻转手法,待有酸、麻、胀等针感得气时,经回抽无血后,将上述药液缓慢推入。隔日注射1次,每周3次。并同时配合运动疗法施治。

[主治与疗效] 主治膝关节炎。

方法 2

［临证取穴］ 足三里、阳陵泉、阴陵泉、血海、肾俞（双）。

［选用药物］ 复方当归注射液。

［具体操作］ 每次选 2～3 穴,各穴轮换交替使用。按穴位注射操作常规进行,穴位皮肤常规消毒,采用 5ml 一次性使用注射器连接 6 或 6.5 号注射针头,抽取上述药液后,快速进针刺入皮下,稍做提插、捻转手法,待有酸、麻、胀等针感得气时,经回抽无血后,将上述药液缓慢推入。每次每穴注射 1.0～1.5ml,每日注射 1 次。同时使用中药行热敷疗法。

［主治与疗效］ 主治膝关节炎。

(二)局部注射疗法

1. 临床采菁

方法 1

［治疗部位］ 积液局部。

［选用药物］ 醋酸曲安奈德混悬液 10～20mg(1～2ml),加盐酸利多卡因注射液 4mg(2ml)混合均匀。

［具体操作］ 按局部注射操作常规进行,局部皮肤常规消毒,先用 10ml 一次性使用注射器连接 8 号穿刺针头,抽尽滑囊内积液,再将上述混合药液缓慢注入。每周治疗 1 次,3 次为 1 个疗程。

［临床疗效］ 主治创伤性膝滑囊炎。笔者临床应用该法共治疗创伤性膝滑囊炎患者 97 例,治愈 89 例,显效 5 例,有效 3 例。治愈率达 91.75%,所治患者全部获效。

方法 2

［治疗部位］ 关节腔内。

［选用药物］ 玻璃酸钠注射液 2ml。

［具体操作］ 按局部注射操作常规进行,局部皮肤常规消毒,采用 2ml 或 5ml 一次性使用注射器连接 8 号穿刺针头,抽取上述药液,行关节腔注射,每周注射 1 次,共注射 5 次。

［临床疗效］ 疗效可持续半年左右。

2. 验方荟萃

［治疗部位］ 关节腔内。

［选用药物］ 欣维可注射液 2ml。

［具体操作］ 按局部注射操作常规进行,局部皮肤常规消毒,先用 10ml 一次性使用注射器连接 8～9 号穿刺用针头,尽量抽尽关节腔内液体,然后用欣维可注射液 2ml,行关节腔内注射,每周注射 1 次,3 次为 1 个疗程。为获得最佳疗效,必须完成 3 次注射。最大推荐使用剂量为 6 个月内进行 6 次注射,但两个疗程之间

的间隔不得少于4周。

[注意事项] 如注射前有大量关节液渗出时,不得使用欣维可注射液治疗。与其他无创伤性关节炎治疗一样,患者在关节内注射药液后应避免剧烈活动,几日后可恢复完全活动。妊娠妇女或18岁以下未成年者应慎用。欣维可注射液中含有少量禽蛋白,对该类物质过敏者不得使用。

[不良反应] 欣维可注射液关节内注射后,注射关节可能出现短暂的疼痛、肿胀及渗出。有时渗出量可能较大并出现明显疼痛;这时需要抽除渗出液并进行分析以排除感染或晶体性关节病。通常这些不良反应会在几日内减退。使用欣维可罕见下列全身症状:皮疹、荨麻疹、身痒、发热、恶心、头痛、眩晕、寒战、肌肉抽搐、局部麻痹、周边水肿、不适、呼吸困难、潮红及面部肿胀等。

禁忌证:如患肢静脉或淋巴回流障碍时,关节内不得注射欣维可注射液。如关节感染或严重炎症时也不得使用本品。注射区域有皮肤病或感染时,亦不得使用本品。

【按评】 《素问·调经论》曰:"病在脉、调之血;病在血、调之络;病在气、调之卫;病在肉、调之分肉;病在筋、调在筋;病在骨、调之骨……"临床穴位注射的用药原则,也正是由此思路选择使用的。如对瘀阻型膝关节退行性病变者,可选用香丹(复方丹参)、当归注射液等;对骨质增生,周围骨囊肿胀型者,选用骨肽(骨宁)、地塞米松;对于老年骨质疏松缺钙者,则加用维D_2果糖酸钙(维丁胶性钙)、维生素B_{12}之类;伴有风湿症者,加用丁公藤等;对于筋脉拘挛者,给以维生素B_1、维生素B_{12}等,临床可取得颇佳的疗效。

膝关节炎病情严重者,可出现膝关节挛缩症状,这是由于肌腱韧带挛缩,重力作用以及肌力不平衡3种因素相互作用的结果,使膝关节固定于屈曲位置而不能伸直。可选用以下药物、穴位及方法治疗:①调节神经类药液,如维生素B_1、维生素B_{12}、维生素B_6等;②神经营养类药液,如三磷腺苷(三磷酸腺苷)、辅酶A、人参注射液等;③改善局部血液循环、通经活络类药液,如当归、丹参、红花、野木瓜等。可注入以下穴位:肾俞、足三里、环跳、秩边、殷门、委中、阳陵泉。每日或隔日注射1次,7~10次为1个疗程,并同时配合推拿按摩疗法和穴位熏洗疗法等。

膝关节退行性病变,临床上治疗较为棘手,选用穴位注射疗法在众多方法中疗效较高,对有滑囊积液者,宜先抽尽积液后,再行注射则更有卓效。在穴位注射的同时,还需根据患者的具体病情辨证论治,辅以必要的中药内服外用、针灸疗法、推拿按摩疗法、小针刀疗法等方法,以冀取得更为满意的疗效,以造福于广大膝关节炎患者。

三、膝部滑囊炎

由于急、慢性损伤或炎症造成膝部滑囊渗出、肿胀、疼痛者,称为"膝部滑囊炎"。膝部滑囊分布较多,主要有髌前滑囊、髌下滑囊、腘窝滑囊、胫浅滑囊等。

【病因病机】 滑囊为结缔组织形成的密闭的囊,囊壁较薄,囊内有滑液,多位于肌腱与骨面经常接触处,以减少二者间的摩擦。当膝关节扭伤或挫伤时,可直接或间接损伤滑囊,从而引起损伤滑囊的渗出、肿胀和疼痛。或者由于反复伸屈关节或长期半屈位工作,使关节滑囊经常受到挤压而引起滑囊炎。

【诊断要点】

1. 多见于中青年重体力劳动者。常有膝部损伤或劳损病史。

2. 局部软组织常有波动性肿胀,下蹲困难,屈膝时胀痛。

3. 位于表浅者可扪及清晰的边缘,压之有浮动感(囊性感);位于较深者,边缘则不清晰,也不易测出波动感。

4. 小滑囊发炎时,痛点局限,按之剧痛,可触及"豆粒"样物,压痛点同解剖关系相一致,如"鹅掌"滑囊炎多在胫骨内侧副韧带止点部位。

5. 做滑囊穿刺时,可抽得清晰的滑液(慢性)或血性黏液(急性)。如有继发感染时,则疼痛剧烈,表面皮肤有红、肿、热表现,并可抽出脓液等急性感染体征。体温可升高,血化验白细胞总数增高等全身症状。

6. 常与损伤性滑膜炎、韧带、肌腱损伤相鉴别。

【中医证型】 本病注射疗法治疗时,一般不予分证型。

【治疗方法】

(一)穴位注射疗法

1. 笔者经验

[临证取穴] 主穴取患侧阿是穴(压痛最明显处);配穴取患侧膝眼、足三里、阳陵泉、鹤顶。

[选用药物] 地塞米松磷酸钠注射液 5mg(1ml)、复方当归注射液 2ml,加盐酸利多卡因注射液 4mg(2ml)混合均匀。

[具体操作] 主穴每次必取,配穴选 2~3 穴。按穴位注射操作常规进行,穴位皮肤常规消毒,采用 5ml 一次性使用注射器连接 6 或 6.5 号注射针头,抽吸上述混合药液后,快速直进针刺入皮下,稍做提插、捻转手法,待出现酸、麻、胀、痛或触电等针感得气时,经回抽无血后,将上述混合药液徐缓注入。每次每穴注射 1.0~1.5ml,每日注射 1 次,5~7 次为 1 个疗程。

[主治与疗效] 主治膝部滑囊炎。笔者临床应用该法共治疗膝部滑囊炎患者278 例,治愈 237 例,有效 35 例,无效 6 例。治愈率达 85.25%,总有效率达 97.84%。

2. 验方荟萃

方法 1

[临证取穴] 阿是穴(压痛最明显处)、鹤顶、膝眼、阴陵泉、足三里。

[选用药物] 5%当归注射液 2ml、醋酸泼尼松龙混悬液 25mg(1ml),加 2%

盐酸利多卡因注射液 2ml 混合均匀。

[具体操作] 每次选患侧 3～4 穴。按穴位注射操作常规进行,穴位皮肤常规消毒,采用 5ml 一次性使用注射器连接 6 或 6.5 号注射针头,抽吸上述混合药液后,快速直进针刺入皮下,稍做提插、捻转等行针手法,待出现酸、麻、胀、痛或触电等针感得气时,经回抽无血后,将上述混合药液徐缓注入。每次每穴注射 1.0～1.5ml,每隔 7 日注射 1 次,3 次为 1 个疗程。

[主治与疗效] 主治膝部滑囊炎。

方法 2

[临证取穴] 膝眼、委中、承山、阴陵泉、阳陵泉。

[选用药物] 地塞米松磷酸钠注射液 2mg(1ml)、复方当归注射液 2ml,加盐酸利多卡因注射液 4mg(2ml)混合均匀。

[具体操作] 每次选患侧 3～4 穴。按穴位注射操作常规进行,穴位皮肤常规消毒,采用 5ml 一次性使用注射器连接 6 或 6.5 号注射针头,抽吸上述混合药液后,快速直进针刺入皮下,稍做提插、捻转等行针手法,待出现酸、麻、胀、痛或触电等针感得气时,经回抽无血后,将上述混合药液徐缓注入。每次每穴注射 1.0～1.5ml,每日注射 1 次,7 次为 1 个疗程。

[主治与疗效] 主治膝部滑囊炎。

方法 3

[临证取穴] 患侧阿是穴(压痛最明显处)、血海、阳陵泉、委中、膝眼、阴陵泉、足三里。

[选用药物] 醋酸曲安奈德混悬液 10mg(1ml)、复方当归注射液 2ml,加盐酸利多卡因注射液 4mg(2ml)混合均匀。

[具体操作] 每次选患侧 3～4 穴。按穴位注射操作常规进行,穴位皮肤常规消毒,采用 5ml 一次性使用注射器连接 6 或 6.5 号注射针头,抽吸上述混合药液后,快速直进针刺入皮下,稍做提插、捻转等行针手法,待出现酸、麻、胀、痛或触电等针感得气时,经回抽无血后,将上述混合药液徐缓注入。每次每穴注射 1.0～1.5ml,每隔 7 日注射 1 次,3 次为 1 个疗程。

[主治与疗效] 主治膝部滑囊炎。

方法 4

[临证取穴] 患侧膝眼、阿是穴(压痛最明显处)。

[选用药物] 地塞米松磷酸钠注射液 5mg(1ml)、盐酸川芎嗪注射液 40mg(2ml),加盐酸利多卡因注射液 4mg(2ml)混合均匀。

[具体操作] 按穴位注射操作常规进行,穴位皮肤常规消毒,采用 5ml 一次性使用注射器连接 6 或 6.5 号注射针头,抽吸上述混合药液后,快速直进针刺入皮下,稍做提插、捻转等行针手法,待出现酸、麻、胀、痛或触电等针感得气时,经回抽

无血后,将上述混合药液徐缓注入。每次每穴注射 2.5ml,每隔 2 日注射 1 次,5 次为 1 个疗程。

[主治与疗效] 主治膝部滑囊炎。

方法 5

[临证取穴] 患侧风市、血海、膝眼、膝阳关、阳陵泉、足三里。

[选用药物] 复方当归注射液 2ml、维生素 B_{12} 注射液 0.5mg(1ml),加盐酸利多卡因注射液 4mg(2ml)混合均匀。

[具体操作] 每次选患侧 3~4 穴。按穴位注射操作常规进行,穴位皮肤常规消毒,采用 5ml 一次性使用注射器连接 6 或 6.5 号注射针头,抽吸上述混合药液后,快速直进针刺入皮下,稍做提插、捻转等行针手法,待出现酸、麻、胀、痛或触电等针感得气时,经回抽无血后,将上述混合药液徐缓注入。每次每穴注射 1.0~1.5ml,每日注射 1 次,7 次为 1 个疗程。

[主治与疗效] 主治膝部滑囊炎。

方法 6

[临证取穴] 患侧阿是穴(压痛最明显处)、阳陵泉、足三里、血海、鹤顶。

[选用药物] 盐酸川芎嗪注射液 40mg(2ml)、地塞米松磷酸钠注射液 2mg(1ml),加盐酸利多卡因注射液 4mg(2ml)混合均匀。

[具体操作] 每次选患侧 3~4 穴。按穴位注射操作常规进行,穴位皮肤常规消毒,采用 5ml 一次性使用注射器连接 6 或 6.5 号注射针头,抽吸上述混合药液后,快速直进针刺入皮下,稍做提插、捻转等行针手法,待出现酸、麻、胀、痛或触电等针感得气时,经回抽无血后,将上述混合药液徐缓注入。每次每穴注射 1.0~1.5ml,每日注射 1 次,7 次为 1 个疗程。

[主治与疗效] 主治膝部滑囊炎。

方法 7

[临证取穴] 患侧阿是穴、膝眼、足三里、阳陵泉、鹤顶。

[选用药物] 5% 当归注射液 2ml、地塞米松磷酸钠注射液 2mg(1ml),加盐酸利多卡因注射液 4mg(2ml)混合均匀。

[具体操作] 每次选患侧 3~4 穴。按穴位注射操作常规进行,穴位皮肤常规消毒,采用 5ml 一次性使用注射器连接 6 或 6.5 号注射针头,抽吸上述混合药液后,快速直进针刺入皮下,稍做提插、捻转等行针手法,待出现酸、麻、胀、痛或触电等针感得气时,经回抽无血后,将上述混合药液徐缓注入。每次每穴注射 1.0~1.5ml,每日注射 1 次,7 次为 1 个疗程。

[主治与疗效] 主治膝部滑囊炎。

方法 8

[临证取穴] 患侧阿是穴、膝眼(双)。

［选用药物］ 醋酸泼尼松龙混悬液 25mg(1ml),加 1%盐酸普鲁卡因注射液(过敏试验阴性者)2ml 混合均匀。

［具体操作］ 按穴位注射操作常规进行,穴位皮肤常规消毒,采用 5ml 一次性使用注射器连接 6 或 6.5 号注射针头,抽吸上述混合药液后,快速直进针刺入皮下,稍做提插、捻转等行针手法,待出现酸、麻、胀、痛或触电等针感得气时,经回抽无血后,将上述混合药液徐缓注入。每次每穴注射 1ml,每隔 7 日注射 1 次,3 次为 1 个疗程。

［主治与疗效］ 主治膝部滑囊炎。

［注意事项］ 注射盐酸普鲁卡因注射液前,应常规做过敏试验,待试验结果阴性后,方可使用。

(二)局部注射疗法

1. 笔者经验

方法 1

［治疗部位］ 病变滑囊内。

［选用药物］ 1%~2%盐酸普鲁卡因注射液(过敏试验阴性者)2ml,加林可霉素注射液 0.3g(1ml)混合均匀。

［具体操作］ 按局部注射操作常规进行,局部皮肤常规消毒,采用 5ml 一次性使用注射器连接 7~8 号注射针头,先行穿刺,待穿刺成功后,尽量将滑囊内液体抽吸干净,然后将上述混合药液注入,根据病情可每 1 或 2 日注射 1 次,直至治愈。

［临床疗效］ 笔者临床应用该法共治疗感染性膝部滑囊炎患者 167 例,所治患者均获痊愈。

［注意事项］ 注射盐酸普鲁卡因注射液前,应常规做过敏试验,待试验结果阴性后,方可使用。

方法 2

［治疗部位］ 病变滑囊内。

［选用药物］ 醋酸泼尼松龙混悬液 25mg(1ml),加 2%盐酸普鲁卡因注射液(过敏试验阴性者)2ml(对盐酸普鲁卡因过敏反应者,可改用盐酸利多卡因注射液)混合均匀。

［具体操作］ 按局部注射操作常规进行,局部皮肤常规消毒,采用 5ml 一次性使用注射器连接 7~8 号注射针头,行病变滑囊穿刺,待穿刺成功后,先将滑囊内液体尽量吸尽,再将上述混合药液注入,术后加压包扎。每周治疗 1 次,3~4 次为 1 个疗程。

［临床疗效］ 笔者临床应用该法共治疗膝部慢性滑囊炎患者 345 例,一般经 3~4 次的治疗,所治患者均获痊愈。

［注意事项］ 注射盐酸普鲁卡因注射液前,应常规做过敏试验,待试验结果阴

性后,方可使用。

2. 验方荟萃

方法 1

[治疗部位]　病变滑囊内。

[选用药物]　醋酸泼尼松龙混悬液 25mg(1ml),加 2%盐酸普鲁卡因注射液(过敏试验阴性者)2ml 混合均匀。

[具体操作]　按局部注射操作常规进行,局部皮肤常规消毒,采用 20ml 或 50ml 一次性使用注射器连接 7～8 号长注射针头,在无菌条件下穿刺滑囊,穿刺成功后,尽量抽尽积液,然后注入上述混合药液,并加压包扎。根据病情,每周注射 1 次,3 次为 1 个疗程。

方法 2

[治疗部位]　病变滑囊内。

[选用药物]　①2%盐酸普鲁卡因注射液(过敏试验阴性者)2～4ml,加醋酸泼尼松龙混悬液 25mg(1ml)混合均匀;②2%盐酸普鲁卡因注射液(过敏试验阴性者)2ml,加 5%当归注射液 2ml 混合均匀;③2%盐酸普鲁卡因注射液(过敏试验阴性者)2ml,加丹参注射液 2ml 混合均匀。

[具体操作]　按局部注射操作常规进行,局部皮肤常规消毒,采用 5ml 一次性使用注射器连接 7 号注射针头,抽取其中 1 种混合药液后,在严密无菌下穿刺滑囊,待穿刺成功后,也可不采用抽液,即将上述混合药液注入病变滑囊内,每 3 日注射 1 次,3 次为 1 个疗程。

【按评】　膝部滑囊炎是临床骨伤科常见病症。注射疗法对治疗本病疗效甚为理想,是一般常规疗法所无法比拟的,且具有操作简便、疗程缩短、药源广泛、费用低廉等诸多优点,故可作为治疗本病的首选疗法,十分值得临床上进一步推广应用。上述各种治疗方法可供临床应用时借鉴或参考。

四、膝关节创伤性滑膜炎

膝关节因外伤或多种原因受到刺激后,引起膝部滑膜损伤或破裂,使骨膜发生多量渗出液,并积聚于关节腔内者,称为"膝关节创伤性滑膜炎"。分急性创伤性炎症和慢性劳损性炎症两类。慢性滑膜炎临床以女性患者多见,尤其是肥胖者。中医学称之为"痹证夹湿"或"湿气下注"。

由于膝部外伤或手术刺激,以及慢性劳损等各种不利因素的影响,刺激或直接损伤了膝部的滑膜,使滑膜充血、渗出,并产生大量积液于滑膜腔内。

【病因病机】

膝关节的关节囊内由滑膜所覆盖。滑膜有着丰富的血管,滑膜分泌滑液以荣养关节内软骨及关节面软骨,使关节面滑润,减少摩擦,并能散发关节运动时所产生的热量。滑液为黏蛋白碱性液体,可防止酸性代谢产物的有害作用。

滑膜遭到创伤发生挫裂或撕裂则引起出血。它常为骨折、脱位或严重的韧带断裂伤的合并症。关节肿胀,抽出血性的液体者为急性创伤性滑膜炎。

慢性滑膜炎可以是急性创伤性滑膜炎失治转化而成,而临床发病率最高的仍然是劳损性损伤所造成的慢性滑膜炎。滑膜受到刺激后(有物理性、化学性),滑膜发生炎性变化而使滑膜细胞及分泌液的功能失调,致滑膜腔积液。

膝关节手术损伤滑膜后,在未得到修复时,便开始练功、行走等功能锻炼,致滑膜的炎症长期不能消退,亦是发病因素之一。

慢性膝关节滑膜炎,中医称之为"痹证",乃由风、寒、湿三气侵袭所致,但一般夹湿者为多。临床上这类患者较多见于女性,或关节发生退行性变,或合并有骨性增殖症,或有骨质疏松症而关节发生变形等。该病多为肥胖者,病机为湿气下注。

膝关节滑膜炎造成的积液不仅影响膝关节功能,而且可导致关节发生器质性损伤。

【诊断要点】

1. 病史　常有膝部急性外伤史或慢性劳损病史。

2. 症状　膝关节饱满、膨隆、胀痛,屈膝较为困难,活动受限。

3. 浮髌试验　若积液超过 50ml 后,髌骨有飘浮感,浮髌试验阳性。

4. 特殊检查　膝关节 X 线摄片,显示骨质无异常征象。做关节穿刺时,可抽出淡粉红色关节液,表面无脂肪滴。

5. 鉴别诊断　本病需与膝关节血肿、感染性滑膜炎等疾病相鉴别。

【中医证型】　本病注射疗法治疗时,一般不予分证型。

【治疗方法】

(一)穴位注射疗法

1. 临床采菁

[临证取穴]　内膝眼、外膝眼、犊鼻、鹤顶、阿是穴。

[选用药物]　醋酸氢化泼尼松混悬液 2ml(50mg),加 2%盐酸利多卡因注射液 3ml 混合均匀。

[具体操作]　依局部具体情况,每次选 2～5 穴。先行针刺、拔罐疗法,采用 28号 1.0～1.5 寸毫针,进针得气后用泻法(大幅度提插、捻转,出针时摇大针孔)行针,不留针;起针后,用闪火法拔罐 5～10 分钟。然后按穴位注射操作常规进行,穴位皮肤常规消毒,采用 5ml 一次性使用注射器连接 6 或 6.5 号注射针头,抽吸上述混合药液后,快速直进针刺入皮下,稍做提插、捻转等行针手法,待出现酸、麻、胀、痛或触电等针感得气时,经回抽无血后,将上述混合药液徐缓注入。每次每穴注射1～2ml,每隔 3 日注射 1 次,5 次为 1 个疗程。

[主治与疗效]　主治膝关节创伤性滑膜炎。据罗和古等介绍,临床应用该法

共治疗膝关节创伤性滑膜炎患者 128 例,经 1 个疗程治疗后,治愈 121 例(占 94.53％),6 次治愈 4 例,7 次治愈 2 例,8 次治愈 1 例。经 8 次治疗后,所治患者全部获愈。

2. 验方荟萃

[临证取穴] 阿是穴(积液局部)。

[选用药物] 醋酸泼尼松龙混悬液 25mg(1ml),加 1％盐酸普鲁卡因注射液(过敏试验阴性者)2ml 混合均匀。

[具体操作] 按穴位注射操作常规进行,穴位皮肤常规消毒,采用 10ml 一次性使用注射器连接 8 号注射针头,于平髌骨外缘 1.5cm 处进针,尽量抽出滑膜内积液,然后注入上药混合药液,行局部加压包扎。每周治疗 1 次,并同时配合按摩手法治疗。

[主治与疗效] 主治膝关节创伤性滑膜炎。

[注意事项] 注射盐酸普鲁卡因注射液前,应常规做过敏试验,待试验结果阴性后,方可使用。

(二)局部注射疗法

1. 笔者经验

[治疗部位] 患侧病变关节滑膜腔内。

[选用药物] 醋酸泼尼松龙混悬液 25mg(1ml),加 2％盐酸普鲁卡因注射液(过敏试验阴性者)2ml 混合均匀。

[具体操作] 按局部注射操作常规进行,局部皮肤常规消毒,采用 5ml 一次性使用注射器连接 7 号注射针头,刺入患侧病变关节滑膜腔内,然后将上述混合药液注入,每周注射 1 次,3 次为 1 个疗程。

[临床疗效] 笔者临床应用该法共治疗膝关节创伤性滑膜炎患者 38 例,因积液较少,未做抽液而直接将上述混合药液注入,经 2～3 个疗程的治疗,所治患者均获痊愈。

[注意事项] 注射盐酸普鲁卡因注射液前,应常规做过敏试验,待试验结果阴性后,方可使用。

2. 临床采菁

[治疗部位] 患侧关节内。

[选用药物] 噻替哌注射液 2.5～5.0mg,1％盐酸普鲁卡因注射液(过敏试验阴性者)10～15ml 混合均匀。

[具体操作] 患者仰卧,取患肢伸直位。按局部注射操作常规进行,局部皮肤常规消毒,采用 10ml 或 20ml 一次性使用注射器连接 9 号注射针头在髌骨内(或外)上缘行关节腔穿刺,尽量抽出关节内积液,然后把预先配制好的上述混合药液注入关节腔内,按摩膝部使药液扩散,最后采用无菌敷料包扎,以保护针孔。每 10

日注射1次,3次为1个疗程。

[临床疗效] 据聂邦寿报道,临床应用该法共治疗反复发作的、重症膝滑膜炎患者15例,10例经1个疗程治疗,关节积液消失,恢复正常工作,随访3年未复发;4例经2个疗程治疗,长途行走后关节腔内有少量积液,轻度不适,经休息可好转,能坚持正常工作;1例无效,总有效率达93.33%。

[注意事项] ①上述混合药液勿注入滑膜或肌内,以免影响疗效。②注射盐酸普鲁卡因注射液前,应常规做过敏试验,待试验结果阴性后,方可使用。

3. 验方荟萃

[治疗部位] 患侧病变关节滑膜腔内。

[选用药物] 醋酸泼尼松龙混悬液25mg(1ml),加2%盐酸普鲁卡因注射液(过敏试验阴性者)2ml混合均匀。

[具体操作] 按局部注射操作常规进行,局部皮肤常规消毒,先行关节穿刺,尽量抽尽滑膜腔内积液,然后将上述混合药液注入患侧病变关节滑膜腔内,再行三点加压包扎(髌上囊和髌腱两侧"膝眼"部加纱布垫)。每周注射1次,3次为1个疗程。

[注意事项] 注射盐酸普鲁卡因注射液前,应常规做过敏试验,待试验结果阴性后,方可使用。

【按评】 膝关节创伤性滑膜炎临床骨伤科较为常见。采用注射疗法治疗本病疗效较为理想,可提高疗效、缩短疗程,且具有剂量小,不良反应少等诸多优点,这是常规疗法所望之莫及的。故注射疗法可作为治疗本病的首选疗法,十分值得临床上进一步推广应用。

五、膝关节半月板损伤

由于膝关节扭伤造成半月板的撕裂或松动的,称为"膝关节半月板损伤"。

半月板是膝关节的缓冲装置,膝关节内各有内侧和外侧两个半月板,分别居于胫骨与股骨内、外髁之间。在胚胎发育过程中,膝关节由股骨与胫骨之间两个原始中胚叶细胞分化而成,其周围的细胞分化成膝关节囊和韧带,而其中心组织则分化成一个横形裂隙,其间隔组织就形成了半月板。最初的半月板为一个完全的纤维软骨盘,以后其中央部分吸收,发育为成人半月板形状。半月板本身无血液循环,其血供是依靠膝关节血管支获得,血管分布在半月板的边缘表面及角部,可见半月板周围部分血供良好,而其中央部分并无血液供应,其营养来自滑液。故半月板损伤后修复能力很差。半月板有内、外两缘,前、后两角。内侧半月板较大,呈"C"形,有如弯镰刀状,前2/3窄,后1/3宽,内缘较薄,游离于关节内,外缘增厚,与胫骨平台边缘有冠状韧带相连,其中部与内侧副韧带紧密相连,以限制其过度移动。前角附着于前交叉韧带的前方,胫骨髁间隆突的前面,并有横韧带与外侧半月板前角相连。后角附着于后交叉韧带的前方,胫骨髁间隆突的后面。外侧半月板较小而厚,呈"O"形,前后等宽,外缘不与外侧副韧带相连,其中后部有腘肌肌腱与关节囊韧带分离,有部分纤维绕过后交叉韧带的后侧,附着于股骨内髁外面,形成一个韧带,称之为"外侧半月板韧带"。前角附着于胫骨髁间隆突之前,后角附着于髁间隆突之后。

半月板的内缘薄、外缘厚,类似中医所称的"吞口筋"即关节盂唇部。半月板是稳定膝关节的复杂结构中不可缺少的部分。它与周围肌肉、韧带协同作用,维持膝关节的稳定。半月板就像一个可活动的楔形物,充于股骨髁与胫骨平台之间,很好地弥补了股骨与胫骨间的不相称,避免了周围软组织被挤入关节,并增强了股骨髁在胫骨平台上的稳定性,减缓了膝关节侧方外界打击力。半月板上分布的一层滑液有滑利关节、减少摩擦之功。另外,半月板还有一重要作用——弹性缓震。半月板为纤维软骨组织,具有良好的弹性,它可由5mm厚压缩至2.5mm,且依然具有弹性,就像一个弹簧减震装置,在膝关节受到外界强大的纵向挤压力时半月板的弹性缓震、保护关节作用就会得到充分体现。

一般情况下,半月板是紧紧附着于胫骨平台关节面上,在膝关节的运动过程中多是不移动的。只有在膝关节屈曲135°位时,关节做内旋或外旋运动,半月板才有轻微的移动,故半月板损伤常常发生在此体位时。临床上以外侧半月板损伤多见。国外有关资料报道,内侧半月板损伤较外侧半月板损伤多见,与我国国内有关资料恰恰相反。

【病因病机】 半月板损伤以运动员、矿山坑道工人较多见。在强体力劳动或运动时,易于受损,当膝关节在半屈曲位、足与小腿相对固定,做强力的外翻或内翻、外旋或内旋时,半月板上面附于股骨髁并随之运动,下面与胫骨平台之间发生旋转摩擦剪力。如动作突然,加之体重作用,上下关节面对半月板产生突发的、巨大的碾挫作用,当其强度超过了半月板自身的承受能力时,则会出现半月板损伤,不同类型的半月板损伤是由不同的暴力产生的。内侧半月板损伤多发生于膝关节、股骨突然内旋和膝关节由屈曲位伸直时、内旋时,内侧半月板向关节中心移动,其中部边缘附着部分易发生撕裂。在此位置,做突然的伸膝动作,则易使内侧半月板的后、中部受到上下关节面的挤压,从而发生内侧半月板的长形撕裂。同样的内旋和伸膝动作也可使内侧半月板的后角嵌于关节之间,使其后角边缘附着部分发生撕裂伤。而外侧半月板的损伤则多发生于膝关节微屈、股骨突然内旋的动作过程中,而长期从事蹲位工作,无明显外伤史,可使外侧半月板受到慢性劳损,从而出现膝关节外侧半月板的慢性损伤。国外资料表明,内侧半月板损伤的概率比外侧半月板多7~10倍,最常见于煤矿工人。而我国国内专科资料统计则恰恰相反,外侧半月板损伤多于内侧半月板损伤。

【诊断要点】

1. 病史 多数患者有膝关节扭伤病史,也有部分患者无明显外伤史,因半月板长期受到积累性损伤影响,退行性变明显,极轻微的扭转,就可造成撕裂现象。

2. 肌萎缩 股四头肌萎缩,股内侧肌萎缩极为明显,是膝部疾病的重要体征之一。

3. 疼痛与压痛点 半月板本身无感觉神经末梢,其疼痛大多来自关节囊的损伤或刺激,因此,患者自觉疼痛部位模糊不清,检查压痛点多在内或外侧关节间隙。

4. 弹响及交锁 半月板损伤后,关节伸屈活动时常发生弹响,有时可出现交锁征象,这是诊断本病的关键所在。

5. 各种试验 做膝关节旋转挤压试验、艾普利试验、半月板挤压试验均为阳性。

6. 鉴别诊断 本病需与盘状软骨板、游离体、半月板周围炎等疾病相鉴别。

【中医证型】

1. 气滞血瘀 损伤初期关节疼痛、肿胀、关节腔积血,交锁现象出现,膝关节功能活动受限。舌质淡红或有瘀斑、苔薄白,脉弦。

2. 脾失健运 多见于损伤中、后期,以关节肿胀、关节积液为主,疼痛较轻或无明显疼痛,无明显交锁征。舌质淡、舌体略胖大、边有齿痕,苔白或白腻,脉滑濡。

3. 肾气不足 关节酸痛,打软腿,上下台阶时膝关节疼痛加重,X线片可见膝关节骨质增生明显。舌质淡红、苔薄白,脉沉。

【治疗方法】

(一)穴位注射疗法

[临证取穴] 阳陵泉、阴陵泉、血海、梁丘。

[选用药物] 5％当归注射液、5％红花注射液各2ml混合均匀。

[具体操作] 按穴位注射操作常规进行,穴位皮肤常规消毒,采用5ml一次性使用注射器连接6～7号注射针头,抽取上述混合药液后,快速进针刺入皮下,稍做提插待有酸、麻、胀或触电样等明显针感得气时,经回抽无血后,将上述混合药液徐缓注入,每次每穴注射1ml,隔日注射1次。

[主治与疗效] 膝关节半月板损伤。

(二)局部注射疗法

[治疗部位] 关节间隙疼痛明显处。

[选用药物] ①5％当归注射液2ml;②5％红花注射液2ml;③丹参注射液2ml等。

[具体操作] 按局部注射操作常规进行,局部皮肤常规消毒,采用2ml一次性使用注射器连接6～7号注射针头,抽取其中1种药液后,快速进针刺入关节间隙疼痛明显处,经回抽无血后,将上述药液徐缓注入。

[临床疗效] 可消除半月板周围组织的炎症,以减轻疼痛。

（三）封闭注射疗法

［治疗部位］　局部痛点。

［选用药物］　醋酸泼尼松龙混悬液 25mg(1ml)，加 2％盐酸普鲁卡因注射液（过敏试验阴性者)2～4ml 混合均匀。

［具体操作］　按封闭注射操作常规进行，局部皮肤常规消毒，采用 5ml 一次性使用注射器连接 6.5 或 7 号注射针头，抽取上述混合药液后，快速进针刺入局部疼痛明显处，经回抽无血后，将上述混合药液行痛点封闭治疗。

［临床疗效］　可消除半月板周围组织的炎症，以减轻疼痛。

［注意事项］　注射盐酸普鲁卡因注射液前，应常规做过敏试验，待试验结果阴性后，方可使用。

【按评】　膝关节半月板损伤运用常规疗法治疗常一时无法奏效。注射疗法对本病的治疗效果尚佳，且具有方法简便、易于操作、药源广泛、费用低廉等特点。可惜临床报道较少，有待于在临床工作中认真总结治疗经验，以使其日臻完善。

六、髌骨软化症

由各种原因引起髌骨软骨损伤和退行性病变的称为"髌骨软化症"，也称"髌骨软骨软化症"或"髌骨软骨病"，是一种较为常见的膝关节疾病。主要的病理变化是软骨的退行性变。该病在运动损伤、劳动损伤中均可见，但以运动损伤最为多见，如运动员、舞蹈演员、杂技演员等发病率特别高。

引起髌骨软化症的原因主要是外伤和慢性劳损，其次尚有内分泌学说、软骨营养障碍学说、软骨溶解学说等多种。

【病因病机】

对该病的损伤机制目前尚有争议，从大量的患者诉说及文献资料来看，其受伤机制主要是：膝半蹲位，一次或反复的屈伸扭转，使髌骨与股骨相应的关节面发生相互的错动、撞击、摩擦等损伤其软骨关节面。总之，绝大多数患者属劳损形成。

要了解在半蹲位易引起髌软骨损伤的原因，就必须充分了解髌骨的生理，尤其在半蹲位时髌骨所承受的作用力及位置状态。髌骨位于膝前，对膝关节，尤其是髌股关节起保护作用，传达股四头肌力量及增加力距，加强股四头肌的力量。髌骨有车链的作用，能增加膝的回转能力，但它最重要的一个作用，是保护膝关节在半屈位置的稳定性，防止膝的内收、外展、前后错动。半屈位置即 130°～150°时，股四头肌的三个头都参与伸膝运动。从动力学的观点来分析，这时髌骨承受的压力最大，而这时髌股关节接触范围最大。而这时膝的稳定又主要依靠髌骨维持，这时膝稍有扭转、内收或外展，则髌骨与股骨的关节面之间必然产生"不合槽"的"挤压"与"捻错"应力，发生强大的冲击力量。这是半蹲位受伤的主要因素。

无论是运动(跳、跑)或劳动,只要是行动,都要求膝从半蹲位(130°～150°)到伸直,膝由屈到伸的过程中,有一个外展(旋)的动作(生理的)。这样,髌股关节面之间就产生不合槽,着力强的地方受到应力的挤压,从而使软骨面某一部位产生损伤或破裂。

髌骨软化症,除本身病变外,还常累及膝关节的滑膜及脂肪垫而发生充血和肥厚。伸膝筋膜特别是髌骨的内外侧下常同时损伤,出现损伤性炎症。有的病例髌腱附着部及上下的滑囊也有炎症。所以说,此病是膝关节慢性劳损引起的广泛性疾病,主要矛盾表现在髌骨上。

【诊断要点】

1. 常有外伤史或慢性劳损病史。

2. 早期可表现为关节不适感和下肢软弱无力。以后逐渐出现疼痛,半蹲位或下楼梯时,症状进一步加重。

3. 髌骨与股骨髁捻磨时,有疼痛感及粗糙的摩擦感,压迫髌骨时有疼痛。膝部活动范围正常。患膝伸屈时,髌骨下发出摩擦音,单足支撑逐渐下蹲时,常出现膝痛和膝软。嘱患者收缩股四头肌时,可发生剧烈疼痛。有时浮髌试验阳性,股四头肌轻度萎缩,关节活动多不受限。

4. X线摄片检查,早期多无病变可见。晚期可见髌骨关节面软骨下骨质致密阴影、并粗糙不平。有时可见囊性变,边缘部出现骨质增生,髌骨－股骨关节间隙变窄等改变。

5. 鉴别诊断:本病需与半月板撕裂、类风湿关节炎、脂肪垫损伤等病相鉴别。

【中医证型】　本病注射疗法治疗时,一般不予分证型。

【治疗方法】

(一)穴位注射疗法

1. 临床采菁

[临证取穴]　内犊鼻(或外犊鼻)。

[选用药物]　地塞米松磷酸钠注射液 5mg(1ml)、5%～10% 当归注射液 2ml、维生素 B_{12} 注射液 0.5mg(1ml),加 1%～2% 盐酸普鲁卡因注射液(过敏试验阴性者)2ml 混合均匀。

[具体操作]　按穴位注射操作常规进行,穴位皮肤常规消毒,采用 10ml 一次性使用注射器连接 6～7 号注射针头,抽取上述混合药液后,在犊鼻穴快速进针刺入皮下,稍做提插待有酸、麻、胀等针感得气时,经回抽无血后,将上述混合药液徐缓注入,每 1～2 日注射 1 次,5 次为 1 个疗程。疗程间相隔 2 日。并同时加以按摩手法。

[主治与疗效]　主治髌骨软化症、髌腱周围炎、骨性关节炎、积液、外伤性滑膜炎等髌周病。

[注意事项]　注射盐酸普鲁卡因注射液前,应常规做过敏试验,待试验结果阴

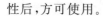

性后,方可使用。

2. 验方荟萃

[临证取穴]　阳陵泉、血海、梁丘、鹤顶。

[选用药物]　骨肽(骨宁)注射液、风湿宁注射液各2ml混合均匀。

[具体操作]　按穴位注射操作常规进行,穴位皮肤常规消毒,采用5ml一次性使用注射器连接6～7号注射针头,抽取上述混合药液后,快速进针刺入皮下,稍做提插待有酸、麻、胀或触电样等明显针感得气时,经回抽无血后,将上述混合药液徐缓注入,每次每穴注射1ml,隔日注射1次。

[主治与疗效]　主治髌骨软化症。

(二)局部注射疗法

[治疗部位]　局部痛点。

[选用药物]　①醋酸泼尼松龙混悬液25mg(1ml),加盐酸普鲁卡因注射液(过敏试验阴性者)2ml混合均匀;②5％当归注射液2ml;③5％红花注射液2ml;④丹参注射液2ml。

[具体操作]　按局部注射操作常规进行,局部皮肤常规消毒,采用5ml一次性使用注射器连接6～7号注射针头,抽取其中1种药液后,快速进针刺入局部痛点,经回抽无血后,将上述药液作痛点注入。

【按评】　髌骨软化症引起原因复杂,常规疗法常根据不同的病因进行对症治疗,但起效较慢,疗效并不十分理想。中医学治疗本病,常采用按摩及外用药物治疗,但较为麻烦,多有不便。注射疗法治疗本病,止痛作用明显,收效甚快。临床具体应用时,可在应用常规疗法治疗的同时,结合应用注射疗法来共同进行,取长补短,以促使本病能较快地、彻底地得到治愈。

七、髌下脂肪垫炎

由损伤或慢性劳损及膝关节其他疾病而引起髌骨下脂肪垫发生无菌性炎性,以致引起疼痛症状者,称为"髌下脂肪垫炎",又称为"髌下脂肪垫损伤""髌下脂肪垫肥厚症""髌脂肪垫劳损"等。一般认为,损伤或劳损是引起本病的主要原因,也可由关节内其他疾病继发引起。

髌下脂肪垫是一个呈钝性三角形的脂肪组织块,它位于髌骨、股骨髁前下部、胫骨髁前上缘及髌韧带后方的锥状间隙之中。有增加关节稳定性和减少摩擦的作用。

临床上常与中医痹证中的"痛痹"相兼存在。明·秦景明《症因脉治·痹证》曾论述痛痹为:"营气不足,卫外之阳不固,皮毛宣疏、腠理不充;或冒雨冲寒,露卧当风,则寒邪袭之而成。"髌下脂肪垫炎多由于慢性劳损所致,急性损伤少见,好发于30岁以上,长期从事膝关节过度屈伸活动者,如登山运动员、冰球、滑冰及滑雪运动员、田径运动员、舞蹈演员等。女性多于男性。

【病因病机】 西医学认为,髌下脂肪垫损伤发病原因多为慢性积累性损伤所致,反复的膝关节屈伸、扭挫或直接受到外力的打击,使脂肪垫受到挤压或碾挫,引起脂肪垫充血、水肿、渗出、机化、粘连、增生肥厚等无菌性炎症改变,刺激皮神经而引起疼痛。长期的炎症刺激,使脂肪垫肥厚,与髌韧带粘连,或脂肪垫嵌顿失去原来的缓冲作用,从而影响膝关节的屈伸活动。久之可出现膝关节的退行性改变。某些医家指出,脂肪垫的血供来源于滑膜,膝关节的正常活动,可促进其血液运行,过强的活动则会抑制这种血液循环,从而引起脂肪垫的变性与髌韧带粘连,出现膝部疼痛,活动受限。

中医学认为,长期劳作必及气血,使阳气受损,腠理空虚,卫气不固,复感风、寒、湿邪乘虚侵袭肌腠,流注关节,气血运行阻痹,发为痛痹,关节活动不利。

【诊断要点】

1. 大多数患者有膝关节过伸损伤病史或慢性积累性劳损病史,或膝部遭受风寒侵袭病史。

2. 髌骨韧带深层压痛,特别是在下楼梯时,其疼痛更为严重。做膝关节过伸位时,也可使疼痛进一步加重。

3. 髌下脂肪垫压痛明显(患膝伸直,将髌骨向下推,使髌腱完全松弛后,以拇指按压髌下缘,产生疼痛者为阳性)。脂肪垫炎的后期"膝眼"膨隆,压痛明显,表示脂肪垫发生了肥厚。

4. 本病需与髌骨末端病、腱周炎、髌骨软化症等疾病相鉴别。

【中医证型】 本病注射疗法治疗时,一般不予分证型。

【治疗方法】

(一)穴位注射疗法

1. 笔者经验

[临证取穴] 阿是穴(压痛最明显处)。

[选用药物] 醋酸曲安奈德混悬液 20mg(2ml),加盐酸利多卡因注射液 4mg(2ml)混合均匀。

[具体操作] 按穴位注射操作常规进行,穴位皮肤常规消毒,采用 5ml 一次性使用注射器连接 6～7 号注射针头,抽取上述混合药液后,快速进针刺入皮下,稍做提插待有酸、麻、胀或触电样等明显针感得气时,经回抽无血后,将上述混合药液徐缓注入。每隔 7 日注射 1 次,3 次为 1 个疗程。

[主治与疗效] 主治髌下脂肪垫炎。笔者临床应用该法共治疗髌下脂肪垫炎患者 168 例,治愈 145 例,有效 18 例,无效 5 例。治愈率达 86.31%,总有效率达 97.02%。

2. 验方荟萃

方法 1

[临证取穴] 血海、梁丘、膝眼、阿是穴(压痛最明显处)。

[选用药物]　复方当归注射液 2ml、地塞米松磷酸钠注射液 5mg(1ml),加盐酸利多卡因注射液 4mg(2ml)混合均匀。

[具体操作]　每次均取患侧穴位。按穴位注射操作常规进行,穴位皮肤常规消毒,采用 5ml 一次性使用注射器连接 6～7 号注射针头,抽取上述混合药液后,快速进针刺入皮下,稍做提插待有酸、麻、胀或触电样等明显针感得气时,经回抽无血后,将上述混合药液徐缓注入。每次每穴注射 1ml,每日注射 1 次,5～7 次为 1 个疗程。

[主治与疗效]　主治髌下脂肪垫炎。

方法 2

[临证取穴]　梁丘、血海、膝眼、阳陵泉、阴陵泉、足三里。

[选用药物]　5％当归注射液 2ml、维生素 B_{12} 注射液 0.5mg(1ml),加盐酸利多卡因注射液 4mg(2ml)混合均匀。

[具体操作]　每次选患侧 3～4 穴。按穴位注射操作常规进行,穴位皮肤常规消毒,采用 5ml 一次性使用注射器连接 6～7 号注射针头,抽取上述混合药液后,快速进针刺入皮下,稍做提插待有酸、麻、胀或触电样等明显针感得气时,经回抽无血后,将上述混合药液徐缓注入。每次每穴注射 1.0～1.5ml,每日注射 1 次,5～7 次为 1 个疗程。

[主治与疗效]　主治髌下脂肪垫炎。

方法 3

[临证取穴]　阿是穴。

[选用药物]　醋酸曲安奈德混悬液 5～10mg(0.5～1.0ml)、2％盐酸利多卡因注射液 1ml,加灭菌注射用水 1ml 混合均匀。

[具体操作]　按穴位注射操作常规进行,穴位皮肤常规消毒,采用 5ml 一次性使用注射器连接 6～7 号注射针头,抽取上述混合药液后,快速进针刺入皮下,稍做提插待有酸、麻、胀或触电样等明显针感得气时,经回抽无血后,将上述混合药液徐缓注入。每隔 5 日注射 1 次,4 次为 1 个疗程。

[主治与疗效]　主治髌下脂肪垫炎。

(二)局部注射疗法

1. 临床采菁

[治疗部位]　髌下脂肪垫组织内。

[选用药物]　地塞米松磷酸钠注射液 5mg(1ml)、5％当归注射液 2ml、20％(人)胎盘组织液 2ml,加盐酸普鲁卡因注射液(过敏试验阴性者)2～4ml 混合均匀。

[具体操作]　嘱患者取仰卧位,膝后侧垫枕头,屈曲 15°。按局部注射操作常规进行,局部皮肤常规消毒,于内侧膝眼穴处呈 60°角快速进针刺入皮下,并深达髌

下脂肪垫组织内,将上述混合药液徐缓注入,且采用一手固定髌骨,另一手推拿股四头肌扩张部10次左右,然后左右拨动髌腱,同时伸屈膝关节15次,滑动性点按疼痛敏感点,做到柔中有刚,刚中有柔。每5日注射1次,隔日手法治疗1次为1个疗程。

〔临床疗效〕　据陈索忠报道,临床应用该法共治疗髌下脂肪垫损伤所致膝关节紊乱症患者48例,治愈30例,占62.5%;显效10例,占20.8%;有效5例,占10.4%;经4次局部注射无效3例,占6.3%,总有效率达93.7%。

2.验方荟萃

〔治疗部位〕　局部痛点。

〔选用药物〕　①5%当归注射液4ml;②丹参注射液4ml;③5%红花注射液4ml。

〔具体操作〕　按局部注射操作常规进行,局部皮肤常规消毒,采用5ml一次性使用注射器连接7号注射针头,抽取其中1种药液后,快速进针刺入皮下,再深达局部痛点,经回抽无血后,将上述药液缓慢注入,每3日注射1次,3次为1个疗程。

(三)封闭注射疗法

〔治疗部位〕　髌下脂肪垫处。

〔选用药物〕　醋酸泼尼松龙混悬液12.5～25.0mg(0.5～1.0ml),加2%盐酸普鲁卡因注射液(过敏试验阴性者)2～4ml混合均匀。

〔具体操作〕　按封闭注射操作常规进行,局部皮肤常规消毒,采用5ml一次性使用注射器连接7号注射针头,抽取上述混合药液后,快速进针刺入髌下脂肪垫处,将上述混合药液于髌下脂肪垫处做封闭注射,每隔5～7日注射1次,3～4次为1个疗程。

【按评】　髌下脂肪垫炎是临床骨伤科较为常见的一种疾病,注射疗法对其疗效较好。可惜临床应用者不多,报道甚少,值得临床进一步大胆应用,以积累更多的经验,以造福于广大患者,也有利于注射疗法更进一步得到提高。

经过治疗仍无效者,可考虑手术治疗。另外,注意局部保暖也非常重要。缓解期间,可适当加强膝关节功能锻炼,以防止关节粘连和肌肉萎缩。

需注意膝部保暖,避风寒湿邪,慎劳作。

对伴有膝部其他疾患者,应积极同时施治,以免延误病情。对于手术治疗后的患者应注意尽量避免或减少膝关节的剧烈运动或登高作业。

附:外伤性髌上囊粘连性屈膝功能障碍

髌骨骨折后期普遍存在着屈膝功能障碍,其主要原因是髌上囊内粘连所致。

【治疗方法】

局部注射疗法

〔治疗部位〕　患侧髌上囊内。

　　[选用药物]　复方麝香注射液 16~20ml、2％盐酸普鲁卡因注射液（过敏试验阴性者)8~10ml 混合均匀。

　　[具体操作]　按局部注射操作常规进行,局部皮肤常规消毒,采用 20ml 或50ml 一次性使用注射器连接 6~7 号注射针头,抽取上述混合药液后,在髌骨上缘上 4~5cm 处的股骨下端前正中部位斜行进针,快速刺入髌骨上囊内后,缓慢将上述混合药液注入,注射完毕,待 10 分钟后,再行手法治疗。嘱患者取坐位,一助手的双拇指顶住髌骨上缘用力向下推按,施术者握住患肢的踝部,并用力强迫膝关节屈曲。速度切不可过猛,以防再次造成骨折,术中可感到粘连处有松脱撕裂声。每次治疗后,嘱患者做大量的屈膝活动,每隔 5 日治疗 1 次。

　　[临床疗效]　据戴廷涛报道,临床应用该法共治疗外伤性髌上囊粘连性屈膝功能障碍患者 13 例,经治疗 1 次,屈膝障碍均见明显改善。其中 2 例治疗 2 次,6例治疗 3 次,3 例治疗 4 次,1 例治疗 7 次,1 例治疗 8 次,全部屈膝功能恢复正常,治愈率达 100％。平均功能恢复时间为 20.4 天,病程长者恢复较慢。

　　[注意事项]　盐酸普鲁卡因注射前,应常规做过敏试验,试验结果阴性者,方可使用。

附:腘窝囊肿

【治疗方法】

　　[治疗部位]　囊肿内。

　　[选用药物]　静脉注射用四环素针剂 0.5g,加灭菌注射用水 4ml 溶解稀释混合均匀。

　　[具体操作]　按局部注射操作常规进行,先在腘窝囊肿表面皮肤常规消毒,采用 5ml 或 10ml 一次性使用注射器连接 9 号或稍粗注射针头,快速进针刺入囊肿内,当见有黏液流出时,再连接 50ml 一次性使用注射器抽吸囊内黏液,直至黏液抽完为止;再取上述稀释药液注入囊肿内,拔出针头后,在囊肿局部按揉片刻,以使药液充分与囊壁接触。注射后 1~4 日内,患者多有局部疼痛感,以后疼痛渐见减轻,一般无需特殊处理。

　　[临床疗效]　据刘加升报道,临床应用该法共治疗腘窝囊肿患者 11 例,所治患者全部获愈。其中注射 1 次治愈 7 例,注射 2 次治愈 4 例,治愈率高达 100％。

第二节　踝关节及足部伤病

一、踝关节扭挫伤

踝部关节因扭挫伤造成筋脉及骨缝等软组织损伤并除外踝部骨折、脱位者,称为"踝关节扭挫伤"。多由于在不平整的道路上行走,或上下楼梯,或骑车等时不慎跌倒,使踝关节过度地向内或向外翻转所致。其中以过度内翻致外踝部外侧韧带损伤较为常见。

踝关节是由胫腓骨下端及距骨构成,踝关节是人体负重量最大的屈戍关节,人体站立时全身的重量均落在两侧踝关节上,行走时的负荷值约为体重的 5 倍,踝关节共有八项功能,即:跖屈、背伸、内翻、外翻、旋前、旋后、内旋、外旋,其中以前两项为主要功能,踝关节关节囊及韧带前后两侧较为薄弱,而内外两侧坚强,故跖屈与背伸较为容易。

踝关节由胫腓骨下端的内、外踝及距骨组成,胫骨下端后面较为突出,称为后踝,距骨体前宽后窄,当踝关节背伸时,其宽部滑入踝穴,则关节稳定;跖屈时,其窄部滑入关节,则关节不稳定,故踝关节易在跖屈位时发生侧方活动,而引起踝关节周围韧带损伤。内踝韧带又称为"三角韧带",自前向后分为胫距前韧带、胫舟韧带、胫跟韧带与胫距后韧带,又可分为深、浅两部,浅层居前起自内踝之前丘部,止于载距突之上部;深层居后主要由胫距后韧带组成。起于内踝之后丘止于距骨内结节及其前方。三角韧带限制距骨向外侧移动,十分坚固,当踝关节外翻时,常发生内踝骨折而不发生三角韧带断裂,外踝韧带自前向后又分为距腓前韧带、跟腓韧带与距腓后韧带,外踝韧带不如三角韧带坚韧,故临床外踝韧带损伤较内踝韧带损伤为多见,下胫腓韧带又分为下胫腓前韧带、骨间韧带、下胫腓后韧带与下胫腓横韧带,其中骨间韧带为骨间膜的延续,最为坚固。

正常踝关节屈伸活动范围为 60°～70°,其中背伸活动约为 20°,跖屈活动为 40°～50°。

本病在中医学属"伤筋"等病证范畴。

【病因病机】

踝关节韧带是维持踝关节稳定的重要结构,韧带受到牵拉或韧带部分断裂时,均对踝关节的稳定有明显影响,当踝关节韧带完全断裂时可出现踝关节半脱位。

踝关节扭伤多由于行走时踏在不平的地面上或由于跳跃、腾空后足部落地时踝关节呈跖屈位,足部受力不稳,从而导致踝关节过度内翻或外翻造成踝关节韧带损伤,据踝部在损伤时位置的不同,可分为外踝韧带损伤与内踝三角韧带损伤。

外踝韧带损伤又可分为以下三种情况。

1. 距腓前韧带损伤　当踝部跖屈时,距腓前韧带与胫骨纵轴方向一致,变为紧张状态,在踝关节跖屈同时受到内翻应力时则首先发生距腓前韧带损伤。

2. 跟腓韧带损伤　踝关节于 90°位受到内翻应力时,可单纯发生跟腓韧带损伤,但临床上继发于距腓前韧带损伤之后更为多见,跟腓韧带可出现部分断裂。

3. 距腓后韧带损伤　一般该韧带很少发生单纯损伤,该韧带为外踝韧带中最为坚强者,仅于踝关节极度背伸同时受到内翻应力时才可出现损伤。

内踝三角韧带损伤多由于踝部处于跖屈位时受到外翻或外旋应力时发生,多为前囊断裂,由于三角韧带极为坚韧,故踝关节内踝骨折较内踝三角韧带损伤更为多见,三角韧带完全断裂时多伴有外踝或腓骨下端骨折。

当踝关节的翻转活动超出了踝关节的正常活动度及韧带的维系能力时,则可出现韧带的损伤,可分为牵拉伤、撕裂伤、完全断裂或韧带附着部位的撕脱骨折,如关节囊被撕裂,可将关节附近的脂肪组织及断裂的韧带嵌入关节间隙,可使关节腔内及皮下出现瘀血,一侧的韧带全部断裂时可合并踝关节的脱位。

【诊断要点】

1. 有明确的踝内翻或外翻扭伤病史。

2. 踝关节损伤后突发疼痛,尤以行走或活动踝关节时最为明显。

3. 损伤后局部出现肿胀,皮下瘀血,跛行走路等表现。

4. X 线检查可排除踝关节骨折、脱位的可能。

5. 本病需仔细与腓骨长短肌腱脱位等相鉴别。

【中医证型】

1. 新伤　局部微肿,按压疼痛,表示伤势较轻;如红肿高出,关节屈伸不利,则表示伤势较重,舌质淡或紫黯,有瘀斑或瘀点,脉弦或数。

2. 旧伤　局部肿胀不甚明显,常因风寒湿邪侵袭而反复发作,甚者筋痿肉痹无力,舌质淡,苔无或白腻,脉缓或正常。

3. 气滞　局部胀痛,行走不利,舌质淡、苔薄,脉涩。

4. 血瘀　局部青紫肿胀,疼痛剧烈,压痛明显,功能受限,舌质淡红、苔薄,脉弦或涩。

【治疗方法】

(一)穴位注射疗法

1. 笔者经验

[临证取穴]　中渚(位于手背第 4、5 掌骨间,掌指关节后方凹陷处,当液门穴上 1 寸处,握拳时取穴)。

[选用药物]　复方当归注射液 2ml,加盐酸利多卡因注射液 4mg(2ml)混合均匀。

[具体操作]　每次均取患侧穴位。按穴位注射操作常规进行,穴位皮肤常规消毒,采用 5ml 一次性使用注射器连接 6～7 号注射针头,抽取上述混合药液后,快速进针刺入皮下,稍做提插待有酸、麻、胀、痛或触电样等针感得气时,经回抽无血后,将上述混合药液缓慢注入,每日注射 1 次。在做穴位注射的同时,并嘱患者活动踝关节,多能迅速缓解疼痛。

[主治与疗效]　主治踝关节扭挫伤。笔者临床应用该法共治疗踝关节扭挫伤患者 287 例,经 1～3 次注射治疗后,治愈 270 例,有效 9 例,无效 8 例。治愈率达

94.08%,总有效率达 97.21%。

2. 临床采菁

方法 1

[临证取穴] 昆仑、丘墟、解溪、太冲、阿是穴。

[选用药物] 醋酸泼尼松龙混悬液 25mg(1ml)、地塞米松磷酸钠注射液 2mg(1ml)、维生素 B$_{12}$ 注射液 0.5mg(1ml)、2%盐酸普鲁卡因注射液(过敏试验阴性者)1～2ml 混合均匀。

[具体操作] 每次选 1 或 2 穴。按穴位注射操作常规进行,穴位皮肤常规消毒,采用 5ml 一次性使用注射器连接 6～7 号注射针头,抽取上述混合药液后,快速进针刺入皮下,稍做提插待有酸、麻、胀等针感得气时,经回抽无血后,将上述混合药液注入,每隔 3～5 日注射 1 次。穴位注射后,在患处行按压、牵引、揉摩等手法治疗,并将患足跖屈、背伸、环转摇动数次,术后采用绷带"8"字固定,卧床抬高患肢,每日做跖趾关节屈伸活动 3～4 次,每次 10～15 分钟。

[主治与疗效] 主治踝关节扭挫伤。据陈汉宁报道,临床应用该法共治疗踝关节扭挫伤患者 25 例,痊愈 19 例,显效 5 例,有效 1 例。痊愈率达 76%,总有效率达 100%。

[注意事项] 注射前,盐酸普鲁卡因注射液应常规做过敏试验,待试验结果显示阴性后,方可使用。

方法 2

[临证取穴] 阿是穴、昆仑、解溪、绝骨、太溪、太冲、公孙、丘墟。

[选用药物] 醋酸泼尼松龙(醋酸氢化泼尼松)混悬液 50mg(2ml)、维生素 B$_{12}$ 注射液 0.5mg(1ml),加 2%盐酸利多卡因注射液 3ml 混合均匀。

[具体操作] 每次选患侧 3～6 穴。按穴位注射操作常规进行,穴位皮肤常规消毒,采用 10ml 一次性使用注射器连接 6～7 号注射针头,抽取上述混合药液,快速进针刺入皮下,稍做提插待有酸、麻、胀等针感得气时,经回抽无血后,将上述混合药液徐缓注入。每次每穴注射 1～2ml,每隔 3 日注射 1 次,5 次为 1 个疗程。并配合针刺治疗。

[主治与疗效] 主治急性踝关节扭挫伤。据罗和古等介绍,临床应用该法共治疗急性踝关节扭挫伤患者 480 例,经 1 个疗程治疗后,痊愈 462 例,其余患者经 6～8 次治疗后,也均获痊愈。

方法 3

[临证取穴] 按扭挫伤部位取穴。①腰部,取命门、腰眼;②肩部,取肩髎、肩井、天宗、合谷;③肘部,取曲池、支沟;④腕部,取阳池、支沟、大陵、合谷;⑤髋部,取环跳、髀关、足三里;⑥膝部,取阳陵泉、阴陵泉、膝眼;⑦踝部,取解溪、丘墟、昆仑。

[选用药物] 清洁空气。

[具体操作]　根据扭伤部位选取穴位。按穴位注射操作常规进行,穴位皮肤常规消毒,采用 50ml 一次性使用注射器连接 6～7 号注射针头,抽取上述清洁空气,快速进针刺入皮下,稍做提插待有酸、麻、胀等针感得气时,经回抽无血后,将上述清洁空气徐缓注入。每次每穴注射 5～10ml,每日注射 1 次,5 次为 1 个疗程。

[主治与疗效]　主治关节扭挫伤。据罗和古等介绍,临床应用该法共治疗关节扭挫伤患者 110 例,痊愈 106 例,好转、无效各 2 例。痊愈率达 96.36％,总有效率达 98.18％。

方法 4

[临证取穴]　照海、丘墟。

[选用药物]　5％葡萄糖氯化钠注射液 6～8ml。

[具体操作]　内踝扭伤取照海穴,外踝扭伤取丘墟穴。嘱患者取端坐位或仰卧位,按穴位注射操作常规进行,穴位皮肤常规消毒,采用 10ml 一次性使用注射器连接 6～7 号注射针头,抽取上述药液,快速垂直进针达关节韧带,经回抽无血后可快速注射,每日注射 1 次,3 次为 1 个疗程,疗程间相隔 1 日。

[主治与疗效]　主治急性踝关节扭挫伤。据罗和古等介绍,临床应用该法共治疗急性踝关节扭挫伤患者 184 例,所治患者全部获愈。又据罗和古等介绍,临床应用该法共治疗踝关节扭挫伤患者 49 例,所治患者全部获愈。

方法 5

[临证取穴]　悬钟。

[选用药物]　5％～10％当归注射液 2ml,加 2％盐酸普鲁卡因注射液(过敏试验阴性者)2ml 混合均匀。

[具体操作]　按穴位注射操作常规进行,穴位皮肤常规消毒,采用 5ml 一次性使用注射器连接 6～7 号注射针头,抽取上述混合药液,快速进针刺入皮下,稍做提插待有酸、麻、胀等针感得气时,经回抽无血后,将上述混合药液徐缓注入。每次每穴注射 1ml,每日注射 1 次,连续注射 7 次为 1 个疗程。

[主治与疗效]　主治踝关节扭挫伤。据罗和古等介绍,临床应用该法共治疗关节扭挫伤患者 75 例,治愈 64 例,好转 9 例,无效 2 例。治愈率达 85.33％,总有效率达 97.33％。

[注意事项]　注射前,盐酸普鲁卡因注射液应常规做过敏试验,待试验结果显示阴性后,方可使用。

3. 验方荟萃

方法 1

[临证取穴]　解溪、昆仑、丘墟。

[选用药物]　①10％葡萄糖注射液 5～10ml,加维生素 B_1 注射液 100mg (2ml)混合均匀;②复方当归注射液,加维生素 B_{12} 注射液 1mg(2ml)混合均匀。

［具体操作］　按穴位注射操作常规进行,穴位皮肤常规消毒,采用 5ml 或 10ml 一次性使用注射器连接 6 或 6.5 号注射针头,抽取其中 1 种药液后,快速进针刺入皮下,稍做提插待有酸、麻、胀、痛等针感得气时,经回抽无血后,将上述药液徐缓注入上述穴位及压痛点肌层。每次每穴注射 0.5～1.0ml,隔日注射 1 次,5 次为 1 个疗程。

［主治与疗效］　主治踝关节扭挫伤。

方法 2

［临证取穴］　解溪、丘墟、昆仑。

［选用药物］　滤过后的清洁空气。

［具体操作］　按穴位注射操作常规进行,穴位皮肤常规消毒,采用 20ml 一次性使用注射器连接 6.5 号注射针头,吸入滤过后清洁空气,快速进针刺入皮下,稍做提插待有酸、麻、胀、痛等针感得气时,经回抽无血后,每次每穴注射 5～10ml。每日注射 1 次,3 次为 1 个疗程。

［主治与疗效］　主治踝关节扭挫伤。

方法 3

［临证取穴］　外踝扭伤取丘墟;内踝扭伤取照海。

［选用药物］　5%葡萄糖氯化钠注射液。

［具体操作］　每次随症选 1 穴。按穴位注射操作常规进行,穴位皮肤常规消毒后,采用 10ml 或 20ml 一次性使用注射器连接 6 或 6.5 号注射针头,吸入上述药液后,选准穴位快速进针,直达肌肉深层或关节韧带,稍做提插待有酸、麻、胀等针感得气时,经回抽无血后,即快速注射上述药液。每次注射 6～8ml,每日注射 1 次,3 次为 1 个疗程,疗程间相隔 1 日。

［主治与疗效］　主治踝关节扭挫伤。

方法 4

［临证取穴］　阿是穴(压痛最明显处)、阳陵泉、绝骨、足三里、解溪、昆仑。

［选用药物］　5%当归注射液 2ml、维生素 B_{12} 注射液 0.5mg(1ml),加盐酸利多卡因注射液 4mg(2ml)混合均匀。

［具体操作］　每次选患侧 3～4 穴。按穴位注射操作常规进行,穴位皮肤常规消毒后,采用 5ml 一次性使用注射器连接 6 或 6.5 号注射针头,抽入上述混合药液后,选准穴位快速进针刺入皮下,稍做提插待有酸、麻、胀、痛等针感得气时,经回抽无血后,缓慢注射上述药液。每次每穴注射 1.0～1.5ml,每日注射 1 次,5～7 次为 1 个疗程,疗程间相隔 2～3 日。

［主治与疗效］　主治踝关节扭挫伤。

方法 5

［临证取穴］　解溪、昆仑、丘墟、申脉、金门、商丘、悬钟、照海、阿是穴(压痛最

明显处）。

〔选用药物〕 红茴香注射液 1ml,加盐酸利多卡因注射液 4mg(2ml)混合均匀。

〔具体操作〕 每次选患侧 3～4 穴。按穴位注射操作常规进行,穴位皮肤常规消毒后,采用 5ml 一次性使用注射器连接 6 或 6.5 号注射针头,抽入上述混合药液后,选准穴位快速进针刺入皮下,稍做提插待有酸、麻、胀、痛等针感得气时,经回抽无血后,缓慢注射上述药液。每次每穴注射 0.5～1.0ml,每日注射 1 次,5～7 次为 1 个疗程,疗程间相隔 2～3 日。

〔主治与疗效〕 主治踝关节扭挫伤。

方法 6

〔临证取穴〕 阿是穴(压痛明显处)。

〔选用药物〕 ①10%葡萄糖注射液 5～10ml;②1%盐酸普鲁卡因注射液(过敏试验阴性者)10～20ml。

〔具体操作〕 按穴位注射操作常规进行,穴位皮肤常规消毒后,采用 5～20ml 一次性使用注射器连接 6 或 6.5 号注射针头,抽入其中 1 种药液后,快速进针刺入皮下,稍做提插待有酸、麻、胀、痛等针感得气时,经回抽无血后,将上述药液徐缓注入。每次每穴注射 1ml,隔日注射 1 次,10 次为 1 个疗程,疗程间相隔 2～3 日。

〔主治与疗效〕 主治踝关节扭挫伤。

〔注意事项〕 注射前,盐酸普鲁卡因注射液应常规做过敏试验,待试验结果显示阴性后,方可使用。

(二)全息注射疗法

1. 临床采菁

〔临证取穴〕 第 2 掌骨侧全息穴足区。

〔选用药物〕 5%当归注射液 2ml。

〔具体操作〕 按全息注射操作常规进行,穴位皮肤常规消毒,采用 2ml 一次性使用注射器连接 5.5 或 6 号注射针头,抽取上述药液,针尖沿着第 2 掌骨拇指侧的压痛点快速垂直刺入,直抵足区浅沟内。每侧全息穴注入药液 1ml,隔日注射 1 次,3 次为 1 个疗程。

〔主治与疗效〕 主治踝关节软组织损伤。据罗和古等介绍,临床应用该法共治疗踝关节软组织损伤患者 100 例,经 1 个疗程注射治疗后获愈 80 例,经 2 个疗程注射治疗后获愈 16 例,经 3 个疗程治疗后获愈 4 例。经 3 个疗程治疗后,所治患者全部获愈。

2. 验方荟萃

〔临证取穴〕 耳穴踝、皮质下、神门。

〔选用药物〕 5%当归注射液。

［具体操作］ 单侧踝关节扭挫伤选对侧，两侧踝关节扭挫伤取双侧。按全息注射操作常规进行，耳穴皮肤常规消毒，采用1ml一次性使用注射器连接5或5.5号皮试用注射针头，抽取上述药液1ml，快速进针刺入耳穴，待有痛感等针感得气时，将上述药液快速注入。每次每穴注射0.1～0.2ml，每日注射1次，中病即止。

［主治与疗效］ 主治踝关节扭挫伤。

（三）局部注射疗法

1. 笔者经验

［治疗部位］ 局部压痛最明显处。

［选用药物］ 红茴香注射液1ml、黄瑞香注射液2ml混合均匀。

［具体操作］ 按局部注射操作常规进行，局部皮肤常规消毒，采用5ml一次性使用注射器连接6～7号注射针头，抽取上述混合药液后，快速进针刺入皮下，并深达压痛最明显处，经回抽无血后，将上述混合药液徐缓注入，每日注射1次，中病即止。

［临床疗效］ 笔者临床应用该法共治疗踝关节扭挫伤患者388例，经3～5次的注射治疗后，所治患者全部获愈。

2. 验方荟萃

方法1

［治疗部位］ 踝后处。

［选用药物］ “史氏配制药液”［0.25％盐酸普鲁卡因（过敏试验阴性者）或低浓度盐酸利多卡因注射液15～20ml，加入醋酸曲安奈德混悬液10～15mg（1.0～1.5ml）；必要时，再加盐酸消旋山莨菪碱（654-2）注射液8～10mg（0.8～1.0ml）及维生素B_{12}注射液0.1mg（1ml）］。

［具体操作］ 嘱患者取俯卧或侧卧位。按局部注射操作常规进行，局部皮肤常规消毒，采用20ml一次性使用注射器连接6～7号注射针头，抽取上述“史氏配制药液”后，穿刺针头自跟腱内侧、内踝上方之间刺入，稍做浸润注射后，再继续向内刺入，直至胫骨后下方及距骨后缘，经回抽无血后，即可进行后踝、后关节囊及邻近软组织间的浸润注射。一般每次注射上述“史氏配制药液”10～15ml。

［注意事项］ ①注射前，盐酸普鲁卡因注射液应常规做过敏试验，待试验结果显示阴性后，方可使用；②操作时，防止药液注入血管或关节内；③注意切勿伤及神经和血管。

方法2

［治疗部位］ 下胫腓关节处。

［选用药物］ “史氏配制药液”（配制方法同上）。

［具体操作］ 嘱患者取仰卧位。按局部注射操作常规进行，局部皮肤常规消毒，采用20ml一次性使用注射器连接6或6.5号注射针头，抽取上述“史氏配制药

液"后,穿刺针头快速刺入皮下,直至骨关节、韧带浅面及骨间韧带处,然后进行上述配制药液的注射,待四周韧带组织浸润注射后,再做踝前关节囊浅面的浸润注射。一般每次注射上述"史氏配制药液"10ml左右。注射结束后,拔出穿刺针头,用消毒纱布敷盖数日。

[注意事项] ①注射前,盐酸普鲁卡因注射液应常规做过敏试验,待试验结果显示阴性后,方可使用;②操作时,防止注射针头刺入血管内;③因注射部位皆在皮下骨面处,故操作宜缓慢进行,尽量避免增加疼痛。

方法3

[治疗部位] 距下窦处。

[选用药物] "史氏配制药液"(配制方法同上)。

[具体操作] 嘱患者取仰卧位,足底与床面相互平行。按局部注射操作常规进行,局部皮肤常规消毒,采用20ml一次性使用注射器连接6～7号注射针头,抽取上述"史氏配制药液"后,在外踝前下方的凹陷处进针,按距下窦走行方向,将针尖自外前至内后斜行刺入,做到边进针、边注射,其针体可全部进入距下窦内;注射后,再将针尖移向距腓前韧带及跟骰关节处,再行浸润注射;最后,在外踝尖至跟骨外结节连线中点处,做外侧跟骨(神经)支分布区的上述配制药液注射。一般每次注射上述"史氏配制药液"10ml左右。注射结束后,拔出穿刺针头,采用消毒纱布敷盖数日。

[注意事项] ①注射前,盐酸普鲁卡因注射液应常规做过敏试验,待试验结果显示阴性后,方可使用;②操作前,必须熟悉距下窦解剖位置和走向,严禁胡乱穿刺,以防将针曲折或曲断;③注射时,速度要缓慢进行,并要有耐性,因为距下窦内较为饱满,还有骨间韧带分布,穿刺时阻力较大,这时也应稍微增加药液的浓度。

【按评】 踝关节扭挫伤是临床骨伤科常见疾病。常规疗法虽方法甚多,但皆疗程较长、疗效欠佳,且费用较高,也较为麻烦。穴位注射疗法与局部注射疗法治疗本病,疗效好、见效快、费用低廉,故颇受患者的欢迎和青睐,且具有操作简便、易学易用等诸多优点,特别适合于农村基层医院推广应用。

踝关节扭挫伤患者经注射疗法治疗后,可迅速减轻疼痛,消除局部瘀肿,恢复关节功能。曾有1例患者,经白天治疗1次后,晚上即可上班做事,可见疗效之神奇。

患者疼痛缓解后,应注意局部保暖,减少患足负重,卧床休息3～5日,并抬高患肢,但可适当转动踝关节,以消除痉挛,防止关节粘连的发生。

二、踝部腱鞘炎

因外伤或慢性劳损或其他病因使踝部肌腱腱鞘产生无菌性炎症,并除外骨质疾病的,称为"踝部腱鞘炎"。踝部腱鞘炎一般可分为:①屈蹈长肌腱鞘炎。②胫肌与腓骨长短肌腱鞘炎。③胫前肌、伸趾长肌及第三腓骨肌腱鞘炎3种。

本病在中医学，属"筋伤""痹证"等病证范畴。

【病因病机】　该病多发生于经常跑跳、经常长距离行走者，多因跑跳时姿势不正确，外伤或局部过劳有密切关系。

1. 屈踇长肌腱鞘炎　屈踇长肌经内踝下方（被踝的十字韧带保护固定）与屈趾总肌交叉，经足底的内侧在跖趾关节处进入纤维鞘，止于足趾末节。其作用是使踇趾屈曲。当跑步或踏跳时，由于该肌腱受牵扯的力量较大，又不断地与转折处的韧带、腱鞘相互摩擦，所以很易受伤，其受伤部位常见于内踝的转折点，足舟状骨的下方及跖趾关节处。

2. 胫后肌与腓骨长短肌腱鞘炎　该组肌肉在内、外踝的右下方走行，其作用似马的嚼索绳可使足内、外翻，也可以使踝跖屈。因而当跑步、踏跳时，该组肌必须用力收缩，一方面增加屈踝的作用使弹力加大，另一方面也不断发挥内外两者相互拮抗的作用，使足在着地时保持平衡（不致扭脚），因而常因不断与踝及支持带相互摩擦而致受伤。

3. 胫前肌、伸趾长肌及第三腓骨肌腱鞘炎　在胫、腓骨的前方走行，在踝关节背伸时，因受踝关节十字韧带的束缚，呈90°左右转折。在足内收、外展、背伸与伸趾活动时，这些肌腱就与十字韧带摩擦或肌腱之间相互摩擦而发生腱鞘炎。

【诊断要点】

1. 大多数患者有外伤史或踝部慢性劳损病史。

2. 局部轻度肿胀，压痛敏锐，压痛点在内踝或外踝后下方。

3. 足尖蹬地时疼痛，稍加活动后疼痛消失。增加活动量后，稍待休息片刻后，疼痛又重复出现。

4. 较严重者屈踇长肌抗阻力阳性（疼痛）。

5. 本病需与腓骨长头肌腱脱位、内踝三角带及外踝韧带后损伤等疾病相鉴别。

【中医证型】　本病注射疗法治疗时，一般不予分证型。

【治疗方法】

（一）穴位注射疗法

1. 笔者经验

［临证取穴］　阿是穴、昆仑、丘墟、解溪、太冲。

［选用药物］　醋酸泼尼松龙混悬液25mg（1ml），加盐酸利多卡因注射液4mg（2ml）混合均匀。

［具体操作］　每次选2～3穴。按穴位注射操作常规进行，穴位皮肤常规消毒，采用5ml一次性使用注射器连接6或6.5号注射针头，抽入上述混合药液后，快速进针刺入皮下，稍做提插待有酸、麻、胀、痛等针感得气时，经回抽无血后，将上

述混合药液徐缓注入。每次每穴注射 1.0～1.5ml,每隔 7 日注射 1 次,3 次为 1 个疗程。

[主治与疗效] 主治踝部腱鞘炎。笔者临床应用该法共治疗踝部腱鞘炎患者 189 例,治愈 170 例,有效 15 例,无效 4 例。治愈率达 89.95%,总有效率达 97.88%。

2. 验方荟萃

方法 1

[临证取穴] 阿是穴。

[选用药物] 地塞米松磷酸钠注射液 5mg(1ml),加盐酸利多卡因注射液 4mg(2ml)混合均匀。

[具体操作] 每次选患侧 1 或 2 穴。按穴位注射操作常规进行,穴位皮肤常规消毒,采用 5ml 一次性使用注射器连接 6 或 6.5 号注射针头,抽入上述混合药液后,快速进针刺入皮下,稍做提插待有酸、麻、胀、痛等针感得气时,经回抽无血后,将上述混合药液徐缓注入。每次每穴注射 1.5～3.0ml,每日注射 1 次,5～7 次为 1 个疗程,疗程间相隔 2～3 日。

[主治与疗效] 主治踝部腱鞘炎。

方法 2

[临证取穴] 昆仑、丘墟、解溪、太冲、阿是穴。

[选用药物] 醋酸泼尼松龙混悬液 25mg(1ml)、维生素 B_{12} 注射液 0.5mg(1ml),加 2%盐酸普鲁卡因注射液(过敏试验阴性者)1～2ml 混合均匀。

[具体操作] 每次选 2～3 穴。按穴位注射操作常规进行,穴位皮肤常规消毒,采用 5ml 一次性使用注射器连接 6 或 6.5 号注射针头,抽入上述混合药液后,快速进针刺入皮下,稍做提插待有酸、麻、胀、痛等针感得气时,经回抽无血后,将上述混合药液徐缓注入。每次每穴注射 1.0～1.5ml,每隔 7 日注射 1 次,3 次为 1 个疗程。

[主治与疗效] 主治踝部腱鞘炎。

[注意事项] 注射前盐酸普鲁卡因注射液应常规做过敏试验,待试验结果显示阴性后,方可使用。

方法 3

[临证取穴] 解溪、昆仑、丘墟、申脉、金门、商丘、悬钟、照海、阿是穴(压痛最明显处)。

[选用药物] 地塞米松磷酸钠注射液 5mg(1ml)、维生素 B_{12} 注射液 0.5mg(1ml),加盐酸利多卡因注射液 4mg(2ml)混合均匀。

[具体操作] 每次选患侧 3～4 穴。按穴位注射操作常规进行,穴位皮肤常规消毒,采用 5ml 一次性使用注射器连接 6 或 6.5 号注射针头,抽入上述混合药液

后,快速进针刺入皮下,稍做提插待有酸、麻、胀、痛等针感得气时,经回抽无血后,将上述混合药液徐缓注入。每次每穴注射1.0～1.5ml,每日注射1次,5～7次为1个疗程,疗程间相隔2～3日。

[主治与疗效]　主治踝部腱鞘炎。

方法4

[临证取穴]　解溪、丘墟、昆仑。

[选用药物]　醋酸曲安奈德混悬液10mg(1ml),加盐酸利多卡因注射液4mg(2ml)混合均匀。

[具体操作]　每次均取患侧穴位。按穴位注射操作常规进行,穴位皮肤常规消毒,采用5ml一次性使用注射器连接6或6.5号注射针头,抽入上述混合药液后,快速进针刺入皮下,稍做提插待有酸、麻、胀、痛等针感得气时,经回抽无血后,将上述混合药液徐缓注入。每次每穴注射1ml,每隔7日注射1次,3次为1个疗程。

[主治与疗效]　主治踝部腱鞘炎。

(二)局部注射疗法

[治疗部位]　局部痛点。

[选用药物]　醋酸泼尼松龙混悬液12.5～25.0mg(0.5～1.0ml),加2％盐酸普鲁卡因注射液(过敏试验阴性者)2ml混合均匀。

[具体操作]　按局部注射操作常规进行,局部皮肤常规消毒,采用5ml一次性使用注射器连接7号注射针头,抽取上述混合药液后,快速进针刺入局部痛点处,经回抽无血后,将上述混合药液于局部痛点注入,每周注射1次,3次为1个疗程。

[注意事项]　注射盐酸普鲁卡因注射液前,应常规做过敏试验,待试验结果阴性后,方可使用。

【按评】　踝部腱鞘炎临床骨伤科较为多见,注射疗法对本病的治疗具有较好的疗效。临床具体应用时,可与其他常规疗法一起共同使用,以增强疗效、缩短疗程,尽量使患肢早日得到康复。

三、跟腱周围炎

跟腱及其周围组织或附近的滑囊因外伤、慢性劳损或骨刺等的刺激,从而产生无菌性炎症改变的,称为"跟腱周围炎"。引起本病发生的主要原因是由外伤所致。如做剧烈运动时,引起跟腱牵拉伤,或因反复运动产生积累性损伤,刺激跟腱产生无菌性炎症所致。

跟腱为小腿三头肌的远端部分。腓肠肌及其深层的比目鱼肌,总称为小腿三头肌。腓肠肌内侧头、外侧头分别起于股骨的内、外侧髁,比目鱼肌起自胫腓骨上端的后面,三个头会合,在小腿上部形成膨隆的小腿肚,向下续为跟腱,止于跟骨结节,跟腱约占全长的 1/2。

跟腱是人体最强有力的肌腱,其作用是在胫神经支配下提小腿、屈跟骨,使足跖屈,是行走和弹跳的主要肌腱。

跟腱周围炎,是指跟腱周围的腱膜、脂肪组织、跟腱下滑囊,由于受到外力损伤或劳损而引起的炎性病变。

本病属中医学"筋伤"等病证范畴,多因外伤或劳损引起筋脉气血瘀滞,经气运行受阻所致。

【病因病机】

跟腱周围炎可由急性损伤或慢性损伤造成。急性跟腱损伤可由于跟腱受到挤压、撞击等直接暴力而致损伤,或由于弹跳、跑步时用力过猛,小腿三头肌突然强力收缩,造成跟腱牵拉伤,使肌腱及其周围组织出现充血、水肿等炎性变化,急性损伤常见于青、壮年人。

慢性损伤多由于长距离的跑步、走路,跟腱与其周围组织反复多次的摩擦,而形成跟腱及其周围组织的慢性炎症。

急、慢性损伤均可引起肌腱的变性,肌腱周围组织出现充血、渗出、粘连、变性等改变,有时甚至累及腱下滑囊。

【诊断要点】

1. 有跟腱受到挤压等直接暴力或弹跳等间接暴力损伤病史,或长期长距离行走等慢性劳损病史。

2. 早期疼痛发生于活动刚开始时。但活动一阵后,疼痛反而减轻。随后随活动的加剧,又使疼痛加重。以后随病程的延长,疼痛逐渐加重,凡牵扯跟腱的动作均可引起疼痛的发生。

3. 休息后疼痛可减缓,甚至消失,剧烈活动时,症状很快复发或加重。

4. 跟腱及其周围组织疼痛、肿胀、局部压痛阳性,有时跟腱外形呈梭形变化。

5. 小腿三头肌抗阻力试验阳性,在踝关节屈伸时肌腱周围可触及捻发音。

6. 跟腱周围炎需与闭合性跟腱断裂鉴别。后者病因与前者间接暴力损伤机制相同。跟腱断裂常见于青年人,在劳动或运动开始时,患足骤然跖屈而致跟腱断裂。局部突然疼痛,走路时跖屈无力,断裂处多在跟腱止点上 3cm 处,局部可摸到凹陷,患侧单腿站立时不能抬起足跟,即可确定为跟腱断裂。

【中医证型】 本病注射疗法治疗时,一般不予分证型。

【治疗方法】

(一)穴位注射疗法

1. 笔者经验

[临证取穴] 阿是穴。

[选用药物] 地塞米松磷酸钠注射液 5mg(1ml)、维生素 B_{12} 注射液 0.5mg

(1ml),加盐酸利多卡因注射液 4mg(2ml)混合均匀。

　　[具体操作]　每次均取患侧。按穴位注射操作常规进行,穴位皮肤常规消毒,采用 5ml 一次性使用注射器连接 6 或 6.5 号注射针头,抽入上述混合药液后,快速进针刺入皮下,稍做提插待有酸、麻、胀、痛等针感得气时,经回抽无血后,将上述混合药液徐缓注入。每日注射 1 次,5～7 次为 1 个疗程,疗程间相隔 2～3 日。

　　[主治与疗效]　主治跟腱周围炎。笔者临床应用该法共治疗跟腱周围炎患者 234 例,治愈 201 例,有效 29 例,无效 4 例。治愈率达 85.90%,总有效率达 98.29%。

　　2. 验方荟萃

　　方法 1

　　[临证取穴]　昆仑、解溪、太溪、丘墟、申脉。

　　[选用药物]　醋酸泼尼松龙混悬液 25mg(1ml),加 2% 盐酸普鲁卡因注射液(过敏试验阴性者)2ml 混合均匀。

　　[具体操作]　每次选患侧 2～3 穴。按穴位注射操作常规进行,穴位皮肤常规消毒,采用 5ml 一次性使用注射器连接 6 或 6.5 号注射针头,抽入上述混合药液后,快速进针刺入皮下,稍做提插待有酸、麻、胀、痛等针感得气时,经回抽无血后,将上述混合药液徐缓注入。每次每穴注射 1.0～1.5ml,每隔 7 日注射 1 次,3 次为 1 个疗程。

　　[主治与疗效]　主治跟腱周围炎。

　　[注意事项]　注射盐酸普鲁卡因注射液前,应常规做过敏试验,待试验结果阴性后,方可使用。

　　方法 2

　　[临证取穴]　昆仑、太溪、仆参、申脉、照海、丘墟、商丘、复溜。

　　[选用药物]　醋酸曲安奈德混悬液 10mg(1ml),加盐酸利多卡因注射液 4mg(2ml)混合均匀。

　　[具体操作]　每次选患侧 2～3 穴。按穴位注射操作常规进行,穴位皮肤常规消毒,采用 5ml 一次性使用注射器连接 6 或 6.5 号注射针头,抽入上述混合药液后,快速进针刺入皮下,稍做提插待有酸、麻、胀、痛等针感得气时,经回抽无血后,将上述混合药液徐缓注入。每次每穴注射 1.0～1.5ml,每隔 7 日注射 1 次,3 次为 1 个疗程。

　　[主治与疗效]　主治跟腱周围炎。

　　方法 3

　　[临证取穴]　阿是穴、太溪、昆仑、仆参。

　　[选用药物]　地塞米松磷酸钠注射液 5mg(1ml),加盐酸利多卡因注射液 4mg(2ml)混合均匀。

　　[具体操作]　每次取患侧 2～3 穴。按穴位注射操作常规

消毒,采用 5ml 一次性使用注射器连接 6 或 6.5 号注射针头,抽入上述混合药液后,快速进针刺入皮下,稍做提插待有酸、麻、胀、痛等针感得气时,经回抽无血后,将上述混合药液徐缓注入。每次每穴注射 1.0～1.5ml,每日注射 1 次,5～7 次为 1 个疗程,疗程间相隔 2～3 日。

[主治与疗效] 主治跟腱周围炎。

方法 4

[临证取穴] 阿是穴。

[选用药物] 醋酸泼尼松龙混悬液 12.5mg(0.5ml),加 2%盐酸普鲁卡因注射液(过敏试验阴性者)2ml 混合均匀。

[具体操作] 按穴位注射操作常规进行,穴位皮肤常规消毒,采用 5ml 一次性使用注射器连接 6 或 6.5 号注射针头,抽取上述混合药液后,快速进针刺入皮下,稍做提插待有酸、麻、胀、痛等针感得气时,经回抽无血后,将上述混合药液徐缓注入。每隔 7 日注射 1 次,3 次为 1 个疗程。

[主治与疗效] 主治跟腱周围炎。

[注意事项] 注射盐酸普鲁卡因注射液前,应常规做过敏试验,待试验结果阴性后,方可使用。

(二)全息注射疗法

[临证取穴] 耳穴相应敏感点、神门、皮质下、踝、肾。

[选用药物] 复方当归注射液。

[具体操作] 按全息注射操作常规进行,耳穴皮肤常规消毒,采用 1ml 一次性使用注射器连接 5 或 5.5 号皮试用注射针头,抽取上述药液 1ml,快速进针刺入耳穴,待有痛感得气时,将上述药液徐缓注入。每次每穴注射 0.1～0.2ml,每日注射 1 次,5～7 次为 1 个疗程。

[主治与疗效] 主治跟腱周围炎。

(三)局部注射疗法

[治疗部位] 局部最痛点。

[选用药物] 红茴香注射液、2%盐酸普鲁卡因注射液(过敏试验阴性者)各 1ml 混合均匀。

[具体操作] 按局部注射操作常规进行,局部皮肤常规消毒,采用 2ml 一次性使用注射器连接 6～7 号注射针头,抽取上述混合药液后,快速进针刺入皮下,并深达最痛点,经回抽无血后,将上述混合药液缓慢注入。隔日注射 1 次,中病即止。

[注意事项] 注射前,盐酸普鲁卡因注射液应常规做过敏试验,待试验结果显示阴性后,方可使用。

【按评】 跟腱周围炎大多是由外伤所致。常规疗法治疗本病,多采用推拿疗法、涂擦酊水,或内服药物的方法。但见效较慢,患者多不大欢迎。注射疗法治疗本病,有如"雪中送炭",有"立竿见影"之效,疗效奏速,且具有操作简便、费用低廉等诸多优点,故颇受患者的欢迎,十分值得临床上进一步推广应用。

治疗期间,嘱患者休息好患肢,或固定踝关节,以利于康复。

四、跟后滑囊炎

跟腱部滑囊包括位于跟骨后上角与跟腱之间的跟骨后滑囊和位于跟腱与皮下之间的跟腱后滑囊。两个滑囊均可由慢性创伤刺激而产生滑囊炎,统称"跟后滑囊炎",俗称"跟后痛"。

跟后滑囊炎的发生可能与跑、跳等过度提踵有关;或为穿戴不合适的鞋、靴而引起;亦有因为跟骨的后上结节较隆起所致。在类风湿关节炎患者当中,跟后滑囊炎亦有可能受累发病。

【病因病机】 发病原因与穿鞋过紧、局部压迫、长期摩擦有关,也可由于跟骨结节过于向后隆突,在行走跑跳过程中摩擦刺激滑囊,产生炎症,也可由于过度提踵行走时摩擦产生炎性反应。本病多发于青壮年女性,因经常穿高跟鞋,过度提踵,鞋与跟骨结节之间长期压迫摩擦刺激,使囊液增多,囊腔增厚,滑囊产生慢性炎性病变。

【诊断要点】

1. 主要症状为跟腱疼痛及肿胀,疼痛可在走路时加重,在跟腱附着点的上方有压痛点存在。

2. 如是跟腱后滑囊炎,则局限性隆起显著;如是跟骨后滑囊炎时,在踝关节的侧位片上可见其后方的透明三角形区消失或不清晰。

【中医证型】 本病注射疗法治疗时,一般不予分证型。

【治疗方法】

（一）穴位注射疗法

［临证取穴］ 阿是穴（痛点）。

［选用药物］ 醋酸曲安奈德（醋酸去炎舒松 A）混悬液 20mg(2ml)、2％盐酸利多卡因 1ml,加灭菌注射用水 1ml 混合均匀。

［具体操作］ 按穴位注射操作常规进行,穴位皮肤常规消毒,采用 5ml 一次性使用注射器连接 6 或 6.5 号注射针头,抽取上述混合药液后,快速进针刺入皮下,并深达痛点,稍做提插、捻转手法得气后,经回抽无血,将上述混合药液 0.5～1.0ml 缓慢注入。每隔 4～5 日注射 1 次,4 次为 1 个疗程。

［主治与疗效］ 主治跟后滑囊炎。

（二）局部注射疗法

［治疗部位］ 滑囊内。

［选用药物］ 醋酸泼尼松龙混悬液 12.5～25.0mg(0.5～1.0ml),加或不加

1％～2％盐酸普鲁卡因注射液(过敏试验阴性者)1ml混合均匀。

[具体操作] 按局部注射操作常规进行,局部皮肤常规消毒,采用5ml一次性使用注射器连接8或9号注射针头,先行滑囊穿刺,穿刺成功后,尽量抽尽囊液,再将上述药液徐缓注入。每隔5～7日抽液注射1次,并配合舒筋活血、通经活络的中药煎汤外洗。

[临床疗效] 笔者临床应用该法共治疗跟后滑囊炎患者39例,经3～5次治疗后,所治患者均获治愈。

[注意事项] 如加盐酸普鲁卡因注射液一起注射。注射前,盐酸普鲁卡因注射液应常规做过敏试验,待试验结果显示阴性后,方可使用。

(三)封闭注射疗法

[治疗部位] 病变局部。

[选用药物] 醋酸泼尼松龙混悬液12.5mg(0.5ml),加2％盐酸普鲁卡因注射液(过敏试验阴性者)2ml混合均匀。

[具体操作] 按封闭注射操作常规进行,局部皮肤常规消毒,采用5ml一次性使用注射器连接6～7号注射针头,抽取上述混合药液后,行局部封闭疗法。每周注射1次,3次为1个疗程。

[注意事项] 注射前,盐酸普鲁卡因注射液应常规做过敏试验,待试验结果显示阴性后,方可使用。

【按评】 跟后滑囊炎是临床骨伤科常见疾病,注射疗法对其治疗疗效颇佳。笔者曾用局部注射疗法治愈39例患者,且具有愈后不易复发的优点,故值得临床上进一步推广应用。未愈者,可行手术治疗。

本病急性期疼痛剧烈者宜休息,症状好转后仍应减少步行,并在患足鞋内加海绵垫,以减少压迫。

五、跗管综合征

内踝之后下方与距骨、跟骨和屈肌支持带共同构成一纤维鞘管,称为"跗管"。跗管内有屈跻及屈趾长肌、胫后肌、胫后神经及胫后动、静脉通过。因踝部扭伤、慢性劳损、骨折后畸形愈合造成跗管内胫后神经受压迫而引起足底疼痛等症状,并除外骨及关节病变的,称为"跗管综合征"。本病在临床易被忽视,误诊较多。

【病因病机】 胫后神经血管囊在跗管内被屈肌支持带保护而与肌腱分开,管内又因为有突出隔的存在,使它又能与其他肌腱相对分开,因此在踝足运动时相对少地受到牵拉,故临床病例并不十分常见,但跗管又同时是一个缺乏弹性的骨纤维管,无论来自管外的压迫使管腔变窄小,还是管腔内部组织堆积过多,造成相互间的挤压,都可产生胫后神经受压而出现临床症状。值得注意的是,胫后神经出跗管后分出跖内侧与跖外侧神经,这一对神经在外展踻肌筋膜纤维弓神经进入处受到压迫,也可出现跗管内神经受压的症状。

因此,归纳跗管综合征出现的原因有以下3类。

1. 跗管腔缩小

(1)外伤,如胫骨远端、内踝骨折:骨折块向后挤压造成跗管内腔窄小,踝关节周围扭挫伤、挤压伤、跟骨骨折后水肿挤压跗管使其狭小,各种创伤后期纤维化使胫后神经在跗管内与周围组织粘连,从而产生胫后神经损伤症状。

(2)胫后静脉栓塞性静脉炎:胫后静脉瘀血,挤压跗管使其狭小。

(3)先、后天的足外翻畸形:扁平足患者,使屈肌支持带及外展踇肌起点张力增大,挤压跗骨,先天性解剖变异,如增生或肥大的副外展踇肌。

2. 跗管内组织堆积过多。常见的有以下几种情况:①胫后肌、屈踇、屈趾肌腱的腱鞘炎,腱鞘囊肿。②类风湿关节炎、强直性脊柱炎的局部骨与软组织的侵袭,骨膜组织肿胀与炎症。③胫后神经及其分支的神经鞘膜病。④体重增加造成跗管内脂肪组织堆积过多。⑤某些药物引起跗管内组织增生。

3. 外展踇肌筋膜纤维弓在跗内外侧神经进入处产生压迫,足外翻时神经压迫症状加重。因各种原因造成胫后神经受压后,最敏感的是胫后神经鞘膜上的小动静脉,因受压造成循环障碍,血流减少,神经缺氧,毛细血管内皮细胞通透性增加,蛋白渗出,因体液张力原因而产生水肿,进一步增加跗管内压力,造成胫后神经鞘膜动静脉受压加重,更加损害胫后神经,造成恶性循环。胫后神经对缺血十分敏感,因而受压后应及时减压,因神经的连续性仍保持完整,轴束无变性,及时减压后神经的病损仍可逆,如治疗不及时,发生轴束中等程度的损伤,会发展成为神经变性。因而治疗上应尽快使恶性循环转变为良性循环。

【诊断要点】

1. 以15-30岁的青壮年发病较多,且大多从事强体力劳动或体育活动。个别患者有踝关节损伤史或平跗足者,一般呈单侧性发病。

2. 表现轻者局部有压痛,踝关节背屈时疼痛加重。症状严重者,足底烧灼样疼痛,久站、行走或夜间时疼痛加剧。疼痛常放射至足跟内侧或膝部。并可出现自主神经功能紊乱征象,如皮肤发亮、汗毛脱落、足内侧肌肉萎缩等。

3. 病程较长者,足跟内侧、足底部可出现感觉异常征象,跗管附近出现梭形肿块,叩之即可引起明显的疼痛,并向足底放射。

4. 肌电图检查,外展踇短肌末梢潜伏期大于6.2ms(毫秒),外展小趾肌大于7.0ms(毫秒),有临床诊断意义。

5. 本病需与踝部扭伤、踝部腱鞘炎等疾病相鉴别。

【中医证型】　本病注射疗法治疗时,一般不予分证型。

【治疗方法】

(一)穴位注射疗法

[临证取穴]　阿是穴(跗管内)。

[选用药物]　醋酸泼尼松龙(醋酸强的松龙)混悬液 6.25mg(0.25ml),加 2% 盐酸普鲁卡因注射液(过敏试验阴性者)2ml 混合均匀。

[具体操作]　按穴位注射操作常规进行,穴位皮肤常规消毒,采用 5ml 一次性使用注射器连接 6 或 6.5 号注射针头,抽取上述混合药液后,快速进针刺入皮下,并深达跗管内,稍做提插、捻转手法得气后,经回抽无血,将上述混合药液徐缓注入。每周注射 1 次,3 次为 1 个疗程。

[主治与疗效]　主治跗管综合征。

[注意事项]　注射前,盐酸普鲁卡因注射液应常规做过敏试验,待试验结果显示阴性后,方可使用。

(二)局部注射疗法

1. 笔者经验

[治疗部位]　跗管内。

[选用药物]　醋酸泼尼松龙混悬液 12.5~25.0mg(0.5~1.0ml),加 2%盐酸普鲁卡因注射液(过敏试验阴性者)1~2ml 混合均匀。

[具体操作]　注射前,嘱患者先洗净患足。按局部注射操作常规进行,局部皮肤先用 2%碘酊常规消毒,再以 75%乙醇脱碘。然后采用 2ml 或 5ml 一次性使用注射器连接 6~7 号注射针头,抽取上述混合药液后,快速进针刺入皮下,再深达跗管内,经回抽无血后,将上述混合药液直接注入。注射完毕,针眼处用消毒纱布包扎,胶布固定。并注意适当休息,避免继发感染。

[临床疗效]　笔者临床应用该法共治疗跗管综合征患者 145 例,所治患者全部获愈。

[注意事项]　注射前,盐酸普鲁卡因注射液应常规做过敏试验,待试验结果显示阴性后,方可使用。

2. 验方荟萃

[治疗部位]　内踝后方处。

[选用药物]　"史氏配制药液"[0.25%盐酸普鲁卡因(过敏试验阴性者)或低浓度盐酸利多卡因注射液 15~20ml,加入醋酸曲安奈德混悬液 10~15mg(1.0~1.5ml);必要时,再加盐酸消旋山莨菪碱(654-2)注射液 8~10mg(0.8~1.0ml)及维生素 B_{12} 注射液 0.1mg(1ml)]。

[具体操作]　嘱患者仰卧,患肢膝关节屈曲,髋外旋位。按局部注射操作常规进行,局部皮肤常规消毒,采用 20ml 一次性使用注射器连接 5 号细注射针头,自内踝跗管后上方进针,针尖可直接按解剖排列位置,向前找到肌腱后(此时应避免刺入血管),经回抽无血,也无闪电感后,即可进行上述"史氏配制药液"的注射。然后将针尖移至管外,做四周软组织浸润注射。每次注射"史氏配制药液" 5~10ml。

［注意事项］　①注射前,盐酸普鲁卡因注射液应常规做过敏试验,待试验结果显示阴性后,方可使用;②注射前先熟悉解剖位置,使注射达到有的放矢;③防止针尖偏下,而伤及神经或误注入血管内;④注射后患肢抬高 40°左右。

【按评】　跖管综合征是临床骨伤科常见疾病,多见于从事重体力劳动或体育活动的青年人。常规疗法治疗本病,疗程较长、疗效较差,患者都不很欢迎。而局部注射疗法治疗本病,常可收到"速战速决""立竿见影"的疗效,且恢复较快、药源广泛、费用低廉,可作为治疗本病的首选疗法,故值得临床上进一步推广应用。

附:跖筋膜纤维瘤病

跖筋膜纤维瘤病是以纤维结缔组织增生为特点的慢性、无菌性炎症性良性疾病。

【诊断要点】

1. 多见于中老年发病,起病隐袭,经过慢性。临床主要症状为足底肿块,日久局部出现疼痛。

2. 检查见肿块位于足纵弓顶点部的筋膜处。初起时,足底中央处有一硬性肿块,按之有轻度疼痛。当久站或行走时,也可出现疼痛;经数月或数年以后,肿块与皮肤相互粘连,使局部形成凹陷或皱折,推之不移动,触诊时常有一种难以判断肿块层次的感觉。另外,有时可伴随其他纤维结缔组织增生性的病变。

3. 本病需仔细与足跖部植入性囊肿相鉴别。

【治疗方法】

局部注射疗法

［治疗部位］　病变处。

［选用药物］　醋酸泼尼松龙混悬液 25mg(1ml)。

［具体操作］　嘱患者洗净患足后,按局部注射操作常规进行,病变处皮肤先用 2％碘酊常规消毒,再以 75％脱碘。然后采用 2ml 或 5ml 一次性使用注射器连接 6~7 号注射针头,抽取上述药液后,快速进针刺入皮下,并深达病变处,经回抽无血后,将上述药液缓慢注入。每隔 7 日注射 1 次,3~4 次为 1 个疗程。

［临床疗效］　适用于病变早期的治疗,部分患者有一定的疗效。

【按评】　跖筋膜纤维瘤病多见于中老年人,常规疗法治疗本病常一时无法奏效,故使大部分患者中途放弃治疗。局部注射疗法治疗本病适用于病变的早期,部分患者常可收到良好的疗效。

附:跟骨骨刺

跟骨骨刺是一种跟骨退行性病变,又称为"跟骨骨质增生症"。它是发生在跟骨跖面结节前方的骨赘,被包在跖腱膜起点内。其发病原因可能与跖腱膜起点承受巨大的应力有关。

【诊断要点】

1. 若骨刺与跖腱膜纤维平行生长时,临床上可无症状出现。若骨刺垂直生长,则可产生疼痛,特别是行走在崎岖不平的路面时,疼痛更甚,严重者需扶拐跛行。

2. X线摄片检查:在跟骨后下方相当于跖腱附着处,局部骨质致密增白,边缘有尖刺突出,指向足丫,其密度均匀,轮廓锐利清晰。局部软组织和关节囊一般均不肿胀。

【中医证型】 本病注射疗法治疗时,一般不予分证型。

【治疗方法】

局部注射疗法

[治疗部位] 局部压痛最明显处。

[选用药物] 95%乙醇(酒精)1.2ml、2%盐酸普鲁卡因注射液(过敏试验阴性者)0.3ml,混合均匀。

[具体操作] 按局部注射操作常规进行,先嘱患者洗净患足。用2%碘酊消毒,75%乙醇脱碘,严密消毒后,采用2ml一次性使用注射器连接6~7号注射针头,抽取上述混合药液后,于跟骨骨刺部压痛最明显处,将注射针头快速垂直刺入,遇上骨刺部位后,先注射上述混合药液0.3ml,再将针头退出0.2cm左右,并将剩余药液全部注射完毕。拔针后,先用消毒棉球压迫片刻,然后用无菌纱布覆盖。根据病情,每周注射1次,2~4次为1个疗程。

[临床疗效] 据信德和等报道,临床应用该法共治疗跟骨骨刺患者25例,经注射1次治愈2例,经注射2次治愈6例,经注射3次治愈12例,经注射4次治愈5例,经1~6年随访,仅5例复发,但局部疼痛轻微。

[不良反应] 注射后,局部出现暂时性疼痛,可用止痛药口服做对症处理。

[注意事项] 注射前,盐酸普鲁卡因注射液应常规做过敏试验,待试验结果显示阴性后,方可使用。

【按评】 95%乙醇(酒精)注入局部组织后,可破坏感觉神经末梢的传导功能,并可使局部组织发生坏死、变性、纤维化,形成瘢痕组织,使骨刺与正常组织之间形成一层屏障性衬垫组织,消除了因骨刺刺激周围组织中的感觉神经末梢而引起的疼痛。局部注射疗法操作简便易行、药源广泛易得、疗效安全可靠,未见不良反应的发生,且费用低廉,故可作为目前治疗本病的首选疗法,特别适宜于农村基层医院推广使用。

六、跟痛症

跟痛症,又称为"足跟痛",是指一组以跟骨周围疼痛为主要症状的疾病。有时伴有跟骨骨刺,常与跟骨跖面结节的慢性损伤有关。当足内在肌肌力衰弱时,或不能适应长久行走和站立时,通过跖腱膜牵拉引起跟骨结节处的慢性炎症、损伤、骨质增生而引起跟痛症。

好发于40－60岁的女性,尤以体质肥胖者居多,起病较缓,发病率较高,常由慢性损伤引起,有的伴有跟骨结节前缘骨刺,或由于外伤足部畸形等所致。

跟痛症是以人体足跟部疼痛而命名的疾病,可以一侧疼痛,也可以两侧同时疼痛。足跟是人体负重的主要部分,有下列解剖特点:足跟部的皮肤是人体中最厚的部分,皮下组织由与皮肤垂直的纤维将皮肤与跟骨表面相连,皮下脂肪组织致密而发达,形成足跟纤维脂肪垫,又称脂肪垫,有防止滑动和吸收震荡的作用。在脂肪与跟骨之间有滑液囊。跖筋膜、趾短屈肌附着于跟骨结节前方,跟腱附着在跟骨结节的后上方,呈片状分布,有学者认为跟痛症是指跟骨跖侧面的疼痛,这里所述涉及跟骨各个侧面的疼痛,大致分为如下几类。

1. 跟下痛　包括跖腱起点筋膜炎,跟骨下滑囊炎,跟骨脂肪垫炎,肾虚性跟痛症。

2. 跟后痛　跟后滑囊炎,跟腱止点撕裂伤,跟骨骨骺炎,痹痛性跟痛症。

3. 跟骨痛　是指由跟骨本身疾病引起的疼痛,如跟骨高压症、跟骨骨髓炎、骨结核、跟骨的良性或恶性肿瘤所引发的疼痛。

跟痛症在中医学属"痹证"等病证范畴,主要是由于肾阳亏损或气血亏虚,寒湿凝滞与风湿痹阻于局部或劳损所致。

【病因病机】

西医学认为,本病常与跟骨跖面结节的慢性损伤有关。当足内在肌力衰弱不能适应长久行走和站立时,通过跖腱膜牵拉引起跟骨结节处的慢性炎症、损伤、骨质增生而引起跟痛症。

跟痛症在中医学属"痹证"等病证范畴。中医学认为,本病多发于中老年人,常与肝肾不足有关,肝主筋,肾主骨,跟骨多为肌腱与骨骼接触处,肝肾亏损,筋骨不牢,易为损伤而致跟痛;也可与气滞血瘀有关,常因穿高跟鞋,行走石子路,挫伤跟部,气滞血瘀而致跟痛。尚可因足跟感受风寒湿邪,痹阻经脉,不通则痛,导致本病。

【诊断要点】

1. 多见于中年以上年龄者发病。病起缓慢,可有数月或数年病史。

2. 常诉跟跖面疼痛,步行或久站时加重。

3. 检查在跟跖面内侧结节处有一局限性压痛点,不红不肿。

4. 跟骨侧位 X 线片,可见跟骨骨底面结节前缘有大小不等的骨质增生。但这并非诊断的依据,其临床表现常与 X 线征象不相符合。有症状者可无骨刺,有骨刺者可无症状。因此,骨刺不能作为本症的特有征象。

【中医证型】

1. 肾虚痹痛　足跟疼痛,痛处微肿或不肿,喜揉、喜按、喜温,稍加活动痛减,但不耐久站、久行。疼痛绵绵,得温痛减,遇寒痛增,常伴头晕、耳鸣、耳聋、多梦、健忘、腰膝酸软,舌质淡,苔薄白,脉弦细。

2. 外伤瘀血　多有局部外伤史,痛处较硬,或可扪及硬结,痛处固定不移,拒按,尤以夜间为甚,行则痛剧,休息则缓,舌质紫黯,或有瘀点、瘀斑,脉弦或涩。

3. 寒湿劳损　足跟疼痛,痛处坠胀,肿胀明显,常有微冷之感,走后痛剧,休息则缓,舌质淡,苔白腻,脉沉或滑紧。

【治疗方法】

(一)穴位注射疗法

1. 笔者经验

[临证取穴]　阿是穴。

[选用药物]　醋酸曲安奈德混悬液 20mg(2ml)、2%盐酸利多卡因注射液 1ml、灭菌注射用水 1ml 混合均匀。

[具体操作]　按穴位注射操作常规进行,穴位皮肤常规消毒,采用 5ml 一次性使用注射器连接 6 或 6.5 号注射针头,抽取上述混合药液后,快速进针刺入皮下,稍做提插待有酸、麻、胀、痛等针感得气时,经回抽无血后,将上述混合药液徐缓注入。每隔 7 日注射 1 次,3 次为 1 个疗程。

[主治与疗效]　主治跟痛症。笔者临床应用该法共治疗跟痛症患者 169 例,临床治愈 148 例,有效 16 例,无效 5 例。治愈率达 87.57%,总有效率达 97.63%。

2. 临床采菁

方法 1

[临证取穴]　太溪、阿是穴。

[选用药物]　地塞米松磷酸钠注射液 2～4mg(1～2ml),加 1%盐酸普鲁卡因注射液(过敏试验阴性者)6～8ml 混合均匀。

[具体操作]　按穴位注射操作常规进行,穴位皮肤常规消毒,采用 10ml 一次性使用注射器连接 6～7 号注射针头,抽取上述混合药液后,快速垂直进针刺入皮下,深度 1.5～2.0ml,稍做提插当足底部有窜麻、酸胀、沉重感时,再轻轻提插 2～3 次至得气后,缓慢将上述药液注入。注射完毕,拔出针头,局部按摩 1 分钟左右,开始做足部活动 5～10 分钟,患者即可感到疼痛减轻或消失。每隔 3 日注射 1 次,5 次为 1 个疗程。共治疗 3 个疗程,若无效,则改用其他疗法治疗。

[主治与疗效]　主治足跟痛。据吕捐献等报道,临床应用该法共治疗足跟痛患者 100 例。其中经 1 个疗程治愈 47 例,经 2 个疗程治愈 31 例,经 3 个疗程治愈 16 例,无效 6 例。总治愈率达 94%。79 例患者经 3 个月～1 年的随访,有 11 例复发,复发率为 13.9%。其复发的原因,11 例中有 7 例与跟骨骨刺严重,病程较长有关,4 例为农村小脚型老年妇女,可能与足畸形有关。

[注意事项]　注射前,盐酸普鲁卡因注射液应常规做过敏试验,待试验结果显

示阴性后,方可使用。

方法 2

[临证取穴]　主穴取阿是穴;配穴取昆仑、太溪。

[选用药物]　地塞米松磷酸钠注射液 5mg(1ml)、维生素 B_{12} 注射液 1mg(2ml),加 2%盐酸利多卡因注射液 2ml 混合均匀。

[具体操作]　按穴位注射操作常规进行,穴位皮肤常规消毒,采用 5ml 一次性使用注射器连接 5 号皮试注射针头,抽取上述混合药液后,将针头快速垂直刺入皮下,经回抽无血后,将上述混合药液 2~3ml 注入;然后在太溪、昆仑穴各注射 1ml。注射完毕,嘱患者用消毒棉球按压片刻,无出血后,嘱患者跺脚后跟 20~30 分钟。隔日注射 1 次,7 次为 1 个疗程,一般 1 个疗程即可告愈,少部分患者需第 2 个疗程治疗。在第 2 个疗程治疗过程中,只需用 2%利多卡因注射液和维生素 B_{12} 注射液 1mg 的混合药液注入即可。

[主治与疗效]　主治老年性足跟痛。据陈辉星等报道,临床应用该法共治疗老年性足跟痛患者 60 例,经 1 个疗程治愈 36 例,经 2 个疗程治愈 24 例,所治患者全部获愈,随访 1 年所治患者未见复发。

方法 3

[临证取穴]　阿是穴(痛点)。

[选用药物]　醋酸泼尼松龙混悬液 25mg(1ml)、盐酸消旋山莨菪碱(654-2)注射液 5mg(1ml)、2%盐酸利多卡因注射液 3ml,加灭菌注射用水 5ml 混合均匀。

[具体操作]　在患侧足跟仔细寻找痛点,并做好注射点标记。按穴位注射操作常规进行,穴位皮肤常规消毒,采用 10ml 一次性使用注射器连接 6 或 6.5 号注射针头,抽取上述混合药液后,快速垂直进针刺入皮下,待有针感时经回抽无血后,将上述混合药液行多方位注入。每隔 5 日注射 1 次,3 次为 1 个疗程,并外加中药煎汤熏洗。

[主治与疗效]　主治跟痛症(跟骨增生症)。据王海涛报道,临床应用该法共治疗跟痛症(跟骨增生症)患者 50 例,经 1~3 个疗程治疗后,治愈 24 例,显效 12 例,好转 9 例,无效 5 例。治愈率达 48%,总有效率达 90%。

方法 4

[临证取穴]　健侧小天心[位于大陵穴前 0.5 寸(同身寸)处]。

[选用药物]　香丹(复方丹参)注射液 2ml。

[具体操作]　一侧痛取健侧穴,两侧痛取双侧穴位。按穴位注射操作常规进行,穴位皮肤常规消毒,采用 2ml 一次性使用注射器连接 6 或 6.5 号注射针头,抽取上述药液后,快速垂直进针刺入 1.5~2.0cm,待有针感得气时,经回抽无血后,将上述混合药液缓慢注入。退针后,嘱患者用力跺压疼痛部位。每隔 5 日注射 1 次,2 次为 1 个疗程。

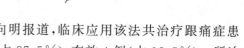

［主治与疗效］ 主治跟痛症。据高向明报道，临床应用该法共治疗跟痛症患者 32 例，经 1 个疗程治疗后，痊愈 28 例（占 87.5％），有效 4 例（占 12.5％）。所治患者全部获效。

方法 5

［临证取穴］ 仆参。

［选用药物］ 醋酸泼尼松龙混悬液 50mg(2ml)、盐酸消旋山莨菪碱(654-2)注射液 5mg(1ml)、维生素 B_{12} 注射液 0.5mg(1ml)，加 2％盐酸利多卡因注射液 1ml 混合均匀。

［具体操作］ 按穴位注射操作常规进行，穴位皮肤常规消毒，采用 5ml 一次性使用注射器连接 6 或 6.5 号注射针头，抽取上述药液后，快速垂直进针刺入 0.8～1.2 寸（同身寸），待有酸、麻、胀等针感得气时，经回抽无血后，即可将上述混合药液缓慢注入。退针后，轻压 1 分钟，一般注射 1 次即可。

［主治与疗效］ 主治跟痛症（跟下滑囊炎）。据谢国松报道，临床应用该法共治疗跟下滑囊炎患者 36 例，痊愈 30 例，好转 6 例。痊愈率达 83.33％，所治患者全部获效。

方法 6

［临证取穴］ 金门（位于足外踝之下，即在足外踝前下方，当骰骨外侧凹陷处；即第 5 跖骨粗隆后方凹陷处）。

［选用药物］ 25％硫酸镁注射液 10ml，加 2％盐酸普鲁卡因注射液（过敏试验阴性者)4ml 混合均匀。

［具体操作］ 按穴位注射操作常规进行，穴位皮肤常规消毒，采用 20ml 一次性使用注射器连接 6 或 6.5 号注射针头，抽取上述混合药液，快速垂直从金门穴处进针，使针尖抵达痛点骨膜，以痛点为中心，注射上述混合药液 3～5ml，并同时用醋热敷局部。

［主治与疗效］ 主治跟骨骨刺。据罗和古等介绍，临床应用该法共治疗跟骨骨刺患者 30 例，所治患者全部获愈。其中经 1 次注射治愈 24 例，经 2 次注射治愈 6 例。

［注意事项］ 注射前，盐酸普鲁卡因注射液应常规做过敏试验，待试验结果显示阴性后，方可使用。

方法 7

［临证取穴］ 太溪、阿是穴。

［选用药物］ 地塞米松磷酸钠注射液 2～4mg(1～2ml)，加 1％盐酸普鲁卡因注射液（过敏试验阴性者)6～8ml 混合均匀。

［具体操作］ 每次均取患侧穴位。按穴位注射操作常规进行，穴位皮肤常规消毒，采用 10ml 一次性使用注射器连接 6 或 6.5 号注射针头，抽取上述混合药液，

快速垂直进针,深度为 1.5～2.0cm,稍做提插、捻转手法,待有酸、麻、胀等针感得气时,再轻度提插 2～3 次,经回抽无血后,将上述混合药液缓慢注入。每隔 3 日注射 1 次,5 次为 1 个疗程。

　　[主治与疗效]　主治跟痛症。据罗和古等介绍,临床应用该法共治疗跟痛症患者 100 例(经 X 线摄片有跟骨骨刺 33 例,其余患者未见异常),其中 1 个疗程治愈 47 例,2 个疗程治愈 31 例,3 个疗程治愈 16 例,无效 6 例。经 3 个疗程治疗后,治愈率达 94％。

　　[注意事项]　注射前,盐酸普鲁卡因注射液应常规做过敏试验,待试验结果显示阴性后,方可使用。

　　方法 8

　　[临证取穴]　大钟。

　　[选用药物]　醋酸曲安奈德混悬液 10mg(1ml),加 2％盐酸利多卡因注射液 2ml 混合均匀。

　　[具体操作]　按穴位注射操作常规进行,穴位皮肤常规消毒,采用 5ml 一次性使用注射器连接 6 或 6.5 号注射针头,抽取上述混合药液,快速垂直进针刺入皮下,稍做提插、捻转手法,待有酸、麻、胀等针感得气时,经回抽无血后,将上述混合药液徐缓注入。每隔 5 日注射 1 次,3 次为 1 个疗程。

　　[主治与疗效]　主治老年性跟痛症。据罗和古等介绍,临床应用该法共治疗老年性跟痛症患者 50 例,痊愈 48 例,显效 2 例。痊愈率达 96％,所治患者全获显效。

　　方法 9

　　[临证取穴]　然谷。

　　[选用药物]　①骨刺注射液 2ml;②5％～10％当归注射液 1ml、10％红花注射液 1ml 混合均匀。

　　[具体操作]　按穴位注射操作常规进行,穴位皮肤常规消毒,采用 2ml 一次性使用注射器连接 6 或 6.5 号注射针头,抽取其中 1 种药液,快速垂直进针刺入皮下,稍做提插、捻转手法,待有酸、麻、胀等针感得气时,经回抽无血后,将上述药液徐缓注入。每日注射 1 次,7 次为 1 个疗程。并配合 TDP 治疗仪(神灯)照射治疗,每次 30 分钟,每日 1 次。

　　[主治与疗效]　主治跟痛症。据罗和古等介绍,临床共治疗跟痛症患者 62 例,其中用①药治疗 33 例,②药治疗 29 例,经上述方法治疗后,两组分别治愈 27 例、15 例,有效 5 例、10 例,无效 1 例、4 例。治愈率分别达 81.82％、51.72％;总有效率分别达 96.97％、86.21％。

　　方法 10

　　[临证取穴]　主穴取阿是穴;配穴取丘墟、昆仑、太溪、解溪、商丘。

[选用药物]　醋酸泼尼松龙(醋酸强的松龙)混悬液 25～50mg(1～2ml),加 2%盐酸普鲁卡因注射液(过敏试验阴性者)2～4ml 混合均匀。

[具体操作]　主穴每次必取,配穴每次选 2～4 穴。按穴位注射操作常规进行,穴位皮肤常规消毒,采用 10ml 一次性使用注射器连接 5.5 号注射针头,抽取上述混合药液,快速垂直进针刺入皮下,稍做提插、捻转手法,待有酸、麻、胀等针感得气时,经回抽无血后,将上述混合药液徐缓注入。每隔 5 日注射 1 次,3 次为 1 个疗程。

[主治与疗效]　主治跟痛症。据罗和古等介绍,临床应用该法共治疗跟痛症患者 18 例,治愈 17 例,显效 1 例。治愈率达 94.44%,总显效率达 100%。

[注意事项]　注射前,盐酸普鲁卡因注射液应常规做过敏试验,待试验结果显示阴性后,方可使用。

3. 验方荟萃

方法 1

[临证取穴]　主穴取阿是穴;配穴取太溪、昆仑、申脉、照海、足三里、悬钟。

[选用药物]　醋酸泼尼松龙混悬液 25mg(1ml)、维生素 B_{12} 注射液 0.5mg (1ml),加盐酸利多卡因注射液 4mg(2ml)混合均匀。

[具体操作]　主穴每次必取,配穴每次选 2～3 穴。按穴位注射操作常规进行,穴位皮肤常规消毒,采用 5ml 一次性使用注射器连接 5 号皮试注射针头,抽取上述混合药液后,快速垂直进针刺入皮下,经回抽无血后,将上述混合药液徐缓注入。每次每穴注射 1.0～1.5ml。注射完毕,用消毒棉球按压片刻,无出血后,嘱患者踩脚后跟 20～30 分钟。每隔 5 日注射 1 次,3 次为 1 个疗程,一般 1 个疗程即可告愈,少部分患者需第 2 个疗程治疗。

[主治与疗效]　主治跟痛症。

方法 2

[临证取穴]　主穴取阿是穴;配穴取太溪、承山、昆仑、大陵。

[选用药物]　地塞米松磷酸钠注射液 5mg(1ml)、复方当归注射液 2ml,加盐酸利多卡因注射液 4mg(2ml)混合均匀。

[具体操作]　主穴每次必取,配穴每次选 2～3 穴。按穴位注射操作常规进行,穴位皮肤常规消毒,采用 5ml 一次性使用注射器连接 5 号皮试注射针头,抽取上述混合药液后,快速垂直进针刺入皮下,经回抽无血后,将上述混合药液徐缓注入。每次每穴注射 1.0～1.5ml。注射完毕,用消毒棉球按压片刻,无出血后,嘱患者踩脚后跟 20～30 分钟。每日注射 1 次,5～7 次为 1 个疗程。

[主治与疗效]　主治跟痛症。

方法 3

[临证取穴]　阿是穴(痛点)。

[选用药物] 醋酸泼尼松龙混悬液 25mg(1ml),加盐酸普鲁卡因注射液(过敏试验阴性者)20ml混合均匀。

[具体操作] 按穴位注射操作常规进行,穴位皮肤常规消毒,采用 20ml 一次性使用注射器连接 6 或 6.5 号注射针头,抽取上述混合药液后,快速垂直进针刺入皮下,并向跟骨中点刺入,经回抽无血后,即可将上述混合药液徐缓注入。每周注射 1 次,3 次为 1 个疗程。

[主治与疗效] 主治跟痛症。

[注意事项] 注射前,盐酸普鲁卡因注射液应常规做过敏试验,待试验结果显示阴性后,方可使用。

方法 4

[临证取穴] 阿是穴(最痛点)。

[选用药物] 25%硫酸镁注射液 10ml,加 2%盐酸普鲁卡因注射液(过敏试验阴性者)4ml混合均匀。

[具体操作] 在足跟部找准最痛点。按穴位注射操作常规进行,穴位皮肤常规消毒,采用 20ml 一次性使用注射器连接 6 或 6.5 号注射针头,抽取上述混合药液后,快速垂直进针刺入至最痛点骨膜,经回抽无血后,即可将上述混合药液 3～5ml 徐缓注入。并局部用醋浸消毒纱布热敷,休息 3 日。

[主治与疗效] 主治跟痛症。

[注意事项] 注射前,盐酸普鲁卡因注射液应常规做过敏试验,待试验结果显示阴性后,方可使用。

方法 5

[临证取穴] 复溜。

[选用药物] 0.25%～0.5%盐酸普鲁卡因注射液(过敏试验阴性者)20～30ml。

[具体操作] 一侧痛取健侧穴,两侧痛取双侧穴位。按穴位注射操作常规进行,穴位皮肤常规消毒,采用 2ml 一次性使用注射器连接 6 或 6.5 号注射针头,抽取上述药液后,于患侧内踝上三横指的胫骨后缘处快速垂直进针刺入 2.5～4.0cm,待有针感得气时,经回抽无血后,将上述混合药液缓慢注入。每隔 3～7 日注射 1 次,3 次为 1 个疗程。

[主治与疗效] 主治跟痛症。

[注意事项] 注射前,盐酸普鲁卡因注射液应常规做过敏试验,待试验结果显示阴性后,方可使用。

方法 6

[临证取穴] 阿是穴(患侧压痛最明显处)。

[选用药物] 骨肽(骨宁)注射液 2ml、风湿宁 1 号注射液 2ml、5%当归注射液 2ml,加 2%盐酸普鲁卡因注射液(过敏试验阴性者)6ml混合均匀。

［具体操作］ 按穴位注射操作常规进行,穴位皮肤常规消毒,采用 20ml 一次性使用注射器连接 6 或 6.5 号注射针头,抽取上述混合药液后,快速垂直进针刺入 2.5～4.0cm,待有针感得气时,经回抽无血后,将上述混合药液由深至浅均匀注入。每隔 3 日注射 1 次,7 次为 1 个疗程。

［主治与疗效］ 主治足跟痛。

［注意事项］ 注射前,盐酸普鲁卡因注射液应常规做过敏试验,待试验结果显示阴性后,方可使用。

方法 7

［临证取穴］ 阿是穴。

［选用药物］ 醋酸曲安奈德(醋酸去炎舒松 A)20mg(2ml)、2% 盐酸利多卡因注射液 1ml,加灭菌注射用水 1ml 混合均匀。

［具体操作］ 按穴位注射操作常规进行,穴位皮肤常规消毒,采用 5ml 一次性使用注射器连接 6～7 号注射针头,抽取上述混合药液,快速垂直进针刺入阿是穴(痛点),稍做提插、捻转手法,待有针感得气时,经回抽无血后,将上述混合药液徐缓注入。每隔 4～5 日注射 1 次,4 次为 1 个疗程。

［主治与疗效］ 主治跟痛症。

(二)局部注射疗法

1. 笔者经验

［治疗部位］ 局部痛点处。

［选用药物］ 醋酸泼尼松龙混悬液 12.5mg(0.5ml)。

［具体操作］ 注射前,嘱患者先洗净患足。按局部注射操作常规进行,先用 2% 碘酊常规消毒后,再以 75% 乙醇脱碘。从脚跟的跖面正确定位,从侧面皮肤较薄处进针,将上述药液注入,一般情况下不加盐酸普鲁卡因注射液(过敏试验阴性者)。注射时,部位一定要正确,不能注射在腱膜或骨组织内,而应注射在其表面。如注射部位正确,2～3 次即可治愈。

［临床疗效］ 笔者临床应用该法共治疗跟痛症患者 157 例,所治患者全部获愈。

［注意事项］ ①局部注射前,嘱患者将患足用肥皂擦洗干净,然后采用 1∶8000 的高锰酸钾溶液浸泡 20 分钟;②注射治疗时严格执行无菌操作,注射部位用碘酊、乙醇常规严密消毒;③注射后适当休息 1～2 日,避免赤足下地干活,保持患足清洁、干燥,以免引起继发性感染;④治疗后,嘱患者行走时全足掌着地,尽快改正因跟骨部疼痛而致的跛行,恢复正常步态。

2. 临床采菁

方法 1

［治疗部位］ 局部压痛点处。

[选用药物] 醋酸氢化可的松注射液或醋酸泼尼松龙混悬液 37.5mg（1.5ml），加 2％盐酸普鲁卡因注射液（过敏试验阴性者）3.5ml 混合均匀。

[具体操作] 注射前让患者洗净患足，并找准压痛点。按局部注射操作常规进行，先用 2％～3％碘酊常规消毒局部皮肤，再以 75％乙醇脱碘。采用 5ml 一次性使用注射器连接 6.5 或 7 号注射针头，吸取上述混合药液后，注射时不用麻醉，先快速刺过此处的厚皮肤，以后缓慢进针直达痛觉敏锐的骨膜，即可缓缓将上述混合药液注入。每周注射 1 次，轻症患者一般 1 次即可治愈，顽固性患者，有时需注射 3～4 次。注射后有时疼痛加重，24 小时后疼痛即渐消失。

[临床疗效] 据冯兰馨报道，临床应用该法共治疗足跟痛患者 30 余例，疼痛皆得到解除。尚有几例复发者，经再注射而治愈，从未遇 1 例患者无效。

[注意事项] ①注射前，盐酸普鲁卡因注射液应常规做过敏试验，待试验结果显示阴性后，方可使用；②严格注意无菌操作，避免发生继发性感染。

方法 2

[治疗部位] 患侧压痛最明显处。

[选用药物] 醋酸曲安奈德混悬液 40mg（4ml），加盐酸布比卡因注射液 25mg（5ml）混合均匀。

[具体操作] 注射前让患者洗净患足，找准压痛点并做好标记。按局部注射操作常规进行，先用 2％～3％碘酊常规消毒局部皮肤，再以 75％乙醇脱碘。采用 10ml 一次性使用注射器连接 6.5 或 7 号注射针头，抽取上述混合药液，于患侧压痛最明显处，每次注射上述混合药液 0.5～1.0ml，每隔 5～7 日注射 1 次，3 次为 1 个疗程。并配合川芎粉局部贴敷外用。

[临床疗效] 据罗和古等介绍，临床应用该法共治疗足跟痛患者 356 例（其中跟骨骨刺 106 例，跟腱腱围炎 24 例，跟部滑囊炎 68 例，脂肪纤维垫炎 78 例，跖腱膜炎 80 例）。经上述方法治疗后，痊愈 284 例，好转 64 例，无效 8 例。痊愈率达 79.78％，总有效率达 97.75％。

[注意事项] 严格注意无菌操作，避免发生继发性感染。

方法 3

[治疗部位] 足跟跖侧压痛明显的中心点处。

[选用药物] 地塞米松磷酸钠注射液 5mg（1ml）、丹皮酚注射液 4ml、盐酸消旋山莨菪碱（654-2）注射液 5mg（0.5ml），加 2％盐酸普鲁卡因注射液（过敏试验阴性者）4ml 混合均匀。

[具体操作] 注射前让患者洗净患足，找准压痛点并做好标记。按局部注射操作常规进行，先用 2％～3％碘酊常规消毒局部皮肤，再以 75％乙醇脱碘。采用 10ml 一次性使用注射器连接 6.5 或 7 号注射针头，抽取上述混合药液，于足跟跖侧压痛明显的中心点，行皮肤浸润麻醉，进针深度达到跖筋膜处，将上述混合药液徐缓注入。

每隔 7 日注射 1 次,3 次为 1 个疗程,并配合推拿手法及中药熏洗疗法施治。

[临床疗效] 据罗和古等介绍,临床应用该法共治疗足跟跖侧疼痛患者 43 例,治愈 39 例,有效 3 例,好转 1 例。治愈率达 90.70%,所治患者全部获效。

[注意事项] ①注射前,盐酸普鲁卡因注射液应常规做过敏试验,待试验结果显示阴性后,方可使用;②严格注意无菌操作,避免发生继发性感染。

3. 验方荟萃

方法 1

[治疗部位] 内踝后方处。

[选用药物] "史氏配制药液"[0.25%盐酸普鲁卡因(过敏试验阴性者)或低浓度盐酸利多卡因注射液 15～20ml,加入醋酸曲安奈德混悬液 10～15mg(1.0～1.5ml),必要时再加盐酸消旋山莨菪碱(654-2)注射液 8～10mg(0.8～1.0ml)及维生素 B_{12} 注射液 0.1mg(1ml)混合均匀]。

[具体操作] 嘱患者取仰卧,患肢膝关节屈曲、髋外旋位。按局部注射操作常规进行,局部皮肤常规消毒,选用 5ml 或 10ml 一次性使用注射器连接 5 号细针头,自内踝跗管后上方进针刺入,针尖可按解剖排列位置,向前找到肌腱后(此时应避免刺入血管),经抽吸无回血,也无闪电感后,即可进行上述配制药液的注射。然后将针尖移至管外,做四周软组织浸润注射。一般每次注射上述"史氏配制药液"5～10ml。

[注意事项] ①注射前,应先熟悉解剖情况,以达到有的放矢;②防止针尖偏下,而伤及神经或误注入血管内;③注射后,患肢抬高 40°左右;④注射前,盐酸普鲁卡因注射液应常规做过敏试验,待试验结果显示阴性后,方可使用。

方法 2

[治疗部位] 跟腱止点前方处。

[选用药物] "史氏配制药液"(配制方法同上)。

[具体操作] 嘱患者取侧卧位。按局部注射操作常规进行,局部皮肤常规消毒,在内踝与跟腱间沿跟腱前方跟骨止点上方 2～3cm 处进针。采用 10～20ml 一次性使用注射器连接 6～7 号注射针头,抽取上述混合药液后,先将针尖刺至跟腱跟骨止点的前方,经抽吸无回血后,即可进行上述"史氏配制药液"的浸润注射。然后再将针尖移至跟腱前、胫骨后踝之间及跟腱近端软组织内,其中包括跟骨后滑囊,然后进行逐一注射治疗。最后,将针尖刺及对侧,在跟腱与外踝之间进行浸润注射。一般每次注射上述"史氏配制药液"10～15ml。

[注意事项] ①注射前,盐酸普鲁卡因注射液应常规做过敏试验,待试验结果显示阴性后,方可使用;②操作时,防止误刺入血管内或伤及神经。

方法 3

[治疗部位] 跟骨处。

[选用药物]　"史氏配制药液"（配制方法同上）。

[具体操作]　嘱患者取仰卧，足外旋外翻位。先确定足跟底部疼痛的部位及压痛点。按局部注射操作常规进行，局部皮肤常规消毒，采用 10～20ml 一次性使用注射器连接 6～7 号注射针头，抽取上述混合药液后，采用内侧面进针法，即在内踝尖下前方 1.0～1.5cm，足内侧厚薄皮交接处进针。当针尖刺入方向与足纵轴垂直，至近跟骨内侧边时，即注入上述少量"史氏配制药液"，再继续刺至跟骨内前方、跖筋膜附着处，即有硬（骨）软（跖筋膜）双重针感，再将针尖刺入骨与筋膜之间，进针 0.5～1.5cm，经抽吸无血后，即可进行上述"史氏配制药液"的注射；然后再将针尖移至筋膜浅面与脂肪垫之间，再做补充浸润注射；最后将针尖退至软组织内，改变穿刺方向，向内踝尖与跟骨内结节连线之中点处穿刺，该处即为内侧跟骨（神经）支分布区，然后进行上述"史氏配制药液"的注射。一般每次注射上述"史氏配制药液"10～15ml。

[注意事项]　①注射前，盐酸普鲁卡因注射液应常规做过敏试验，待试验结果显示阴性后，方可使用；②注射药液时，要做到浸润全面。对跖筋膜跟骨附着处、跟骨下滑囊处及内侧跟骨神经支配区等，都要达到浸润注射的要求；③进针深部位置，应与足跟底部压痛区相互符合；④防止自足跟厚皮处直接穿刺。这样不仅难以刺入，而且非常疼痛，且易招至细菌继发性感染。拔出针头，可遗留步行时针眼处疼痛感。自足内侧侧面进针，则可克服上述之缺点；⑤操作前，注意足部皮肤清洗与严格消毒，以防止继发感染的发生；⑥经抽吸无回血后，方能将上述配制药液注入。

方法 4

[治疗部位]　距下窦处。

[选用药物]　"史氏配制药液"（配制方法同上）。

[具体操作]　嘱患者取仰卧位，足底与床面平行。按局部注射操作常规进行，局部皮肤常规消毒，采用 10～20ml 一次性使用注射器连接 6～7 号注射针头，抽取上述"史氏配制药液"后，在足外踝前下方的凹陷处进针，按距下窦走行方向，将针头自外前至内后斜行穿刺，边进针、边注射，可使针体全部进入距下窦内；注射后，再将针尖移向距腓前韧带处及跟骰关节处，再做浸润注射；最后，在外踝尖至跟骨外结节连线中点处，外侧跟骨（神经）支分布区，进行上述"史氏配制药液"的注射。一般每次注射上述"史氏配制药液"10～15ml。

[注意事项]　①注射前，盐酸普鲁卡因注射液应常规做过敏试验，待试验结果显示阴性后，方可使用；②必须熟悉距下窦的解剖位置和走向，避免因胡乱进针，将针头曲折或折断；③注射时要缓慢进行，并要有耐性，因为距下窦内较为饱满，还有骨间韧带，注射时阻力较大，这时并应稍增加药液的浓度。

方法 5

[治疗部位]　局部最痛点处。

［选用药物］　红茴香注射液 1ml、5％当归注射液 1ml、1％～2％盐酸普鲁卡因注射液（过敏试验阴性者）1ml 混合均匀。

［具体操作］　按局部注射操作常规进行，局部皮肤常规消毒，采用 5ml 一次性使用注射器连接 6～7 号注射针头，抽取上述混合药液后，快速进针刺入皮下，并深达最痛点，再将上述混合药液徐缓注入。隔日注射 1 次。注射后 24 小时内症状加重属正常反应，然后逐渐好转。

［注意事项］　注射前，盐酸普鲁卡因注射液应常规做过敏试验，待试验结果显示阴性后，方可使用。

方法 6

［治疗部位］　患侧压痛最明显处。

［选用药物］　醋酸泼尼松龙混悬液 25mg（1ml），加 1％盐酸普鲁卡因注射液（过敏试验阴性者）8ml 混合均匀。

［具体操作］　按局部注射操作常规进行，局部皮肤常规消毒，采用 10ml 一次性使用注射器连接 6～7 号注射针头，抽取上述混合药液后，快速进针刺入皮下，并深达患侧最痛点，再将上述混合药液徐缓注入。每隔 3 日注射 1 次，3 次为 1 个疗程。

［注意事项］　①注射前，盐酸普鲁卡因注射液应常规做过敏试验，待试验结果显示阴性后，方可使用；②严格注意无菌操作，避免发生继发性感染。

(三)封闭注射疗法

［治疗部位］　局部痛点处。

［选用药物］　醋酸泼尼松龙混悬液 25mg（1ml），加 2％盐酸普鲁卡因注射液（过敏试验阴性者）4ml 混合均匀。

［具体操作］　按局部注射操作常规进行，局部皮肤常规消毒，采用 5ml 一次性使用注射器连接 6～7 号注射针头，抽取上述混合药液后，快速进针刺入皮下，并深达痛点，经回抽无血后，将上述混合药液注入。每周治疗 1 次，连续注射 4 次为 1 个疗程。

［注意事项］　注射前，盐酸普鲁卡因注射液应常规做过敏试验，待试验结果显示阴性后，方可使用。

【按评】　跟痛症多见于老年妇女。注射疗法对本病的治疗具有较好的疗效，部分患者的疗效甚至超过手术疗法，且具有操作简便、痛苦较少、费用低廉等诸多优点，颇受患者的欢迎和青睐，故可将注射疗法作为治疗本病的首选法，特别适合于农村基层医院开展应用。

对于疼痛剧烈者宜休息，不宜行走，待症状好转后仍应减少步行，并在患足鞋内加海绵垫，以减少压迫。

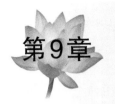

第9章

骨关节其他疾病

一、创伤性关节炎

创伤性关节炎是由创伤引起的以关节软骨的退化变性和继发的软骨增生、骨化为主要病理变化,以关节疼痛、活动功能障碍为主要临床表现的一种疾病。本病又称为"外伤性关节炎""损伤性关节炎"等。其临床及病理改变与退行性骨关节病极为相似。所不同者,患者均有明显创伤史,并可见于任何年龄组,但最多见于活动力旺盛的青壮年。

引起本病的病因主要有3条:①暴力外伤。因坠压、跌仆、骨折或脱位等原因造成骨及关节损伤,关节面不很平整,从而引起退行性变。②承重失衡。关节先天或后天畸形以及骨干骨折愈合不良等原因,使关节所负重力线处于不正常状态,关节经常遭受磨研、挤压、牵伸等外力损伤所致。③活动、负重过度因截肢或职业上的原因,使健肢活动或负重过多,久之则易使关节面遭受损伤。

本病在中医学属"骨痹"等病证范畴。《灵枢·贼风》篇曰:"有所堕坠,恶血在内而不去。"是致痹原因之一。唐·蔺道人《仙授理伤续断秘方》强调,"手足久损,筋骨差爻"可造成关节功能障碍。明·杨清叟《外科集验方》认为本病乃因"久损入骨""不曾通血所造成"。

【病因病机】

(一)病因

1. 关节内骨折整复不良,破坏了关节面的光滑平整性,加速了关节面的磨损。

2. 骨干骨折畸形愈合,破坏了关节负重力线,导致关节面承压状况不平衡,长期承压负重处关节面势必过早地出现骨软骨面的退变或破坏。如膝内外翻、髋内翻、先天性髋关节脱位、脊柱先后天畸形、足部先后天畸形、骨折畸形愈合等,都是导致关节负重力线异常的原因。

3. 因截肢或职业等原因使健肢负重过多者将增加关节创伤的机会,加速关骨软骨退变破坏的进程。

4. 关节结构因遭受感染及其他病变的破坏而使关节失去平整,亦为关节的创伤破坏提供了病理因素。

(二)病机

1. 久损入骨　因坠压、跌仆、伤折等造成骨关节损伤,关节面不平,引起退变。

2. 承重失衡　关节先天畸形(如膝内、外翻,先天性髋脱位等),后天畸形(如创伤感染、结核、肿瘤等)以及骨干骨折愈合不良等,使关节负重力线不正常,关节经常遭受磨研、挤压、牵伸等外力损伤而造成。

3. 负重过度　因截肢或职业等原因,使健肢负重过多,久则关节面遭受损伤。

创伤性关节炎的基本病理变化是关节软骨的退行性病变和继发的软骨增生,骨化。早期的病变在 X 线片上是不易诊断的,当能看到增生的骨质时,局部的病变已达到晚期。

【诊断要点】

1. 病史　有暴力外伤或慢性劳损病史。可发生于多个关节,呈慢性病变过程。因暴力外伤患者,可在症状好转甚至消失后一段时间后再度发生。

2. 关节疼痛、肿胀　本病早期刚开始活动时,可发生关节疼痛,活动片刻后,疼痛反而有所好转。但活动过多时,则疼痛又复加重。其疼痛随时间的推移常呈进行性加重,严重者出现局部肿胀。

3. 功能活动障碍　早期关节活动可不灵活,并逐渐加重。同时关节逐渐强硬,当骨刺形成或关节面变形、关节囊萎缩,致使关节畸形时,关节功能活动则明显受限。若病变位于膝关节处时,下肢则不能承重,并可出现跛行。

4. 体征　检查时,病变关节可有摩擦感,若关节内有渗出液时,关节呈肿胀表现。穿刺抽液可抽出微黄色渗出液。严重时,病变关节周围肌肉萎缩,关节肿大畸形。

5. X 线表现　病变早期可见明显改变,或仅有关节间隙变窄。严重时,可见关节间隙进行性变窄,关节边缘有骨质增生,关节面不整齐,软骨下骨质硬化、囊性变等征象。

【中医证型】

1. 损骨血凝型　肢节伤折,患处肿痛,动则加剧,功能受限;身倦乏力,少气,自汗,舌质黯或有瘀斑,脉涩。

2. 体虚劳损型　关节畸形,承重失度,反复劳伤,隐痛酸重,面色苍白,头晕目眩,乏力,自汗,舌质淡、苔白,脉虚。

3. 阳虚寒滞型　年高肾亏,或久病伤肾,面色苍白,形寒肢冷,患肢关节剧痛,遇寒痛增,不可屈伸,腰膝酸冷,舌质淡、苔白,脉沉细无力。

【治疗方法】

1. 笔者经验

方法 1

［治疗部位］　病变关节腔内。

［选用药物］　醋酸泼尼松龙混悬液 12.5～25.0mg(0.5～1.0ml)，加 1％～2％盐酸普鲁卡因注射液(过敏试验阴性者)1～5ml 混合均匀。

［具体操作］　按局部注射操作常规进行，局部皮肤常规消毒，采用 5ml 或 10ml 一次性使用注射器连接 7 号注射针头，抽取上述混合药液后，做病变关节腔内注射，每隔 7～10 日注射 1 次，3 次为 1 个疗程。对疑有细菌感染者，可加入硫酸庆大霉素注射液 4 万 U 或硫酸阿米卡星注射液 0.1g 或盐酸林可霉素注射液 0.3g，一并注入关节腔内。

［临床疗效］　该法对缓解关节疼痛，减少关节腔内积液常能取得较好的疗效。待症状缓解后，即应停止注射，以免产生不良反应。笔者临床应用该法共治疗创伤性关节炎患者 49 例，经 3 次注射治疗后，所治患者全部获愈。

［注意事项］　①注射前，盐酸普鲁卡因注射液应常规做过敏试验，待试验结果显示阴性后，方可使用；②局部皮肤严格消毒，整个治疗过程，应严格执行无菌操作，以免将细菌带入关节腔内，引起继发性感染。

方法 2

［治疗部位］　病变关节腔内。

［选用药物］　醋酸泼尼松龙混悬液 12.5～25.0mg(0.5～1.0ml)，加 1％～2％盐酸普鲁卡因注射液(过敏试验阴性者)1～5ml 混合均匀。

［具体操作］　按局部注射操作常规进行，局部皮肤常规消毒，对关节腔内渗出液较多者，首先尽量抽尽关节腔内的积液。然后再采用 5ml 或 10ml 一次性使用注射器连接 7 号注射针头，抽取上述混合药液后，做病变关节腔内注射。每隔 7～10 日注射 1 次，3～4 次为 1 个疗程。对疑有细菌感染者，可加入硫酸庆大霉素注射液 4 万 U 或硫酸阿米卡星注射液 0.1g 或盐酸林可霉素注射液 0.3g，一并注入关节腔内。

［临床疗效］　该法对缓解关节疼痛，减少关节腔内积液常能取得较好的疗效。待症状缓解，积液减少后，即应停止注射，以免产生不良反应。笔者临床应用该法共治疗创伤性关节炎患者 57 例，经 4～7 次抽液、注射药物治疗，所治患者全部获愈。

［注意事项］　①注射前，盐酸普鲁卡因注射液应常规做过敏试验，待试验结果显示阴性后，方可使用；②局部皮肤严格消毒，整个治疗过程，应严格执行无菌操作，以免将细菌带入关节腔内，造成继发性感染。

2. 验方荟萃

［治疗部位］　病变关节腔内。

[选用药物]　醋酸氢化可的松注射液 12.5～25.0mg(0.5～1.0ml)，加 1%盐酸普鲁卡因注射液(过敏试验阴性者)1～5ml 混合均匀。

[具体操作]　对便于注射的关节，可采用上述混合药液做关节腔内注射。按局部注射操作常规进行，局部皮肤常规消毒，采用 20ml 一次性使用注射器连接8～9 号穿刺针头做关节腔内穿刺，待穿刺成功后，尽量吸尽关节腔内浓液，再将上述混合药液注入。每周穿刺抽液、注射 1 次，3 次为 1 个疗程。对缓解关节疼痛，减少关节内积液常能取得较好的疗效。待症状缓解后，即应停止使用。

[注意事项]　注射前，盐酸普鲁卡因注射液应常规做过敏试验，待试验结果显示阴性后，方可使用。

【按评】　创伤性关节炎临床较为多见。局部注射疗法对本病疗效较好。并具有操作简便、疗效快速的特点。但必须强调指出，待症状缓解，疼痛消失，积液减少后，即应停止治疗，以免产生不良反应。并在整个治疗过程中，应严格执行无菌操作，以免造成继发性感染。上述方法可供临床应用时借鉴或参考。

二、化脓性关节炎

由化脓性细菌而引起的关节内感染，称为化脓性关节炎。最常发生于髋关节和膝关节，其次为肘、肩、踝关节。常见致病菌为金黄色葡萄球菌，其次为溶血性链球菌、肺炎双球菌、大肠埃希菌等。本病的感染途径常见有 3 条：①血供性感染；②由外伤、手术或关节腔穿刺引起的直接感染；③邻近化脓性病灶蔓延感染。

自关节发生细菌感染后，本病的变化可分 3 个阶段进行：①浆液性渗出阶段。滑膜充血、水肿、白细胞浸润。渗出液增多，呈淡黄色。如病变在此阶段愈合，关节功能可不受影响。②浆液纤维蛋白渗出阶段。若病情继续发展，渗出液变为浆液纤维蛋白性，滑膜增厚并有纤维蛋白斑块和肉芽组织形成，但关节软骨尚未受损。关节液呈絮状，愈合后，关节内有粘连形成，关节功能发生部分受损。③脓液渗出阶段。渗出液转为脓性，脓液内含有大量细菌和中性粒细胞，死亡的多核白细胞放出蛋白分解酶，使关节软骨溶解。滑膜和关节软骨被破坏，软骨下骨质被侵犯。关节囊和周围软组织有蜂窝织样改变，附近有骨质增生。关节腔内有黄白色脓液。治疗后，关节活动有较严重障碍，甚至完全强直。

本病多见于小儿和青少年，男多于女。发病以膝、髋关节最多见，其次是肘、肩、踝和骶髂关节。通常是单个关节受累，个别患者亦可几个关节同时受侵犯。

本病在中医学属"关节流注""骨痈疽""热痹"等病证范畴。明·汪机《外科理例·流注》曰："大抵流注一症，多因郁结，或暴怒，或脾虚湿气逆于肉理，或腠理不密，寒邪客于经络，或闪仆，或产后，瘀血流注关节，或伤寒余邪未尽为患，皆因真气不足，邪得乘之。"明·《仙传外科集验方》云："流注起于伤寒，伤寒表未尽。余毒流于四肢经络，涩滞。而后为流注也。"清·高憩云《外科医镜》谓："流注病多生于十一二岁，或七八岁，三两岁小儿最多，大多先天不足，寒乘虚入里。"清·祁坤《外科大成》描述环跳疽（化脓性髋关节炎）的症状："生环跳穴，漫肿隐痛，尺脉沉紧，腿不能伸"等。对本病的病因、证治都有较为详细的论述。中医学认为，本病多由人体正气不足、邪毒侵袭，或疔疮、疖痈余毒走散，或瘀血停滞，化热成毒，壅滞关节，腐筋蚀骨而致。

【病因病机】

（一）病因

总因人体正气不足，邪毒壅滞关节所致。其邪毒来源，可概括为以下 4 个方面：①感受暑湿邪毒。夏秋之际暑湿邪毒客于营卫之间，阻于经脉肌肉之内，与气血搏结，流注于关节。②热毒余邪，流注关节。疔、疮、疖、痈、切口感染等失于治疗，或虽治而余毒未尽；或因挤压、碰撞，邪毒走散，流注经络关节。③瘀血停滞，化热成毒。积劳、过累，肢体经络受损，或跌仆闪挫，瘀血停滞，郁而化热成毒，恶血热毒凝聚于关节。④感染扩散。由于穿刺或创伤感染，邪毒通过针眼或创口深入关节，营卫气血受阻。

（二）病机

邪毒流注导致毒蓄关节，经络气血瘀涩，津液不得输布，水湿内生，蕴热化脓，腐筋蚀骨，成为本病。在本病的发生、发展演变中，始终存在着"正邪相搏"的抗争和"邪正消长"的过程。正盛邪弱，则病情逐步向痊愈方面转化；正虚邪盛，则病情进一步加剧。

西医学认为，本病变的发展可分为以下 3 个阶段。

1. 早期　即浆液性渗出期。关节滑膜充血、水肿，有白细胞浸润，关节腔内有浆液性渗出液，液体内有大量白细胞。在此阶段，关节软骨无破坏，如治疗恰当，渗出液可完全吸收，关节功能可完全恢复，不留后遗症。

2. 中期　即浆液纤维蛋白渗出期。渗出液较前增多，渗出液内的细胞成分也增多，黏稠浑浊，有大量脓细胞、革兰染色阳性球菌和纤维蛋白性渗出物。关节滑膜和软骨面上有纤维蛋白膜覆盖。在正常情况下，血液内的任何物质在进入关节内时要首先通过毛细血管壁和滑膜基质这两重屏障。血内物质能否通过这两重屏障，与其分子的大小、形状及电荷有关。正常白蛋白分子可通过滑膜，但某些球蛋白则不能完全通过或完全不能通过。各种凝血因子，包括纤维蛋白原和凝血酶原等，也不能进入滑液。关节感染时，滑液中出现酶类物质，滑膜发生炎性反应，随着关节炎症的加重，通过滑膜进入关节腔的血浆蛋白增加，血管对大分子蛋白的通透性也显著增加。关节内纤维蛋白的沉积，可以造成关节的永久性损害，而且使炎症不易消除。

纤维蛋白沉着物黏附在关节软骨表面将妨碍软骨内代谢产物的释出，并影响滑液内营养物质进入软骨。纤维蛋白还可以通过趋化作用将白细胞引入关节内，以吞噬纤维蛋白及其他颗粒状物质。白细胞还可释放一些酶类物质,促进关节内的炎性变化。关节炎症的严重程度和病程的长短,与关节内纤维蛋白沉着的多少有关。纤维蛋白能否彻底清除,将决定关节损害能否成为永久性病损。关节软骨损害的程度与预后有明显关系。软骨的损害有两方面,即胶原纤维性损害和软骨基质性损害。滑液内的多数中性粒细胞可释放出大量溶酶体类物质,这些物质破坏软骨的基质,使胶原纤维失去支持。在关节负重和活动时,这些胶原纤维受压力和碾磨作用而发生机械性断裂。纤维蛋白的存在将形成关节粘连,关节软骨的破坏将使关节失去光滑的关节面。这些因素将使治疗后残留关节功能障碍。

3. 后期 即脓性渗出期。滑膜和关节软骨纤维已被破坏,炎症侵犯软骨,关节囊和周围软骨组织有蜂窝织炎改变,邻近有骨质增生。关节腔内有黄白色脓液。治疗后,关节活动有较严重障碍,甚至完全强直。

还有一些患者由于炎症渗出较多,关节内压力增大,可破坏韧带及关节囊引起穿孔而形成窦道。部分患者因关节囊及周围韧带松弛,骨质破坏而引起病理性骨折。

【诊断要点】

1. 一般情况 多见于儿童,常侵犯髋、膝关节。多数累及单个关节,也有少数发生在多个关节。

2. 全身表现 起病急,畏寒、高热,常在 39℃ 以上,全身不适,脉速,食欲减退等全身中毒表现。

3. 局部表现 受累关节红、肿、热、剧痛,关节稍一活动则疼痛加剧,功能活动障碍。由于肌痉挛,关节常处于半屈曲状态,并易并发半脱位或全脱位。上述表现以表浅关节较为明显。如炎症位于深部关节,早期皮肤常无明显发红,但局部软组织常肿胀。当难以发现时,可与健侧相比较。

4. 辅助检查 ①血象:白细胞总数及中性粒细胞均明显增高。②关节穿刺:对早期明确诊断和选择药物及治疗方法有重要价值。早期关节液浑浊,晚期呈脓性。关节液涂片检查,可发现大量白细胞和细菌,细菌培养可呈阳性。③X 线摄片:早、中期显示关节囊膨胀,关节间隙增宽和附近骨质疏松。后期显示关节间隙变窄或消失,骨面毛糙,可有骨质破坏及增生。晚期关节间隙消失,发生纤维性或骨性强直,骨质硬化等征象。

5. 鉴别诊断 本病需与急性血源性骨髓炎、急性风湿性关节炎、关节结核、小儿髋关节暂时性滑膜炎等疾病相鉴别。

【中医证型】

1. 初期 全身不适,食欲减退,很快出现恶寒发热,舌苔薄白,脉紧数。病变关节疼痛、压痛,不能完全伸直,活动受限,局部肿胀、灼热。化验检查,白细胞计数略增高,中性粒细胞上升。关节穿刺,抽出液性渗出液。

2. 湿热酿脓期 上述症状进一步加剧。全身呈中毒性反应,寒战、高热、出汗,体温可达 40～41℃,脉数、口干、苔黄腻;皮肤潮红,局部肿热、剧痛、胀痛或跳痛,拒按,彻夜难眠。因炎症刺激,肌肉痉挛,使病变关节处于畸形位置,不能活动。如病变在髋关节,则该关节呈屈曲、外旋位;病在膝关节,则患肢呈屈曲位,甚至发生脱位、半脱位或骨骺分离移位。化验检查,白细胞计数增高达 $2×10^9/L$ 以上,中性粒细胞 0.80～0.90,血沉增快。关节穿刺液呈絮状液,镜检有脓细胞。

3. 脓溃期 全身热毒壅盛症状如上,局部红肿热痛更加显著,关节穿刺为脓液。如脓肿穿破关节囊到软组织,因关节内张力减低,疼痛稍为减轻,但全身症状和局部红肿依然存在。最后,脓肿突破皮肤而外溃,形成窦道,经久不愈。全身症状急剧减退,而出现神情疲惫、面白无华、舌淡苔少、脉细而数等虚弱体征。此期可因关节内积脓腐筋蚀骨,使软骨和骨性结构破坏,加上周围肌肉由痉挛而挛缩,造成关节脱位畸形更加明显,活动更加受限。

【治疗方法】

1. 临床采菁

[选用药物] 0.9％氯化钠(生理盐水)注射液 1000ml,加青霉素 160 万 U(青霉素皮试阳性者,改用硫酸庆大霉素 24 万 U 或用对药敏度敏感的抗生素)。

[具体操作] 按局部注射操作常规进行,局部皮肤常规消毒,在患膝内上侧穿刺点处刺入 1 枚 8 号针头,作为输入管。在膝关节外下侧穿刺点处穿入 1 枚 12 号针头(儿童用 8～9 号针头)作为输出管。在两枚针头前各穿入一个洗净高压消毒的橡皮盖(青霉素瓶盖剪去凸出部分),以便于针头固定。待穿刺成功后,将上述冲洗液玻璃接管接在输入端 8 号针头上,输出端针头用无菌皮管引入无菌瓶内。持续滴注的速度以患者不觉胀痛为宜。输入 500ml 冲洗液后,钳夹输入端停止滴注,半小时后继续滴注。每日滴注 1000ml。滴注完毕,采用无菌胶管将两针头套接,用无菌纱布包好,患肢采用石膏托固定。15 日为 1 个疗程。

[临床疗效] 据仇佩庆报道,临床应用该法共治疗化脓性膝关节炎 5 例,4 例经半个月治疗后全身和局部症状消失,1 例患者在治疗过程中出现反复,经 2 个疗程治愈。5 例中随访时间最短者 4 个月,最长者 1 年 3 个月,均未见复发,功能恢复良好。

[注意事项] ①穿刺部位注意严密消毒,穿刺时必须严格无菌操作;②每日在行持续冲洗前,先用针管将 0.9％氯化钠(生理盐水)注射液 50ml 从输入端加压推入,从输出端负压吸出,防止两针头被渗出物堵塞,加压冲洗后,接上持续冲洗液体;③输出端引流不畅时,轻轻转动针头的角度,因膝关节腔间隙较小,变动角度可使液体流畅;④持续冲洗时间一般为 15 日为 1 个疗程,如果体温下降,血象正常,冲洗液已清晰,局部红肿热痛消退,可提前拔针。如病情反复,可再次按上述方法治疗 1 个疗程。

2. 验方荟萃

方法 1

[治疗部位] 病变关节腔内。

[选用药物] ①青霉素溶液 40 万 U；②硫酸链霉素溶液 0.5g；③硫酸庆大霉素注射液；④氯霉素注射液等。

[具体操作] 嘱患者先选择好合适体位。按局部注射操作常规进行，局部皮肤常规消毒，先行局部麻醉，然后采用 14 号穿刺针自选好的穿刺点刺入，当针头刺入关节时常有突破样感觉。进入关节腔后，用手稳住针头不使其左右摇摆，再采用 20ml 一次性使用注射器进行抽吸，如脓液较为浓稠时，可自该刺入的针头处注入适量的 0.9％氯化钠（生理盐水）注射液，而后再行抽吸，直至脓液吸尽，并用 0.9％氯化钠（生理盐水）注射液反复冲洗脓腔，然后，注入上述抗生素溶液。根据关节肿胀的程度，以后可每隔 3～5 日重复抽吸、冲洗、注药 1 次。

[注意事项] ①整个抽液、冲洗、注药治疗过程应严格执行无菌操作规程；②对经关节穿刺抽液、冲洗及注药治疗仍未能控制临床症状者，应改用关闭式冲洗治疗或关节腔切开引流术；③在做局部注射治疗的同时，不应忽视全身性应用抗生素及全身支持疗法，以尽量缩短治疗时间，加快疾病痊愈。

方法 2

[治疗部位] 病变关节腔内。

[选用药物] 敏感抗生素溶液。

[具体操作] 按局部注射操作常规进行，局部皮肤常规消毒，对小而表浅的关节腔，可每日做 1 次关节腔穿刺，尽量抽尽脓液后，再用 0.9％氯化钠（生理盐水）注射液反复冲洗直至彻底干净为止，并向关节腔内注入敏感抗生素溶液，直至不再有渗出液渗出。对较大的关节腔，如膝、肩关节腔等，经关节穿刺证实有关节积液或积脓后，选择 2 个穿刺点，采用套管针做关节穿刺，临床可用特制的套管针，或采用胸腔穿刺的套管针。若关节液较少时，可先注入 0.9％氯化钠（生理盐水）注射液，使关节呈膨胀状态。套管针进入关节腔后，抽出针芯，经套管插入一根直径约 3mm 的塑料管或硅胶管，再将套管退出，塑料管用丝线缝合结扎固定于皮缘处。一根作滴入管，每日滴入敏感抗生素溶液和 0.9％氯化钠（生理盐水）注射液 2000～3000ml，另一根作吸出管，连接于连续负压吸引装置上，如此反复、连续冲洗数次，直至炎症完全控制为止。一般 1 周左右将管拔除。

【按评】 化脓性关节炎是临床骨伤科常见疾病。一旦发生，疼痛剧烈，患者痛苦不堪。临床应用局部注射疗法，行关节穿刺抽液后注入药液，不但可明确脓液的性质，并通过细菌培养可确定细菌种类及抗生素敏感程度。同时局部注入敏感抗生素，可使关节腔内获得较高的药物浓度，提高抗菌效力，能迅速控制感染状态。抽液后，由于减低了关节内的张力，可有效地防止关节面遭受破坏，并能使疼痛症

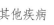

状得到减轻甚至消失。但必须注意,在应用局部注射疗法的同时,应继续大量应用全身性抗生素及全身支持疗法,以防变生他证和(或)加速疾病的治愈。

附:致密性骨炎

致密性骨炎的病因可能和慢性劳损、感染和血液局部供应障碍等有关,常见于髂骨。以肥胖女性多见。

【诊断要点】

1. 多发生于 20—25 岁的肥胖、多生育妇女,并以站立位生产劳动的女性为多。

2. 症状表现轻微,偶可感到下背部、骶部疼痛。

3. 体检时仅有局部压痛,直腿抬高试验和骨盆分离试验阳性。

4. X 线表现:病变位于骶髂关节前缘之后面,呈三角形范围。病变区出现均匀浓白之密实现象,骨小梁消失,边缘模糊,病变宽度为 0.5～3.0ml,而骶髂关节则完全清晰,宽度不超过 3mm。

【治疗方法】

[治疗部位]　局部病变处。

[选用药物]　醋酸泼尼松龙混悬液 12.5～25.0mg(0.5～1.0ml),加 2% 盐酸普鲁卡因注射液(过敏试验阴性者)1～2ml 混合均匀。

[具体操作]　按局部注射操作常规进行,局部皮肤常规消毒,采用 5ml 一次性使用注射器连接 6 或 6.5 号注射针头,抽取上述混合药液后,快速进针刺入皮下,并深达局部病变处,经回抽无血后,将上述混合药液徐缓注入。每周注射 1 次,3 次为 1 个疗程。

[注意事项]　注射前,盐酸普鲁卡因注射液应常规做过敏试验,待试验结果显示阴性后,方可使用。

【按评】　致密性骨炎患者若采用注射疗法治疗,则疗效较好。在应用注射疗法治疗的同时,应嘱患者注意卧床休息,尽量减少活动。为加速治愈,也可配合应用短波透热等理疗方法同时进行。

三、急性化脓性骨髓炎

骨髓、皮质层和骨膜因化脓性细菌感染而引起炎症的,称为"化脓性骨髓炎"。常见的致病菌为金黄色葡萄球菌,其次为溶血性链球菌、肺炎双球菌、大肠埃希菌等。细菌感染的途径有血源性感染(从身体的其他部位的化脓性病灶经血流传播感染)、邻近组织感染直接蔓延和外伤性因素 3 种。在 3 种感染途径中以血源性骨髓炎最为严重和常见。本病多见于 10 岁以下儿童,好发于四肢长骨的尤以胫骨为最多,股骨、肱骨、桡骨、尺骨、跖骨、指(趾)骨次之,脊柱亦偶有发生。

骨髓炎根据其严重程度可分为轻、中、重 3 度。一般来说,较小窦道或不伴窦道,较小死骨或不伴死骨存在,不影响生活,经一般处理能好转,无需用药或只需间断服药,属于轻度骨髓炎。骨髓炎日久失治误治,窦道持续流脓,死骨长久存在,甚至并发大范围骨皮缺损、骨折、组织癌变等,严重影响患者生活质量,单纯依靠药物治疗无效,需要反复手术治疗,此类病情属于重度骨髓炎。介于两者之间者,则属于中度骨髓炎。根据其发病途径大致可分为原发性骨髓炎和继发性骨髓炎。原发性骨髓炎多无明显诱因,继发性骨髓炎多继发于开放性骨折或骨折手术后。

本病在中医学属"附骨痈"等病证范畴。隋《诸病源候论·附骨痈肿候》曰:"附骨痈,亦由体盛热而当风取凉,风冷入于肌肉,与热气相搏,伏结近骨成痈,其状无头,但肿痛而阔,其皮薄泽,谓之附骨痈也。"《疮疡经验全书·附骨痈疽论》云:"夫贴骨痈者,即附骨痈也,皆附骨贴肉而生,字虽殊而病则一。此病之发,盛暑身热,贼风入于骨节,与热相搏,复遇冷湿,或居劳太过,两足下水,或久卧湿地,身体虚弱而受寒邪,然风热蕴结,壅遏附骨而成。"由于患病的部位不同而有不同名称:生于大腿外侧者,称为"附骨疽";生于大腿内侧者,称为"咬骨疽";破溃出死骨者,多称为"骨疽"等。

中医学认为,本病在发病过程中,热毒是外因,正虚是内因,损伤是诱因,病机为皮肉受损,热邪内侵;或因疔毒、疖疮,内生热毒;或正气虚弱,六淫外侵,郁久化热成毒。热毒内盛,留于筋骨,经脉被阻,气血不和,血凝毒聚,腐骨成脓,终成本病。

【病因病机】

（一）病因

1. 热毒注骨　疔毒、疮疖、痈疽或咽喉、耳道化脓性疾病以及麻疹、伤寒、猩红热等病后,余毒未尽,藏匿体内;或六淫邪毒入侵,久而不解化热成毒;或饮食劳伤,七情郁乱,火毒内生,余邪热毒循经脉流注入骨,以致络脉阻塞,气血壅结,蕴酿化热,热毒内盛,腐骨化脓,遂成本病。发于软组织内的有头痈疽,脓腐毒热炽甚者,亦可腐筋蚀骨而成附骨痈。

2. 损伤感染　开放性损伤,邪毒从创口侵入,深达入骨,阻滞经络,气血瘀滞,久而化热,热盛肉腐,附骨成痈。局部闭合性损伤,如跌打闪挫等,气血凝滞,壅塞经络,积瘀成痈,借伤成毒,热毒流注筋骨而发病。

3. 正气虚弱　中医学认为"正气存内,邪不可干""邪之所凑,其气必虚"。人体正气具有抗御外邪的能力,只有正气不足以抗御外邪时,致病邪毒才能乘虚而入。化脓性骨髓炎的发病,也是如此。全身正气虚弱,外邪入侵,邪毒蕴结于内,不能外散反而深窜入骨,筋骨局部抵抗力不足,则邪毒留聚,繁衍为害。这是发病的内在因素。

总之,热毒是骨髓炎的致病因素,正虚是骨髓炎的发病基础,损伤是骨髓炎的常见诱因。

西医学认为,急性化脓性骨髓炎是由化脓性细菌引起的骨组织感染。其症状不仅在骨髓,而是整个骨组织(骨膜、骨质、骨髓)甚至周围软组织。单纯细菌的存在并不足以造成感染,必须同时存在血液瘀滞,或因外伤而骨内毛细血管破裂、出血等因素,使细菌得以停留;还必须有维持细菌生存和繁殖的条件,如血凝块、血浆、坏死组织等。

儿童长骨干骺端的滋养动脉末梢分成直而窄的动脉侧毛细血管走向骺板,在骺板处折回成静脉侧毛细血管,形成毛细血管网,最后成为管腔较大的静脉,回流入骨髓内静脉窦。由于此处管腔甚大,使血流减慢,若血内有细菌栓子,很容易附着在血管壁上,导致静脉栓塞,形成细菌繁殖的感染灶。据 Phemi-ster 的研究,长骨干骺端对感染的易感性与该骨生长速度的大小直接成正比。在所有骨骼中,骨干愈长快愈大者,愈容易发生急性骨髓炎,而且往往是生长较快的一端易被感染。因此小儿胫骨上端和股骨下端的干骺端为发生急性血源性骨髓炎的最常见部位。

也有一些学者认为,干骺端比骨干缺乏吞噬细胞,局部创伤出血将使抵抗力降低,是小儿长骨干骺端易受感染的原因。在小儿生活活动最活跃时期,膝关节附近是最易受的部位,伤后毛细血管网破裂出血,若同他处有感染而血内有细菌栓子,则容易在该处形成感染灶。全身性疾病、营养不良等将降低小儿全身抵抗力,也增加其易感性。造成菌血症的原发病灶为身体其他部位的感染,最常见的为扁桃体炎、疖、痈、咽喉炎和中耳炎等。

(二)病机

急性化脓性骨髓炎在病理演变过程中,始终存在着"正邪相搏",其结果有如下3种转归。

1. **正盛邪弱,热毒消散** 正气盛而邪毒弱,正能胜邪,则初发感染病灶迅速被控制,邪毒被消灭于萌芽阶段,热毒消散,炎症得以吸收而痊愈。

2. **正盛邪实,热毒局限** 正邪双方势均力敌,热毒被抑制,炎症局限在初发感染灶(多数在干骺端),形成局限性骨脓肿。

3. **正虚邪盛,热毒扩散** 正气衰弱,毒邪炽盛,正不胜邪,热毒扩散,甚至内攻脏腑,伤营耗血,引起全身性毒血证候。

骨感染的严重程度与引起感染细菌的致病力的强弱和患者身体反应情况及治疗情况有直接关系。感染后的变化则因患者的年龄而异。

人体对化脓性感染的早期反应为炎性反应和免疫性反应。骨的免疫性反应与其他组织相同。骨的早期急性炎症反应和其他组织也相似,出现血管扩张、充血、体液渗出,以及多核白细胞、红细胞、纤维蛋白等的渗出,随后因血管栓塞导致组织缺血。细菌代谢产物和死亡白细胞内溶酶体裂解而释放出各种溶解酶,可破坏骨髓和其他细胞,使骨小梁坏死,形成局部小脓肿。

血源性骨髓炎的病理特点是骨质破坏、坏死和反应性骨质增生同时存在。早期以破坏和坏死为主,随后出现增生,后期则以增生为主。

当长骨干骺端感染而形成局部小脓肿时,若能及时获得有效治疗,身体抵抗力强,或细菌的毒力低,病变可被消灭于萌芽阶段而痊愈,受损的骨组织将再生和修复。若治疗措施和身体抵抗力不足以完全消灭病灶,则可能使感染局限化而形成局限性脓肿,或称为 Brodie 脓肿。这种局限性脓肿在身体抵抗力降低时,可有急性炎症再发作。

若未能及时有效治疗,身体抵抗力低,细菌毒力强,则感染将继续发展,出现急性骨髓炎的特有表现。由于骨质的坚硬性,当感染发展,炎性渗出物不断增加时,骨内压力逐渐上升,迫使渗液沿骨髓腔和骨皮质内的 Havers 管和 Volkmann 管蔓延。儿童时期的干骺端骨皮质较薄,骨膜附着在骨上不甚紧密,渗液容易在此处穿至骨膜下,掀起骨膜,成为骨膜下脓肿,可再经 Volkmann 管和 Havers 管进入骨干的骨髓腔。渗液也可能首先向骨髓腔穿破,迅速蔓延至整个骨髓腔。然后随着骨髓腔内压力的增大,成为骨膜下脓肿。成人骨皮质较厚,骨膜附着较紧密,感染渗液多向骨髓腔蔓延,波及整个骨髓腔,甚至穿越关节软骨,进入关节腔;也可直接穿破骨膜,在软组织内形成脓肿而不形成骨膜下脓肿。

骨的营养,靠近骨髓腔部分由滋养血管供应。约为骨皮内侧的 1/3;而贴近骨膜的骨皮质部分则由骨膜下骨膜小血管网供给,约为骨皮质外侧的 2/3。这些滋养血管和骨膜血管分成小静脉支和小动脉支,进入 Havers 管和 Volkmann 管。当渗出液经由 Havers 管和 Volkmann 管扩散时,由于管内压力增加和炎性刺激,这些管内的小静脉和小动脉内可发生血栓。渗出液达到骨膜下,小血管网也被剥离,使骨皮质表层失去血液供给。渗出液蔓延至骨髓腔后,滋养血管内也可形成血栓。这些失去血液供给的骨皮质发生缺血性坏死。坏死的范围决定于骨血液供给受破坏的范围,有时只有散在的松质骨和部分皮质骨坏死,常为皮质表层坏死;成人因很少形成骨膜下脓肿,骨膜仍然附着在骨上,很少形成大块死骨;小儿严重者可有整个骨干的一大部分或其一段坏死,形成大块死骨。死骨表层与活骨邻近的边缘受炎性肉芽组织侵蚀,破骨细胞侵蚀死骨,逐渐吸收,与活骨逐渐分离,从而影响骨的坚固性,容易发生病理性骨折。由于死骨内无血液循环,而附近活骨则因炎症、充血而脱钙,死骨表现为密度较高,成为 X 线片识别死骨的主要标志。

骨膜下脓肿继续增大,穿破骨膜,进入软组织,形成蜂窝织炎或软组织脓肿;然后穿破皮肤,流出体外,形成窦道。此时临床上急性炎症的症状逐渐消退。但因有死骨存在,病变长期不愈,转入慢性骨髓炎阶段。

儿童骺板是一道屏障,脓肿不易穿破骺板而进入关节腔,但当干骺端位于关节囊内时,如股骨颈位于髋关节囊内,则骨内感染的渗出液可穿破干骺端骨皮质而进入关节。成人的骺板已融合,屏障消失,感染性渗出液可直接穿入关节腔,形成化脓性关节炎。

在脓肿和死骨形成的同时,病灶周围的骨膜受炎性充血和渗出液的刺激而产生新骨,包围于原骨干之外,称为"包壳",其上常有许多小孔,与皮肤窦道相通,称"骨瘘孔",脓液经此流出。包壳将死骨和感染的肉芽组织包围,形成感染的骨性死腔。小块死骨虽可被吸收,或经骨瘘孔排出,或被"爬行替代",为新骨形成所更叠,但大块死骨则长期存留,不能排出或吸收,死腔不能闭合,感染不能消灭,长期不得痊愈,形成慢性骨髓炎。

当身体抵抗力减弱或引流不畅时,可急性发作,引起更多的血管血栓形成,从而形成新的死骨。长期反复的炎症性水肿、渗出液的刺激,使周围软组织形成大量纤维结缔组织瘢痕,失去正常弹性,并有皮肤色素沉着。经年持久流脓者,慢性窦道壁可转化为鳞状上皮癌。

【诊断要点】

1. 常见于 2—10 岁的男孩。患者身体平素常较虚弱。常有感染病灶或外伤史。感染途径多为血源性感染。

2. 起病急,发病初即有寒战、高热,体温常在 39℃ 以上,脉搏加快,全身不适,食欲减退,哭啼不适等全身中毒症状。并有脓毒血症或败血症征象。中毒症状严重者,可引起死亡。

3. 患部疼痛,皮肤温度增高,压痛明显,活动受限。

4. 化验血象白细胞总数增高,可达 $20 \times 10^9/L$ 以上,中性粒细胞增高。发病 2 周后,X 线片上可显示骨质破坏和骨膜反应,并可出现病理性骨折。

5. 在肿胀或压痛最明显处,采用较粗的骨髓穿刺针先穿入组织内,如未抽得脓液,再穿至骨膜下,若仍未抽及脓液,则刺破骨皮质进入干骺端骨髓内。切勿一穿刺就直接穿入骨髓腔内,以免将单纯软组织感染的细菌带入骨髓内,引发骨髓炎。若抽得脓液,可做涂片检查、细菌培养和药物敏感试验。

6. 本病应与急性风湿热、化脓性关节炎、软组织化脓性感染、骨肉瘤等疾病相鉴别。

【中医证型】

1. **邪毒侵袭** 起病急骤,患肢疼痛彻骨,胖肿骨胀,皮肤微红微热,按之灼热;骨折处见创口红肿,少量渗液,寒战高热,头痛纳差,口干,溲赤;舌质红、苔黄腻,脉滑数。

2. **热毒壅盛** 起病 1~2 周后,高热持续不退,患肢胖肿红赤,剧痛,皮肤掀红灼热,并有波动感;或创伤骨折手术后创口红肿流脓,舌质红、苔黄,脉洪数。

3. **正虚邪滞** 局部轻度疼痛,窦道或创口流出较稠厚脓液,可看到或探查到坏死骨质粗糙表面,或可查及钢板等金属内固定物或移植之骨块,创口或窦道时愈时溃;面色略苍,或伴午后低热,轻度自汗或盗汗。舌质淡红、苔白,脉濡缓。

4. 气血不足　头晕目眩,少气懒言,乏力自汗,面色淡白或萎黄,心悸失眠;创口或窦道长期不愈,脓液清稀无臭,骨包壳形成迟缓或骨折愈合缓慢,舌淡而嫩,脉细弱等。

5. 骨皮缺损　局部大块死骨清除后形成较大无效腔,腔内积脓,创口难以闭合甚至骨质外露,或可查及异常活动;局部漫肿,隐隐作痛,或见整个肢体肿胀、发凉,皮肤感觉迟钝;舌质红少津,苔少、剥苔或光滑无苔,脉细。

6. 肝肾不足,瘀阻络脉　患部隐隐作痛,窦道周围皮肤黯紫无弹性,窦道长期不愈,脓液清稀不伴异常气味,肢体关节僵硬、活动障碍;或多次手术后瘢痕密布。伴见头晕目眩,耳鸣健忘,失眠多梦,咽干口燥,腰膝酸软;胁痛,五心烦热,颧红盗汗,舌质黯淡,苔薄或无苔,脉沉细。血常规检查红细胞、血红蛋白偏低,血沉正常,血生化检查显示白蛋白偏低或白球比倒置。

【治疗方法】

局部注射疗法

[治疗部位]　局部病变处。

[选用药物]　①硫酸阿米卡星注射液;②青霉素溶液;③四环素溶液。

[具体操作]　根据病情采取适当的体位,一般患者采用俯卧位。按局部注射操作常规进行,全身或局部麻醉后,常规消毒,采用 14～16 号穿刺针头,在压痛最明显处进针,当抽得脓液后停止进针,尽可能将脓液吸尽,然后取①药,以 0.9% 氯化钠(生理盐水)注射液稀释后反复冲洗脓腔,直至冲洗液澄清为止,最后注入②药 400 万 U、①药 1.5g,若对②药过敏者可改用③药 0.75g 注入。2 日后如局部仍然肿胀,可再次穿刺抽吸并注入上述抗生素。行穿刺抽吸注药术后,继续全身应用抗生素治疗。

[注意事项]　使用青霉素前,应常规做过敏试验,待结果显示阴性后,方可注射。

【按评】　局部注射疗法治疗急性化脓性骨髓炎,由于药物直达病灶,使病变处药物浓度保持较高的水平,免除了常规疗法全身应用抗生素时药物不易透入骨髓的弊端,以尽快抑制或杀灭致病细菌。同时,由于穿刺抽吸减低了骨髓内压力,可使疼痛症状得到缓解,也减轻了细菌向外周扩散的能力,并可对抽出的脓液做细菌培养,以明确致病细菌的种类,以指导临床用药。但必须指出,由于急性化脓性骨髓炎患者全身反应严重,因此,在做局部注射治疗的同时,应给患者继续大量应用全身抗生素治疗,以减轻或消除患者的全身中毒症状,使患者尽快得到恢复。对于骨髓腔的脓液较为稠厚不易吸出时,也可采用抗生素溶液反复灌洗,直至脓液洗净为止。对万一无法洗净,患者的全身情况又较好时,也可改作手术切开引流。在上述治疗的同时,也可根据患者的临床证型,辨证论治,采用口服中药配合治疗,以加速消除炎症,使疾病尽快治愈。

四、骨与关节结核

骨与关节结核是继发性病变,是全身性结核的一部分,95％原发病灶在肺和胸膜,5％左右在消化道和淋巴结。本病类似古代所称的"骨痨"。因其所形成的寒性脓肿,可到处流窜,破溃后久不敛口,经常流出稀薄如痰的脓液,故又有称其为"流痰";且按其发生的部位不一,又有不同的名称。如长在龟背的,称为"龟背痰";生在腰椎两侧的,叫做"肾俞虚痰";位于环跳部位的,称为"附骨痰";生于膝部的,称为"鹤膝痰";长在踝部的,称为"穿踝痰"等。

结核杆菌从呼吸道或消化道进入人体后,侵入人体组织内,首先形成原发病灶。细菌性栓子可由原发病灶经血行播散到全身各组织中间。在一定条件下,这种播散可形成继发病灶。骨与关节结核就是这种继发病灶中的一种。单纯滑膜结核是骨与关节结核的早期表现,在此时期,由于关节软骨尚未遭到破坏,若抓紧时间治疗,治愈后关节功能多完全保持或基本保持正常。如病情进一步发展成为全关节结核时,可出现寒性脓肿,穿破后形成窦道,并可继发化脓性感染,此时骨组织遭受严重破坏,即使骨与关节滑膜结核被治愈,也可造成关节严重畸形和出现功能障碍。

骨与关节结核在病变早期常出现充血、渗出、细胞浸润等非特异性炎症反应,其后可出现乳头状增生、巨细胞浸润、干酪样变性、晚期则呈现纤维组织增生等病理变化。

我国为发展中国家,而且人口众多,幅员广大,各地生产、生活、卫生条件不一,尤其是一些气候寒冷,生活水平发展缓慢的地区,本病仍相当多见,因此,骨与关节结核目前仍是骨伤科常见疾病之一。

骨与关节结核好发于儿童和青壮年,不但病期很长,而且容易破坏骨骺和关节,如不早期诊断,及时正确的治疗,常可影响发育,甚至造成残废。

1. **好发部位** 根据大宗病例 3587 例骨关节结核患者统计,以脊柱结核患者为最多,计 1696 例,占全身骨关节结核的 47.28％;膝关节结核患者 448 例,占总数的 12.49％,为第二位;髋关节结核患者占第三位,共 372 例,占总数的 10.37％;多肘关节结核患者 202 例,占总数的 5.63％,为第四位。

脊柱结核患者中,不是每个椎体患病均相同,以腰椎结核最多见,次之为下胸椎结核,上胸椎结核居第三位。腰椎结核中又以第 4 腰椎结核为最多。

1696 例脊柱结核患者中,值得注意的是单纯"椎弓结核"的只占 17 例,占脊柱结核的 1％,其余的均为椎体结核,这也说明结核好发于松质骨。

2. **好发年龄** 在 3030 例有年龄记载的骨关节结核患者中,10 岁以下患者最多,计 1135 例,占 37.5％,21—30 岁者次之,为 744 例,占 24.5％,30 岁以上的患者则迅速下降,只占总数的 15.8％,而 30 岁以下却占总数的 84.2％。从 10 岁以下儿童年龄的分布情况来看,高峰在 4 岁,3 岁者次之,5 岁者占第三位,可见学龄前儿童易罹患骨关节结核。

3. 性别差异 男性患者略多于女性患者,据统计,男占 56.36％,女占 43.64％。但按部位分析,发现有些部位男女患者几乎相等,如肘、腕关节结核;有些部位,如髋、踝关节结核,男性患者是女性患者的 2 倍多。

4. 发病特点

(1)骨关节结核患者中,以脊柱结核患者为最多,且在负重大,活动较多的腰椎结核最为多见,腰椎结核患者又以第 4 腰椎最为多见。

(2)年龄越小发病率越高,10 岁以下儿童发病最多。

(3)椎弓有许多肌肉附着,椎弓结核患者最少,仅占 1％,说明有肌肉附着的骨骼则很少罹患结核。

(4)骨关节结核中有肺部治愈型或活动型结核的占 52.2％,有肺门淋巴结结核者占 27.3％,肺部无病变者仅占 20.0％,故 80.0％的骨关节结核患者均合并有各种类型的肺结核。

本病在中医学属"流痰"等病证范畴。中医学认为,骨与关节结核是一种继发于体内原发结核病灶(肺或淋巴结内)的病变。通过血液循环到达骨骼系统,结核菌可长期潜伏在骨组织中,当人体抵抗力减弱,如儿童的先天不足,后天失养,青壮年的房劳伤肾,或带下遗精,或"金不生水",以致肾亏髓虚骨空,是本病的内在因素;亦或寒邪乘虚而入,客于经络,侵及骨节,郁为痰浊,凝聚不散,又或有所损伤,气血失和,瘀血不行,皆为本病的外因。

本病的发病部位以脊柱为最多(尤其胸和腰段;膝关节次之,髋关节再次之),缘由这些部位负重大、活动多,易发生扭挫伤,使局部瘀血,抵抗力降低,适合结核菌滋长繁殖,以致破坏组织,形成病灶而发病。

骨与关节结核的病理发展过程是有一定规律的,初期病变均局限于骨或滑膜组织,即单纯结核或单纯滑膜结核。若能在此阶段治愈,则可全部或部分保留受累关节的功能,反之,初期病变未能及时治愈而进一步发展时,单纯骨结核扩散侵入关节腔,或单纯滑膜结核侵及关节软骨面,而使关节的主要结构遭到破坏,即成为全关节结核,在此期间治愈后,关节功能将全部或大部分丧失。病变进一步发展可向外突破,即全关节结核突破关节囊,骨结核突破骨膜,则在其周围软组织间隙内形成结核感染及脓肿,进而可穿破皮肤形成经久不愈的窦道,引起继发感染。

【病因病机】

(一)病因

1. 直接病因 结核杆菌感染所致。结核杆菌分人型、牛型、鼠型及鸟型 4 种。人型和牛型结核杆菌可使人致病,人型者多从呼吸道传染,而牛型者则与食入不洁牛奶在胃肠道发病有关。

结核杆菌外形细长,微曲,两端钝圆,长 1~4μm(微米),宽 0.2~0.5μm(微米),无芽胞、鞭毛或荚膜。在干燥环境下结核杆菌可长期生存,但对湿热十分敏感,在 100℃的水中,煮沸 5 分钟即死亡;在 70℃水中 10 分钟,或 60℃水中 1 小时也可死亡。直接阳光照射 10 分钟可杀死稀薄痰液中的结核杆菌,2 小时可杀死浓稠痰液中的结核杆菌。结核杆菌生长十分缓慢,在生长最快的时期,繁殖一代需12~24 小时,相当于葡萄球菌、链球菌繁殖一代所需时间的 30~60 倍。在常用的罗氏培养基上接种 3~6 周方能看到菌落,结核病发病隐缓,这可能与结核杆菌生长繁殖缓慢有关。

2. 间接病因 体质虚弱,先天不足,产后等容易感染结核病。

(1)慢性劳损:是骨关节结核发病的间接病因之一,临床资料表明,活动多、负重大的部位,骨关节结核发病率高。如躯干诸骨中又以脊柱结核病为多,而脊柱结核又是腰椎,其中尤以第 4 腰椎结核发病最多。下肢患者多于上肢,由此可见,慢性劳损与本病发生也有一定的关系。

(2)肌纤维因素:对 3587 例的大宗病例分析,长骨骨干结核仅占 2.76%,在脊柱结核中椎弓结核只占 1%,可以看出,有丰富肌肉附着的长骨干、椎弓、髂骨翼、肩胛骨等很少发生该病。相反,肌肉附着少的椎体、跟骨、手足短管状骨以及长骨骨端则容易形成病灶。因此,肌纤维不但对结核杆菌有抵抗力,且还对所附着的骨质有一定的保护作用。

(二)病机

1. 感染来源 结核杆菌一般不直接侵犯骨关节。约 95%的骨关节结核继发于肺结核,大量病例统计表明:合并肺部治愈或未治愈的结核病例占 52.7%,合并肺门淋巴结核病例占 27.3%,肺部无病变的仅占 20%。故 80%的骨关节结核患者皆合并有各种类型的肺结核。

2. 感染途径 结核杆菌被吸入或吞入后,开始在体内繁殖,部分细菌侵入淋巴腺,再通过淋巴腺进入血循环。进入血循环的结核杆菌形成的细菌栓子,被血流送到各种组织中去,其中绝大部分被消灭,一小部分可存在于骨组织中,骨关节病灶能否形成,形成时间的早晚、病灶的多少和范围的大小、病灶形成部位等,均与结核杆菌的数量、毒力,患者的体质和免疫力、局部解剖和生理特点等,有着密切的关系。

3. 病理分期 骨关节结核的组织病理改变与其他结核病的组织病理改变一样,可分为渗出、增殖及干酪样变 3 期。

(1)渗出期:该期可出现以下不同的反应。巨噬细胞炎变——病变区内有大量的巨噬细胞浸润,细胞间有少量纤维蛋白凝集,巨噬细胞内外有中等量的结核杆菌。纤维蛋白的渗出、炎变——组织间隙扩大,为纤维蛋白所占据,可以看到完整的胶原纤维结构,只有极少数单核细胞浸润,结核杆菌极少,不易找到。多核细胞渗出炎变——大量的多核细胞聚集,纤维蛋白渗出不显著,巨噬细胞很少。病理改变与一般化脓性炎症无异。多核细胞内外均可以抗酸染色找到大量的结核杆菌。以上不同炎变的产生,可能与细菌的数量、毒力等有关。

(2)增殖期:吞噬结核杆菌的吞噬细胞变为上皮细胞,再经过分裂及融合变为郎罕细胞。所谓郎罕细胞即为有 $5\sim10$ 个细胞核,直径 $100\sim500\mu m$(微米)的巨细胞,细胞核多排列在边缘部分,此外在其周围还有异物巨细胞及淋巴细胞,此即典型的"结核"的病理改变。

(3)干酪样变期:组织失去原有的细胞结构,胶原纤维模糊、消失,是一致性无结核的坏死。坏死周围无组织反应,也无浸润细胞进入,该期的变化可能与缺血及过敏反应有关。

4. **病理发展与转归**　一个关节的主要结构有骨、软骨、滑膜 3 种主要成分。软骨本身几乎无血供,因此血源性软骨结核极为罕见。而骨、滑膜同时发生结核病变的也极少见。因此,骨关节结核发病初期,分为骨或滑膜单纯结核,如若此阶段治愈,关节功能多完全保持或基本保持正常。单纯骨或滑膜结核未得到及时治疗,进一步发展,则关节的 3 个组成部分同时受累成为全关节结核。故骨关节结核可分为单纯骨结核,单纯滑膜结核及全关节结核 3 个阶段。

(1)单纯骨结核:根据骨的解剖部位不同,又分为松质骨结核、边缘型结核、骨干结核、干骺端结核 4 种。

①松质骨结核(也称为"海绵骨结核"):松质骨位于长管状骨的两端,发生病变后,病灶可位于内部,使骨小梁遭到侵袭破坏,X 线片最初显示骨小梁模糊不清,呈一致性的磨砂玻璃样改变,密度比周围高,多出现死骨。因病灶位于骨端,脓液易穿破软骨面进入关节,造成全关节结核,或穿破骨膜到达软组织内形成脓肿,破溃后造成难以愈合的窦道。死骨吸收后,X 线片显示有空洞,周围骨质呈反应性致密现象。

②边缘型结核:病灶位于骨端边缘,一般骨质破坏不大,在 X 线片上患部骨质好像冰块被热铁烫后遗留下的缺损一样,因病灶一侧接近软组织,局部血供较好,不易形成死骨,边缘型结核容易吸收自愈,但因位置靠近关节腔,易侵犯关节导致全关节结核。

③骨干结核(也称为"坚质骨结核"):因为骨干周围有一层血供充足、生骨能力很强的骨外膜,而且在骨外膜周围还有丰富的肌肉,血循环十分丰富,故骨干发生结核时,一般不易形成广泛的骨质破坏,也很少有大块死骨形成。在 X 线片上可显示骨干内有散在不规则的密度减低区,骨膜上有多层新骨形成,似洋葱皮样外观。

④干骺端结核:干骺部为骨骺和骨干之间,其靠近骨骺部分为松质骨,靠近骨干部分为坚质骨,故发生结核时,其病理特征兼有松质骨结核和坚质骨结核的特点。局部既可能有死骨形成,又有骨膜新生骨增生。在 X 线片上可见骨干有洋葱

皮样骨膜新骨增生,骨骺侧松质骨密度增加,有空洞或死骨形成。

(2)单纯滑膜结核:滑膜位于关节囊纤维层的内面,附着在关节软骨面的边缘,能分泌滑液,吸收关节在活动过程中产生的热量。滑膜发生病变后,则充血水肿、增厚、分泌渗出增多,在 X 线片上可显示关节囊肿胀,骨质疏松现象。

(3)全关节结核:单纯滑膜结核、单纯骨结核未及时治疗,进一步发展、破坏,使关节的 3 个主要组成部分均同时受累,此时称为全关节结核。如关节软骨面破坏在 1/3 以下;病变得到及时治疗而停止发展,则患者尚能保存 1/3～2/3 的关节功能,该阶段称为"早期全关节结核"。如果软骨面大部被破坏,关节的活动结构消失,虽病变停止发展,但关节功能将大部或全部丧失,其结果是关节的纤维化或骨性强直,此时就称为"晚期全关节结核"。

5. 并发症 骨与关节结核常见有以下 4 种并发症。

(1)混合感染:骨与关节结核初期产生的脓液多汇集在病灶附近,当脓液增多,压力加大时,则脓液沿组织间隙或解剖孔道向远方流注,形成流注脓肿,最后向体外或体内空腔脏器穿破。脓肿穿破后,体外或空腔脏器的细菌进入病灶,造成混合感染,此时患者中毒症状加剧,体温升高,使治疗更加困难。

(2)截瘫:因脊髓神经位于脊柱后方的椎管内,脊柱结核产生的脓液、肉芽组织、干酪样物质、坏死椎间盘、死骨或瘢痕组织压迫脊髓,引起各种程度不同的传导功能障碍而致不同程度的截瘫。

(3)病理性脱位和骨折:晚期全关节结核患者,因骨质、关节结构均遭受严重破坏,可造成病理性骨折或脱位。

(4)关节畸形:晚期全关节结核因肌肉的保护性痉挛,骨端的缺损和骨骺的发育障碍可发生各种关节畸形。如常见的脊柱结核的后凸畸形及髋关节结核引起的屈曲、内收畸形等。

6. 死骨、脓肿的转归

(1)死骨的转归:较大的死骨经过肉芽和脓液的腐蚀作用可变为较小死骨,最后被吸收。死骨可随脓液流到脓肿内,或经窦道口被排出体外。如全身和局部条件较好,死骨周围的毛细血管向死骨内生长,经过爬行替代作用,最后死骨变成活骨。不能吸收、排出或爬行替代作用使死骨变为活骨的,则必须手术取出,否则感染不易停止。

(2)脓肿的转归:在机体抵抗力和抗结核药物的作用下,脓液逐渐减少、吸收或钙化。脓肿经穿刺吸出或手术清除而消失。脓肿向体外或空腔脏器内破溃,将脓液排尽而愈。脓肿破溃后若继发混合感染,则长期排脓不止。

【诊断要点】

1. 好发于青少年儿童,机体抵抗力低下或轻微外伤常是发病的诱因。常有结核病史或结核病接触史。

2. 起病缓慢,病程呈慢性进行性变化,早期临床症状较少,有时出现潮热、盗汗、午后低热,体温常在 38℃ 左右,精神萎靡不振,食欲减退,贫血,消瘦等全身表现。幼儿患者易出现烦躁不安,夜啼等症状。

3. 局部症状主要为疼痛、肿胀、功能活动障碍,稍加活动时,则疼痛剧增。

4. 化验检查:血红蛋白下降,红细胞沉降率(血沉,ESR)加快,结核菌素试验阳性。穿刺抽取关节液培养可找到结核杆菌。

5. X 线摄片:可显示关节囊肿胀、骨骺增大,骨质疏松等征象。

6. 应与类风湿关节炎、急性化脓性关节炎、化脓性骨髓炎、结核性风湿症、色素绒毛结节性滑膜炎、嗜伊红肉芽肿、夏科关节病、骨肿瘤、股骨头骨软骨炎等疾病相鉴别。

【中医证型】

1. *初期* 骨关节结核起病缓慢,症状不甚明显,患处仅有隐痛,夜间疼痛加重,关节活动受限,少气懒言,倦怠,舌质淡红、苔薄白,脉沉细。

2. *中期* 受累部位渐见肿起,出现午后潮热,体温 38℃ 左右,或寒热交作,盗汗失眠,神疲纳差,舌质红、少苔或无苔,脉沉细数。

3. *后期* 瘘管窦道形成,时流稀薄脓液或夹干酪样物质,久则管口凹陷,周围皮色紫黯,不易收口,肌肉萎缩,日渐消瘦,精神萎靡不振,面白无华,心悸失眠,盗汗日重,舌质淡红、苔薄白,脉细或虚大。

【治疗方法】

[治疗部位] 病变关节腔内。

[选用药物] ①异烟肼注射液 0.1～0.2g(1～2ml);②硫酸链霉素溶液 0.5～1.0g,或加用③药 1% 盐酸普鲁卡因注射液(过敏试验阴性者)2～4ml。

[具体操作] 按局部注射操作常规进行,局部皮肤常规消毒,采用 5ml 一次性使用注射器连接 6～7 号注射针头,抽取上述药液后,先行关节腔穿刺,待穿刺成功后,将①②两药注入病变关节腔内,每周注射 1 或 2 次,可持续治疗 1～2 个疗程。如注射后,关节疼痛加重的,可加用③药或停用②药。在采用局部用药注射的同时,应同时给予全身抗结核药物治疗,一般持续 2～4 个疗程。

【按评】 骨与关节结核是骨与关节结核的早期病变表现。若采用常规疗法治疗,则疗程较长,费用较高,也较为麻烦。如结合采用局部注射疗法同时使用,则可提高疗效,缩短疗程,并可减少患者的经济负担和不必要的痛苦。故颇受患者的青睐和欢迎,十分值得临床上进一步推广应用。

五、骨嗜酸性肉芽肿

骨嗜酸性肉芽肿,系骨内网织内皮细胞增生的一种良性瘤样病变。曾有"骨嗜酸细胞肉芽肿""骨肉芽肿""骨孤立性肉芽肿""骨嗜伊红肉芽肿"等名称,占瘤样病变的 13.85%,是排名于第 4 位的常见瘤样病变。一般单骨发病,全身骨骼均可发生,但以颅骨、肋骨、脊椎、肩胛骨等扁骨多发。多见于男性儿童。

本病病因目前尚未十分明了。可能是对某种致敏原、寄生虫或异物的反应性组织细胞增生,或是对某种病因未明的致病原的免疫反应。其基本病变为肉芽肿增生,色灰黄或棕黄,如有出血,则为黯红色。有韧性而不像坏死组织那样而脆弱,边界较为清晰。穿破骨皮质后,可侵入软组织内。镜下见有大量良性的组织细胞和成熟的嗜酸性粒细胞,间杂有不同程度的出血和坏死灶。

【病因病机】

(一)病因

准确的病因仍难以明确。非类脂质沉积和低毒性细菌感染致病学说被较多学者所接受。

1. 感染　Hand 认为系动物感染,而且该类患者多数伴有中耳炎,呼吸道、消化道或泌尿系感染。有部分患者血细菌培养可获阳性结果。但该推断没有更多临床资料支持,动物实验也不能证实感染是骨嗜酸性肉芽肿的病因。

2. 脂质代谢紊乱　一度认为胆固醇代谢紊乱是重要致病因素,但很快被否定。

3. 非类脂质沉积　骨嗜酸性肉芽肿、黄脂瘤病和累-赛(Lefferer-Siwe)病都表现为组织细胞的异常增殖,且在发生、发展过程中,三者可互相转化,故有学者将非类脂质沉积而形成的以上 3 个病统称为非类脂质沉积病。

4. 过敏　因在嗜酸性肉芽肿病变区内有大量的嗜酸粒细胞存在。

5. 遗传因素　本病有多个家族性病例报告,故有学者提出是常染色体不完全隐性遗传。

6. 免疫因素　在病检中提示有细胞免疫缺陷,国外有学者认为是免疫缺陷致病。

7. 肿瘤学说　病变表现为骨内组织细胞增殖。但多数增殖的组织细胞形态正常,可自行缓解,且预后也与肿瘤不同,未得到认可。

(二)病机

1. 头痛　颅骨为好发部位,当病变破坏内、外板时,或有膨胀生长时,可因刺激引起头痛。疼痛可呈阵发性发作。

2. 肿块　发生于颅骨或四肢长骨的均可表现为肿块,系病变破坏皮质后引起。颅骨肿块由于大片骨破坏,肿块质软似有波动,可触及颅骨边缘。而长骨往往可触及梭形骨肿大,常伴有压痛。

3. 脊柱畸形　椎体病变常导致椎体扁平,因重力作用使得脊柱外观出现侧凸或后凸畸形。

4. 感觉运动异常　病变发生在椎体部,肉芽肿或其引起的椎体破坏可引起对

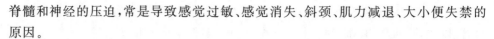

脊髓和神经的压迫,常是导致感觉过敏、感觉消失、斜颈、肌力减退、大小便失禁的原因。

【诊断要点】

1. 多见于婴幼儿和青少年。单发性病灶可见于扁骨和长骨。如颅骨、脊椎、四肢骨、肋骨、颌骨等骨。多发性病灶则全身各处的骨均可发病。

2. 患部常出现单个或多个结节或肿块,质软,有肿胀,疼痛及压痛。可因骨质破坏,产生畸型或压迫症状和活动受限。

3. X线摄片检查:患骨局部呈圆形或不规则形骨质缺损,骨膜层状增生等征象。

4. 局部肿块穿刺可抽出血性混合物质,细胞学检查见有大量嗜酸性粒细胞及很多的组织细胞,分化较成熟,没有恶性组织细胞。

5. 本病应与慢性骨髓炎、多发性骨髓瘤、尤因肉瘤等相鉴别。

【中医证型】 本病注射疗法治疗时,一般不予分证型。

【治疗方法】

[治疗部位] 病灶内。

[选用药物] 醋酸甲基泼尼松龙注射液 40～160mg(1～4ml)。

[具体操作] 按局部注射操作常规进行,局部皮肤常规消毒,采用 1～5ml 一次性使用注射器连接 6～7 号注射针头,抽取上述药液后,直接注入病灶内,每次按病灶大小注入上述药液 1～4ml(40～160mg),以后每月注射 1 次,直至 X 线片显示愈合为止。

[临床疗效] 据 Capanna 报道,临床应用该法共治疗骨嗜酸性肉芽肿患者 11 例,11 例患者当中,发生于股骨 4 例,锁骨 3 例,坐骨、髂骨各 1 例,经 1～4 次治疗后,所治患者全部获愈。注射后 2 周,所有患者局部疼痛消失;病灶最早愈合时间为注射后 3 个月,有 2 例患者出现局部炎症反应,未经处理自愈。

【按评】 实践证明,局部注射疗法对骨嗜酸性肉芽肿的治疗,疗效颇佳,不论是初发还是复发病例,均具有良好的疗效,且具有方法简单便捷、易于掌握、安全可靠等诸多优点,故值得临床上进一步推广应用,上述方法可供临床应用时借鉴或参考。

六、孤立性骨囊肿

孤立性骨囊肿,简称"骨囊肿",又称为"单纯性骨囊肿"等,是一种发生于儿童时期的常见肿瘤样骨病损,不是真正意义上的骨肿瘤。发病率占骨肿瘤样病变的 30.94%,仅次于骨纤维异常增殖症而居第二位。本病常表现为长骨干骺端的单发病灶,生长缓慢。成人多半因为病理骨折就诊时被发现。男女发病率之比约 2:1,男性多见,发病高峰年龄 10 岁左右,以股骨近端、肱骨近端为好发部位。

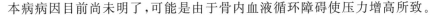

本病病因目前尚未明了,可能是由于骨内血液循环障碍使压力增高所致。

【病因病机】

(一)病因

本病病因不清,外伤引起髓内血窦阻塞学说最能引人注目。外伤学说:坚持该学说者认为,在骨囊肿患者的发病史上可追问到外伤史,轻微外伤使髓内出血,呈窦性,血肿吸收后形成囊腔。其主要依据是孤立性骨囊肿囊液的成分与血清成分相似。另一理由是孤立性骨囊肿多见于骨发育期儿童,位于干骺端骺板附近,外伤后致使血窦损伤,淋巴液阻塞,形成囊肿。由于儿童骨骼生长较快,囊肿也随之增大,但骨骼生长静止时囊肿也呈静止状。可能因骨骺板的损伤,血肿吸收,软骨内成骨发生障碍形成囊腔。瘤的愈合学说:Monckeberg 认为是巨细胞瘤或纤维性骨炎的愈合形式。其致病学说提出后没有更多的证据支持。

也有因囊壁组织中有许多毛细血管组织,囊壁上有血红蛋白沉着,认为有先天性因素参与囊肿的形成。

(二)病机

孤立性骨囊肿有两种基本类型:活跃性骨囊肿和潜伏性骨囊肿。两者的主要区别是活跃性骨囊肿一般与骺板相连或位于骺板附近,发病年龄在 10 岁左右,在骨的生长过程中,囊肿会随之增大,部分也会逐渐离开干骺端。潜伏性骨囊肿,发病年龄大多数高于活跃期,囊肿与骨骺保持一定的距离,囊肿大小相对稳定,一般不会继续生长,孤立性骨囊肿一般很少有典型的临床症状和体征,只有当骨有轻度膨胀时才会产生酸胀不适的感觉。由于外伤骨折后,常能产生明显的局限性疼痛,检查时发现有骨囊肿存在。经手术治疗的骨囊肿,尤其是活跃期治疗者有部分在今后骨的生长过程中,出现肢体的短缩和过度生长,可能是由于骨囊肿与骺板相连的关系或本身就有骨骺板损伤所引起的骺性发育障碍,骨囊肿较小时,外伤骨折的自然修复过程往往可使骨囊肿愈合。

【诊断要点】

1. 多见于青少年男性。好发于长管骨干骺端或骨干部,以股骨及肱骨上段最多见,其次为胫骨上、下段及腓骨上段。

2. 生长缓慢,早期多数无明显症状或仅有轻微疼痛及压痛。常因疼痛或肢体局部肥厚或发生病理性骨折而就诊。发生于下肢者,可有跛行。位置表浅者,可发现轻度膨胀。

3. X 线摄片检查显示椭圆形的透明阴影,呈单房或多房性,边缘清晰,其内无钙化斑点,周围骨质膨胀变薄,无骨膜反应。经常合并有病理性骨折。

4. 本病应与单发性骨纤维异常增殖症、骨巨细胞瘤、嗜伊红性肉芽肿等疾病相鉴别。

【中医证型】　本病注射疗法治疗时,一般不予分证型。

【治疗方法】

局部注射疗法

［治疗部位］　骨囊肿内。

［选用药物］　①醋酸泼尼松龙混悬液 25～100mg(1～4ml)；②醋酸甲基泼尼松龙混悬液 40～200mg(1～5ml)；③醋酸曲安奈德混悬液 50mg(5ml)。

［具体操作］　严格无菌操作，按局部注射操作常规进行，局部皮肤常规消毒，根据 X 线片显示的病变部位，局部麻醉后，采用 16 号骨髓穿刺针刺入，当进入囊腔时，施术者常有落空的感觉，拔出针芯，采用 10ml 或 20ml 一次性使用注射器抽出囊腔内的液体，开始为淡黄色，继后逐渐变为血色。在抽液过程中，患者可有骨内疼痛感。抽完骨囊肿内液体后，依据患者的年龄及病变部位大小，注入上述 3 种药液中的 1 种药液。因注射快时，可引起剧痛，故宜缓慢进行。注射完成后，拔出骨穿针，压迫包扎。注射完毕，每隔 2～3 个月摄 X 线片复查 1 次。如未愈者，可第 2 次再进行注射。并发病理性骨折的，宜闭合复位后，再行注射药液，外面再用小夹板固定 6～8 周。

［临床疗效］　据 Scaglietti 报道，局部注射糖皮质类激素治疗骨囊肿患者 163 例，经长期随访，55％治愈，45％有一定程度的改善。据 Deppalma 报道，采用醋酸甲基泼尼松龙 80mg 局部注射治疗骨囊肿患者 18 例，经 2～5 次的注射治疗，有 17 例患者经 X 线证实为完全修复而治愈，经 9～11 年的随访，仅 1 例 10 年后又复发。据刘正全等报道，采用泼尼松龙混悬液 125.0mg 做骨囊肿内注射治疗骨囊肿患者 14 例，其中 12 例有效，2 例无效后，改做手术治疗。据孙材江等报道，骨囊肿患者 11 例，采用囊肿内注射甲基泼尼松龙混悬液 40～80mg，每隔 2～3 个月，注射治疗 1 次，最多注射 6 次。近期内均见囊肿缩小，骨质修复。据吉士俊等报道，采用骨囊腔内注射曲安奈德混悬液 50mg(5ml)，共治疗骨囊肿患者 14 例，每隔 3 个月注射 1 次，共注射治疗 2～5 次，随访时间平均 17.2 个月，有 7 例治愈，4 例好转，3 例无效。治愈率达 50.00％，总有效率达 78.57％。据占蓉春报道，采用泼尼松龙混悬液 75～125mg(1.5～5.0ml)，做骨囊肿内注射治疗患者 7 例，所治患者均获痊愈。经 1～3 年随访，均未见复发。

【按评】　实验证实，骨囊肿内的液体与关节滑膜炎渗出的液体相似，是一种漏出液。经注入糖皮质类激素后，囊腔内充填着水肿的成纤维结缔组织，囊壁上有骨样组织和网状骨小梁增生。经注药 5～6 个月后观察，有进行性新骨形成，囊腔逐渐为网状骨所代替，说明糖皮质类激素可能有成骨作用，可促使骨囊肿的骨质缺损修复。局部注射治疗骨囊肿具有操作简便，疗效较高的特点，且可避免手术治疗造成的痛苦。可作为目前治疗骨囊肿的首选疗法，故十分值得临床上进一步推广应用。

七、截　瘫

因脊椎管内神经组织的损伤或病变引起受累平面以下的双侧肢体瘫痪者，称为"截瘫"。以双下肢瘫痪较为常见;若截瘫的平面较高,双上肢亦常受累。

本病多因外伤所致,也可因感染、肿瘤、结核、椎管狭窄或畸形等压迫损伤的脊髓,而发生截瘫的。根据脊髓功能障碍的程度,分为暂时性、不完全性和完全性3种。根据截瘫的性质,可分弛缓性和痉挛性截瘫2种。

本病在中医学,属"体惰""痿证"等病证范畴。《灵枢》认为此症多因外伤引起,称其为"体惰"。《证治汇补》将外伤性截瘫归于"血瘀痿"。清代《临证指南医案·痿·邹滋九按》指出本病为"肝肾肺胃四经之病"。

【病因病机】

截瘫乃因脊髓损伤或病变所致。开放性脊髓损伤多由战时火器外伤引起,闭合性脊髓损伤多见于高处坠下、重物压砸、翻车撞车、房屋倒塌等意外事故,是脊椎骨折脱位的严重并发症。脊椎骨感染、结核、肿瘤及椎间盘突出等疾病,亦可损伤或压迫脊髓。

截瘫的病理改变因病因不同而异。如损伤脊髓内锥体束(中枢神经元)产生痉挛性瘫痪,损伤周围神经元及其纤维,出现弛缓性瘫痪。急性脊髓炎主要表现为受损部位的软膜和脊髓充血、水肿。脊髓压迫症(骨折片、瘀血、肿瘤、死骨、脓疡、髓核、血管畸形等)表现为脊髓受压、变性、浸润或血液循环障碍,发生软化、水肿,甚至缺血性坏死,导致永久性损害。

中医学认为,截瘫的发生与肝、肾、肺、胃有关。肝伤则筋骨拘挛,肾伤则精髓不足,肺与胃虚者难以濡润筋脉。临床常分为以下几型。

(1)瘀血阻滞:脊椎骨折与脱位后,椎管内组织受挫,血离络脉,瘀血凝聚,形成血肿,压迫脊髓。

(2)经络阻隔:脊髓本身遭受骨折脱位或异物损伤,严重者完全横断。脊髓的解剖位置、生理功能同中医描述的督脉相似,督脉总督周身之阳经,督脉损害则气血阻滞。涉及手足三阳经,出现肢体麻木,不能活动;涉及太阳膀胱经,出现排尿功能失常;涉及手阳明大肠经,出现大便功能障碍。

(3)湿热入络:邪毒侵袭,湿热壅滞,注入经络,气血阻滞,发为瘫痪。

(4)肝肾阴亏:精血劳伤,或瘫痪久治未愈,耗损肝肾之阴所致。甚者,阳亢生风,时发痉挛。

(5)脾肾阳虚:病久耗气伤阳,肾阳虚衰,不能温养脾阳,或脾阳久虚不能充养肾阳,终则脾肾阳气俱伤。

【诊断要点】

1. 因脊椎损伤程度不同,其症状也各不相同　①圆椎以上:病变部位以下出现不同程度的感觉、运动障碍,反射改变,常伴有大、小便失禁。②颈膨大:常出现两侧上肢弛缓性瘫痪,两侧下肢痉挛性瘫痪。③胸段:出现两侧下肢痉挛性瘫痪,伴有节段性感觉障碍及大、小便功能障碍。④马尾神经根:产生两侧下肢部分或完全性弛缓性瘫痪,大、小便功能障碍较为明显。

2. 实验室检查 做腰椎穿刺脑脊液内含有红细胞、蛋白增高或脱落的脊髓组织时,则证实脊髓有实质性损伤或病变。奎肯(Queckenstedt)试验可显示蛛网膜下腔有无梗阻,脊髓有无受压,但不能鉴别脊髓损害的性质和程度,如显示有梗阻现象,可作为考虑手术探查减压的参考。

3. 特殊检查 X线摄片可显示脊柱损伤或病变的部位、性质及程度。脊髓造影可了解椎管内通畅情况,协助定位,但不能准确表示脊髓损害的程度。CT片能清晰观察椎骨、椎管、脊椎之间的关系,脊椎是否断裂,骨、软组织、肿物、异物等对脊髓有无压迫等的情况。

4. 诱发电位 体感-皮层诱发电位可协助判断脊髓功能和结构的完整性,并有助于估计预后。伤后不能引出透发电位者,截瘫多半不能恢复;能引出正常或异常诱发电位者,截瘫可部分恢复。

【中医证型】

1. 瘀血阻滞 多因外伤所致,腰背部肿胀、压痛,后凸畸形。下肢麻木不仁,活动明显受限或痿废不采用,皮肤干燥、色紫而冷,口干目涩,二便不利,食少腹胀,夜寐不安,舌质青紫,苔薄白,脉沉涩。

2. 经络阻隔 多因脊髓压迫所致。表现为肢体痿软无力,麻木不仁,冰冷而凉,二便不利,舌质淡,苔薄白,脉沉细。

3. 湿热入络 发热或有或无,肢体软弱无力,活动失灵,行立不正,如踩棉花样,甚则完全瘫痪,肌肤麻木或无,重压疼痛,舌质红,苔黄,脉滑数。

4. 肝肾阴亏 下肢渐见痿软不采用,腰背酸痛,肢体麻木不仁,时发痉挛,消瘦乏力,低热盗汗,五心烦热,头晕目眩,耳鸣如蝉,咽干口燥,遗精早泄,舌质红,少苔,脉细数。

5. 脾肾阳虚 下肢麻木,腰部酸冷,站立困难,形寒肢冷,面色苍白,面浮肢肿,食少便溏,阳痿,遗尿,舌质淡,苔白,脉沉细。

【治疗方法】

(一)穴位注射疗法

1. 临床采菁

方法1

[临证取穴] 肾俞、次髎、髀关、足三里(均双)、损伤椎节上、下间的夹脊穴。

[选用药物] ①维生素 B_1 注射液;②维生素 B_{12} 注射液;③参附注射液;④维生素 D_2 果糖酸钙(维丁胶性钙)注射液;⑤梅花鹿茸精注射液。

[具体操作] 先行针刺疗法治疗,取瘫痪肢体的髀关、伏兔、足三里、解溪、殷门、合阳、承山等穴;局部取损伤椎节上、下各两节之间的华佗夹脊背俞穴,每穴上、下之间各取 2~4 穴,得气后留针 5~10 分钟,施以中强度刺激;尿失禁者,取肾俞、

膀胱俞、关元俞(均双)、中极、关元、太冲、大敦穴,每日前、后各取1或2对穴位。此外,还可深刺秩边穴3～4寸(同身寸)及针刺盆丛点(位于坐骨结节与肛门连线的中点处)。针刺治疗结束后再行穴位注射,每次上、下各取1或2穴,按穴位注射操作常规进行,穴位皮肤常规消毒,采用5ml一次性使用注射器连接6或6.5号注射针头,抽取上述5种药液中的1种药液后,快速进针刺入皮下,稍做提插待有酸、麻、胀或触电样等明显针感得气时,经回抽无血后,将上述药液择其所需缓缓注入。每日注射1次,7次为1个疗程,疗程间相隔2～3日。

[主治与疗效]　主治外伤性截瘫。据郑宗昌报道,临床应用该法共治疗外伤性截瘫患者72例,所治患者全部获效。

方法2

[临证取穴]　血海、足三里、承山、肾俞、三阴交。

[选用药物]　①10％红花注射液;②丹参注射液;③维生素类注射液。

[具体操作]　先行针刺疗法治疗,取断面九针穴,即上界为损伤平面上一个棘突,下界为腰$_5$棘突,上下界的中点和夹脊穴,共刺九针;调理二便针八髎、天枢、气海、中极、中极穴旁开0.5寸(同身寸)处、三阴交;其他可随症取穴。针刺背部穴位时,要求针感传向麻痹平面以下,天枢穴传至腹股沟,任脉穴传至阴部,脊髓损害宜施以轻刺激补法,马尾损害宜施以中等度刺激手法,施以平补平泻手法。而后取上述穴位做穴位注射,按穴位注射操作常规进行,穴位皮肤常规消毒,采用5ml一次性使用注射器连接6或6.5号注射针头,抽取上述3种药液中的1种药液后,快速进针刺入皮下,稍做提插待有酸、麻、胀或触电样等明显针感得气时,经回抽无血后,将上述药液缓慢注入。每次每穴注射0.5ml,各穴交替使用,针刺与穴位注射各隔日1次。

[主治与疗效]　主治截瘫。据李观荣等报道,临床应用该法共治疗截瘫患者124例,治愈10例,有效102例,无效12例,大便功能正常者由治疗前的9.7％上升到81.5％,小便功能正常者由治疗前的8.1％上升到76.61％。

方法3

[临证取穴]　气海、环跳、居髎、风市、足三里、阳陵泉、血海、委中、承山、太溪、肾俞、中极。

[选用药物]　维生素B$_1$注射液100mg(2ml)、维生素B$_{12}$注射液0.1mg(0.5ml)混合均匀。

[具体操作]　先行针刺疗法治疗,第1组取肾俞、大肠俞、次髎、环跳、秩边;第2组取关元、中极、曲骨、气冲、足三里;第3组取阴陵泉、阳陵泉、太溪、太冲、昆仑。针刺后再交替使用上述穴位中的3～4穴做穴位注射,按穴位注射操作常规进行,穴位皮肤常规消毒,采用5ml一次性使用注射器连接6或6.5号注射针头,抽取上述混合药液后,快速进针刺入皮下,稍做提插待有酸、麻、胀或触电样等明显针感得

气时,经回抽无血后,将上述混合药液徐缓注入。每日治疗 1 次,7 次为 1 个疗程。

[主治与疗效] 主治截瘫。据李希贤等报道,临床应用该法共治疗截瘫患者 8 例,除 1 例疗效不显著外,其余 7 例疗效显著。

方法 4

[临证取穴] 阳陵泉、足三里、太冲、肾俞、承山、大肠俞、殷门。

[选用药物] ①维生素 B_1 注射液;②维生素 B_{12} 注射液;③硝酸一叶萩碱注射液。

[具体操作] 先行电针疗法治疗,取主穴分 2 组,第 1 组取百会、前顶、夹脊[从受伤脊柱上 2 个椎体至骶$_5$ 旁开 0.5 寸(同身寸)处]、环跳、承扶、殷门、承山、昆仑;第 2 组取百会、前顶、肩髃、曲池、外关、合谷、髀关、阳陵泉、足三里、三阴交、太冲、八风穴。配穴,小便失禁者,配加关元、气海、肾俞、八髎;大便失禁者,配加天枢、支沟、大肠俞。主穴每次取 1 组,2 组穴位轮流交替使用,配穴随症选取。进针得气后,采用电针仪分别在头部、四肢、背部穴位通电治疗,用连续波,频率 60～80 次/分钟,并予留针 30 分钟。并施以灸法,取关元、气海;或肾俞、大肠俞穴,每次施灸 30 分钟。最后行穴位注射,取上述穴位中的 3～4 穴,各穴轮流交替使用。按穴位注射操作常规进行,穴位皮肤常规消毒,采用 5ml 一次性使用注射器连接 6 或 6.5 号注射针头,抽取上述 3 种药液中的 1 种药液后,快速进针刺入皮下,稍做提插待有酸、麻、胀或触电样等明显针感得气时,经回抽无血后,将上述药液缓慢注入。并辅以功能锻炼。

[主治与疗效] 主治外伤性截瘫。据郁美娟等报道,临床应用该法共治疗外伤性截瘫患者 37 例,基本痊愈 5 例,好转 28 例,无效 4 例。基本痊愈率为 13.51%,总有效率达 89.19%。

方法 5

[临证取穴] 心俞、肝俞、脾俞、胃俞、肾俞、膻中、中脘、天枢、期门、中极、关元、三阴交、足三里、涌泉。

[选用药物] 复方补中益气注射液[由补中益气注射液 6ml、维生素 B_1 注射液 100mg(2ml)、维生素 B_{12} 注射液 0.5mg(1ml)组成]。

[具体操作] 先用电针刺激脊髓及神经干:上肢臂丛神经取扶突穴、桡神经取曲池穴;下肢股神经取冲门穴,腓总神经取阳陵泉穴,马尾神经取腰俞穴,在骶尾椎间向上刺入 6～8cm;脊髓损伤部位上下两端棘突间刺入 4～6cm,针尖达硬膜外。二便障碍者取中极、关元和会阴穴。采用 BT-701A 型针麻仪,正脉冲≥25V,负脉冲≥45V,每次通电治疗 5～10 分钟,每日 2 次(背腹侧神经干各 1 次),3 个月为 1 个疗程。另行针刺上述脏腑俞募穴,上述穴位分胸组与背组,常规针刺疗法与穴位注射疗法交替进行。穴位注射时,按穴位注射操作常规进行,穴位皮肤常规消毒,采用 10ml 一次性使用注射器连接 6 或 6.5 号注射针头,抽取上述药液后,快速进

针刺入皮下,稍做提插待有酸、麻、胀或触电样等明显针感得气时,经回抽无血后,将上述药液徐缓注入;并服用中药,以三期辨证内服。

[主治与疗效] 主治外伤性截瘫。据刘杰报道,临床应用该法共治疗外伤性截瘫患者38例,基本痊愈18例,有效19例,无效1例。基本痊愈率达47.37%,总有效率达97.37%。

2. 验方荟萃

方法1

[临证取穴] 腰俞、夹脊或背俞穴。

[选用药物] ①二甲弗林注射液8mg(2ml);②氢溴酸加兰他敏注射液1.0~2.5mg(1.0~2.5ml);③5%氨酪酸注射液1.5~3.0ml。

[具体操作] 按穴位注射操作常规进行,穴位皮肤常规消毒,采用5ml一次性使用注射器连接6或6.5号注射针头,抽取上述药液后,快速进针刺入皮下,稍做提插待有酸、麻、胀等针感得气时,经回抽无血后,将上述3种药液按上述穴位依次注射。每日或隔日注射1次,5~7次为1个疗程,疗程间相隔2~3日。

[主治与疗效] 主治截瘫。

方法2

[临证取穴] 夹脊穴或四肢穴。

[选用药物] 维生素B_1注射液100~200mg(2~4ml)、维生素B_6注射液50~100mg(1~2ml)、维生素B_{12}注射液0.1~0.5mg(1~5ml)、烟酰胺注射液10mg(2ml)混合均匀。

[具体操作] 每次选3~4穴。按穴位注射操作常规进行,穴位皮肤常规消毒,采用10ml一次性使用注射器连接6或6.5号注射针头,抽取上述混合药液后,快速进针刺入皮下,稍做提插待有酸、麻、胀等针感得气时,经回抽无血后,将上述混合药液注入夹脊穴或四肢穴,每次每穴注射1~2ml。每日注射1次,7~10次为1个疗程。

[主治与疗效] 主治截瘫。

方法3

[临证取穴] 夹脊穴或四肢穴。

[选用药物] ①5%当归注射液;②15%当归川芎红花注射液。

[具体操作] 每次选3~4穴。按穴位注射操作常规进行,穴位皮肤常规消毒,采用5ml一次性使用注射器连接6或6.5号注射针头,抽取上述2种药液中的1种药液后,快速进针刺入皮下,稍做提插待有酸、麻、胀等针感得气时,经回抽无血后,将上述药液徐缓注入夹脊穴或四肢穴。每次每穴注射1~2ml。每日注射1次,7~10次为1个疗程。

[主治与疗效] 主治截瘫。

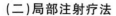

(二)局部注射疗法

[治疗部位]　痉挛肌群。

[选用药物]　①25％硫酸镁注射液 10ml,加 2％盐酸普鲁卡因注射液(过敏试验阴性者)2ml 混合均匀;②苯巴比妥钠针剂 0.05～0.1g,加 0.9％氧化钠(生理盐水)注射液 2ml 稀释混合均匀;③地西泮注射液 10mg(2ml);④维生素 D_2 果糖酸钙(维丁胶性钙)注射液 2ml;⑤三磷腺苷(三磷酸腺苷、ATP)注射液 20mg(2ml)或肌苷注射液 100mg(2ml)。

[具体操作]　按局部注射操作常规进行,局部皮肤常规消毒,采用 2～10ml 一次性使用注射器连接 6 或 6.5 号注射针头,适当选用上述 6 种药液中的 1 或 2 种药液后,快速进针刺皮下,并深达痉挛肌群处,经回抽无血后,再将上述药液徐缓注入。每日或隔日注射 1 次,7～10 次为 1 个疗程。

[注意事项]　注射盐酸普鲁卡因注射液前,应常规做过敏试验,待试验结果显示阴性后,方可使用。

【按评】　截瘫为临床骨伤科较常见的严重疾病之一。上述资料显示,针刺和穴位注射对其皆有较好的疗效。由于病情严重,不论手术与否,都应对其进行综合性治疗,以便能使损伤的脊髓神经得以尽快恢复。大量临床实践表明,针灸疗法、电针疗法、穴位注射疗法等对瘫痪后的神经、肌力的恢复,均显示出较好的疗效,故值得临床上继续大力推广应用。上述各种方法可供临床应用时使用或参考。

参 考 文 献

[1] 广州军区后勤部卫生部.常用新医疗法手册.北京:人民卫生出版社,1970.

[2] 郭同经.穴位注射疗法.济南:山东人民出版社,1973.

[3] 李文瑞.实用针灸学.北京:人民卫生出版社,1982.

[4] 杨克勤,聂强德,刘沂,等.骨科手册.上海:上海科学技术出版社,1983.

[5] 李同生,刘柏龄,樊春洲.实用骨伤科学.武汉:湖北科学技术出版社,1986.

[6] 枝川直義.枝川注射疗法.黄菊花,译.北京:北京科学技术出版社,1989.

[7] 刘建洪.穴位药物注射疗法.南昌:江西科学技术出版社,1989.

[8] 尚天裕,朱云龙,董福慧,等.中国骨伤科学·卷七·骨折与关节脱位.南宁:广西科学技术
     出版社,1989.

[9] 孙树椿,孙呈祥,韦贵康,等.中国骨伤科学·卷八·筋骨缝损伤.南宁:广西科学技术出版
     社,1988.

[10] 王和鸣,武春发,许书亮,等.中国骨伤科学·卷九·骨关节痹痿病学.南宁:广西科学技术
     出版社,1988.

[11] 沈冯君,刘金华,时光达,等.中国骨伤科学·卷十·骨疾病学.南宁:广西科学技术出版社,
     1989.

[12] 府强.实用针灸疗法临床大全.北京:中国中医药出版社,1991.

[13] 张云祥.实用针灸处方解.北京:中国科学技术出版社,1995.

[14] 李镁.穴位注射疗法临床大全.北京:中国中医药出版社,1996.

[15] 梁华梓.常见病证中医传统独特疗法.北京:金盾出版社,1996.

[16] 杨光.针到病除·独特针灸治病绝招.北京:中国医药科技出版社,1998.

[17] 史可任.颈腰关节疼痛及注射疗法.北京:人民军医出版社,1998.

[18] 周幸来,周举.中西医临床注射疗法.北京:人民卫生出版社,2001.

[19] 施杞,王和鸣.中医药高级丛书·骨伤科学(上、下册).北京:人民卫生出版社,2001.

[20] 温木生.穴位注射疗法治百病.北京:人民军医出版社,2003.

[21] 查炜,孙亦农,王茵萍,等.实用穴位疗法全书.南京:江苏科学技术出版社,2004.

[22] 罗和古,王国辰,朱秋俊,等.穴位注射巧治病.北京:中国医药科技出版社,2007.

[23] 孙树椿,朱立国.中医临床丛书·今日中医骨伤科.北京:人民卫生出版社,2011.

附图　全息头针刺激区图、经络穴位图

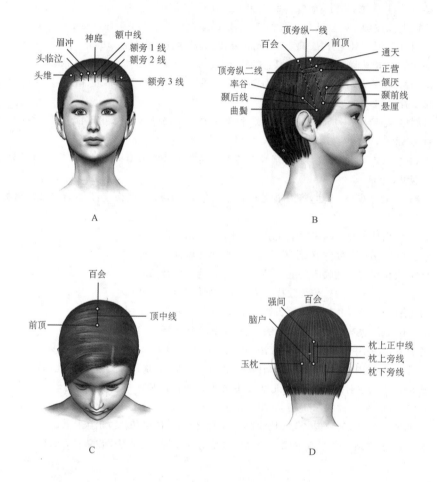

头针穴位分区
A. 前面图；B. 侧面图；C. 头顶图；D. 后面图

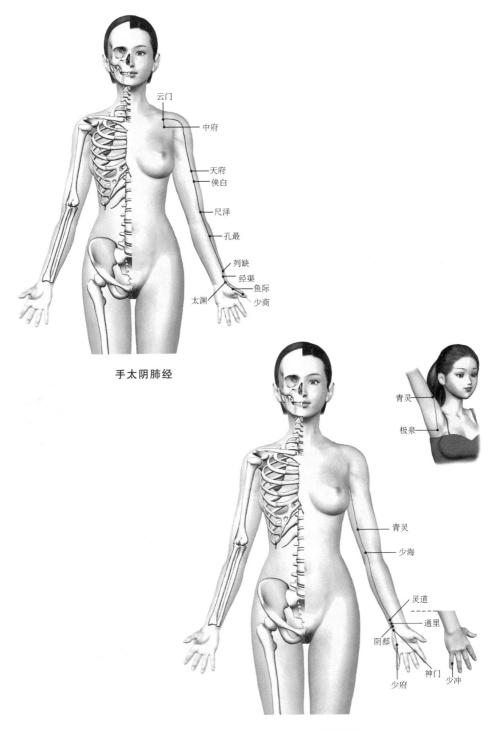

云门
中府
天府
侠白
尺泽
孔最
列缺
经渠
鱼际
太渊
少商

手太阴肺经

青灵
极泉

青灵
少海
灵道
通里
阴郄
神门
少府
少冲

手少阴心经

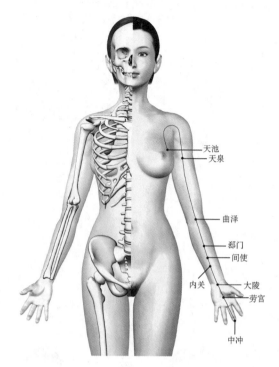

手厥阴心包经

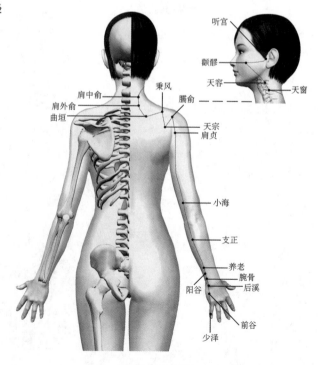

手太阳小肠经

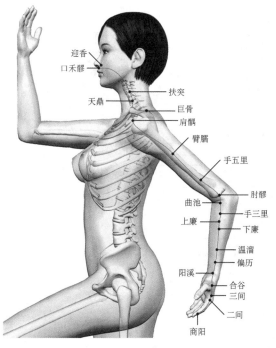

迎香
口禾髎
扶突
天鼎
巨骨
肩髃
臂臑
手五里
肘髎
曲池
手三里
上廉
下廉
温溜
偏历
阳溪
合谷
三间
二间
商阳

手阳明大肠经

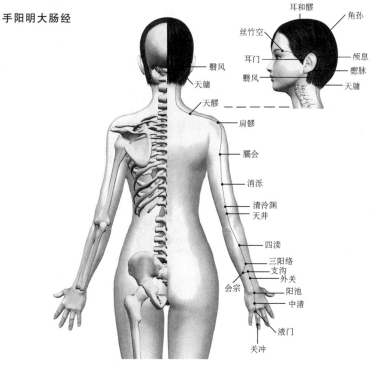

耳和髎
角孙
丝竹空
耳门
颅息
瘈脉
翳风
天牖
翳风
天牖
天髎
肩髎
臑会
消泺
清冷渊
天井
四渎
三阳络
支沟
外关
会宗
阳池
中渚
液门
关冲

手少阳三焦经

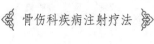

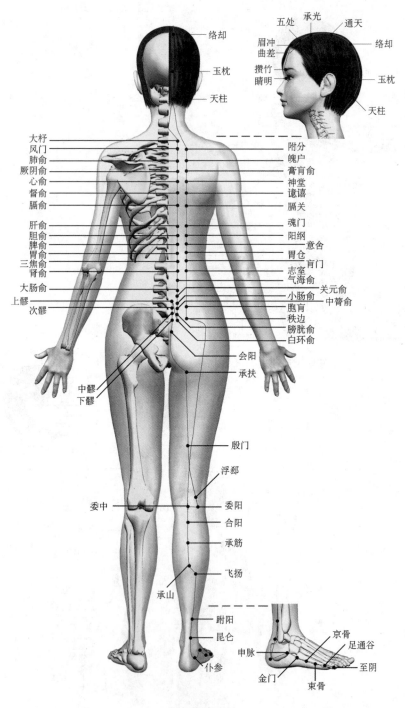

五处　承光　通天
眉冲　　　　络却
曲差
攒竹　　　　玉枕
睛明
　　　　　　天柱

络却

玉枕

天柱

大杼
风门
肺俞
厥阴俞
心俞
督俞
膈俞

肝俞
胆俞
脾俞
胃俞
三焦俞
肾俞

大肠俞
上髎
次髎

中髎
下髎

附分
魄户
膏肓俞
神堂
谚谑
膈关

魂门
阳纲
意舍
胃仓
肓门
志室
气海俞

关元俞
小肠俞
中膂俞
胞肓
秩边
膀胱俞
白环俞

会阳

承扶

殷门

浮郄

委中　　　委阳

合阳

承筋

飞扬

承山

跗阳

昆仑

仆参

京骨
足通谷
申脉
　　　　至阴
金门
　　束骨

足太阳膀胱经

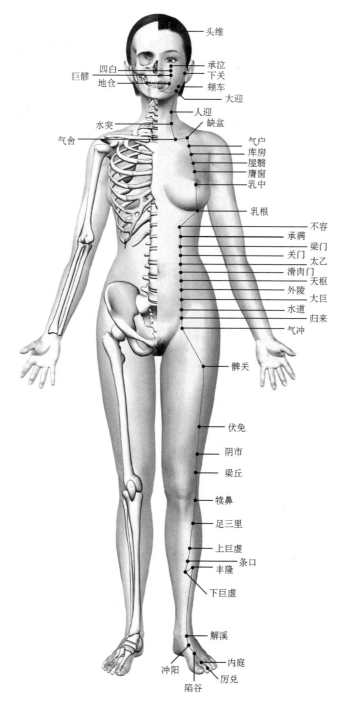

头维
承泣
四白 下关
巨髎 颊车
地仓 大迎
人迎
水突 缺盆
气舍 气户
库房
屋翳
膺窗
乳中
乳根
不容
承满 梁门
关门 太乙
滑肉门 天枢
外陵 大巨
水道 归来
气冲
髀关
伏兔
阴市
梁丘
犊鼻
足三里
上巨虚
条口
丰隆
下巨虚
解溪
冲阳 内庭
陷谷 厉兑

足阳明胃经

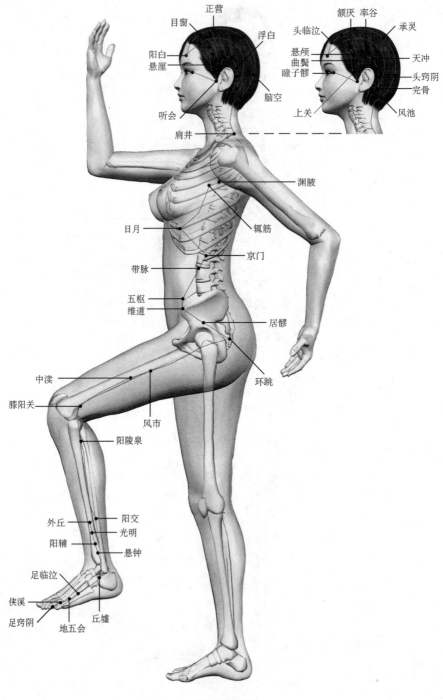

足少阳胆经

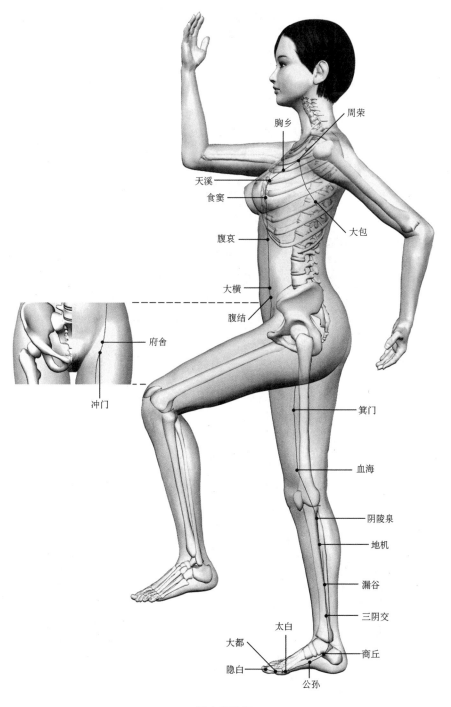

足太阴脾经

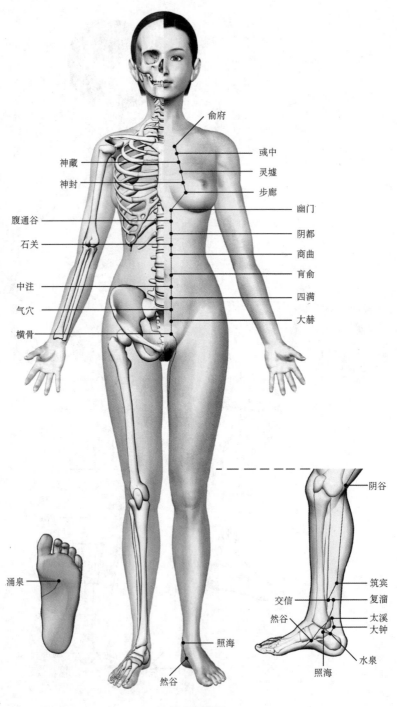

俞府

或中

神藏

灵墟

神封

步廊

腹通谷

幽门

石关

阴都

商曲

肓俞

中注

四满

气穴

大赫

横骨

涌泉

阴谷

筑宾

交信

复溜

然谷

太溪

大钟

照海

水泉

照海

然谷

足少阴肾经

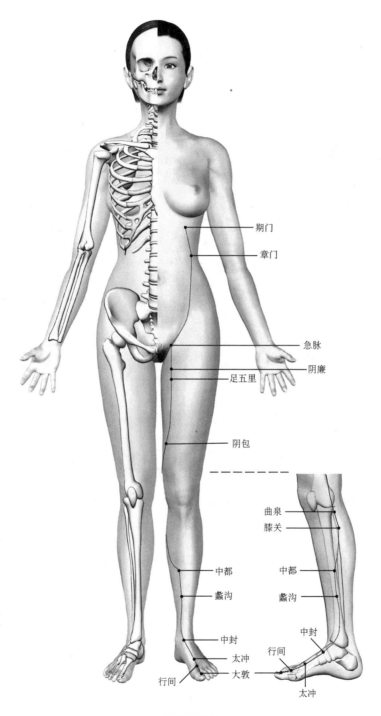

期门

章门

急脉

阴廉

足五里

阴包

曲泉

膝关

中都

蠡沟

中都

蠡沟

中封

行间

中封

行间

太冲

大敦

太冲

足厥阴肝经

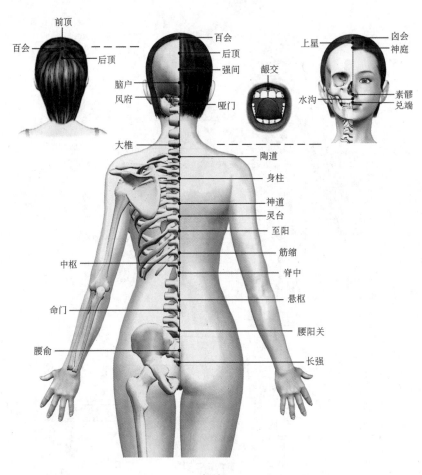

督脉

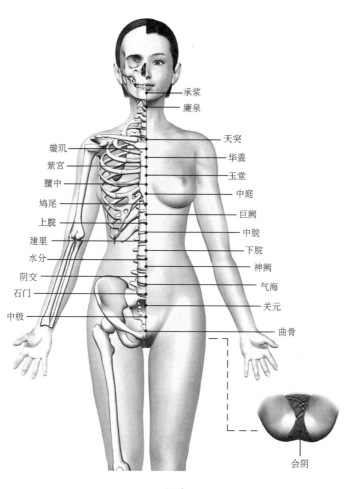

承浆
廉泉
天突
璇玑
华盖
紫宫
玉堂
膻中
中庭
鸠尾
巨阙
上脘
中脘
建里
下脘
水分
神阙
阴交
气海
石门
关元
中极
曲骨

会阴

任脉